A GRANDE GRIPE

A GRANDE GRIPE

A história da gripe espanhola, a pandemia mais mortal de todos os tempos

JOHN M. BARRY

TRADUÇÃO de Alexandre Raposo, Carmelita Dias, Cássia Zanon, Livia Almeida, Maria de Fátima Oliva Do Coutto e Paula Diniz

intrínseca

TÍTULO ORIGINAL
The Great Influenza

PREPARAÇÃO
Beatriz Seilhe
Carolina Rodrigues

REVISÃO
Wendell Setubal

REVISÃO TÉCNICA
Márcio Silveira da Fonseca

DIAGRAMAÇÃO
Carolina Araújo | Ilustrarte Design

CIP-BRASIL. CATALOGAÇÃO NA PUBLICAÇÃO
SINDICATO NACIONAL DOS EDITORES DE LIVROS, RJ

B288g

Barry, John M., 1947-
A grande gripe : a história da gripe espanhola, a pandemia mais mortal de todos os tempos / John M. Barry ; tradução Alexandre Raposo ... [et al.]. - 1. ed. - Rio de Janeiro : Intrínseca, 2020.
608 p. ; 23 cm.

Tradução de: The great influenza
Inclui bibliografia e índice
ISBN 978-65-5560-016-2

1. Gripe Espanhola - 1918-1919 - Epidemia. 2. Gripe espanhola - Epidemia - Estados Unidos. 3. Medicina - Estados Unidos - História - Séc. XX. I. Raposo, Alexandre. II. Título.

20-63851 CDD: 614.518
CDU: 616.921.5"19"

Leandra Felix da Cruz Candido - Bibliotecária - CRB-7/6135

EDITORA INTRÍNSECA LTDA.
Rua Marquês de São Vicente, 99, 3º andar
22451-041 — Gávea
Rio de Janeiro — RJ
Tel./Fax: (21) 3206-7400
www.intrinseca.com.br

Para minha querida Anne
e para o espírito que Paul Lewis foi

Sumário

PRÓLOGO

A GRANDE GUERRA LEVARA Paul Lewis à marinha em 1918 como capitão de corveta, mas ele nunca se sentiu muito à vontade em um uniforme. Aquilo não lhe parecia muito adequado nem lhe caía muito bem, e em geral ele ficava nervoso e não respondia de maneira apropriada quando os marinheiros lhe batiam continência.

No entanto, ele era um guerreiro sob todos os aspectos e caçava a morte. Quando a encontrou, ele a confrontou, a desafiou, tentou imobilizá-la como um lepidopterologista prendendo uma borboleta com um alfinete, para poder dissecar cada parte, analisá-la e encontrar uma maneira de confundi-la. Ele fez isso tantas vezes que os riscos que assumia se tornaram rotina.

Ainda assim, a morte nunca se mostrara como naquele momento, em meados de setembro de 1918. Filas e mais filas de homens o confrontavam na enfermaria do hospital, muitos ensanguentados e morrendo de uma maneira nova e terrível.

Ele fora chamado para resolver um mistério que estava deixando os médicos perplexos, já que Lewis era um cientista. Embora fosse médico, jamais tivera prática com um paciente. Em vez disso, era membro da primeira geração de médicos cientistas americanos e passara a vida no laboratório. Ele já construíra uma carreira extraordinária, uma reputação internacional e ainda era jovem o bastante para ser visto como alguém que ainda nem chegara ao auge.

Uma década antes, trabalhando com seu mentor no Rockefeller Institute, em Nova York, ele provara que a poliomielite era causada por um vírus, uma descoberta ainda hoje considerada uma conquista marcante na história da virologia. Então, desenvolveu uma vacina que protegia os macacos da poliomielite com quase 100% de eficácia.

Esse e outros sucessos lhe renderam a posição de chefe fundador do Henry Phipps Institute, uma instituição de pesquisa associada à Universidade da Pensilvânia, e, em 1917, ele teve a grande honra de ser escolhido para ministrar a Palestra Harvey daquele ano. Parecia apenas a primeira de muitas honrarias que surgiriam em seu caminho. Atualmente, os filhos de dois proeminentes cientistas que o conheceram na época e que cruzaram com diversos ganhadores do prêmio Nobel, afirmam que seus pais lhes diziam que Lewis era o homem mais inteligente que já tinham conhecido.[1]

Os médicos agora o procuravam em busca de explicação para os violentos sintomas que os marinheiros apresentavam. O sangue que cobria tantos deles não vinha de ferimentos, ao menos não daqueles provocados por aço ou explosivos capazes de destroçar membros. A maior parte do sangue vinha de hemorragias nasais. Alguns marinheiros tossiam sangue. Outros, sangravam pelos ouvidos. Alguns tossiam tanto que suas necrópsias revelariam mais tarde que os músculos abdominais e a cartilagem das costelas tinham sido dilacerados. E muitos deles se contorciam em agonia ou delírio; quase todos os que conseguiam se comunicar se queixavam de dor de cabeça, como se alguém martelasse uma cunha em seus crânios bem atrás de seus olhos, e seus corpos doíam tanto que parecia que os ossos estavam se quebrando. Alguns vomitavam. Por fim, a pele de alguns marinheiros assumia cores incomuns; uns exibiam apenas um tom azulado ao redor dos lábios ou nas pontas dos dedos, mas outros se tornavam tão escuros que não era fácil identificar se eram caucasianos ou negros. Pareciam quase pretos.

Apenas uma vez Lewis vira uma doença que de algum modo se assemelhava àquilo. Dois meses antes, membros da tripulação de um navio britânico foram transportados de ambulância saindo de uma doca interditada para outro hospital da Filadélfia e colocados em isolamento. Ali, muitos da tripulação morreram. Na necrópsia, seus pulmões se assemelhavam ao de homens vítimas de gases venenosos ou de peste pneumônica, uma forma mais virulenta de peste bubônica.

O que quer que tivessem aqueles tripulantes, a doença não se alastrou. Ninguém mais ficou doente.

Porém, aqueles homens nas enfermarias naquele momento não apenas intrigavam Lewis. Também o enchiam de medo, tanto por si quanto pelo que aquela doença poderia vir a provocar, pois o que quer que estivesse atacando aqueles marinheiros não apenas se alastrava, como o fazia explosivamente.

E se alastrava apesar de um esforço de contenção bem orquestrado e organizado. Essa mesma doença surgira dez dias antes, em uma instalação da marinha, em Boston. O capitão de corveta, Milton Rosenau, no Chelsea Naval Hospital, certamente comunicou a situação a Lewis, a quem conhecia bem. Rosenau também era um cientista que escolhera deixar um cargo de professor em Harvard para ingressar na marinha quando os Estados Unidos entraram na guerra, e seu livro sobre saúde pública era chamado de "A Bíblia" pelos médicos do exército e da marinha.

As autoridades da marinha na Filadélfia levaram a sério as advertências de Rosenau, especialmente por conta da chegada de um destacamento de marinheiros de Boston, e fizeram preparativos para isolar qualquer marinheiro doente caso ocorresse um surto. Eles estavam confiantes de que o isolamento controlaria aquilo.

Contudo, quatro dias após a chegada do destacamento de Boston, dezenove marinheiros na Filadélfia foram hospitalizados com o que parecia ser a mesma doença. Apesar do isolamento imediato deles e de todos com quem tiveram contato, 87 marinheiros foram hospitalizados no dia seguinte. Eles e seus contatos ficaram novamente isolados. Dois dias depois, entretanto, seiscentos homens foram hospitalizados com a mesma doença estranha. O hospital ficou sem leitos vagos e a equipe hospitalar começou a adoecer. Então, a marinha resolveu enviar centenas de marinheiros doentes para um hospital civil. E marinheiros e trabalhadores civis transitavam constantemente entre a cidade e as instalações da marinha, assim como em Boston. Enquanto isso, efetivos de Boston, e, agora, da Filadélfia, também eram enviados para todo o país.

Isso também apavorou Lewis.

Lewis visitara os primeiros pacientes, colhera amostras de sangue, urina e catarro, fizera lavagem nasais e coletava material de suas gargantas. Então, voltou para repetir o processo de colher amostras e estudar os sintomas a fim de obter mais pistas. Em seu laboratório, ele e todos os seus subordinados investiram suas energias na cultura e na identificação de qualquer que fosse o patógeno que estivesse adoecendo aqueles homens. Ele precisava encontrá-lo. Ele precisava encontrar a causa da doença. E, mais ainda, criar um soro curativo ou uma vacina preventiva.

Lewis amava o laboratório mais do que amava alguém ou qualquer coisa. Seu local de trabalho vivia abarrotado e parecia um amontoado de pingentes de gelo — tubos de ensaio em prateleiras, placas de Petri empilhadas, pipetas —, mas era aconchegante para ele, dava-lhe tanto ou talvez mais conforto do que sua casa e sua família. Mas ele não gostava de trabalhar assim. Não se incomodava com a pressão para encontrar uma resposta; boa parte de sua pesquisa sobre poliomielite fora conduzida em meio a uma epidemia tão severa que a cidade de Nova York exigiu que as pessoas tirassem passes para poder viajar. O que o incomodou foi a necessidade de abandonar a boa ciência. Para ser bem-sucedido na elaboração de uma vacina ou soro, ele teria de fazer uma série de suposições com base em resultados na melhor das hipóteses inconclusivos, e cada palpite teria de estar certo.

Ele já tinha um palpite. Se ainda não sabia exatamente o que causava a doença, nem como ou se poderia preveni-la ou curá-la, ele acreditava saber de que doença se tratava.

Ele acreditava que era gripe, embora uma gripe diferente de qualquer outra conhecida anteriormente.

Lewis estava certo. Em 1918, surgiu um vírus influenza — provavelmente nos Estados Unidos — que se espalharia pelo mundo, e uma de suas primeiras aparições em forma letal ocorreu na Filadélfia. Antes de desaparecer em 1920, essa pandemia mundial mataria mais pessoas do que qualquer outro surto de doença na história da humanidade. A peste do século XIV matou uma proporção muito maior da população — mais de um quarto da Europa — mas, em números brutos, a gripe matou mais do que a peste de então e mais do que a AIDS atualmente.

A estimativa mais baixa de fatalidades dessa pandemia em todo o mundo é de 21 milhões de pessoas, em um mundo com menos de um terço da população atual. Essa estimativa vem de um estudo contemporâneo da doença e os jornais a citam com frequência desde então, mas isso quase certamente está errado. Os epidemiologistas de hoje estimam que a gripe provavelmente causou ao menos cinquenta milhões de mortes em todo o mundo, e, possivelmente, até cem milhões.[2]

No entanto, até mesmo esse número subestima o horror da doença, um horror contido em outros dados. Normalmente, a gripe mata principalmente idosos e crianças, mas, na pandemia de 1918, aproximadamente metade dos que morreram eram homens e mulheres jovens no auge da vida, na faixa dos vinte aos trinta anos. Harvey Cushing, na época um jovem e brilhante cirurgião que alcançou grande fama — e que ficou desesperadamente doente com a gripe e nunca se recuperou de todo de uma provável sequela — chamaria aquelas vítimas de "duplamente mortas por terem morrido tão jovens".[3]

Não é possível ter certeza, mas, se a estimativa mais alta de número de mortes for correta, de 8 a 10% de todos os jovens adultos da época podem ter morrido por causa do vírus.

E morreram com ferocidade e rapidez extraordinárias. Embora a pandemia de gripe tenha se prolongado por dois anos, talvez dois terços das mortes tenham ocorrido em um período de 24 semanas, e mais da metade dessas mortes se deu em menos tempo, de meados de setembro a início de dezembro de 1918. A gripe matou mais pessoas em um ano do que a peste bubônica da Idade Média em um século; matou mais pessoas em 24 semanas do que a AIDS em 24 anos.

A pandemia de gripe também se assemelhava a esses dois flagelos de outras maneiras. Assim como a AIDS, matou aqueles que tinham maior expectativa de vida. E, até mesmo na Filadélfia de 1918, uma das cidades mais modernas do mundo, e a exemplo do que faziam seus pares durante a peste bubônica, os padres conduziam carroças puxadas por cavalos, pedindo que as pessoas aterrorizadas atrás de portas fechadas trouxessem seus mortos para a rua.

No entanto, a história do vírus influenza de 1918 não é simplesmente o caos, a morte e a desolação da sociedade em uma guerra contra a natureza sobreposta a uma guerra contra outra sociedade humana.

É também uma história de ciência, de descoberta, de como se pensa e de que modo mudar a maneira como se pensa, de como, em meio ao caos quase absoluto, alguns homens buscaram a frieza da contemplação, a calma absoluta que precede não a filosofia e, sim, a ação severa e determinada.

A pandemia de gripe que eclodiu em 1918 foi o primeiro grande choque entre a natureza e a ciência moderna. Foi o primeiro grande choque entre uma força natural e uma sociedade com indivíduos que se recusavam a se submeter a essa força ou a simplesmente implorar por salvação através da intervenção divina, indivíduos determinados a confrontar essa força diretamente, com uma tecnologia em desenvolvimento e suas mentes.

Nos Estados Unidos, a história fala particularmente sobre um punhado de pessoas extraordinárias, Paul Lewis entre elas. Eram homens e algumas poucas mulheres que, longe de serem retrógrados, já haviam desenvolvido a ciência fundamental na qual se baseia grande parte da medicina atual. Eles já haviam desenvolvido vacinas, antitoxinas e técnicas ainda em uso. Já haviam chegado, em alguns casos, ao limiar do conhecimento atual.

De certa forma, esses pesquisadores passaram boa parte de suas vidas se preparando para o confronto ocorrido em 1918, não apenas em geral, mas, ao menos para alguns deles, de maneira bastante específica. Em todas as guerras da história americana, as doenças mataram mais soldados do que o combate. Em muitas guerras ao longo da história, a guerra disseminara doenças. Os líderes da pesquisa americana haviam previsto que uma grande epidemia de algum tipo irromperia durante a Grande Guerra. Eles haviam se preparado para isso o máximo possível. Então, esperaram que eclodisse.

A história, no entanto, começa antes disso. Para que a medicina pudesse enfrentar essa doença com alguma chance de sucesso, precisava se tornar científica. Precisava ser revolucionada.

A medicina ainda não é e pode nunca vir a ser completamente uma ciência: as idiossincrasias — físicas e de outros tipos — de pacientes e médicos individuais podem impedir que isso aconteça. Entretanto, algumas décadas antes da Primeira Guerra Mundial, a prática da medicina permanecia quase inalterada desde o tempo de Hipócrates, mais de dois mil anos antes. Então, primeiro na Europa, a ciência médica mudou e, finalmente, a prática da medicina mudou.

Contudo, mesmo depois dessa alteração na medicina europeia, a medicina dos Estados Unidos não mudou. Especialmente em pesquisa e educação, a medicina americana ficou muito para trás, e isso também atrasou a prática.

Por exemplo: enquanto as faculdades europeias de medicina exigiam há décadas que os estudantes tivessem uma sólida formação em química, biologia e outras ciências, era mais difícil ingressar em uma faculdade respeitável do que em uma faculdade de medicina americana até fins de 1900.

Ao menos cem faculdades de medicina dos Estados Unidos aceitavam qualquer homem — mulheres não — disposto a pagar as mensalidades; apenas 20% dessas faculdades exigiam um diploma de ensino médio para a admissão — muito menos qualquer qualificação acadêmica em ciências — e apenas uma exigia que seus alunos tivessem um diploma universitário.[4] As faculdades americanas não compensavam necessariamente qualquer falta de formação científica de seus novos alunos. Muitas concediam diplomas de medicina a estudantes que simplesmente tivessem comparecido às palestras e passado nos exames; em algumas delas, os alunos podiam ser reprovados em diversas matérias, nunca ter tocado em um único paciente e ainda assim obter um diploma de médico.

Foi só no final — bem no final — do século XIX que um punhado de líderes da ciência medicinal dos Estados Unidos começaram a planejar uma revolução que transformou a medicina americana, passando de uma das mais atrasadas do mundo desenvolvido a uma das melhores.

William James, que era amigo de diversos desses homens — e para os quais seu filho trabalharia —, escreveu que a reunião de uma massa crítica de homens de gênio podia fazer toda uma civilização "vibrar e tremer".[5] Aqueles homens pretendiam e iriam sacudir o mundo.

Para isso, era necessário não apenas inteligência e preparação, mas verdadeira coragem, a coragem de renunciar a todo apoio e a toda autoridade. Ou talvez exigisse apenas imprudência.

Em *Fausto*, Goethe escreveu:

> Está escrito: "No princípio era o Verbo."
> Faço uma pausa, para pensar no que aqui se deduz.
> O Verbo me é inacessível:
> Uma nova tradução tentarei.
> Como se instruído pelo espírito,
> Leio: "No princípio era a Razão..."[6]

Sobre "o Verbo" repousava a autoridade, a estabilidade e a lei; já "a Razão" se agitou, rompeu e criou — sem conhecimento ou preocupação com o que criaria.

Pouco antes do início da Grande Guerra, os homens que tanto desejavam transformar a medicina americana foram bem-sucedidos. Eles criaram um sistema que podia produzir pessoas capazes de pensar de maneira diferente, capazes de desafiar a ordem natural. Ao lado da primeira geração de cientistas que treinaram — Paul Lewis e seus poucos colegas —, elas formaram um quadro de profissionais que permaneceu de prontidão, desejando o contrário, mas esperando e se preparando para a eclosão de uma epidemia.

Quando ela chegou, essas pessoas colocaram suas vidas no caminho da doença e aplicaram todo o seu conhecimento e poder para derrotá-la. Enquanto ela os assolava, eles se concentraram em construir o corpo de conhecimento necessário para mais dia menos dia triunfar. O conhecimento científico que acabou surgindo da pandemia de gripe apontou diretamente — e ainda aponta — para muito do que está no futuro da medicina.

■ PARTE I
OS GUERREIROS

CAPÍTULO UM

EM 12 DE SETEMBRO de 1876, a multidão que lotava o auditório da Academia de Música de Baltimore vivia em um clima de empolgação esperançosa, mas empolgação sem frivolidade. De fato, apesar do número incomum de mulheres presentes, muitas da alta sociedade local, um repórter observou: "Não havia exibição de vestidos ou moda." Aquela ocasião tinha um propósito sério. Marcava a inauguração da Universidade Johns Hopkins, uma instituição cujos líderes pretendiam não apenas fundar uma nova universidade como também transformar toda a educação americana; de fato, eles pretendiam consideravelmente mais do que isso. Planejavam mudar a maneira pela qual os americanos tentavam entender e lidar com a natureza. O orador principal, o cientista inglês Thomas H. Huxley, personificava estes objetivos.

A importância daquilo não passou despercebida pela nação. Muitos jornais, incluindo o *New York Times*, enviaram repórteres para cobrir o evento. Em seguida, publicaram o discurso de Huxley na íntegra.

A nação estava então, como tantas vezes estivera, em guerra consigo mesma; na verdade, estava engajada em diferentes guerras simultâneas, cada uma travada em diversas frentes, guerras que ocorreram em paralelo às disparidades da América moderna.

Uma envolvia expansão e raça. Nas Dakotas, George Armstrong Custer acabara de levar a Sétima Cavalaria à destruição pelas mãos de selvagens primitivos que resistiam à invasão do homem branco. No dia em que

Huxley falou, a primeira página do *Washington Star* relatou que "sioux hostis, bem alimentados e bem armados" acabavam de perpetrar "um massacre de mineiros".[1]

No Sul, uma guerra muito mais importante, embora igualmente violenta, era travada com a busca dos democratas brancos pela "redenção" através da Reconstrução, na expectativa da eleição presidencial. Em todo o Sul, "clubes do rifle", "clubes do sabre" e "equipes de rifle" formados por ex-confederados eram organizados em unidades de infantaria e cavalaria. Já haviam surgido relatos de intimidações, espancamentos, açoitamentos e assassinatos de republicanos e negros. Após o assassinato de trezentos negros em um único condado do Mississippi, um homem, convencido de que as palavras saídas da boca dos próprios democratas convenceriam o mundo de suas intenções, suplicou ao *New York Times*: "Pelo amor de Deus, publiquem o testemunho dos Democratas perante o Grande Júri."[2]

Os resultados da votação começavam a chegar — a eleição nacional não era realizada em um único dia —, e, dois meses depois, o democrata Samuel Tilden venceria com uma confortável margem de votos. Mas ele nunca assumiu o cargo de presidente. Em vez disso, o secretário de guerra republicano ameaçou "forçar uma revogação" da eleição, tropas federais com baionetas caladas passaram a patrulhar Washington, e os sulistas falavam em reacender a Guerra Civil. A crise seria resolvida em última instância através de um comitê especial extraconstitucional e de um entendimento político: os republicanos descartariam os resultados da votação de três estados — Luisiana, Flórida e Carolina do Sul — e aproveitariam uma única votação eleitoral disputada no Oregon para manter a presidência na pessoa de Rutherford B. Hayes. Mas eles também retirariam todas as tropas federais do Sul e não interviriam mais em assuntos sulistas, deixando os negros se defenderem por conta própria.

A guerra envolvendo a Hopkins foi mais amena, embora não menos profunda. O resultado ajudaria a definir um elemento do caráter da nação: até que ponto o país aceitaria ou rejeitaria a ciência moderna e, em menor escala, quão secular se tornaria e quão piedoso permaneceria.

Precisamente às onze da manhã, uma procissão de pessoas subiu ao palco. A fila era liderada por Daniel Coit Gilman, presidente da Hopkins, e, ao seu lado, Huxley. Em seguida, vinham o governador, o prefeito e outras pessoas proeminentes. Enquanto ocupavam seus lugares, as conversas na plateia logo se calaram, substituídas pela expectativa de uma espécie de declaração de guerra.

Com estatura mediana e de meia-idade — embora já tivesse cabelos grisalhos e bigodes quase brancos — e provido com o que era descrito como "um rosto agradável", Huxley não parecia um guerreiro. Mas tinha a crueldade de um. Seu discurso incluía o pronunciamento: "A base da moralidade é dar fim, de uma vez por todas, à mentira". Cientista brilhante, mais tarde presidente da Royal Society, ele aconselhou aos pesquisadores: "Sintam-se diante de um fato como uma criança; estejam preparados para abandonar todas as noções preconcebidas. Sigam humildemente para qualquer lugar e para qualquer abismo que a natureza os levar, ou vocês não aprenderão nada." Ele também acreditava que o aprendizado tinha um propósito, afirmando: "O grande objetivo da vida não é o conhecimento e, sim, a ação."

Para agir sobre o próprio mundo, ele se tornou um proselitista da fé na razão humana. Em 1876, tornara-se o principal defensor da teoria da evolução e da própria ciência do mundo. De fato, H. L. Mencken afirmou que "foi ele, mais do que qualquer outro, quem realizou a grande mudança no pensamento humano que marcou o século XIX".[3] O presidente Gilman fez uma breve e simples introdução. Então o professor Huxley começou a falar.

Normalmente ele discursava sobre evolução, mas, naquele dia, falou sobre um assunto de ainda maior magnitude. Falou sobre o processo de investigação intelectual. A Hopkins era diferente de qualquer outra universidade dos Estados Unidos. Visando quase que exclusivamente à educação de estudantes de pós-graduação e ao avanço da ciência, seus curadores pretendiam rivalizar não com Harvard ou Yale — nenhuma das duas considerada digna de emulação —, mas com as maiores instituições da Europa e, principalmente, da Alemanha. Talvez apenas nos Estados Unidos, uma nação sempre em processo de criação de si mesma, essa instituição pudesse surgir, tão completamente conceituada e já tão renomada, mesmo antes da construção das fundações de um único edifício.

"Sua voz era baixa, clara e distinta", relatou um ouvinte.[4] "O público prestou bastante atenção a cada palavra que saía dos lábios do professor, manifestando de vez em quando aprovação com aplausos." Outro disse: "O método do professor Huxley é lento, preciso e claro, e ele defende suas posições com astúcia e habilidade. Ele não diz nada que a convicção às vezes apresenta e justifica de maneira imprudente, mas sim com a deliberação que a pesquisa e a investigação rigorosa estimulam."

Huxley louvou os ousados objetivos da Hopkins, expôs as próprias teorias da educação — que logo embasariam as de William James e John Dewey — e exaltou o fato de que a existência da Hopkins significava que "finalmente, nem o sectarismo político nem o eclesiástico" interfeririam na busca pela verdade.

De fato, lido 125 anos depois, o discurso de Huxley parece notavelmente ameno. No entanto, Huxley e toda a cerimônia causariam no país uma impressão tão profunda que Gilman passaria anos tentando se afastar dela, ainda que tentasse ao mesmo tempo cumprir os objetivos que Huxley aclamou.

Isso porque a palavra mais significativa da cerimônia não foi dita: nem um único participante pronunciou a palavra "Deus" ou fez qualquer referência ao Todo-Poderoso. Essa omissão espetacular escandalizou aqueles que se preocupavam ou rejeitavam uma visão mecanicista e necessariamente irreligiosa do Universo. E isso quando as universidades americanas tinham quase duzentas cadeiras destinadas à teologia e menos de cinco para medicina, uma época em que o reitor da Universidade Drew dissera que, após muito estudo e experiência, chegara à conclusão de que apenas ministros do Evangelho deveriam ser professores universitários.[5]

A omissão também serviu de declaração: a Hopkins buscaria a verdade, sem se importar com o abismo a que isso a levaria.

Em nenhuma área a verdade se apresentava tão ameaçadora quanto no estudo da vida. Em nenhum setor os Estados Unidos estavam tão atrasados em relação ao resto do mundo quanto em seus estudos das ciências da vida e da medicina. E, nessa área em particular, a influência da Hopkins seria imensa.

Em 1918, com os Estados Unidos entrando na guerra, o país passou não apenas a confiar nas mudanças provocadas em grande parte — embora sem dúvida não totalmente — pelos homens associados à Hopkins; o exército dos Estados Unidos mobilizou esses homens em uma força especial, focada e disciplinada, pronta para se lançar contra um inimigo.

As duas perguntas mais importantes da ciência são "O que posso saber?" e "Como posso saber?".

Na verdade, ciência e religião divergem a respeito da primeira pergunta, o que cada um pode saber. A religião — e, até certo ponto, a filosofia — acredita poder saber, ou ao menos abordar, a pergunta: "Por quê?"

Para a maioria das religiões, a resposta para essa pergunta se resume ao modo como Deus ordenou. A religião é inerentemente conservadora; mesmo aquela que propõe um novo Deus apenas cria uma nova ordem.

A pergunta "por que" é muito profunda para a ciência. Em vez disso, a ciência acredita que só pode saber "como" algo acontece.

A revolução da ciência moderna, e, especialmente, da ciência médica, começou quando ela deixou de se concentrar apenas na resposta para "O que posso saber?" e, mais importante, mudou o método de investigação, mudou sua resposta para "como posso saber?".

Essa resposta envolve não apenas pesquisas acadêmicas; afeta como uma sociedade se governa, sua estrutura, como vivem seus cidadãos. Se uma sociedade acata os dizeres de Goethe "Verbo... inacessível", se acredita que *sabe* a verdade e que não precisa questionar suas crenças, então é mais provável que ela aplique decretos rígidos e é menos provável que mude. Se deixar espaço para dúvidas quanto à verdade, provavelmente será livre e aberta.

No contexto mais restrito da ciência, a resposta determina como os indivíduos exploram a natureza — como alguém faz ciência. E a maneira como alguém responde uma pergunta, a metodologia que essa pessoa usa, importa tanto quanto a própria pergunta, uma vez que o método de investigação está na base do conhecimento e com frequência determina o que se descobre: o modo como alguém tenta responder uma pergunta em geral determina, ou ao menos limita, a resposta.

De fato, a metodologia importa mais do que qualquer outra coisa. Ela inclui, por exemplo, a famosa teoria de Thomas Kuhn de como a ciência progride. Kuhn dá amplo uso à palavra "paradigma" argumentando que, em qualquer momento determinado, um paradigma específico, um tipo de verdade percebida, domina o pensamento em qualquer ciência. Outros também aplicaram esse conceito a campos não científicos.

Segundo Kuhn, o paradigma predominante tende a congelar o progresso — indiretamente, ao criar um obstáculo mental às ideias criativas e diretamente, por exemplo, ao impedir que os fundos para pesquisa sejam destinados a ideias verdadeiramente novas, em especial se entrarem em conflito com o paradigma. Kuhn argumenta que, ainda assim, os pesquisadores por fim descobrem o que ele chama de "anomalias" que não se encaixam no paradigma. Cada uma erode a base do paradigma e, quando se acumulam o suficiente para miná-lo, o paradigma colapsa. Então, os cientistas buscam um novo paradigma que explique tanto os fatos antigos quanto os novos.

Mas o processo — e o progresso — da ciência é mais fluido do que o conceito sugerido por Kuhn. Ele se move mais como uma ameba, com bordas suaves e indefinidas. Acima de tudo, o método é importante. A própria teoria de Kuhn reconhece que a força propulsora por trás da mudança de uma explicação para outra vem da metodologia, daquilo que chamamos de método científico. Mas ele toma como axioma o fato de que aqueles que fazem perguntas constantemente testam hipóteses existentes. De fato, com uma metodologia que investigue e teste hipóteses — independentemente de qualquer paradigma — o progresso é inevitável. Sem essa metodologia, o progresso se torna meramente casual.

No entanto, o método científico nem sempre foi usado por aqueles que investigam a natureza. Durante a maior parte da história conhecida, os pesquisadores que tentaram penetrar no mundo natural, naquilo que chamamos de ciência, se fiaram apenas na mente, só na razão. Eles acreditavam que poderiam saber sobre algo caso seu conhecimento seguisse logicamente o que consideravam uma premissa sólida. Por conseguinte, baseavam suas premissas principalmente na observação.

Esse compromisso com a lógica, aliado à ambição do homem de ver o mundo inteiro de uma maneira abrangente e coesa, na verdade impôs vendas à ciência em geral e à medicina em particular. Ironicamente, a razão pura tornou-se o principal inimigo do progresso. E, durante a maior parte de dois milênios e meio — dois mil e quinhentos anos —, o tratamento original de pacientes pelos médicos quase não fez nenhum progresso.

Não se pode culpar a religião ou a superstição por essa falta de progresso. No Ocidente, começando ao menos quinhentos anos antes do nascimento de Cristo, a medicina era amplamente secular. Embora os curandeiros hipocráticos — os vários textos de Hipócrates foram escritos por pessoas diferentes — gerissem templos e aceitassem explicações pluralistas para doenças, eles buscavam explicações materiais.

Hipócrates nasceu aproximadamente em 460 a.C. *Sobre a doença sagrada*, um de seus textos mais famosos e com frequência atribuído diretamente a ele, chegava a zombar de teorias que atribuíam a epilepsia à intervenção de deuses.[6] Ele e seus seguidores defendiam a observação precisa precedendo a teorização. Como afirmavam seus textos: "Pois uma teoria é uma memória composta de coisas apreendidas através da percepção sensorial."[7] "Mas conclusões meramente verbais não podem gerar resultados." "Também aprovo a teoria se ela se basear em incidentes e se chegar à sua conclusão de acordo com os fenômenos."

Mas, se essa abordagem soa como a de um pesquisador moderno, de um cientista moderno, faltam-lhe dois elementos singularmente importantes.

Primeiro, Hipócrates e seus companheiros apenas observavam a natureza. Eles não a investigavam.

Essa deficiência era até certo ponto compreensível. Dissecar um corpo humano era inconcebível. Mas os autores dos textos hipocráticos não testavam suas conclusões e teorias. Para ser útil ou científica, uma teoria deve fazer uma previsão — em última instância, deve dizer: *se isso é assim, então aquilo é assado* — e testar essa previsão é o elemento mais importante da metodologia moderna. Uma vez testada, deve-se testar outra. Isso nunca pode parar.

Aqueles que escreveram os textos hipocráticos, no entanto, observavam passivamente e raciocinavam ativamente. Suas observações cuidadosas apontaram excreções de muco, sangramento menstrual, evacuações aquosas na disenteria, e provavelmente observaram o sangue em repouso, que com o tempo se separava em várias camadas, uma quase clara, outra como um soro um tanto amarelado e uma com sangue mais escuro. Com base nessas observações, eles levantaram a hipótese de que havia quatro tipos de fluidos corporais, ou "humores": sangue, fleuma, bile e bile negra.[8] (Essa terminologia sobrevive atualmente na expressão "imunidade humoral", que se refere a elementos do sistema imunológico, como anticorpos, que circulam no sangue.)

Essa hipótese fazia sentido, era coerente com as observações e podia explicar muitos sintomas. Explicava, por exemplo, que a tosse era causada pelo fluxo de muco no peito. Observações de pessoas que apresentavam tosse com muco sem dúvida deram base para essa conclusão.

Em um sentido bem mais amplo, a hipótese também era coerente com a forma como os gregos viam a natureza: eles observavam quatro estações do ano, quatro aspectos ambientais — frio, quente, úmido e seco — e quatro elementos — terra, ar, fogo e água.

A medicina esperou seiscentos anos pelo próximo grande avanço, por Galeno, mas ele não rompeu com esses ensinamentos; ele os sistematizou, os aperfeiçoou. Galeno afirmou: "Fiz tanto pela medicina quanto Trajano pelo Império Romano quando construiu pontes e estradas pela Itália. Fui eu, e apenas eu, aquele que revelou o verdadeiro caminho da medicina. É preciso admitir que Hipócrates já traçara esse caminho (...) Ele preparou o caminho, mas eu o tornei viável."[9]

Galeno não se limitou a observar passivamente. Ele dissecou animais e, embora não tenha realizado autópsias em seres humanos, serviu como médico de gladiadores cujos ferimentos lhe permitiam ver profundamente sob a pele. Assim, seu conhecimento anatômico foi muito além do que o de qualquer antecessor conhecido. Mas permaneceu essencialmente um teórico, um lógico; impôs ordem à obra de Hipócrates, reconciliando conflitos, raciocinando com tanta clareza que, se alguém aceitasse suas premissas, as conclusões pareceriam inevitáveis. Ele tornou a teoria humoral perfeitamente lógica e até mesmo elegante. Como observa a historiadora Vivian Nutton, ele elevou a teoria a um nível verdadeiramente conceitual, separando os humores da correlação direta com os fluidos corporais e tornando-os entidades invisíveis "reconhecíveis apenas pela lógica".[10]

As obras de Galeno foram traduzidas para o árabe e sustentaram a medicina ocidental e islâmica por quase mil e quinhentos anos antes de enfrentarem qualquer desafio significativo. Como os escritores hipocráticos, Galeno acreditava que a doença era essencialmente o resultado de um desequilíbrio no corpo. Ele também achava que o equilíbrio poderia ser restaurado pela intervenção; assim, um médico poderia tratar uma doença com sucesso. Se houvesse um veneno no corpo, ele poderia ser eliminado por evacuação. Suar, urinar, defecar e vomitar eram maneiras de restaurar o equilíbrio. Essas crenças levaram os médicos a recomendar laxantes muito fortes e outros purgativos, bem como emplastros de mostarda e outras prescrições que castigavam o corpo, que causavam bolhas e, teoricamente, restauravam o equilíbrio. E, de todas as práticas da medicina ao longo dos séculos, uma das mais duradouras — ainda que menos compreensíveis para nós atualmente — foi uma extensão perfeitamente lógica do pensamento hipocrático e galênico e recomendada por ambos.

Tratava-se da sangria de pacientes. A sangria constava entre as terapias mais comuns empregadas no tratamento de todo tipo de distúrbio.

Hipócrates e a maioria dos que o seguiam — até mesmo tardiamente no século XIX — também acreditavam que não se deveria interferir nos processos naturais. O objetivo dos diversos tipos de purgação era aumentar e acelerar esses processos, não resistir a eles. Por exemplo: como o pus era regularmente visto em todos os tipos de ferimentos, era considerado parte necessária da cura. Até fins do século XIX, os médicos rotineiramente não faziam nada para evitar que mais pus fosse produzido e relutavam até mesmo em drená-lo. Em vez disso, se referiram àquilo como "pus louvável".

Da mesma forma, Hipócrates desprezava a cirurgia por ser intrusiva e interferir no curso da natureza; além disso, ele a via como uma habilidade puramente mecânica, abaixo da competência de médicos que transitavam em um domínio muito mais intelectual. Essa arrogância intelectual resumiria a atitude dos médicos ocidentais por mais de dois mil anos.

Isso não quer dizer que durante esse tempo os textos hipocráticos e galênicos forneceram as únicas bases teóricas para explicar saúde e doença. Diversas ideias e teorias foram aventadas sobre como o corpo funcionava, como a doença se desenvolvia. E uma escola de pensamento rival, que valorizava a experiência e o empirismo e desafiava os puramente teóricos, desenvolveu-se aos poucos dentro da tradição hipocrática-galênica.

É impossível resumir todas essas teorias em poucas frases, mas quase todas compartilhavam de determinados conceitos: que a saúde era um estado de harmonia e equilíbrio, e que a doença resultava de um desequilíbrio interno do corpo ou de fatores ambientais externos como um miasma atmosférico ou alguma combinação de ambos.

Contudo, no início do século XVI, três homens começaram ao menos a desafiar os métodos da medicina. Paracelso declarou que investigaria a natureza "não seguindo aquilo que os antigos ensinavam, mas por nossa própria observação da natureza, confirmada por (...) experimentos e raciocínios sobre o assunto".[11]

Vesalius dissecou cadáveres humanos e concluiu que as descobertas de Galeno derivavam de animais e possuíam falhas profundas. Seu livro *De humani corporis fabrica*, provavelmente ilustrado por um dos discípulos de Ticiano, se tornou um dos alicerces da Renascença.

Já Fracastoro, astrônomo, matemático, botânico e poeta, levantou a hipótese de que as doenças tinham causas específicas e que o contágio "passa de uma coisa para outra e é originalmente causado pela infecção da partícula imperceptível". Um historiador médico chamou sua obra de "um ápice provavelmente nunca igualado por alguém entre Hipócrates e Pasteur".[12]

Os contemporâneos desses três homens incluíam Martinho Lutero e Copérnico, pessoas que mudaram o mundo. Na medicina, as novas ideias de Paracelso, Vesalius e Fracastoro não chegaram a esse ponto. Na prática real da medicina, eles não mudaram nada.

Mas a abordagem que sugeriram provocou ondulações enquanto o escolasticismo da Idade Média, que estupidificava quase todos os campos de investigação, começava a declinar. Em 1605, em *Novum Organum*, Francis Bacon atacou o raciocínio puramente dedutivo da lógica, chamando "Aristóteles (...) de um mero servo de sua lógica, tornando-a, assim, contenciosa e quase inútil". Ele também reclamou: "A lógica atualmente em uso serve mais para corrigir e dar estabilidade a erros que se baseiam em noções comumente recebidas do que para ajudar na busca da verdade. Portanto, faz mais mal do que bem."

Em 1628, Harvey mapeou a circulação do sangue, provavelmente talvez a maior conquista da medicina — e sem dúvida a maior conquista até fins do século XIX. E a Europa vivenciava uma agitação intelectual. Meio século depois, Newton revolucionou a física e a matemática. Contemporâneo de Newton, John Locke, instruído como médico, enfatizou a busca do conhecimento através da experiência. Em 1753, James Lind realizou um experimento controlado pioneiro entre marinheiros britânicos e demonstrou que o escorbuto poderia ser evitado pela ingestão de limão — desde então, os britânicos são chamados de "*limeys*" [em inglês *lime*]. Após essa demonstração e seguindo as ideias de Locke, David Hume liderou um movimento de "empirismo". John Hunter, seu contemporâneo, realizou um brilhante estudo científico sobre a cirurgia, elevando-a do mero ofício de um barbeiro. Hunter também realizou experimentos científicos, alguns em si mesmo — como quando se infectou com o pus de um caso de gonorreia para provar uma hipótese.

Então, em 1798, Edward Jenner, um discípulo de Hunter — Hunter lhe dissera: "Não pense. Tente." — publicou seu trabalho.[13] Quando era um jovem estudante de medicina, Jenner ouvira de uma vendedora de leite: "Não posso pegar varíola porque já tive varíola bovina." O vírus da varíola bovina assemelha-se tanto à humana que a exposição à primeira confere imunidade à segunda. Mas a bovina raramente se transforma em uma doença grave. (O vírus que a causa é chamado de "vaccinia", derivativo de vacinação.)

O trabalho de Jenner com varíola bovina foi um marco, mas não porque foi o primeiro a imunizar as pessoas contra a varíola humana. Muito tempo antes, chineses, indianos e persas já haviam desenvolvido diferentes técnicas de expor crianças à varíola para imunizá-las, e na Europa, ao menos no início do século XVI, leigos — e não médicos — retiravam material das pústulas dos que apresentavam casos brandos de varíola e o arranhavam na pele daqueles que ainda não haviam contraído a doença. A maioria das pessoas infectadas dessa maneira desenvolveram casos brandos e tornaram-se imunes. Em 1721, em Massachusetts, Cotton Mather seguiu o conselho de um escravo, experimentou essa técnica e evitou uma epidemia letal. Mas a "variolação" pode matar. Vacinar com varíola bovina era muito mais seguro do que a variolação.

Entretanto, do ponto de vista científico, a contribuição mais importante de Jenner foi sua rigorosa metodologia. Em relação à sua descoberta, ele afirmou: "Coloquei-a sobre uma pedra de onde sabia que não seria removível antes de convidar o público para olhar."[14]

Mas ideias custam a desaparecer. Enquanto Jenner realizava seus experimentos, e apesar do grande aumento de conhecimento sobre o corpo humano derivado de Harvey e Hunter, a prática médica mudara pouco. E muitos médicos, se não a maioria, que refletiam seriamente sobre a medicina ainda a consideravam apenas em termos de lógica e observação.

Na Filadélfia, 2.200 anos depois de Hipócrates e 1.600 anos depois de Galeno, Benjamin Rush, pioneiro em considerações sobre doenças mentais, signatário da Declaração de Independência e o médico mais proeminente dos Estados Unidos, ainda aplicava apenas lógica e observação para construir "um sistema de medicina mais simples e consistente que o mundo já viu".[15]

Em 1796, ele acreditava ter levantado uma hipótese tão lógica e elegante quanto a física newtoniana. Observando que todas as febres estavam associadas à pele corada, concluiu que aquilo era provocado por capilares distendidos e inferiu que a causa provável da febre seria uma "ação convulsiva" anormal desses vasos. Então, deu um passo adiante e deduziu que *todas* as febres eram resultado de distúrbios capilares e, como os capilares faziam parte do sistema circulatório, chegou à conclusão de que aquilo envolvia uma hipertensão de todo o sistema circulatório.

Rush propôs reduzir essa ação convulsiva através de "depleção", isto é, da venessecção — ou sangria. Fazia todo sentido.

Ele foi um dos mais fervorosos defensores da "medicina heroica". O heroísmo, é claro, cabia ao paciente. No início dos anos 1800, elogios a suas teorias foram ouvidos por toda a Europa, e um médico de Londres disse que Rush unira "sagacidade e julgamento em um grau quase sem precedentes".[16]

Uma reminiscência da aceitação da sangria pela comunidade médica persiste até hoje no nome da revista inglesa *The Lancet*, uma das principais publicações médicas do mundo. A lanceta era o instrumento usado pelos médicos para perfurar a veia do paciente.

Mas, se a primeira deficiência da medicina — que perdurou quase sem contestação por dois milênios e foi se desgastando ao longo dos três séculos seguintes — foi não ter sondado a natureza através de experimentos, limitando-se apenas à observação e ao raciocínio do que fora visto até a conclusão, essa deficiência estava — finalmente — prestes a ser corrigida.

O que posso saber? Como posso saber?

Se a razão pura podia resolver problemas matemáticos, se Newton foi capaz de racionalizar seu caminho através da física, então por que o homem não conseguia racionalizar o funcionamento do corpo? Por que a razão falhou tão completamente na medicina?

Uma explicação é que a teoria hipocrática e galênica ofereceu um sistema terapêutico que parecia produzir o efeito desejado. Aquilo parecia funcionar. O modelo hipocrático-galênico perdurou por tanto tempo não apenas devido à sua consistência lógica, mas porque suas terapias pareciam surtir efeito.

De fato, a sangria — hoje chamada de "flebotomia" — realmente pode ajudar em algumas doenças raras, como a policitemia, um distúrbio genético raro que faz com que as pessoas produzam muito sangue, ou a hemocromatose, quando o sangue contém muito ferro. Em casos bem mais comuns de edema pulmonar agudo, quando os pulmões se enchem de fluido, pode aliviar os sintomas imediatos e isso, às vezes, ainda é praticado. Por exemplo, na insuficiência cardíaca congestiva, o excesso de líquido nos pulmões pode deixar as vítimas extremamente desconfortáveis e, em última instância, matá-las caso o coração não consiga bombear o líquido. Quando pessoas que sofriam dessas condições passavam pela sangria, elas melhoravam. Isso reforçava a teoria.

Mesmo quando os médicos observavam que a sangria enfraquecia o paciente, esse enfraquecimento ainda podia parecer positivo. Se um paciente ficava corado devido à febre, supunha-se logicamente que, se a sangria aliviava os sintomas — empalidecendo o paciente —, então era uma coisa boa. Se o paciente ficava pálido, então aquilo funcionava.

Por fim, às vezes a perda de sangue é acompanhada por uma sensação de euforia. Isso também reforçava a teoria. Portanto, a sangria fazia sentido lógico nos sistemas hipocrático e no galênico e, às vezes, dava a médicos e pacientes um reforço positivo.

Outras terapias também surtiam o efeito desejado — sob alguns aspectos. Em fins do século XIX — até bem depois da Guerra Civil nos Estados Unidos — a maioria dos médicos e pacientes ainda viam o corpo humano como um todo interdependente, ainda encaravam um sintoma específico como resultado de um desequilíbrio ou desarmonia no corpo inteiro, ainda consideravam uma doença como algo principalmente interno e gerado pelo próprio corpo. Como apontou o historiador Charles Rosenberg, até mesmo a varíola, apesar de seu curso clínico conhecido e de a vacinação impedi-la, ainda era vista como manifestação de um mal sistêmico.[17] E as tradições médicas fora do modelo hipocrático-galênico — das "subluxações" da quiropraxia ao "yin e yang" da medicina chinesa — também tendiam a ver as doenças como resultado de desequilíbrios no corpo.

Médicos e pacientes buscavam terapias para aumentar e acelerar, não bloquear, o curso natural da doença, o processo natural de cura.[18] O estado do corpo podia ser alterado pela prescrição de substâncias tóxicas como mercúrio, arsênico, antimônio e iodo. Terapias designadas para empolar o corpo faziam isso. Terapias designadas para produzir sudorese ou vômito faziam isso. Ao ser confrontado com um caso de pleurisia, por exemplo, certo médico prescreveu cânfora e registrou que o quadro "foi subitamente aliviado por uma transpiração abundante".[19] Sua intervenção, acreditava, curara o paciente.

No entanto, é claro que a melhora de um paciente não prova que uma terapia funciona. Por exemplo, a edição de 1889 do *Manual Merck de Informação Médica* recomendava cem tratamentos para bronquite, cada um com seus fervorosos adeptos, embora o editor do manual reconhecesse que "nenhum deles funcionava". O manual também recomendava, entre outras coisas, champanhe, estricnina e nitroglicerina para combater enjoos.

E, quando uma terapia claramente não funcionava, os meandros — e as intimidades — da relação médico-paciente também entravam em cena, injetando emoção na equação. Uma verdade não mudou desde o tempo de Hipócrates até hoje: quando confrontados com pacientes desesperados, os médicos em geral não conseguem ficar sem fazer nada. E, assim, um médico, tão desesperado quanto o paciente, pode tentar qualquer coisa, incluindo aquelas que sabe que não funcionarão, contanto que não causem danos. No mínimo, o paciente terá algum consolo.

Um especialista em câncer admite: "Faço quase a mesma coisa. Se estiver tratando um paciente choroso e desesperado, tento aplicar uma baixa dosagem de interferon-alfa, mesmo sem acreditar que isso algum dia tenha curado alguém. É algo que não tem efeitos colaterais e dá esperança ao paciente."

O câncer também fornece outros exemplos. Não há nenhuma evidência verdadeiramente científica que demonstre que a equinácea tenha algum efeito sobre o câncer, embora hoje em dia seja amplamente prescrita na Alemanha para pacientes com câncer terminal. Os médicos japoneses prescrevem placebos com regularidade em seus tratamentos. Steven Rosenberg — cientista do National Cancer Institute, que foi a primeira pessoa a estimular o sistema imunológico para curar essa doença e que liderou a equipe que realizou os primeiros experimentos de terapia genética humana — ressalta que, durante anos, a quimioterapia foi recomendada a praticamente todas as vítimas de câncer de pâncreas apesar de nunca ter sido comprovado que qualquer regime de quimioterapia prolongaria suas vidas em um dia sequer. (No momento em que escrevo estas palavras, os pesquisadores acabaram de demonstrar que a gencitabina pode estender de um a dois meses a média de expectativa de vida de um paciente, mas é altamente tóxica.)

Outra explicação para o fracasso da lógica e da observação no avanço da medicina é que, diferentemente, digamos, da física, que usa uma forma de lógica — a matemática — como linguagem natural, a biologia não se presta à lógica. Leo Szilard, um físico proeminente, ressaltou esse aspecto ao reclamar que, depois de passar da física para a biologia, nunca mais tomou banho em paz.[20] Como físico, ele mergulhava no calor de uma banheira e abordava um problema, processava-o em sua mente, raciocinava a respeito. Contudo, uma vez que se tornou biólogo, ele constantemente tinha de sair da banheira para verificar algum fato.

De fato, a biologia é um caos. Os sistemas biológicos são produto não da lógica, mas da evolução, um processo deselegante. A vida não escolhe o melhor projeto de acordo com a lógica para atender a uma nova situação. Ela adapta o que já existe. Grande parte do genoma humano inclui genes que são "preservados", isto é, que são essencialmente os mesmos em espécies muito mais simples. A evolução se baseou no que já existia.

O resultado, diferentemente das linhas claras e retas da lógica, é muitas vezes irregular e confuso. Uma analogia pode ser a construção de uma casa de fazenda com eficiência energética. Se alguém começasse do zero, a lógica levaria ao uso de certos materiais de construção, ao projeto de janelas e portas tendo em mente quilowatts-hora, talvez à inclusão de painéis solares no telhado e assim por diante. Mas, se alguém quiser tornar uma casa de fazenda do século XVIII energeticamente eficiente, terá de adaptá-la da melhor forma possível. Procede-se pela lógica, realizando coisas que fazem sentido considerando o que já se tem, a casa de fazenda que já existe. Você sela, calafeta e isola o lugar e instala uma nova fornalha ou bomba de calor. A antiga casa de fazenda — talvez — seja a melhor que alguém poderia fazer levando em conta o ponto de partida, mas será irregular. Considerando o tamanho das janelas, a altura do teto e os materiais de construção, terá pouca semelhança com uma casa de fazenda nova, projetada do zero para garantir máxima eficiência energética.

Para que a lógica seja útil à biologia, é preciso ser aplicada a partir de determinado ponto de partida, utilizando as regras do jogo que já existem. Por isso, Szilard tinha de sair da banheira para verificar um fato.

Em última instância, então, a lógica e a observação falharam em desvendar o funcionamento do corpo, não devido ao poder da hipótese hipocrática, do paradigma hipocrático. A lógica e a observação falharam porque nenhuma testava rigorosamente as hipóteses.

Quando os pesquisadores começaram a aplicar algo similar ao método científico moderno, a velha hipótese entrou em colapso.

Por volta de 1800, enormes avanços haviam sido alcançados em outras ciências, começando séculos antes com uma revolução no uso da medição quantitativa. Embora opostos em suas opiniões sobre a utilidade da lógica pura,

Bacon e Descartes forneceram uma estrutura filosófica para novas maneiras de ver o mundo natural. De certa forma, Newton conciliou suas diferenças, fazendo a matemática avançar através da lógica enquanto se fiava no experimento e na observação em busca de confirmação. Joseph Priestley, Henry Cavendish e Antoine-Laurent Lavoisier criaram a química moderna e penetraram no mundo natural. Particularmente importantes para a biologia foram a decodificação da química da combustão feita por Lavoisier e o uso dessas descobertas para revelar os processos químicos da respiração.

Ainda assim, apesar de todos esses avanços, Hipócrates e Galeno teriam reconhecido e concordado amplamente com a maioria das práticas médicas em 1800. Nessa época, a medicina continuava a ser o que um historiador chamou de "o braço frouxo da ciência".[21]

No século XIX, isso finalmente começou a mudar — e com extraordinária rapidez. Talvez a maior ruptura tenha ocorrido com a Revolução Francesa, quando o novo governo francês fundou o que passou a ser chamado de "a escola clínica de Paris". Um dos líderes do movimento foi Xavier Bichat, que dissecou órgãos, descobriu que eram compostos de tipos discretos de material frequentemente dispostos em camadas e chamou-os de "tecidos"; outro foi René Laennec, inventor do estetoscópio.

Enquanto isso, a medicina começou a fazer uso de outras medições objetivas e matemáticas. Isso também era novidade. Os escritos hipocráticos declaravam que as percepções do médico importavam muito mais do que qualquer medida objetiva. Portanto, apesar do uso da lógica pela medicina, os médicos sempre evitaram aplicar a matemática ao estudo do corpo ou da doença. Na década de 1820, duzentos anos *depois* da descoberta dos termômetros, os médicos franceses começaram a usá-los. Também começaram a tirar proveito de métodos descobertos no século XVIII para medir com precisão outras funções corporais.

Naquela época, em Paris, Pierre Louis deu um passo ainda mais significativo. Nos hospitais, onde centenas de casos de caridade aguardavam atendimento, ele usou as análises matemáticas mais básicas — nada além de aritmética — para comparar os tratamentos diferentes que pacientes recebiam para uma mesma doença com os resultados obtidos. Pela primeira vez na história, um médico criava um banco de dados confiável e sistemático. Os médicos poderiam ter feito isso antes. Para tanto, não seriam necessários microscópios nem capacidade tecnológica; aquilo exigia apenas anotações cuidadosas.

Entretanto, o verdadeiro ponto em que a medicina moderna divergiu da clássica foi nos estudos de anatomia patológica feitos por Louis e outros. Ele não apenas correlacionou tratamentos com resultados para chegar a uma conclusão sobre eficácia (ele rejeitou a sangria como uma terapia inútil), como também, entre outros, usou autópsias para correlacionar a condição dos órgãos com os sintomas. Ele e outros pesquisadores dissecaram órgãos, comparando os exemplares doentes com os saudáveis e aprenderam suas funções em íntimos detalhes.

O que ele descobriu foi surpreendente e convincente, e ajudou a gerar uma nova concepção de doença como algo com identidade própria, uma existência objetiva. No século XVII, Thomas Sydenham começou a classificar doenças, mas ele e a maioria de seus seguidores continuaram a vê-las como resultado de desequilíbrios, o que era consistente com Hipócrates e Galeno. Agora, uma nova "nosologia", uma nova classificação e listagem de doenças, começava a evoluir.

A doença começou a ser vista como algo que invadia partes sólidas do corpo, como uma entidade independente, em vez de ser um desarranjo do sangue. Esse foi um primeiro passo fundamental do que se tornaria uma revolução.

Não há como exagerar a influência de Louis e daquilo que ficou conhecido como "o sistema numérico". Esses avanços — estetoscópio, laringoscópio, oftalmoscópio, aferições de temperatura e pressão arterial, o estudo de partes do corpo — criaram uma distância entre médico e paciente, bem como entre paciente e doença; eles objetivaram a humanidade. Mesmo que o próprio Michel Foucault condenasse esse movimento parisiense como o primeiro a transformar o corpo humano em objeto, esses passos precisavam ser dados para o avanço da medicina.[22]

Mas o movimento também foi condenado por contemporâneos. Como reclamou um crítico típico: "A prática da medicina de acordo com essa visão é inteiramente empírica, desprovida de qualquer indução racional, e ocupa uma posição entre os graus mais inferiores de observações experimentais e fatos fragmentários."[23]

Apesar das críticas, o sistema numérico começou a ganhar adeptos e mais adeptos. Na Inglaterra, nas décadas de 1840 e 1850, John Snow começou a aplicar a matemática de uma nova maneira: como epidemiologista. Ele fez observações meticulosas sobre os padrões de um surto de cólera, analisando quem adoeceu e quem não adoeceu, onde os doentes moravam e como viviam, onde as pessoas saudáveis moravam e como viviam. Ele rastreou a doença até um poço contaminado em Londres e concluiu que a água contaminada provocava a doença. Foi um brilhante trabalho de detetive, uma brilhante epidemiologia. William Budd tomou emprestada a metodologia de Snow e aplicou-a prontamente no estudo da febre tifoide.

Snow e Budd não precisaram de conhecimento científico nem de descobertas laboratoriais para chegarem às suas conclusões. E o fizeram na década de 1850, antes do desenvolvimento da teoria microbiana das doenças. Assim como o estudo de Louis provou que a sangria era mais do que inútil em quase todas as circunstâncias, o trabalho dos dois poderia ter sido realizado um ou dez séculos antes. Mas esse estudos refletia uma nova maneira de ver o mundo, uma nova maneira de buscar explicações, uma nova metodologia, um novo uso da matemática como ferramenta analítica.*

Ao mesmo tempo, a medicina avançava se utilizando de empréstimos de outras ciências. Descobertas da física permitiram aos pesquisadores

* O esforço para correlacionar tratamentos e resultados ainda não triunfou. Recentemente, surgiu um "novo" movimento chamado "medicina baseada em evidência", que continua tentando determinar os melhores tratamentos e comunicá-los aos médicos. Hoje em dia, nenhum bom médico descartaria o valor das estatísticas, das evidências acumuladas sistematicamente em estudos cuidadosos. Mas médicos individuais, convencidos ou por evidências anedóticas da própria experiência pessoal ou pela tradição, ainda criticam o uso das estatísticas e das probabilidades para determinar tratamentos e só aceitam conclusões com relutância. Por exemplo, apesar de estudos plausíveis, levou anos até os cirurgiões oncológicos pararem de realizar mastectomias radicais em todos os casos de câncer de mama.

Uma questão relacionada envolve a metodologia de "estudos clínicos" — ou seja, estudos que usam pessoas. Para nos atermos ao exemplo do câncer, Vince DeVita, ex-diretor do National Cancer Institute, Samuel Hellman, um importante oncologista, e Steven Rosenberg, chefe do setor de cirurgia do National Cancer Institute, são coautores de uma referência padrão para médicos sobre tratamentos contra o câncer. DeVita e Rosenberg acreditam que estudos clínicos randomizados cuidadosamente controlados — experimentos em que o acaso determina o tratamento que será dado a um paciente — são necessários para descobrir qual tratamento funciona melhor. No entanto, Hellman argumentou no *The New England Journal of Medicine* que estudos randomizados são antiéticos. Ele acredita que os médicos devem sempre usar o bom senso para determinar o tratamento e não podem se fiar no acaso, mesmo quando a eficácia de um tratamento é desconhecida, mesmo para descobrir qual tratamento funciona melhor, mesmo quando o paciente deu consentimento totalmente ciente.

rastrear impulsos elétricos através das fibras nervosas. Os químicos dividiam as células em componentes. E quando os pesquisadores começaram a usar uma ferramenta nova e magnífica — o microscópio equipado com novas lentes acromáticas, que começou a ser usado na década de 1830 — um universo ainda mais amplo começou a se abrir.

Nesse universo, os alemães assumiram a liderança, em parte porque menos franceses do que alemães optaram por usar microscópios e porque os médicos franceses em meados do século XIX geralmente eram menos agressivos na realização de experimentos ou na criação de condições controladas para sondar e até mesmo manipular a natureza. (Não por acaso os gigantes Pasteur e Claude Bernard, que conduziam estudos, não faziam parte do corpo docente de nenhuma faculdade de medicina francesa. Ecoando o conselho de Hunter para Jenner, Bernard, um fisiologista, disse para um aluno americano: "Para que pensar? Experimente exaustivamente, depois pense."[24])

Enquanto isso, na Alemanha, Rudolf Virchow — ele e Bernard se formaram em medicina em 1843 — elaborava o campo da patologia celular, a ideia de que a doença começa em nível celular. E, na Alemanha, grandes laboratórios eram fundados ao redor de cientistas brilhantes que, mais do que em qualquer outro lugar, investigavam ativamente a natureza através de experiências. Jacob Henle, o primeiro cientista a formular a teoria moderna dos micróbios, ecoou Francis Bacon ao dizer: "A natureza responde apenas quando é questionada."[25]

Enquanto isso, na França, Pasteur escrevia: "Estou no limiar de mistérios e o véu está se tornando cada vez mais tênue."

Nunca houve um momento tão emocionante na medicina. Um universo se abria.

Mesmo assim, com exceção das descobertas sobre cólera e febre tifoide — e até essas tiveram uma lenta aceitação —, pouco desse novo conhecimento científico pôde ser convertido em cura ou em prevenção de doenças. E muito do que estava sendo descoberto não era compreendido. Em 1868, por exemplo, um pesquisador suíço isolou o ácido desoxirribonucleico, o DNA, do núcleo de uma célula, mas não tinha ideia de sua função. Por três quartos de século, ninguém sequer especulou e muito menos demonstrou que o DNA carregava informações genéticas; isso só ocorreu na conclusão de uma pesquisa diretamente relacionada à pandemia de gripe de 1918.

Portanto, os avanços da ciência, de fato e por ironia, levaram ao "niilismo terapêutico". Os médicos estavam desencantados com os tratamentos tradicionais, mas não tinham nada para substituí-los. Em 1835, em resposta às descobertas de Louis e outros, Jacob Bigelow, de Harvard, argumentou em um importante discurso que "na opinião imparcial da maioria dos médicos de bom senso e vasta experiência (...) a quantidade de mortes e desastres no mundo seria menor se todas as doenças fossem deixadas em paz".[26]

Seu discurso causou impacto. Também expressou o caos no qual a medicina estava sendo lançada e a frustração de seus profissionais. Os médicos abandonavam as abordagens de apenas alguns anos antes e, incertos da utilidade de uma terapia, se tornavam muito menos intervencionistas. Na Filadélfia, no início do século XIX, Rush defendia a sangria generalizada e foi amplamente aplaudido. Em 1862, na Filadélfia, um estudo descobriu que, de 9.502 casos, os médicos cortaram uma veia "em apenas uma oportunidade".[27]

Os leigos também estavam perdendo a fé e relutavam em se submeter às torturas da medicina heroica. E uma vez que o novo conhecimento que se desenvolvia na medicina tradicional ainda não elaborara novas terapias, começaram a surgir ideias rivais de doença e tratamento. Algumas dessas teorias eram pseudociência, outras recorriam tanto à ciência quanto alguma seita religiosa.

Esse caos não se limitou apenas aos Estados Unidos. Um exemplo foi Samuel Hahnemann, que desenvolveu a homeopatia na Alemanha, publicando suas ideias em 1810, pouco antes de a ciência alemã começar a emergir como força dominante no continente. Mas em nenhum lugar os indivíduos se sentiam mais livres para questionar a autoridade do que nos Estados Unidos. E em nenhum lugar o caos foi maior.

Samuel Thomson, fundador de um movimento que levava seu nome e se espalhou amplamente antes da Guerra Civil, argumentava que a medicina era simples o bastante para ser compreendida por todos, de modo que qualquer um pudesse atuar como médico. "Em breve chegará o momento em que homens e mulheres se tornarão seus próprios padres, médicos e advogados — quando o autogoverno, os direitos iguais e a filosofia moral irão ocupar o lugar de ofícios populares de toda espécie", argumentava o manifesto de seu movimento.[28] Seu sistema usava terapêutica "botânica", e ele atacava: "Falsas teorias e hipóteses constituem quase toda a arte da medicina."[29]

Este foi o movimento médico leigo mais popular, mas estava longe de ser o único. Dezenas daquilo que pode ser classificado apenas como seitas surgiram por toda parte. Uma poema desse movimento resumia a atitude: "Há três ninhos para os pássaros universitários, / *Direito, Física e Divindade*; / E embora os três permaneçam juntos, / Mantêm o mundo oprimido e cego / (...) Agora é hora de nos libertarmos / Da escravidão de padres e médicos."[30]

À medida que essas ideias se espalhavam e que os médicos tradicionais fracassavam em demonstrar capacidade de curar qualquer um, enquanto as emoções democráticas e o antielitismo varriam a nação com Andrew Jackson, a medicina americana se tornava tão selvagem e democrática quanto a fronteira do país. No século XVIII, a Grã-Bretanha relaxou os padrões de licenciamento para médicos. Naquele momento, diversas legislaturas estaduais haviam eliminado por completo o licenciamento de médicos. Por que deveria haver quaisquer requisitos de licenciamento? Os médicos sabiam alguma coisa? Conseguiam *curar* alguém? Em 1846, um colunista escreveu: "Não existe maior monopólio aristocrático do que o da medicina regular — nem maior farsa."[31] Na Inglaterra, o título de "professor" era reservado para aqueles que ocupavam cadeiras na universidade e, mesmo depois de John Hunter trazer a ciência para o campo da cirurgia, os cirurgiões costumavam ser tratados apenas como "senhor". Nos Estados Unidos, os títulos "professor" e "doutor" eram reservados para quem os reivindicasse. Até 1900, 41 estados licenciavam farmacêuticos, 35 licenciavam dentistas e apenas 34 licenciavam médicos.[32] Uma matéria típica de uma publicação médica de 1858 perguntava: "A que devemos atribuir a diminuição da respeitabilidade da profissão médica na opinião do público americano?"[33]

Na Guerra Civil, a medicina americana começou a avançar, mas apenas alguns centímetros. Os focos mais brilhantes se voltavam para cirurgias. O desenvolvimento da anestesia, demonstrada pela primeira vez em 1846 no Massachusetts General Hospital, ajudou drasticamente e, assim como a experiência de Galeno com gladiadores lhe ensinou muito sobre anatomia, os cirurgiões americanos aprenderam o suficiente com a guerra para colocá-los um passo à frente dos europeus.

No caso de doenças infecciosas e outras, no entanto, os médicos continuaram atacando com emplastros de mostarda que deixavam o corpo empolado, além de arsênico, mercúrio e outros venenos. Muitos médicos continuaram aderindo a grandes sistemas filosóficos, e a Guerra Civil mostrou quão pouco a influência francesa tinha se infiltrado na medicina americana. As escolas médicas europeias ensinavam o uso de termômetros, estetoscópios e oftalmoscópios, mas os americanos quase nunca os usavam e o maior exército da União possuía apenas meia dúzia de termômetros. Os americanos ainda aliviavam a dor aplicando pós opiados nos ferimentos em vez de injetar ópio com seringas. E quando o general médico da União, William Hammond, proibiu alguns purgativos muito fortes, foi submetido a um tribunal e condenado pela Associação Médica Americana.[34]

Após a Guerra Civil, os Estados Unidos continuaram a produzir profetas de sistemas de cura novos, simples, completos e independentes, dois dos quais, a quiropraxia e a ciência cristã, que sobrevivem até hoje. (As evidências sugerem que a manipulação da coluna vertebral pode aliviar condições músculo-esqueléticas, mas nenhuma evidência apoia as alegações quiropráticas de que a doença é causada pelo desalinhamento das vértebras.)

A medicina descobrira fármacos — como o quinino, os digitálicos e o ópio — que proporcionavam benefícios, mas que, como demonstrou um historiador, eram prescritos com regularidade indiscriminadamente, por seu efeito geral no corpo, não com um propósito específico; até mesmo o quinino era prescrito em geral, e não para tratar a malária.[35] Portanto, Oliver Wendell Holmes, médico pai da Suprema Corte de justiça, não exagerou muito ao declarar: "Acredito piamente que, se toda a *materia medica*, como é agora utilizada, fosse jogada no fundo do mar, seria tanto melhor para a humanidade — e muito pior para os peixes."[36]

Havia algo mais a respeito dos Estados Unidos: era um lugar muito prático. Embora fosse uma nação transbordando energia, não tinha paciência para brincadeiras, devaneios ou perda de tempo. Em 1832, Louis aconselhara um de seus pupilos mais promissores — um americano — a passar vários anos pesquisando antes de iniciar a prática médica. O pai do aluno, James Jackson, também médico e fundador do Massachusetts General Hospital, rejeitou a sugestão com desdém e protestou: "Neste país, seu curso seria muito peculiar, na medida em que o separaria de outros homens. Somos um povo de negociantes (...) Há muito a se fazer, e aquele que não estiver fazendo deve ser desprezado como um parasita."[37]

Nos Estados Unidos, o próprio fato de a ciência estar minando a terapêutica fez com que as instituições se desinteressassem de apoiá-la. Física, química e as artes práticas da engenharia prosperaram. O número de engenheiros em particular estava explodindo — de sete mil em fins do século

XIX para 226 mil logo após a Primeira Guerra Mundial —, e eles estavam realizando feitos extraordinários.[38] Os engenheiros transformaram a produção de aço, passando-a de arte para ciência, desenvolveram o telégrafo, instalaram um cabo que ligava os Estados Unidos à Europa, construíram ferrovias cruzando o continente e arranha-céus altíssimos, desenvolveram o telefone — e automóveis e aviões não vinham muito atrás. O mundo ia sendo transformado. Tudo o que era aprendido em laboratório sobre biologia construía conhecimento básico, mas, com exceção da anestesia, as pesquisas de laboratório apenas comprovaram que a prática médica de verdade era inútil enquanto não oferecia nada para substituí-la.

Ainda na década de 1870, as faculdades de medicina europeias exigiam e ministravam instrução científica rigorosa e eram em geral subsidiadas pelo Estado. Por outro lado, a maioria das faculdades de medicina americanas eram de propriedade de um corpo docente cujos lucros e salários — mesmo quando não eram proprietários da faculdade — eram pagos pelos alunos, de modo que o padrão de admissão dessas faculdades voltava-se apenas para a capacidade dos alunos de pagarem por seus estudos. Nenhuma faculdade de medicina nos Estados Unidos permitia que os alunos realizassem autópsias ou atendessem pacientes com regularidade e a educação médica em geral consistia em nada mais do que dois períodos de quatro meses de aulas. Poucas faculdades de medicina tinham qualquer associação com uma universidade, muito menos vínculos com algum hospital. Em 1870, mesmo em Harvard, um estudante de medicina podia ser reprovado em quatro de nove matérias e ainda assim obter um diploma de Doutor em medicina.[39]

Nos Estados Unidos, alguns indivíduos isolados fizeram pesquisas — pesquisas notáveis —, mas não tiveram apoio de nenhuma instituição. S. Weir Mitchell, o principal fisiologista experimental dos Estados Unidos, escreveu certa vez que temia qualquer coisa que "me tire o tempo ou o poder de procurar novas verdades que jazem tão densamente ao meu redor".[40] Entretanto, na década de 1870, mesmo depois de já ter construído uma reputação internacional, mesmo após ter iniciado experiências com veneno de cobra que levariam diretamente a um entendimento básico do sistema imunológico e ao desenvolvimento de antitoxinas, lhe foi negado ensinar fisiologia na Universidade da Pensilvânia e no Jefferson Medical College; nenhuma das duas instituições tinha qualquer interesse em pesquisa, muito menos possuía um laboratório para fins de ensino ou pesquisa. Em 1871,

Harvard inaugurou o primeiro laboratório de medicina experimental de uma universidade americana, mas ele foi relegado a um sótão e pago pelo pai do professor. Também em 1871, o professor de anatomia patológica de Harvard confessou não saber como usar um microscópio.[41]

Mas Charles Eliot, um brâmane com uma deficiência congênita que deformava um lado de seu rosto — ele não permitia que aquele lado fosse fotografado — havia se tornado presidente de Harvard em 1869. Em seu primeiro relatório como presidente, ele declarou: "Todo o sistema de educação médica neste país precisa de uma reforma geral. A ignorância e a incompetência em geral do formando médio das faculdades de medicina americanas, no momento em que recebem o diploma que os libera para a comunidade, são horríveis de se ver."[42]

Logo após essa declaração, um médico recém-formado em Harvard matou três pacientes em sequência por não saber qual a dose letal de morfina. Mesmo com a repercussão do escândalo, Eliot só conseguiu realizar modestas reformas em uma faculdade que resistia. O professor de cirurgia Henry Bigelow, o mais poderoso membro do corpo docente, protestou com o Conselho de Superintendentes de Harvard: "[Eliot] na verdade propõe que exames escritos sejam realizados para o grau de doutor em medicina. Eu tive de lhe dizer que ele nada sabia sobre a qualidade dos estudantes de medicina de Harvard. Mais da metade mal sabe escrever. Claro que não podem passar em exames escritos[43] (...) Nenhuma faculdade de medicina consideraria apropriado arriscar grandes classes existentes e grandes receitas introduzindo padrões mais rigorosos."[44]

Muitos médicos americanos ficaram realmente encantados com os avanços laboratoriais realizados na Europa. Mas tiveram de ir até lá para aprendê-los. Ao voltarem, pouco ou nada puderam fazer com seu conhecimento. Nenhuma instituição dos Estados Unidos apoiava qualquer tipo de pesquisa médica.

Como escreveu um americano que estudou na Europa: "Na Alemanha, muitas vezes fui indagado sobre como é possível que nenhum trabalho científico em medicina seja feito neste país, como é possível que tantos bons homens que se saem bem na Alemanha e mostram talento evidente nunca se destaquem e nunca realizem um bom trabalho quando voltam para cá. A resposta é que não há oportunidade, apreciação ou demanda por esse tipo de trabalho por aqui (...) A condição da educação médica nos Estados Unidos é simplesmente horrível."[45]

■ ■ ■

Em 1873, Johns Hopkins morreu, deixando um fundo de 3,5 milhões de dólares para a fundação de uma universidade e um hospital. Na época, foi a maior doação já feita para uma universidade. O embaraçoso acervo da biblioteca de Princeton contava com apenas alguns volumes — e a biblioteca ficava aberta apenas uma hora por semana. A Columbia se saía um pouco melhor: sua biblioteca ficava aberta duas horas todas as tardes, mas os calouros não podiam entrar sem uma permissão especial. Apenas 10% dos professores de Harvard tinham doutorado.

Os curadores do patrimônio da Hopkins eram quacres que agiam com deliberação, mas também de modo decisivo. Contra o conselho do presidente de Harvard, Charles Eliot, o reitor de Yale, James Burril Angell, e o reitor da Cornell, Andrew D. White, decidiram que a Universidade Johns Hopkins deveria seguir o modelo das maiores universidades alemãs, lugares repletos de homens dedicados à criação de novos conhecimentos, não apenas ensinar aquilo em que se acreditava.[46]

Os curadores tomaram essa decisão justamente porque não havia uma universidade assim nos Estados Unidos e porque reconheceram sua necessidade depois de realizarem o equivalente a uma pesquisa de mercado. Um membro do conselho explicou mais tarde: "Entre os jovens do sexo masculino deste país havia uma forte demanda por oportunidades de estudo além dos cursos comuns de uma faculdade ou faculdade de ciências (...) A evidência mais forte disso era o aumento da frequência de estudantes americanos em palestras de universidades alemãs."[47] Os curadores decidiram que a qualidade venderia. Eles pretendiam contratar apenas professores eminentes e oferecer oportunidades para estudos avançados.

Sob muitos aspectos, seu plano era uma ambição inteiramente americana: criar uma revolução do nada, pois não fazia muito sentido localizar a nova instituição em Baltimore, uma esquálida cidade industrial e portuária. Ao contrário da Filadélfia, de Boston ou de Nova York, o lugar não tinha tradição em filantropia, nenhuma elite social pronta para liderar e sem dúvida nenhuma tradição intelectual. Até a arquitetura de Baltimore parecia excepcionalmente sombria, longas filas de casas geminadas aglomeradas, cada uma com três degraus e, no entanto, quase sem vida nas ruas — o povo de Baltimore parecia viver interiormente, nos quintais e nos pátios.

De fato, não havia nenhuma base sobre a qual construir... exceto pelo dinheiro, outra característica americana.

Para o cargo de reitor, os curadores contrataram Daniel Coit Gilman, que deixara a reitoria da recém-organizada Universidade da Califórnia após disputas com legisladores estaduais. Anteriormente, ele ajudara a criar e liderara a Sheffield Scientific School, em Yale, que se diferenciava da própria Yale. De fato, a instituição fora criada em parte devido à relutância de Yale em abraçar a ciência como parte de seu currículo básico.

Na Hopkins, Gilman recrutou de imediato um corpo docente internacionalmente respeitado — e conectado —, o que lhe garantiu credibilidade instantânea. Na Europa, pessoas como Huxley viam a Hopkins como uma combinação da energia explosiva e da receptividade dos Estados Unidos com a determinação da ciência; havia potencial para abalar o mundo.

Para honrar a Hopkins desde o início, para honrar essa visão, para difundir essa nova fé, Thomas Huxley veio para os Estados Unidos.

A Johns Hopkins seria rigorosa. Teria o rigor que nenhuma faculdade americana já tivera.

A Hopkins foi inaugurada em 1876. Sua faculdade de medicina só seria inaugurada em 1893, mas foi bem-sucedida de forma tão brilhante e rápida que, no início da Primeira Guerra Mundial, a ciência médica americana alcançava a europeia e estava prestes a superá-la.

A gripe é uma doença viral. Quando mata, em geral o faz de duas maneiras: rápida e direta, através de uma pneumonia viral violenta, tão prejudicial que foi comparada à queima dos pulmões; ou mais lenta e indireta, destruindo as defesas do corpo, permitindo que as bactérias invadam os pulmões e causem uma pneumonia bacteriana mais comum e com uma morte mais lenta.

Na Primeira Guerra Mundial, aqueles que tinham sido preparados direta ou indiretamente pela Hopkins já lideravam o mundo na pesquisa sobre a pneumonia, uma doença conhecida como "a capitã dos homens da morte". Em alguns casos, eles podiam evitá-la e curá-la.

E sua história começa com um homem.

CAPÍTULO DOIS

NADA NA INFÂNCIA ou juventude de William Henry Welch sugeria como seria seu futuro.

Portanto, é provável que sua melhor biografia comece não por sua infância e, sim, pela extraordinária comemoração de seus oitenta anos em 1930.[1] Amigos, colegas e admiradores se reuniram para o evento, não apenas em Baltimore, onde ele vivia, mas em Boston, Nova York, Washington, Chicago, Cincinnati, Los Angeles, Paris, Londres, Genebra, Tóquio e Pequim. O telégrafo e o rádio uniram as celebrações, e os horários de início dos locais eram escalonados para permitir a sobreposição de fusos horários possíveis. Os diversos salões se encontravam repletos de cientistas de várias áreas, incluindo ganhadores do Nobel, e o tributo do presidente Herbert Hoover a Welch no evento em Washington foi transmitido ao vivo pelas emissoras de rádio americanas.

A homenagem foi prestada a um homem que se tornara provavelmente o cientista mais influente do mundo. Ele atuara como presidente da Academia Nacional de Ciências dos Estados Unidos, presidente da Associação Americana para o Avanço da Ciência, presidente da Associação Médica Americana e presidente ou figura dominante de literalmente dezenas de outros grupos científicos. Em uma época em que nenhum fundo do governo era destinado à pesquisa, tanto como presidente do comitê executivo da Carnegie Institution de Washington quanto como presidente — por 32 anos — do conselho de diretores científicos do Rockefeller Institute para pesquisa médica (agora Universidade Rockefeller), ele também direcionara o fluxo de dinheiro das duas maiores organizações filantrópicas do país.

E, no entanto, Welch não fora um grande pioneiro nem mesmo no próprio campo de pesquisa médica — não foi nenhum Louis Pasteur, Robert Koch, Paul Ehrlich ou Theobald Smith. Ele não surgiu com ideias brilhantes, não fez descobertas magníficas, não levantou questões profundas e originais e não deixou legado significativo em laboratório ou em artigos científicos. Ele trabalhou tão pouco — um juiz razoável poderia dizer que ele não trabalhou — que nem merecia ser membro, muito menos presidente, da Academia Nacional de Ciências dos Estados Unidos.

No entanto, aquelas centenas de grandes cientistas de todo o mundo o avaliaram da maneira fria e objetiva como avaliavam tudo mais e o consideraram digno. Eles se reuniram para celebrar sua vida, se não pela ciência, ao menos pelo que ele fizera por ela.

Durante sua vida, o mundo mudara radicalmente, desde cavalos e charretes para rádio, aviões, até a primeira televisão. A Coca-Cola fora inventada e logo se espalhara por todo o país antes de 1900. Na década de 1920, a Woolworth's tinha mais de 1.500 lojas,[2] e uma reforma tecnocrática da América veio com a Era Progressista, culminando em 1930 em uma conferência sobre crianças na Casa Branca, que proclamava a supremacia dos especialistas em relação aos pais na criação dos filhos porque "estava além da capacidade de um progenitor individual instruir seu filho para se encaixar no sistema social e econômico complexo, entrelaçado e interdependente que desenvolvemos".[3]

Naturalmente, Welch não desempenhou nenhum papel nessas mudanças. Mas desempenhou um papel amplo e direto em uma reforma equivalente da medicina e, especialmente, da medicina americana.

Primeiro, serviu como uma espécie de avatar, sua própria experiência personificando e resumindo a de muitos de sua geração. No entanto, não era um simples símbolo ou representante. Como um desenho de Escher, sua vida representava a de outros e, ao mesmo tempo, definia a vida daqueles que o seguiam, daqueles que seguiam os que o seguiam e assim sucessivamente até o presente.

Ele pode não ter feito uma ciência revolucionária, mas viveu uma vida revolucionária. Ele era personalidade e teatro; era produtor, criador, construtor. Como um ator em um palco, sua vida foi um espetáculo apresentado apenas uma vez, causando impacto no público e, somente através dele, ecoando no tempo e no espaço. Ele liderou o movimento que criou o maior empreendimento médico-científico e, possivelmente, o maior em qualquer uma das ciências do mundo. Seu legado não era objetivamente mensurável, mas era real. Estava em sua capacidade de atiçar as almas de outros homens.

Welch nasceu em 1850 em Norfolk, Connecticut, uma pequena cidade no Norte do estado que até hoje permanece um retiro montanhoso e arborizado. Seu avô, seu tio-avô, seu pai e quatro de seus tios eram médicos. Seu pai também cumpriu um mandato no Congresso e, em 1857, discursou para os formandos da faculdade de medicina de Yale. Nesse discurso, ele demonstrou uma compreensão significativa dos mais recentes desenvolvimentos médicos, incluindo uma técnica que não seria mencionada em Harvard até 1868 e a impressionante nova "teoria celular com seus resultados em fisiologia e patologia", uma referência ao trabalho de Rudolf Virchow, publicado apenas em periódicos de língua alemã.[4] Ele também declarou: "Todo o conhecimento positivo obtido (...) resultou da observação precisa dos fatos."[5]

No entanto, se parecia predeterminado que Welch se tornaria médico, não foi o que aconteceu. Anos depois, ele disse ao grande cirurgião Harvey Cushing, um de seus pupilos, que, em sua juventude, a medicina era repugnante para ele.[6]

Talvez parte dessa repugnância tivesse origem em sua vida íntima. A mãe de Welch morreu quando ele tinha seis meses. Sua irmã, três anos mais velha, fora mandada para longe, e seu pai era ausente, tanto emocional quanto fisicamente. Ao longo da vida, Welch seria mais próximo da irmã do que de qualquer outra pessoa; ao longo dos anos, a correspondência entre os dois revelou o tipo de intimidade que ele estava disposto a compartilhar.

Sua infância foi marcada pelo que se tornaria um padrão ao longo da vida: solidão mascarada pela atividade social. A princípio, ele tentou se encaixar. Ele não estava isolado. Seus vizinhos incluíam um tio e primos de sua idade com quem brincava no dia a dia, mas ele desejava mais intimidade e implorou aos primos que o chamassem de "irmão".[7] Eles se recusaram. Em toda parte, Welch também tentou se encaixar, um sentimento de pertencimento. Aos quinze anos, submetendo-se ao fervor evangélico, comprometeu-se formalmente com Deus.

Welch frequentou Yale, onde não encontrou conflito entre seu compromisso religioso e a ciência. Embora tenha começado a ensinar ofícios práticos como a engenharia, a universidade mantinha uma distância moderada da agitação científica daqueles anos logo após a Guerra Civil, posicionando-se de propósito como um contrapeso conservador e congregacionalista à influência unitarista de Harvard. Mas, se os interesses intelectuais de Welch se desenvolveram só depois da faculdade, sua personalidade já havia se formado. Três atributos em particular se destacaram. A combinação deles seria de fato poderosa.

Sua inteligência era brilhante, e ele se formou em terceiro lugar da turma. Mas a impressão deixada nos outros não vinha de seu brilhantismo, mas de sua personalidade. Ele tinha a capacidade incomum de se envolver apaixonadamente em alguma coisa e ainda assim manter um distanciamento crítico. Um aluno o descreveu como "o único que se mantinha calmo" durante discussões acaloradas, e ele carregaria essa característica pelo resto da vida.

Havia algo em Welch que fazia os outros quererem que ele os tivesse em boa conta. Os trotes nos calouros eram cruéis naquela época, tão brutais que um colega de classe foi aconselhado a manter uma pistola no quarto para impedir que alunos do segundo ano abusassem dele. No entanto, Welch foi deixado em paz. A Skull and Bones, talvez a sociedade mais secreta dos Estados Unidos, que marca fortemente seus membros com o abraço do Sistema, o cooptou, e ele permaneceria profundamente ligado à Bones pelo resto da vida. Talvez isso satisfizesse seu desejo de pertencimento. De qualquer modo, seu antigo desespero de se encaixar foi substituído pela autossuficiência. Antes de ir embora, seu colega de quarto deixou-lhe um bilhete extraordinário: "Devo tentar expressar minha grande dívida pela bondade que você sempre manifestou em relação a mim, pelo exemplo puro que me deu (...) Agora sinto mais profundamente a verdade daquilo que costumava dizer para os outros, menos para você — que eu era totalmente indigno de sua amizade. Muitas vezes tive pena de você por ser obrigado a dividir um quarto comigo, alguém inferior a você em capacidade, dignidade e qualquer qualidade boa e nobre."[8]

É o tipo de bilhete que um biógrafo pode interpretar como homoerótico. Talvez fosse. Ao menos um outro homem mais tarde se declararia a Welch com o que só poderia ser chamado de ardor. No entanto, pelo resto da vida, Welch também pareceu, de algum modo indefinível, gerar sentimentos semelhantes, embora menos intensos, em outras pessoas. Ele o fazia sem esforço. Era encantador sem esforço. Era inspirador sem esforço. E o fazia sem retribuir nenhuma conexão pessoal, muito menos apego. Uma era posterior chamaria isso de "carisma".

Sua posição na classe o designou para fazer um discurso de formatura. Em um ensaio acadêmico intitulado "A decadência da fé", Welch criticou a ciência mecanicista, que via o mundo como uma máquina "mal guiada por um Deus da justiça". Em 1870, uma década depois de Darwin publicar *A origem das espécies*, Welch tentou reconciliar ciência e religião em seu discurso.

Não era tarefa fácil. A ciência é sempre potencialmente revolucionária; qualquer nova resposta a uma pergunta aparentemente mundana sobre "como" alguma coisa acontece pode revelar cadeias de causalidade que desorganizam toda a ordem anterior e também ameaçam as crenças religiosas. Pessoalmente, Welch vivenciava as dores que muitos na última metade do século XIX experimentaram pela primeira vez quando adultos enquanto a ciência ameaçava suplantar a ordem natural, a ordem de Deus, com uma ordem definida pela humanidade, uma ordem que prometia o que ninguém sabia, uma ordem que, como Milton escreveu em *Paraíso perdido*, "amedrontou o reinado do Caos e da velha noite".

Dando um passo atrás em relação ao que o pai dissera doze anos antes, Welch rejeitou o Deus pessoal de Emerson e dos unitaristas, reiterou a importância da verdade revelada nas Escrituras, argumentou que a revelação não precisava se submeter à razão e falou sobre o que "o homem jamais poderia descobrir à luz de sua própria mente".[9]

No fim, Welch dedicaria a vida a descobrir o mundo com a própria mente e a estimular outros a fazerem o mesmo. Mas não ainda.

Ele estudara os clássicos e esperava lecionar grego em Yale. No entanto, Yale não lhe ofereceu um cargo e ele se tornou tutor em uma nova faculdade particular. Esta fechou, Yale ainda não lhe oferecia nada, e, sem perspectivas imediatas de emprego, diante da insistência da família para que se tornasse médico, Welch voltou a Norfolk e tornou-se aprendiz do pai.

A prática médica era antiquada. Nada que seu pai fazia refletia seu conhecimento dos conceitos médicos mais recentes. Assim como a maioria dos médicos americanos, ele ignorava aferições objetivas como temperatura e pressão sanguínea e chegava a misturar prescrições sem medir dosagens, muitas vezes confiando no próprio paladar. Esse aprendizado não foi um momento feliz para Welch. Em relatos posteriores sobre sua instrução, ele o ignorou como se nunca tivesse ocorrido. Contudo, a certa altura desse período, a maneira como enxergava a medicina mudou.

Em algum momento, Welch decidiu que, se iria se tornar médico, o faria à sua maneira. Muitas vezes, aqueles que se preparavam para a medicina serviam como aprendizes de seis meses a um ano e, então, cursavam a faculdade de medicina. Ele cumprira seu aprendizado. Mas, no passo seguinte, seguiu um novo rumo. Welch voltou a estudar, mas não para frequentar a faculdade de medicina. Ele estudou química.

As faculdades de medicina dos Estados Unidos não apenas não exigiam que os novos estudantes tivessem algum conhecimento científico ou diploma universitário como também não enfatizavam a ciência. Longe disso. Em 1871, um professor sênior da Harvard Medical School argumentou: "Em uma era de ciências como a atual, há mais perigo no fato de o estudante de medicina médio ser atraído pelo que é prático, útil e até essencial pelo bem-intencionado entusiasmo dos adeptos das ciências aplicáveis, do que pelo desejo de conhecimento a esse respeito (...) Não devemos incentivar o estudante de medicina a desperdiçar seu tempo nos labirintos da química e da fisiologia."[10]

Welch via de outra maneira. A química lhe parecia uma janela para o corpo. Àquela altura, Carl Ludwig, mais tarde mentor de Welch, e vários outros cientistas alemães importantes haviam se reunido em Berlim e decidido "constituir a fisiologia em uma base físico-química e dar-lhe uma posição científica igual à da física".[11]

Era altamente improvável que Welch soubesse dessa decisão, mas seus instintos eram os mesmos. Em 1872, ele ingressou na Sheffield Scientific School, de Yale, para estudar química. Considerou as instalações do lugar "excelentes (...) sem dúvida melhores do que em qualquer faculdade de medicina, onde a química, ao que eu saiba, é muito menosprezada".

Após um semestre de ensino básico, ingressou na Faculdade de Médicos e Cirurgiões em Nova York, que ainda não era ligada à Universidade Columbia. (Ele desprezou a faculdade de medicina de Yale; cinquenta anos depois, foi convidado a fazer um discurso sobre as primeiras contribuições de Yale à medicina; ele respondeu que não havia nenhuma.) Aquela era uma típica faculdade de medicina americana, sem requisitos de admissão nem notas em qualquer curso. Como em outros lugares, os salários dos professores vinham diretamente das mensalidades, de modo que o corpo docente queria maximizar o número de alunos. O ensino era feito quase inteiramente através de palestras; não era oferecido trabalho laboratorial de qualquer espécie. Isso também era típico. Em nenhuma faculdade americana os alunos dispunham de um microscópio. De fato, o trabalho de Welch em um curso lhe rendeu o grande prêmio de um microscópio; ele gostou daquilo, mas não sabia como usá-lo, e nenhum professor se ofereceu para ensiná-lo. Em vez disso, Welch invejosamente observava o trabalho deles, comentando: "Só me resta admirar, sem entender como usar seu mecanismo aparentemente complicado."[12]

Contudo, diferentemente de várias outras, os alunos da Faculdade de Médicos e Cirurgiões podiam examinar cadáveres. A anatomia patológica — que usava autópsias para decifrar o que acontecia no interior dos órgãos — encantou Welch. Nova York contava com três faculdades de medicina. Ele cursou anatomia patológica nas três.

Depois, cumpriu o único requisito de sua faculdade para se tornar médico: passou em um exame final. Welch classificou-o como "o exame mais fácil que já fiz desde que deixei o colégio interno".[13]

Pouco antes de Welch fazer esse teste, Yale finalmente ofereceu-lhe o cargo que ele tanto almejara: professor de grego. Ele recusou.

Para o pai, escreveu: "Escolhi minha profissão, estou cada vez mais interessado nela e não me sinto de modo algum inclinado a abandoná-la por qualquer outra coisa."

Ele estava realmente interessado.

Também começava a ser reconhecido. Francis Delafield, um de seus professores, estudara anatomia patológica em Paris com Pierre Louis e, como Louis, manteve registros detalhados de centenas de autópsias. O trabalho de Delafield era o melhor dos Estados Unidos, o mais preciso, o mais científico. Delafield colocou Welch em seu rebanho e permitiu-lhe o privilégio extraordinário de inserir as próprias descobertas de autópsia em suas sagradas anotações.

No entanto, ainda havia grandes lacunas no conhecimento de Welch. Ele ainda não sabia como usar o microscópio. Delafield, que era especialista em técnica microscópica e criara o próprio micrótomo (um dispositivo para cortar fatias de tecido requintadamente finas), ficava sentado por horas a fio, com um olho colado às lentes, fumando um cachimbo, enquanto Welch observava, impotente. Mas Delafield deixou Welch realizar um imenso número de autópsias para alguém em sua posição júnior. Em cada uma delas, ele tentou aprender.

Esse conhecimento não o satisfez. Seus melhores professores haviam estudado em Paris, Viena e Berlim. Embora ainda pretendesse praticar medicina clínica — nenhum médico nos Estados Unidos ganhava a vida fazendo pesquisas —, Welch pegou dinheiro emprestado com familiares e amigos e, tendo aprendido tudo o que seus professores americanos tinham para ensinar, em 19 de abril de 1876, alguns meses antes do discurso de Huxley na inauguração da Universidade Johns Hopkins, ele viajou para a Europa a fim de dar continuidade à sua educação científica. Simon Flexner, pupilo de Welch e um cientista brilhante por conta própria, considerou essa viagem "uma jornada de exploração que, por seus resultados, talvez tenha sido a mais importante já realizada por um médico americano".[14]

Ele não era o único a buscar mais conhecimento na Alemanha, onde a ciência estava sendo praticada da melhor maneira. Um historiador estimou que, entre 1870 e 1914, quinze mil médicos americanos estudaram na Alemanha ou na Áustria, e outros milhares na Inglaterra, França, Japão, Turquia, Itália e Rússia.[15]

A esmagadora maioria desses médicos se interessava apenas pelo tratamento de pacientes. Em Viena, os professores estabeleceram praticamente uma linha de montagem para ministrar cursos de curta duração sobre aspectos específicos da medicina clínica para médicos estrangeiros, em especial americanos, que frequentavam esses cursos em parte pelo desejo de aprender e, em parte, para ganhar vantagem sobre seus concorrentes em casa.

O próprio Welch esperava ter de praticar medicina para ganhar a vida e reconheceu quão útil poderia ser para sua carreira estudar na Alemanha. Ele garantiu à irmã e ao cunhado, assim como ao pai, que o estavam ajudando financeiramente: "O prestígio e o conhecimento que eu adquiriria em um ano de estudo na Alemanha aumentariam sem dúvida minha chance de sucesso. Os jovens médicos que estão se saindo bem em Nova York são, em sua grande maioria, aqueles que estudaram no exterior."[16]

Mas seu verdadeiro interesse encontrava-se com a minúscula minoria de americanos que tinham ido à Alemanha para explorar um novo universo. Ele queria aprender ciência laboratorial. Nos Estados Unidos, já adquirira a reputação de saber muito mais do que os colegas. Na Alemanha, foi recusado por dois laboratórios porque sabia muito pouco. Isso mais o inspirou que o deprimiu. Logo ele encontrou um lugar onde começar e escreveu com empolgação para casa: "Sinto como se tivesse acabado de ser iniciado na grande ciência da medicina. Minhas experiências anteriores em comparação com as atuais são como a diferença entre ler sobre um belo país e vê-lo com os próprios olhos. Viver na atmosfera dessas oficinas e laboratórios científicos, entrar em contato com os homens que formaram e estão formando a ciência atual, ter a oportunidade de fazer uma pequena pesquisa particular, são todas vantagens que, se não se mostrarem proveitosas mais tarde na vida, sempre serão para mim fontes de prazer e renda."[17]

Sobre a Universidade de Leipzig, ele comentou: "Se você pudesse visitar os laboratórios de fisiologia, anatomia, patologia e química, elegantes e completamente equipados, e ver professores cuja fama já é mundial, com seu corpo de assistentes e estudantes trabalhando duro, perceberia como, através da concentração de trabalho e da devoção ao estudo, a Alemanha superou outros países na ciência médica."[18]

Ele se concentrou em aprender como aprender e manteve-se constantemente atento à técnica, a qualquer coisa que oferecesse outra janela para o novo mundo, qualquer coisa que lhe permitisse ver com mais clareza e profundidade. "O principal valor" de seu trabalho com um cientista foi "ele ter me ensinado certos métodos importantes de como lidar com tecidos frescos, especialmente no que diz respeito a isolamento de elementos específicos".[19] Sobre outro cientista de quem ele não gostava, afirmou: "Mais importante, adquiri um conhecimento sobre métodos de preparação e montagem de amostras de modo que posso continuar as pesquisas daqui por diante."[20]

A essa altura, ele chamava a atenção de seus mentores, que incluíam alguns dos principais cientistas do mundo, mas eles deixaram uma impressão ainda mais distinta sobre Welch. Um deles foi Carl Ludwig, a quem chamou de "meu ideal de homem científico, que não aceita nada imposto pela autoridade, mas que submete cada teoria científica ao teste mais rigoroso (...) Espero ter aprendido com os preceitos e as práticas do professor Ludwig a lição mais importante para todo homem da ciência: não se contentar com pensamentos vagos e meias provas, não especular ou teorizar, mas observar estreita e cuidadosamente".[21]

Julius Cohnheim, outro mentor, despertou-lhe um novo tipo de curiosidade: "O interesse de Cohnheim se concentra na explicação do fato. Para ele não basta saber que a congestão do rim sucede uma doença cardíaca (...) Ele está constantemente questionando por que isso ocorre nessas circunstâncias (...) Ele é quase o fundador e, certamente, o principal representante da chamada escola de patologia experimental ou fisiológica."[22]

Welch começou a analisar tudo, incluindo suas crenças mais profundas. Cinco anos antes, condenara o conceito de um mundo governado por outra coisa que não um Deus de justiça. Agora, informava ao pai que abraçara Darwin: "Nada vejo de irreligioso na doutrina da evolução (...) No fim, nossas crenças preconcebidas devem mudar e se adaptar. Os fatos da ciência nunca mudarão."[23]

Ele também analisou os meios pelos quais a ciência alemã alcançara tal nível de desenvolvimento. Seus três elementos mais importantes, concluiu, eram a preparação completa que as escolas médicas alemãs exigiam de seus alunos, o financiamento independente das escolas e o apoio à pesquisa pelo governo e pelas universidades.

Em 1877, um ano após a inauguração da Universidade Johns Hopkins, seu reitor, Daniel Gilman, estabeleceu planos para montar a maior faculdade de medicina dos Estados Unidos, que rivalizaria com as da Europa. A decisão de lançar uma busca nacional — de fato internacional — foi revolucionária. Com exceção da Universidade de Michigan, localizada na pequena Ann Arbor, todas as faculdades de medicina nos Estados Unidos preenchiam seu corpo docente exclusivamente com médicos locais. Para realizar a pesquisa, Gilman escolheu o homem perfeito: o dr. John Shaw Billings.

Billings está por trás da primeira grande contribuição dos Estados Unidos para a medicina científica: uma biblioteca. Ela surgiu da história médica detalhada da Guerra Civil, organizada pelo chefe de saúde pública do exército. O exército também criou um "museu" médico, que na verdade era uma biblioteca de espécimes.

Tanto o museu quanto a história eram notáveis. Em 1998, cientistas do Instituto de Patologia das Forças Armadas, um descendente direto desse museu, usaram espécimes preservados em 1918 para determinar a composição genética do vírus influenza de 1918. E a história médica era extraordinariamente precisa e útil. Até mesmo Virchow disse ficar "constantemente surpreso com a riqueza de experiências ali encontradas. A excelente exatidão de detalhes, estatísticas cuidadosas mesmo sobre os assuntos de menor importância e uma declaração acadêmica abrangendo todos os lados da experiência médica estão ali reunidas".[24]

Billings não escreveu aquela história, mas ela o inspirou a criar uma biblioteca médica de qualidade similar. Ele construiu o que um historiador médico julgou ser "provavelmente a maior e mais útil biblioteca médica do mundo".[25] Em 1876, já possuía oitenta mil volumes; por fim, cresceu e se tornou a Biblioteca Nacional de Medicina dos Estados Unidos dos dias atuais.

Mas ele fez mais do que coletar livros e artigos. O conhecimento é inútil a menos que seja acessível. Para disseminar conhecimento, Billings desenvolveu um sistema de catalogação muito superior a qualquer outro da Europa e começou a publicar o *Index Medicus*, uma bibliografia mensal de livros e artigos médicos novos publicados nas Américas, na Europa e no Japão. Nenhuma bibliografia semelhante existia em nenhum lugar do mundo.

E ninguém tinha uma noção melhor do que acontecia em todos os laboratórios do mundo do que Billings.

Ele viajou para a Europa a fim de encontrar possíveis candidatos ao corpo docente da Hopkins, incluindo cientistas consagrados de renome internacional. Mas também procurou jovens, a próxima geração de líderes. Ouvira falar de Welch, de seu potencial, que se expusera não a um ou dois dos grandes cientistas, mas, sim, a muitos, que ele parecia conhecer todos na Alemanha, inclusive — mesmo antes de despontarem como os dois maiores cientistas médicos do século XIX ou início do XX — Robert Koch e Paul Ehrlich. (De fato, quando Koch, então desconhecido, fez sua dramática demonstração do ciclo de vida do antraz pela primeira vez, Welch estava no mesmo laboratório.)

Billings se encontrou com Welch em uma antiga cervejaria de Leipzig, um salão que pertencia ao campo das lendas. Na parede, havia murais representando o encontro de Fausto com o Diabo no século XVI, pois o encontro supostamente ocorrera naquele mesmo salão. Billings e Welch conversaram apaixonadamente sobre ciência noite adentro enquanto os murais dotavam suas palavras de ironia conspiratória. Billings falou de seus planos para a Hopkins: padrões inéditos de admissão de estudantes, laboratórios que ocupariam grandes edifícios, o hospital mais moderno do mundo e, é claro, uma faculdade brilhante. Eles também conversaram sobre a vida, sobre os próprios objetivos. Welch sabia perfeitamente que estava sendo entrevistado. Em resposta, abriu sua alma.

Depois do jantar, Billings disse a Francis King, presidente do ainda a ser construído Hospital Johns Hopkins, que Welch "deveria ser um dos primeiros homens a serem contratados quando chegasse a hora".[26]

Essa hora não chegaria por algum tempo. A Hopkins começara como uma faculdade de pós-graduação, sem nenhum aluno de graduação, embora logo se expandisse para incluir uma faculdade. Contudo, expansões adicionais tornaram-se de súbito problemáticas, uma vez que seus dotes estavam principalmente em ações da Baltimore & Ohio Railroad. O país enfrentava uma depressão havia quatro anos quando a B&O e a Pennsylvania Railroad cortaram salários em 10%, o que ocasionou greves violentas de trabalhadores ferroviários em Maryland que logo se espalharam para Pittsburgh, Chicago, St. Louis e mais a oeste. As ações da B&O entraram em colapso, e os planos de abrir a faculdade de medicina foram adiados. Na Hopkins, não havia novos cargos acadêmicos a serem preenchidos.

Assim, em 1877, Welch retornou para Nova York desesperado por "alguma oportunidade" na ciência "e, ao mesmo tempo, obter um modesto sustento".[27] Ao não encontrar nada disso, voltou para a Europa. Em 1878, estava de volta a Nova York.

Em nenhum momento da história a medicina avançou tão depressa. Os milhares que migraram para a Europa eram a prova do intenso interesse dos médicos americanos em busca desses avanços. No entanto, nos Estados Unidos, nem Welch nem ninguém poderiam garantir o próprio sustento, fosse participando daquela grande marcha, fosse ensinando o que aprendera.

Welch propôs a um ex-mentor da Faculdade de Médicos e Cirurgiões ministrar um curso de laboratório. A faculdade não possuía e não queria um laboratório. Nenhuma faculdade de medicina nos Estados Unidos contava com um laboratório para ensino. A faculdade rejeitou sua sugestão, mas deixou que Welch ensinasse — sem remuneração — sobre patologia.

Welch voltou-se para a Bellevue, uma faculdade de medicina de menor reputação. Ali, foi-lhe permitido ministrar sua matéria e lhe forneceram três salas, equipadas apenas com mesas de cozinha vazias. Não havia microscópios, vidraria de laboratório, incubadoras ou instrumentos. Diante das salas vazias, desanimado, ele escreveu: "No momento, não posso obter muito sucesso. Parece que conto inteiramente com meus próprios recursos para equipar o laboratório e não creio que possa realizar muito."[28]

Ele também estava preocupado. Toda a sua remuneração viria das mensalidades pagas pelos alunos, e seu curso de três meses não era obrigatório. Como confidenciou à irmã: "Às vezes me sinto um pouco triste quando olho para a frente e vejo que não conseguirei realizar minhas aspirações na vida (...) Não há oportunidade neste país e parece improvável que venha a existir (...) Posso vir a ensinar microscopia e patologia, talvez praticar um pouco e me sustentar depois de um tempo, mas isso não passa de miudezas e trabalho pesado, algo que centenas de pessoas fazem."[29]

Ele estava errado.

De fato, ele catalisaria a criação de uma geração inteira de cientistas que transformariam a medicina americana, cientistas que enfrentariam a gripe em 1918, cujas descobertas durante aquela epidemia ecoam até hoje.

CAPÍTULO TRÊS

O CURSO DE WELCH rapidamente se tornou muito popular. Alunos de todas as três faculdades de medicina da cidade de Nova York logo formaram filas para participar das aulas, atraídos, assim como Welch, por essa nova ciência, pelo microscópio, pelos experimentos. E Welch não só ensinava como também era uma inspiração. Seus comentários pareciam tão sólidos, tão bem fundamentados, tão bem justificados. Um colega observou que "ele transbordava conhecimento".[1] E empolgação! Cada vez que um aluno fixava uma amostra em uma lâmina e a observava pelo microscópio, um universo inteiro se abria para ele! Para alguns, descobrir aquele universo, entrar nele e começar a manipulá-lo era como criá-lo; eles devem ter se sentido como deuses.

O College of Physicians and Surgeons teve de oferecer um curso em laboratório para competir com as aulas de Welch. A instituição implorou para que ele fosse o professor. Por lealdade à Bellevue, ele recusou a oferta, mas recomendou a contratação de T. Mitchell Prudden, um americano que conhecera — e considerava um rival para a vaga na Hopkins — na Europa. Foi a primeira das incontáveis ofertas de trabalho que ele articulou. Um de seus alunos se lembrou "do olhar sério e ávido, do sorriso no rosto e do interesse pelos jovens que o cercavam. Ele estava sempre disposto a largar qualquer tarefa em que estivesse envolvido para responder até a perguntas triviais sobre qualquer tema — na verdade, ninguém ficava sem resposta, uma vez que ele tinha o conhecimento de uma enciclopédia. Meu instinto me dizia que a permanência dele em Bellevue era um desperdício, e seu destino era ter um círculo maior de ouvintes".[2]

No entanto, apesar da multidão de alunos motivados que faziam os dois cursos, nem Prudden nem Welch prosperaram. Passaram-se dois, três, quatro anos. Para pagar as contas, Welch realizava autópsias em um hospital estadual, era assistente de um médico importante e atuava como monitor de estudantes de medicina na preparação para as provas finais. Aos trinta anos, não fazia ciência de verdade, mas ia construindo uma reputação, e estava claro que, se ele se concentrasse na prática, ficaria rico. Fazia-se pouca pesquisa na área de medicina nos Estados Unidos — ainda que o pouco realizado fosse significativo —, mas Welch não tinha participação alguma nisso. A ciência na Europa marchava de um avanço a outro, de uma descoberta a outra. A mais importante era a teoria do germe da doença.

Comprovar e desenvolver a partir da teoria do germe acabaria abrindo o caminho para confrontar todas as doenças infecciosas. Também criaria um arcabouço conceitual e produziria ferramentas técnicas que Welch e outros usaram depois para combater a gripe.

Resumindo, a teoria do germe dizia que minúsculos organismos vivos invadiam o corpo, multiplicavam-se e causavam uma doença e que um germe específico provocava uma doença específica.

Havia a necessidade de uma nova teoria da doença. Com o avanço do século XIX, quando as descobertas feitas por autópsias foram correlacionadas a sintomas relatados ao longo da vida, os órgãos de animais e cadáveres foram observados sob as lentes de um microscópio, os órgãos normais foram comparados àqueles doentes e as doenças passaram a ser mais definidas, localizadas e específicas, os cientistas enfim descartaram as ideias relativas à doença sistêmica e à teoria dos humores de Hipócrates e Galeno e começaram a buscar explicações mais elaboradas.

Três teorias rivalizaram com a teoria dos germes.

A primeira envolvia o "miasma". Algumas variações desse conceito já existiam, mas elas basicamente argumentavam que muitas doenças eram causadas por algum tipo de putrefação na atmosfera ou por alguma influência climática ou por vapores tóxicos provenientes de materiais orgânicos em decomposição. (Na China, o vento era originalmente considerado o demônio que causava doenças.) Os miasmas, em especial, soavam como uma boa explicação para a epidemia, e a insalubridade de regiões pantanosas parecia dar suporte à teoria. Em 1885, quando Welch considerou que a teoria do germe estava comprovada, o Conselho de Saúde da cidade de Nova York advertiu que "instalar todos os fios de telefonia na rede subterrânea em apenas uma estação do ano (...) seria altamente prejudicial à saúde da cidade (...) por causa da exposição da atmosfera a uma quantidade excessiva de subsolo saturado, como é a maior parte dele, de gases nocivos (...) Os edifícios no Harlem [tinham] um volume suficiente de sujeira em putrefação capaz de gerar gases fétidos e envenenar metade da população".[3] Até a década de 1930, um epidemiologista britânico renomado e muito respeitado continuava a defender a teoria miasmática e, após a pandemia da gripe em 1918, as condições climáticas foram esmiuçadas em busca de correlações.

A teoria "da sujeira" da doença foi quase uma conclusão da teoria miasmática. Também se encaixava com mais perfeição nos costumes vitorianos. O medo do "gás do pântano" — muitas vezes um eufemismo para o cheiro de fezes — e a instalação de banheiros internos foram parte de um impulso vitoriano para melhorar as condições sanitárias e separar o corpo humano de qualquer coisa que os vitorianos considerassem repugnante. E sujeira em geral está associada a doença: os piolhos transmitem tifo; a água contaminada espalha a febre tifoide e a cólera; as pulgas dos ratos propagam pestes.

As teorias miasmática e da sujeira tinham adeptos sofisticados, incluindo autoridades de saúde pública e alguns cientistas extremamente talentosos, mas o maior rival científico da teoria do germe explicava a doença em termos de química puramente, pois via a doença como um processo químico. Essa teoria tinha muitos atrativos.

Não só os cientistas usaram a química como uma lente que pôs grande parte da biologia em foco, mas também algumas reações químicas pareciam imitar a maneira como as doenças agiam. Por exemplo, os defensores da teoria química da doença argumentavam que o fogo era um processo químico e que um simples fósforo poderia gerar uma reação em cadeia que incendiaria uma floresta ou cidade inteira. A hipótese deles sugeria que substâncias químicas a que chamavam de "zimos" agiam como um fósforo. Um zimo iniciava uma série de reações químicas no corpo que poderiam iniciar o equivalente à fermentação — infecção. (A teoria química da doença, sem esse nome, tem, na realidade, sido amplamente validada. Os cientistas demonstraram com clareza que as substâncias químicas, a radiação e os fatores ambientais podem causar doenças, embora em geral apenas por meio de exposição maciça e a longo prazo, e não de acordo com a hipótese da teoria zimótica, ao subitamente desencadear um efeito em cascata.)[4]

No final das contas, essa teoria foi desenvolvida a ponto de sugerir que os zimos poderiam se reproduzir no corpo; portanto, agiam como catalisadores e organismos vivos. De fato, essa versão mais sofisticada da teoria zimótica, em essência, descreve o que se chama hoje de vírus.

No entanto, essas teorias deixaram muitos cientistas insatisfeitos. A doença, em geral, parecia germinar, crescer e se espalhar. Não deveria então haver um ponto de origem, uma semente? Em seu ensaio de 1840, "On Miasmata and Contagia" [Sobre a teoria miasmática e contágio], Jacob Henle primeiro formulou a teoria moderna do germe; ele também mostrou evidências para ela e estabeleceu critérios que, se atendidos, poderiam comprová-la.

Então, em 1860, Pasteur comprovou que os organismos vivos, e não uma reação química em cadeia, causavam fermentação, o que conquistou adeptos à teoria do germe. Um dos primeiros e mais importantes adeptos foi Joseph Lister, que imediatamente aplicou essas descobertas à cirurgia, instituindo condições antissépticas nas salas de operação e reduzindo de maneira drástica a porcentagem de pacientes que morriam de infecção após a cirurgia.

No entanto, o trabalho de Robert Koch foi o mais convincente. O próprio Koch era convincente. Filho de um engenheiro e brilhante a ponto de aprender a ler sozinho aos cinco anos, Koch estudou sob a supervisão de Henle, recebeu ofertas para trabalhar como pesquisador, mas tornou-se médico para sustentar a família. Todavia, ele não parou de investigar a natureza. Trabalhando sozinho, conduziu uma série de experimentos que atendiam aos testes mais rígidos e descobriu o ciclo de vida completo do bacilo do antraz, mostrando que ele formava esporos que poderiam permanecer inativos no solo durante anos. Em 1876, Koch entrou no laboratório de Ferdinand Cohn, um dos mentores de Welch, e apresentou suas descobertas, que lhe deram fama instantânea.

Em seguida, ele estabeleceu o que ficaria conhecido como "os postulados de Koch", embora Henle tenha proposto quase o mesmo anteriormente. Os postulados de Koch determinam que, antes de se dizer que um micro-organismo causa determinada doença, primeiro os pesquisadores têm que encontrar o germe em todos os casos da doença; em segundo lugar, eles precisam isolar o germe em cultura pura; em terceiro, devem inocular um animal suscetível ao germe e esse animal então tem que pegar a doença; e, em quarto lugar, o germe precisa ser isolado do animal sendo testado. Os postulados de Koch passaram a ser um padrão quase imediatamente. (Atender ao padrão não é simples; encontrar um animal para testes que apresentou os mesmos sintomas dos humanos quando infectados com um patógeno humano, por exemplo, nem sempre é possível.)

Em 1882, a descoberta de Koch sobre o *Mycobacterium tuberculosis*, a causa da tuberculose, estremeceu o mundo científico e confirmou depois a teoria do germe. A tuberculose matava. Os leigos a chamavam de "consumpção" [em inglês *consumption*], e esse nome dava uma ideia do terror da doença, que consumia as pessoas. Assim como o câncer, atacava jovens e idosos, sugava-lhes a vida, transformava-os em esqueletos caquéticos e depois os matava.

É inegável a importância da descoberta de Koch àqueles que acreditam em bacteriologia. Em Nova York, um dos amigos de Welch foi correndo até o quarto dele com um jornal que noticiava a descoberta. Welch pulou da cama, e os dois correram para dar a notícia para outro amigo. Logo depois, Welch sentiu a empolgação de perto. Ele demonstrou a descoberta para sua turma ao copiar o método de Koch, e os alunos observaram um vapor subindo da placa enquanto ele pingava carbolfuscina no escarro de um paciente tuberculoso. A coloração ficou aglutinada ao bacilo e se tornou visível em uma lâmina. Eis a novidade e a grandiosidade das descobertas! Os alunos analisaram a lâmina pelo microscópio, viram o que Koch havia observado e ficaram eletrizados — muitos deles se lembravam do momento com detalhes anos depois. Um desses alunos era Hermann Biggs, que se tornou um gigante pelos próprios méritos; naquele momento, ele decidiu dedicar a vida à bacteriologia.

Entretanto, para Welch, reproduzir a descoberta de Koch trouxe, provavelmente, um gosto um pouco amargo. Ele conhecia os alemães e praticamente todos aqueles homens que se aventuraram no desconhecido da ciência. Todavia, agora ele estava apenas acompanhando o trabalho deles, e não desenvolvendo o próprio.

Depois, em 1833, Koch alcançou o primeiro grande triunfo da ciência sobre a doença. Mais cedo, ainda no século XIX, duas epidemias de cólera devastaram a Europa e os Estados Unidos. Quando uma nova epidemia no Egito ameaçou as fronteiras da Europa, a França despachou os pesquisadores nesse novo campo da bacteriologia para rastrear a causa da doença. A Alemanha enviou Koch.

Antes disso, os grandes sucessos da medicina apareceram quase por acaso, a começar com uma observação. Com a varíola, Jenner começou a levar a sério as experiências do povo do campo que se inoculava. Mas não lá. Nesse caso, o alvo havia sido estabelecido antes. Tanto os franceses quanto Koch desenvolveram racionalmente uma abordagem e depois voltaram as ferramentas gerais do laboratório e da bacteriologia para um alvo em particular.

Os franceses falharam. Louis Thuillier, o membro mais jovem da expedição, morreu de cólera. Apesar da rivalidade nacionalista e feroz entre Pasteur e Koch, este retornou para a França com o corpo de Thuillier, carregou o caixão no velório e jogou no túmulo uma coroa de louros, "como a que é concedida aos bravos".[5]

Koch então retornou ao Egito, isolou o bacilo da cólera e o seguiu até a Índia para explorar seus achados com mais profundidade. Um estudo epidemiológico anterior, de John Snow, em Londres, comprovou apenas em parte que a água contaminada causava a doença. Agora, junto à evidência de Koch, a teoria do germe parecia ter sido demonstrada com a cólera e, por implicação, a própria teoria do germe parecia comprovada.

A maioria dos principais médicos do mundo todo, incluindo os dos Estados Unidos, concordou com uma declaração de um importante especialista americano em saúde pública em 1885: "O que era teoria tornou-se fato."[6]

No entanto, uma minoria, tanto nos Estados Unidos quanto na Europa, ainda resistia à teoria do germe, acreditando que Pasteur, Koch e outros haviam comprovado que os germes existiam, mas não que *causavam* doenças — ou pelo menos que não eram a única causa da doença.*

---

* Os críticos levantaram algumas questões válidas. Claramente, o organismo que ataca não determina por completo se alguém fica doente. O mesmo organismo pode atacar duas pessoas, matar uma e não causar qualquer sintoma em outra. Os genes e o sistema imunológico de um indivíduo, o meio ambiente que o cerca e até fatores como estresse afetam a susceptibilidade.

Até 1911, o diretor da escola de qualificação em saúde pública dos médicos do exército francês afirmava que os germes sozinhos eram "inofensivos para gerar uma epidemia".[7] Mas essa visão particular era na época uma opinião idiossincrática e não simplesmente da minoria.

O crítico mais notável foi Max von Pettenkofer, que fizera importantes e verdadeiras contribuições científicas. Ele insistiu que as bactérias de Koch eram apenas um dos muitos fatores causadores da cólera. Sua disputa com Koch se tornou muito amarga e apaixonada. Com um quê de Barnum e de um equilibrista na corda bamba, Pettenkofer, determinado a mostrar que estava certo, preparou tubos de ensaio com uma grande quantidade de bactéria letal causadora de cólera. Em seguida, ele e outros alunos beberam a solução. Incrivelmente, embora dois alunos tenham desenvolvido casos secundários de cólera, todos sobreviveram. Pettenkofer cantou vitória e declarou vingança.

Isso custou caro. Em 1892, a cólera contaminou a água que abastecia Hamburgo e Altona, na época uma cidade adjacente menor. Em Altona, a água foi filtrada, e os cidadãos escaparam da doença; já em Hamburgo, não, e 8.606 pessoas morreram de cólera. Pettenkofer não só foi ridicularizado como insultado. Tempos depois, ele se suicidou.

Ainda não havia cura para a cólera, mas naquele momento a ciência demonstrava — os mortos em Hamburgo eram a evidência final — que proteger o abastecimento de água e fazer testes bacteriológicos seriam ações preventivas contra a doença. Depois disso, apenas um grupo isolado e desacreditado de teimosos continuou a rejeitar a teoria do germe.

Àquela altura, Welch já tinha chegado à Hopkins. Não foi uma jornada fácil até Baltimore.

Quando a oferta enfim surgiu em 1884, Welch já estava confortável em Nova York, e a riqueza estava a seu alcance. Praticamente todo aluno que participara de seu curso em algum momento tinha o maior respeito por ele, e agora muitos eram médicos. Ele já construíra uma reputação, que, junto a seu charme, foi a porta de entrada para a sociedade, como ele desejava.

O amigo mais próximo era o colega da escola preparatória, Frederick Dennis, filho abastado de um magnata da via férrea e também médico que estudara na Alemanha. Em toda oportunidade, Dennis impulsionava a carreira de Welch, enaltecendo seu talento para os editores de periódicos científicos e usando seus contatos na sociedade para ajudá-lo em Nova York, às vezes até o subsidiando de forma indireta. De fato, Dennis se comportou mais como um amante tentando ganhar afeto do que como um amigo, mesmo um amigo próximo.

Mas Dennis sempre exigiu um tipo de lealdade, e Welch estava disposto, até então, a atendê-lo. Dennis exigiu que Welch ficasse em Nova York. Com a não concordância imediata de Welch, Dennis orquestrou uma campanha elaborada para mantê-lo lá. Ele convenceu o pai de Welch a aconselhar o filho a ficar, convenceu Andrew Carnegie a doar 50 mil dólares para um laboratório de Bellevue e convenceu a própria Bellevue a garantir outros 45 mil dólares; essa quantia se equipararia à de qualquer outro laboratório em Baltimore. E não foi só Dennis que implorou para Welch ficar. Um advogado importante cujo filho fora aluno de Welch alertou-o de que ir para Baltimore seria "o erro de sua vida. Em um século, nenhum homem de sua idade adquiriu a reputação que você conquistou". Até mesmo o presidente da United States Trust Company enviou uma mensagem dizendo que "por mais brilhante que seja o futuro em Baltimore, ainda é um breu quando comparado à carreira" que o aguardava em Nova York.[8]

A pressão surtiu efeito. Dennis conseguiu fazer com que Welch estabelecesse condições que, se atendidas, fariam com que ele ficasse. Welch tinha suas dúvidas, algumas relacionadas à própria aptidão. Ele quase não tinha feito ciência de verdade desde que retornara da Alemanha. Ele apenas falou por anos sobre como a necessidade de se sustentar o impedia de conduzir uma pesquisa original.

A Hopkins esperava mais do que conversa. Já estava aberta havia oito anos e, por menor que fosse, já tinha adquirido reputação internacional. Welch confessou à madrasta: "Esperam-se tantas coisas grandiosas do corpo docente da Johns Hopkins quanto a conquistas e à reforma da educação em medicina que sinto o peso da responsabilidade. Uma reputação lá não será conquistada tão facilmente quanto em Bellevue."[9]

No entanto, exatamente por essa razão a Hopkins ofereceu, escreveu ele, "sem dúvida, a melhor oportunidade do país". A recusa revelaria sua hipocrisia e covardia. Enquanto isso, em Nova York, as condições que ele estabelecera não tinham sido atendidas, embora Dennis as desse como algo já resolvido.

Welch aceitou a oferta da Hopkins.

Dennis ficou furioso. A amizade com Welch tinha sido, pelo menos por parte de Dennis, de grande profundidade e intensidade emocional. Agora ele se sentia traído.

Welch confidenciou à madrasta: "Sofro pelo fato de a amizade de uma vida toda chegar ao fim, mas (...) parece que o dr. Dennis pensava que era dono do meu futuro. Quando ele apelou para o que fizera por mim, eu lhe disse que aquele era um assunto que de forma alguma eu discutiria com ele."[10]

Depois Dennis enviou uma carta a Welch rompendo relações formalmente, uma carta escrita com tanta intensidade que Dennis pediu que Welch a queimasse após ler.

Para Welch, o fim da amizade também foi intenso. Ele não teria outro amigo. Ao longo da maior parte da metade seguinte do século, o colaborador mais próximo de Welch seria seu pupilo, Simon Flexner. Juntos, alcançariam grandes feitos. E mesmo assim Flexner também foi obrigado a se manter distante. Após a separação de Welch e Dennis Flexner escreveu: "Ele nunca mais permitira a aproximação de qualquer pessoa, mulher ou colega (...) O cientista bacharel se transferiu para um plano elevado de solidão que pode ter mantido parte de seu poder em segredo."[11]

Pelo resto da vida, Welch permaneceria sozinho. Mais do que apenas sozinho, ele nunca se aprofundava, nunca se entrincheirava, nunca criava raízes.

Ele nunca se casou. Apesar de trabalhar com os outros de uma forma que as pessoas colaboram entre si como camaradas, com a única exceção possível do grande e estranho cirurgião William Halsted — sendo esta apenas uma possibilidade aventada* — ninguém tinha conhecimento de qualquer relação íntima, sexual ou de qualquer outro tipo de Welch com um homem ou uma mulher. Embora tivesse morado em Baltimore por cerca de cinquenta anos, Welch nunca teve uma casa ou apartamento próprio; apesar de ter acumulado uma boa quantidade de dinheiro, ele morava como pensionista e ocupava dois quartos na casa da mesma proprietária, tendo a acompanhado quando ela se mudou e permitindo que a filha dela o herdasse como hóspede na casa. Jantava quase todos os dias em um clube de cavalheiros, restringindo-se a um mundo de homens,

---

* Halsted conheceu bem Welch em Nova York; os dois tentavam aplicar ciência à medicina. Entretanto, Halsted começou a estudar sobre a cocaína e se tornou viciado. A vida dele desmoronou, e ele se mudou para Baltimore a fim de ficar perto de Welch. Quando Halsted controlou o vício, Welch lhe deu uma oportunidade na Hopkins, onde ele estabeleceu uma ligação entre cirurgia e pesquisa em fisiologia e se tornou o cirurgião mais influente do país e, possivelmente, do mundo. Halsted casou-se, mas, como era excêntrico e instável, acabou se viciando em morfina. Não ficou claro se Welch sabia sobre esse vício.

charutos e conversas triviais pelo resto da vida. E, como observou um jovem colega, ele "deliberadamente rompia as relações que poderiam se estreitar".[12]

Embora superficialmente tivesse uma vida comum, na verdade, ele não era comum. Ele era livre, não apenas sozinho, mas livre, sem os entrelaçamentos com as pessoas, livre do ônus dos bens, completamente livre.

Era livre para fazer coisas extraordinárias.

Na Hopkins — ao longo de décadas, passou a ser chamada apenas de "Hopkins" — esperava-se que Welch criasse uma instituição que alteraria a medicina dos Estados Unidos para sempre. Quando ele aceitou esse cargo em 1884, tinha 34 anos.

A Hopkins continuou a conquistar seus objetivos direta e indiretamente. Servia de lar, ainda que temporariamente, à grande parte da primeira geração de homens e mulheres que começavam a transformação da ciência da medicina dos Estados Unidos. E seu exemplo forçou outras instituições a seguir o mesmo caminho — ou a desaparecer.

Durante o processo, Welch foi acumulando grande poder aos poucos, como quando um colecionador monta uma coleção. O primeiro passo foi voltar para a Alemanha. Já tendo trabalhado como subordinado de Cohn, para quem Koch havia levado os estudos sobre o antraz, Carl Ludwig e Cohnheim — três dos principais cientistas no mundo —, e tendo conhecido o jovem Paul Ehrlich, o das mãos multicoloridas que pingavam corante e cujas ideias combinavam com seu conhecimento de química, foi possível para Welch fazer algumas das maiores contribuições teóricas à medicina.

Welch passou a visitar quase todo pesquisador importante na Alemanha. Ele tinha voz agora e relatou alegremente que a Hopkins "já tinha uma reputação na Alemanha, enquanto as faculdades de medicina de Nova York nem eram conhecidas pelo nome".[13] Ele conseguia entreter as pessoas com histórias, recitar um soneto de Shakespeare ou convencer a aplicar uma enorme e crescente gama de conhecimento científico. Até os cientistas mais competitivos e quase paranoicos abriram as portas de seus laboratórios e lhe confidenciaram suas pesquisas. A combinação de sua amplitude e inteligência permitia-lhe enxergar a profundidade dos trabalhos e as mais amplas implicações.

Ele também aprendeu bacteriologia com dois pupilos de Koch. Um deles deu uma "aula" para alunos que eram cientistas de diversos lugares do mundo, muitos deles já renomados. Nesse grupo, Welch também brilhou, pois os colegas lhe concederam a honra de oferecer o primeiro brinde em homenagem ao professor em um banquete de despedida. E Welch aprendera muito com Koch, o maior nome na ciência, que o aceitou em seu famoso curso — oferecido apenas uma vez — para cientistas que ensinariam bacteriologia aos outros.[14]

Então, lá em Baltimore, anos antes de os próprios hospitais ou faculdades de medicina abrirem de fato, mesmo sem pacientes e sem alunos, a Hopkins começou a apressar a mudança. Embora o hospital Johns Hopkins tenha começado a funcionar a partir de 1889, e a escola de medicina em 1893, o laboratório abriu quase imediatamente. Isso já bastava.

Somente no primeiro ano, 26 pesquisadores que não integravam o corpo docente da Hopkins usaram os laboratórios. O jovem assistente de Welch, William Councilman — que mais tarde recriou a faculdade de medicina de Harvard à semelhança da Hopkins —, mantinha o abastecimento de órgãos conduzindo seu triciclo para outros hospitais, recuperando os órgãos e carregando-os de volta em baldes pendurados no guidom. Muitos desses convidados ou alunos de pós-graduação se tornaram pesquisadores de nível internacional, incluindo Walter Reed, James Carroll e Jesse Lazear, três dos quatro médicos que derrotaram a febre amarela. Alguns anos depois, cinquenta médicos realizavam ao mesmo tempo pesquisas na pós-graduação.

E a Hopkins começou a formar um corpo docente. A visão institucional combinada ao jeito de Welch permitiu que a Hopkins recrutasse profissionais extraordinários, sendo Franklin Mall um deles.

Em 1883, aos 22 anos, Mall se formou em medicina na Universidade de Michigan, foi para a Alemanha e trabalhou com Carl Ludwig, fez um pouco de pesquisa na pós-graduação no Hopkins e já tinha se destacado. Ele esperava — exigia — os maiores padrões concebíveis, e não só dos próprios alunos. Victor Vaughan, decano da faculdade de medicina de Michigan e abaixo apenas de Welch no poder de influência sobre a educação em medicina dos Estados Unidos, considerava que o laboratório de química da faculdade era o melhor do país e comparável ao que havia de melhor no mundo. Com desdém, Mall considerava-o "um pequeno laboratório de química" e classificava o ensino em Michigan como o equivalente àquele de uma boa escola do ensino médio.[15]

Quando Welch ofereceu um emprego a Mall, este estava na Universidade de Chicago, onde planejava gastar 4 milhões de dólares, uma quantia enorme — cujo principal doador era John D. Rockefeller — para fazer o que Welch buscava: construir uma grande instituição. Mall respondeu à oferta de Welch propondo-o, em vez disso, a deixar a Hopkins e ir para Chicago, além de receber um aumento salarial considerável.

Por outro lado, a Hopkins estava desesperada para obter recursos, mas Welch rejeitou a proposta de Mall e replicou: "Só consigo pensar em um motivo que possa influenciá-lo a trabalhar conosco, que é o desejo de morar aqui e uma crença em nossos ideais e nosso futuro (...) Eles não vão atrair a maioria do público, nem mesmo a maior parte da área médica, por um bom tempo. O que consideramos um sucesso não terá a mesma avaliação por parte da massa de médicos."[16]

Mall pensou nas alternativas. Em Chicago, ele já tinha, como disse a Welch, "criado o departamento de biologia, comprado os equipamentos por 25 mil dólares e praticamente planejado sua construção, que custaria 200 mil dólares", tudo financiado por mais doações de Rockefeller.[17] Na Hopkins, havia um corpo docente na faculdade de medicina e, àquela altura, um hospital, mas não havia dinheiro disponível nem para abrir a primeira. (Esta abriu apenas quando um grupo de mulheres, muitas delas recentemente fundadoras do Bryn Mawr College, ofereceu uma doação de 500 mil dólares desde que a faculdade de medicina aceitasse mulheres. O corpo docente e os credores aceitaram com certa relutância.) Mas lá estava Welch.

Mall enviou um telegrama para ele dizendo: "Devo me juntar à Hopkins (...) Considero-o a principal atração. Você cria as oportunidades."[18]

No entanto, não era a pesquisa de Welch em laboratório que atraía, que criava oportunidades, uma vez que, para o desconhecimento de Gilman e Billings, que o contrataram, e até do próprio Welch, ele tinha um defeito.

Welch conhecia bem os métodos da ciência, conseguia compreender imediatamente a importância de um resultado experimental, podia ver e fazer o projeto de outros experimentos para confirmar uma descoberta ou investigar com mais profundidade. Mas ele tivera essas habilidades durante os seis anos que passou em Nova York, quando não fazia ciência. Ele dissera a si mesmo e aos outros que as exigências de se sustentar impossibilitaram a pesquisa.

No entanto, ele não tinha família para sustentar, e outros fizeram ciência magnífica tendo fardos muitos mais pesados. Nenhum cientista encarou condições tão adversas quanto George Sternberg, um autodidata a quem Welch chamava de "o verdadeiro pioneiro do trabalho em bacteriologia moderna neste país (...) [que] dominava a técnica e a literatura por meio de absoluta persistência e habilidade inata".[19]

Em 1878, quando Welch conheceu Billings na mesma cervejaria em que a lenda diz que Fausto conheceu o Diabo, Sternberg era um médico oficial do exército que participou do combate com os índios Nez Perce. De lá, ele viajou de carruagem por cerca de 720 quilômetros — aguentando dias e dias de odor de suor, solavancos de tremer os ossos e chacoalhar a coluna e comendo poeira — só para alcançar um trem, e depois, de trem, aguentar mais quatro mil quilômetros de calor desconfortável, cotovelos se encostando e comida intragável. Ele suportou tudo isso para comparecer a uma reunião da Associação de Saúde Pública dos Estados Unidos. Enquanto Welch lamentava a falta de recursos em Nova York, Sternberg construía um laboratório, em grande parte com dinheiro do próprio bolso, em um posto de fronteira do exército. Em 1881, ele se tornou o primeiro a isolar o pneumococo, algumas semanas antes de Pasteur e Koch. (Nenhum dos três reconheceu a considerável importância da bactéria.) Sternberg também observou antes que os leucócitos absorviam as bactérias, uma peça-chave para entender o sistema imunológico. Ele falhou ao não seguir essas observações, mas suas diversas outras conquistas foram notáveis, em especial o trabalho pioneiro de tirar fotografias por meio de microscópios e os experimentos criteriosos que determinavam em que temperatura diversos tipos de bactéria morriam e o poder de diferentes desinfetantes para matá-las. A informação permitiu a criação de condições antissépticas tanto em laboratório quanto no trabalho em saúde pública. Sternberg também começou esse trabalho em um posto de fronteira.

Enquanto isso, na cidade de Nova York, Welch jurava que, se não tivesse preocupação financeira, sua pesquisa prosperaria.

Em Baltimore, seu trabalho não prosperou, uma vez que lá, mesmo com a ajuda de jovens pesquisadores talentosos, seus defeitos começaram a aparecer.

O defeito era o seguinte: na ciência, assim como no resto da vida, ele vivia superficialmente e não criava raízes. Sua atenção nunca era voltada para uma questão importante ou profunda.

A pesquisa que Welch realizava era excelente, mas apenas excelente — criteriosa, bem desenvolvida e até irrefutável, mas não profunda ou provocativa ou intensa o suficiente para estabelecer novos caminhos, para mostrar o mundo de uma nova maneira, para decifrar grandes mistérios. Suas descobertas mais importantes seriam a bactéria, agora chamada de *Bacillus welchii*, a causa da gangrena gasosa, e o achado que os estafilococos ficam nas camadas da pele, o que significa que um cirurgião tinha que desinfetar não apenas a superfície da pele durante uma cirurgia, mas também as camadas mais internas. Estes não foram achados insignificantes e, mesmo na falta de qualquer outro sucesso brilhante, se tivessem representado uma pequena parte de dimensão maior de trabalho comparável, eles poderiam ter contribuído o suficiente para classificar Welch como um gigante.

Em vez disso, seriam os únicos resultados verdadeiramente significativos da pesquisa de Welch. Levando em consideração uma vida inteira, em especial em um tempo em que havia todo um universo a ser explorado, esse trabalho não somou muito.

O maior desafio da ciência, sua arte, reside no fato de se fazer uma pergunta importante e moldá-la de forma que seja possível dividi-la em partes gerenciáveis, em experimentos que podem ser conduzidos e que podem, por fim, levar a respostas. Fazer isso requer determinado tipo de genialidade, daquele que faz sondagem verticalmente, mas que vê de forma horizontal.

A visão horizontal permite que qualquer um assimile e una pedaços de informação que são aparentemente desconexos. Isso possibilita que um pesquisador veja o que os outros não veem e dê saltos de conectividade e criatividade. A sondagem vertical, que se aprofunda cada vez mais em algo, cria novas informações. Às vezes, o que alguém descobre brilhará o suficiente para iluminar o mundo inteiro.

Pelo menos uma pergunta conecta o vertical ao horizontal. A pergunta é: "E aí?" Como uma palavra no jogo de palavra cruzada, essa pergunta pode se conectar a várias outras e suscitar o movimento em muitas direções. Isso pode eliminar uma parte de informação considerada não importante ou, pelo menos para o pesquisador que está fazendo a pergunta, irrelevante. Pode impulsionar um pesquisador a sondar mais profundamente a fim de compreender uma parte da informação. Também pode forçá-lo a dar um passo atrás e verificar como encaixar uma descoberta em um contexto mais amplo. Observar as perguntas dessa forma exige o *querer saber*, uma curiosidade profunda enfatizada pela disciplina, como uma lente que concentra o raio de sol em um pedaço de papel até que ele pegue fogo. Isso requer um tipo de mágica.

Einstein uma vez disse que seu principal talento científico era a capacidade de olhar para uma enorme quantidade de experimentos e artigos, selecionar os poucos que eram corretos e importantes, ignorar o resto e construir uma teoria com base nos que estavam certos.[20] Nessa avaliação das próprias habilidades, Einstein muito provavelmente estava sendo mais do que modesto. No entanto, parte de sua genialidade vinha do instinto pelo que importava e da habilidade de buscar isso verticalmente e fazer conexões horizontais.

Welch tinha uma curiosidade ampla e vital, mas não possuía esse "querer saber" mais profundo. O grandioso lhe despertava, mas ele não conseguia enxergar o grande no pequeno. Nenhuma pergunta de fato despertara uma grande paixão nele, nenhuma passou a ser uma compulsão, nenhuma o forçou a persegui-la até a exaustão ou a novas questões. Em vez disso, examinava um problema e depois passava para a próxima etapa.

Nos primeiros anos na Hopkins, ele constantemente se referia a seu trabalho, à necessidade de retornar ao laboratório. Mais tarde, ele abandonou essa pretensão e parou até de tentar fazer pesquisa. No entanto, nunca aceitou de todo essa escolha e até o fim da vida expressou algumas vezes o desejo de ter se dedicado ao laboratório.

Todavia, apesar dessa falta de conquistas científicas, a vida de Welch não foi como aquelas que começavam com uma grande promessa e terminavam em amargura e descontentamento. Apesar da produção mínima de pesquisa em laboratório, pessoas como Mall eram atraídas até ele. Como disse um cientista importante, "todos concordam que Welch em si era a grande atração do departamento de Patologia (...) [S]eu exemplo, sua inteligência e seu conhecimento abrangente formaram o princípio do arco da medicina científica nos Estados Unidos".[21]

Para William Welch, a verdadeira genialidade dizia respeito a duas áreas.

Em primeiro lugar, ele não tinha só conhecimento, mas também discernimento. Ele possuía uma capacidade extraordinária de ouvir alguém descrever um experimento, ou de ler um artigo, e imediatamente definir os pontos cruciais ainda obscuros, as séries fundamentais de experimentos necessários para esclarecê-los. Era como se, embora sozinho, não conseguisse fazer mágica, ele soubesse as técnicas de mágica e conseguisse ensiná-las.

Ele tinha uma habilidade igualmente extraordinária para avaliar pessoas, para identificar aquelas que eram promissoras para fazer o que ele não tinha feito. Em grande parte, ele escolheu o corpo docente da faculdade de medicina e o fez de forma brilhante. Todos eram jovens quando foram selecionados. Welch tinha 34 anos; o canadense William Osler, indiscutivelmente um dos mais famosos clínicos da era moderna, tinha quarenta; William Halsted, um cirurgião que mudou o pensamento dos cirurgiões, tinha 37 anos; Howard Kelly, ginecologista e pioneiro em radioterapia, tinha 31 anos; J. J. Abel, um químico e farmacologista que descobriria a adrenalina e ajudaria a revolucionar a farmacopeia, tinha 36; W. H. Howell, um fisiologista, tinha 33 anos; e Mall, 31. (Howell, Abel e Mal também foram alunos de pós-graduação na Hopkins.)

Em segundo lugar, Welch era uma inspiração para todos. Ele inspirava sem saber, simplesmente sendo ele mesmo. Nos primórdios da faculdade, Welch já era pesado, mas não gordo ainda, baixo e tinha olhos azuis brilhantes que se sobressaíam na barba negra chamada de "imperial" — um bigode e um cavanhaque pontiagudo. Ele se vestia de forma conservadora, mas elegante, com roupas escuras, e em geral tinha um chapéu-coco nas mãos. Apesar da robustez, as mãos e os pés eram visivelmente pequenos, fazendo-o parecer quase delicado. Contudo sua qualidade mais peculiar não era física. Ele parecia tão centrado e confortável consigo mesmo que confortava aqueles a seu redor. Welch exalava confiança sem arrogância, convencimento ou soberba. Em suas disputas — e ele tinha muitas com os intrusos que resistiam a mudanças — ele nunca levantava a voz, nunca parecia sentir, de acordo com um homem que o observou por décadas, "a alegria exuberante de derrubar um oponente".[22]

Tudo nele era positivo. A inteligência, a profundidade e a amplitude de seu conhecimento também estimulavam a maneira como ele ensinava. Ele entrava em sala de aula sem as observações ou a preparação, em geral sem saber que assunto deveria ensinar, e em um instante começava a discursar de forma lúcida e lógica de forma a empolgar e incitar o pensamento. Era paternal sem ser paternalista. Os médicos enviavam a ele uma amostra para análise patológica e pagavam uma taxa substancial. Seus assistentes realizavam o trabalho; ele escrevia os resultados e lhes dava dinheiro. Ele adorava comer e era o anfitrião de jantares luxuosos no

Maryland Club, que contavam com a presença de colegas mais jovens ou alunos de pós-graduação. Um deles considerava esses jantares como uma de suas "lembranças mais felizes" por causa das conversas de Welch, sua capacidade de fazer com que os alunos sentissem "a riqueza do mundo"[23] — o mundo da arte e da literatura, assim como da ciência.

O efeito total, disse Simon Flexner "era uma atmosfera de conquistas (...) O desejo de ser como Welch, de obter sua aprovação, esses eram os principais incentivos para os jovens ávidos que lotavam o laboratório dele".[24]

No fim das contas, havia certo mistério em Welch. Embora isso não fosse parte da genialidade dele, explicava um lado de seu impacto. Apesar de toda a cordialidade, ele permanecia distante. A cordialidade em si era uma barreira que os outros não podiam penetrar. Ele reparava pouco, e cada vez menos, nos alunos até que eles fizessem algo que lhe chamasse a atenção. Ele parecia despreocupado, até mesmo negligente. Ficava tão animado nas conversas que as guimbas do charuto costumavam cair no casaco, onde repousariam sem ser notadas. Welch estava sempre atrasado. A mesa vivia empilhada de correspondências sem respostas havia meses. Os colegas mais jovens lhe deram um apelido, um que se espalhou da Hopkins até os jovens cientistas de todos os lugares. Eles o chamavam, nunca na frente dele, de "Popsy".

Era um apelido reconfortante, próximo e paternal. Mas, se ele era acolhedor, não aceitava isso de ninguém. Embora ajudasse todos que achava que mereciam e ainda que fosse rodeado de pessoas, Welch não estimulava nem permitia que ninguém lhe confidenciasse problemas pessoais. E ele não se abria para ninguém. Mall uma vez escreveu para a irmã dizendo que gostaria de ter uma amizade verdadeira com Welch, e não apenas ser conhecido dele. Nem Mall conseguiu essa proeza. Welch viajava sozinho para Atlantic City, onde curtia a cafonice do lugar.

Os alunos tinham um bordão: "Ninguém sabe onde Popsy come/ Ninguém sabe onde Popsy dorme/ Ninguém sabe quem Popsy sustenta/ A não ser Popsy."

A faculdade de medicina da Hopkins ficava fora da cidade, em um morro, a quilômetros do campus principal da universidade e do centro. O prédio principal, o Laboratório de Patologia, era feio e atarracado, com dois andares de pedra, seis janelas grandes em cada andar e chaminés quadradas em cima do edifício. Dentro havia um anfiteatro para autópsias projetado de forma a parecer que vazava do prédio, e os alunos no andar de cima podiam olhar por entre as grades; cada andar tinha uma sala grande — o laboratório de patologia no primeiro andar e o de bacteriologia no segundo.

Mesmo sem a faculdade de medicina, quando o hospital foi inaugurado em 1889, contando com dezesseis prédios e mais de cinco hectares, uma pequena comunidade começou a se formar. Todos os dias, as pessoas tomavam café da manhã e almoçavam juntas, e muitas vezes até se encontravam de noite. Toda segunda à noite, um grupo um pouco mais formal de trinta a quarenta pessoas se reunia, incluindo o corpo docente, os alunos que já tinham mestrado e doutorado e os médicos. Eles discutiam pesquisas ou casos atuais, e os comentários costumavam suscitar novas perguntas. Os professores mais experientes às vezes jantavam com vestimentas adequadas para a noite na "mesa alta" em uma janela de sacada que dava para o jardim. Os mais jovens jogavam pôquer, se divertiam e iam para a "Igreja" juntos — o restaurante e bar Hanselmann's, na esquina das ruas Wolfe e Monument, onde bebiam cerveja. Um professor de Harvard comparou a Hopkins a um monastério. Harvey Cushing disse: "Na história da medicina nunca houve nada igual."[25] E eles tinham de fato uma missão.

Elias Canetti, ganhador do prêmio Nobel de Literatura, observou em seu livro *Massa e poder* que grandes movimentos muitas vezes eram gerados pelo que se chamava de "cristais da massa, (...) os grupos pequenos e rígidos de homens, estritamente limitados e de grande constância, que servia para precipitar massas. A estrutura é tão definida que eles podem ser compreendidos e assimilados de uma só vez. A unidade é mais importante do que o tamanho. O papel deles deve ser familiar; as pessoas devem saber para que estão ali (...) O cristal da massa é *constante* (...) Seus membros são treinados na ação e na fé (...) A clareza, o isolamento e a constância do cristal formam um contraste incomum com o fluxo empolgado da massa ao redor".

Da mesma forma que os precipitados caem da solução e se misturam ao redor de um cristal, os indivíduos com habilidades extraordinárias e uma visão compartilhada se misturaram ao redor de Welch na Hopkins. Juntos, com um punhado de outras pessoas por todo o país, eles queriam precipitar uma revolução.

CAPÍTULO QUATRO

O ENSINO DA MEDICINA nos Estados Unidos precisava de uma revolução. Quando a faculdade de medicina da Hopkins finalmente abriu em 1893, a maioria das faculdades de medicina americanas ainda não tinha estabelecido nenhuma afiliação a qualquer hospital de ensino ou universidade, e o salário dos professores eram pagos, em sua maioria, pelas mensalidades dos estudantes, que em geral se formavam sem nunca ter tocado em um paciente. Também não foi exagero quando Welch disse que, além da Hopkins, nenhuma faculdade de medicina dos Estados Unidos "exige conhecimento próximo ao necessário para a admissão e a entrada na turma de calouros de uma faculdade respeitada (...) [A]lgumas nem sequer exigem evidências de educação preliminar".[1]

Por outro lado, era a própria Hopkins, não a mensalidade dos estudantes, que pagava os salários dos professores e exigia que os alunos de medicina tivessem não só um curso de graduação como também fluência em francês e alemão e conhecimento na área de ciências. De fato, essas exigências eram tão rigorosas que Welch e Osler se preocupavam com a possibilidade de a Hopkins não atrair aluno algum.

Mas eles apareceram e aos montes. Motivados e autosselecionados, eles se concentraram em uma faculdade em que os estudantes não assistiam apenas às aulas e tomavam notas. Eles se reuniam em salas de hospitais e examinavam pacientes, realizavam diagnósticos, auscultavam estertores crepitantes de um pulmão doente, sentiam a textura de mármore desumana e estranha de um tumor. Realizavam autópsias, conduziam experimentos em laboratório e exploravam órgãos com escalpelos, nervos e músculos com correntes elétricas, o invisível com microscópios.

Os professores da Hopkins não estavam sozinhos na busca por reforma. A necessidade disso foi reconhecida durante décadas. Líderes em algumas outras faculdades de medicina — em especial Vaughan em Michigan, William Pepper Jr. na Universidade da Pensilvânia, William Councilman (assistente de Welch até 1892) em Harvard, outros na Universidade Northwestern, no New York's College of Physicians and Surgeons, em Tulane — propagavam os mesmos valores que Welch e a Hopkins e com igual urgência. A Associação Médica Americana havia incentivado reformas desde o início, e os médicos também buscavam uma qualificação melhor; os milhares que estudaram na Europa eram a prova disso.

No entanto, pouca mudança ocorreu na maior parte das escolas de medicina, e até em Harvard, Penn e em outros lugares elas aconteciam apenas após uma briga feia interna, com ações contínuas de retaguarda defendidas pelo corpo docente relutante. William Pepper tornou Penn boa o suficiente para que a Hopkins tomasse o corpo docente da instituição. No entanto, após dezesseis anos de briga, ele não falou de conquistas, mas sim de "uma controvérsia longa e dolorosa".[2]

Mesmo onde ocorreu mudança, ainda havia uma lacuna entre a Hopkins e as outras instituições. Harvey Cushing se qualificou em Harvard e foi para Baltimore como assistente de Halsted. Nada em Boston o havia preparado para a diferença. Ele considerou a Hopkins "estranha. (...) As conversas eram sobre patologia e bacteriologia, assuntos sobre os quais eu sabia tão pouco que, nos primeiros meses, passava a maior parte do meu tempo sozinho à noite no quarto me dedicando à patologia cirúrgica com um livro em alemão ao alcance e observando amostras".[3]

A Hopkins não limitou sua influência à medicina. Meio século depois de sua inauguração, dos mil homens que estrelaram a edição de 1926 da *American Men of Science*, 243 tinham se formado na Hopkins; na sequência vinha Harvard, com 190. Até mesmo Charles Eliot, de Harvard, admitiu que a Escola de Pós-graduação de Harvard "começou fraca" e "não prosperou até ter a Johns Hopkins como exemplo (...) E o que era verdade sobre Harvard também valia para qualquer outra universidade do país".[4]

Mas na medicina a Hopkins deixou sua principal marca. Já em 1900, Welch reparou que, no Boston City Hospital, sob administração de Harvard, "só há homens da Hopkins, e eles não querem pessoas de outro lugar".[5] Em 1913, um europeu reconheceu que as pesquisas realizadas nos Estados Unidos na área dele conseguiam competir com aquelas conduzidas em qualquer país europeu e deu crédito "a um homem — Franklin P. Mall, na Universidade Johns Hopkins".[6] Dos quatro primeiros americanos agraciados com o prêmio Nobel em fisiologia ou medicina, a Hopkins havia treinado três, enquanto o quarto se qualificara na Europa.

A Hopkins teve um impacto semelhante no cuidado ao paciente. Como em todas as faculdades de medicina, os pós-graduados, em sua maioria, acabaram atuando como médicos. E 35 anos após a abertura do hospital, 10% de *todos* os pós-graduados da Hopkins se tornaram professores titulares, com vários pós-graduados mais novos seguindo o mesmo caminho. Muitos desses homens realizaram transformações completas nas faculdades de medicina em outras universidades — pessoas como Councilman e Cushing em Harvard, William MaxCallum na Universidade Columbia, Eugene Opie na Universidade de Washington, Milton Winternitz em Yale, George Whipple (um ganhador do Nobel) em Rochester.

Howard Kelly, apesar de toda a estranheza — um fundamentalista que pregava para prostitutas nas esquinas e sobre quem um aluno comentou: "O único interesse que ele manifestou por meus colegas era se eles estavam a salvo"[7] —, revolucionou a ginecologia e foi o pioneiro da radioterapia. E nenhum indivíduo teve mais impacto no cuidado ao paciente do que William Halsted, que introduziu o uso das luvas de borracha durante as cirurgias, que insistiu na preparação e que pensava antes de dar cada passo. Ele era tão cuidadoso que William Mayo uma vez brincou que os pacientes de Halsted estavam curados quando ele terminava o tratamento. Mas os irmãos Mayo também revelaram que tinham uma enorme dívida com ele, assim como todos na área de cirurgia dos Estados Unidos: dos 72 cirurgiões que foram seus residentes ou assistentes de residentes sob seu comando, 53 se tornaram professores.[8]

Nesse meio-tempo, Henry James descreveu que a Hopkins era um lugar onde, apesar "da imensidão da dor", pensava-se em "poesia refinada (...) e na grande beleza da ciência aplicada (...) Surgiram alinhamentos humanos implacáveis, na perspectiva indiferente deles, delicadas sinfonias em branco (...) Os médicos comandavam, a meu ver, de modo tão delicado, o concerto silencioso inteiro".[9]

■ ■ ■

Por trás desse concerto silencioso estava Welch, o empresário. Na primeira década do século XX, Welch já era o cimento que unia por inteiro a comunidade médica dos Estados Unidos. Ele mesmo passou a ser o mecanismo centralizador da medicina científica. De fato, ele se tornou *o* órgão centralizador. Como editor fundador do *Journal of Experimental Medicine*, o primeiro e mais importante periódico de pesquisa nos Estados Unidos, ele lia tudo o que encaminhavam para se familiarizar com cada nova ideia e jovem pesquisador promissores no país.

Welch se tornou uma figura nacional, primeiro na profissão, depois na ciência e posteriormente no mundo, sendo presidente ou diretor das dezenove principais organizações científicas, incluindo a Associação Médica Americana, a Associação Americana para o Avanço da Ciência e a Academia Nacional de Ciências dos Estados Unidos. Ray Willbur, reitor de Stanford, não bajulou nem exagerou quando em 1911 lhe escreveu: "Não lhe informar sobre os melhores homens a preencher as vagas na nossa faculdade de medicina seria violar todos os melhores precedentes da educação em medicina dos Estados Unidos."[10] Welch tinha, disse um colega, "o poder de transformar a vida dos homens quase num piscar de olhos".[11]

No entanto, o uso de seu poder para alocar as pessoas em alguma função — aliás, para derrotar a legislação antivivissecção, que visava impedir o uso de animais como modelos experimentais e, portanto, enfraquecido a pesquisa em medicina — tinha seu impacto em comparação à aplicação do poder em outras duas áreas.

Uma delas envolvia completar a reforma de toda a educação em medicina. O exemplo da Hopkins forçou mais reformas e com mais rapidez nas melhores faculdades. Entretanto, muitas permaneceram quase que completamente isentas do exemplo dado pela Hopkins. Essas instituições aprenderiam logo e do jeito mais difícil.

O segundo interesse de Welch envolvia começar e direcionar o fluxo de dezenas de milhões de dólares para pesquisas em laboratório.

Na Europa, governos, universidades e doadores abastados ajudaram a apoiar a pesquisa em medicina. Nos Estados Unidos, nenhum governo, instituição ou filantropo sequer ensaiou oferecer um auxílio semelhante. Quando a faculdade de medicina na Hopkins foi inaugurada, as faculdades de teologia dos Estados Unidos contavam com doações de 18 milhões de dólares enquanto as de medicina recebiam 500 mil no total.[12] A diferença no suporte financeiro bem como nos sistemas de educação explicava em grande medida por que europeus alcançaram grandes avanços em medicina.

Esses avanços foram extraordinários, uma vez que a medicina estava, sem dúvida, passando pela era de ouro no final do século XIX e início do XX — incluindo qualquer época desde então. A teoria do germe abriu as portas para o progresso. Por fim, os pesquisadores começaram a usar essa porta.

Em 1880, Pasteur — que observou: "O acaso favorece a mente preparada" — tentou provar que isolara a causa da cólera aviária. Ele inoculou as galinhas saudáveis com a bactéria. Elas morreram. Então o acaso interveio. Ele separou uma cultura virulenta por alguns dias e depois a usou para inocular mais galinhas. Elas sobreviveram. O mais significativo é que as mesmas galinhas sobreviveram quando expostas a outras culturas virulentas. Dando os créditos a Jenner pela ideia, ele tentou enfraquecer, "ou atenuar", palavras dele, as culturas e usá-las para imunizar pássaros contra a bactéria letal. Foi bem-sucedido.

Pasteur começou a aplicar essas técnicas a outras infecções. Com o antraz, ele não foi o primeiro a realizar experimentos com culturas enfraquecidas, mas seu trabalho foi definitivo e muito notório. Enquanto diversos jornalistas e autoridades observavam, ele inoculou um gado e depois o expôs ao antraz; os inoculados sobreviveram enquanto o grupo de controle morreu. Três anos depois, 438 mil cabeças de gado e 3,3 milhões de carneiros foram vacinados contra o antraz na França. O cientista também salvou a vida de um menino mordido por um cachorro contaminado com o vírus da raiva ao lhe dar injeções gradualmente mais fortes de fluido contendo o patógeno. No ano seguinte, em 1886, um movimento de arrecadação internacional de fundos criou o Pasteur Institute. Quase imediatamente, o governo alemão financiou institutos de pesquisa para Koch e alguns outros pesquisadores de destaque, e institutos de pesquisa foram fundados na Rússia, no Japão e na Grã-Bretanha.

Enquanto isso, medidas de saúde pública estavam contendo a cólera e o tifo; na Alemanha, Richard Pfeiffer — o maior discípulo de Koch — e Wilhelm Kolle imunizaram duas pessoas voluntárias com o bacilo tífico inativado pelo calor. Na Grã-Bretanha, Sir Almroth Wright desenvolveu a vacina contra o tifo.

Todos esses avanços *preveniram* a doença infeciosa. No entanto, nenhum médico podia *ainda* curar um paciente que estava morrendo em decorrência desse tipo de doença. Isso estava prestes a mudar.

Uma das doenças pediátricas mais mortais era a difteria. Em geral, ela levava a vítima a asfixiar até a morte — gerando uma membrana que bloqueava a passagem de ar. Na Espanha, a doença era chamada de *el garrotillo*, "a estranguladora".

Em 1884, o físico alemão Friedrich Loeffler isolou o bacilo da difteria da garganta dos pacientes, cultivou-o em um meio especial (os laboratórios hoje ainda usam "o soro de Loeffler inclinado" para cultivar bactérias de casos suspeitos) e começou a fazer experimentos criteriosos em animais que chegaram a durar anos. O trabalho dele sugeria que as bactérias em si não matavam; o perigo era proveniente da toxina, um veneno excretado pela bactéria.

Em 1889, os pupilos de Pasteur, Émile Roux e Alexandre Yersin, cultivaram um caldo espesso com a bactéria da difteria e usaram ar comprimido para forçar a passagem do caldo por um filtro de porcelana não envidraçada. (O filtro foi desenvolvido por Charles Chamberland, um físico que trabalhava com Pasteur. Embora fosse apenas uma ferramenta, o filtro em si se mostraria de imensa importância.) Nenhuma bactéria ou sólido poderia passar pela porcelana. Apenas o líquido. Eles então esterilizaram esse líquido, que ainda era mortal. Isso mostrou que a toxina solúvel era o que matava.

Nesse meio-tempo, um fisiologista americano chamado Henry Sewall, na Universidade de Michigan, estudava veneno de cobra, que quimicamente se assemelha a muitas toxinas bacterianas. Em 1887, ele imunizou pombos contra o veneno da cobra cascavel.

Se pombos podiam ser imunizados, então humanos também poderiam. Assim como ocorreu com a cólera, os cientistas franceses e alemães competiram entre si, baseando-se nos estudos de Sewall e em outros avanços, estudando a difteria e o tétano. Em dezembro de 1890, os pupilos de Koch, Emil Behring, que depois seria agraciado com o prêmio Nobel, e Shibasaburo Kitasato mostraram que o soro — fluido residual após todos os sólidos serem removidos do sangue — retirado de um animal que ficou imune ao tétano podia ser injetado em um animal diferente e protegê-lo contra a doença.

O artigo agitou o mundo científico. Começou uma pesquisa intensa nos laboratórios, até então sem precedentes, sobre a difteria. No feriado de Natal de 1891, em Berlim, realizou-se a primeira tentativa de curar uma pessoa com difteria. Foi um sucesso.

Os cientistas haviam descoberto não apenas uma maneira de prevenir a doença. Eles encontraram uma forma de curar a doença. *Era a primeira cura.*

O trabalho continuou nos anos seguintes. Em 1894, Émile Roux, do Pasteur Institute, leu seu artigo resumindo os experimentos com a antitoxina diftérica antes do Congresso Internacional sobre Higiene em Budapeste. Muitos dos grandes cientistas no mundo encontravam-se sentados na plateia. Quando Roux terminou, esses homens, cada um renomado pelos próprios méritos, começaram a aplaudir, então ficaram de pé nos assentos, as mãos batendo com força, as vozes aclamando em meia dúzia de línguas, os chapéus jogados para o alto. Welch então relatou os experimentos realizados nos Estados Unidos, que confirmavam o trabalho dos franceses e alemães. E cada representante voltou para casa com uma garrafa desse agente curativo milagroso.[13]

Na palestra principal no encontro seguinte da Association of American Physicians, uma associação criada para fomentar a medicina científica, Welch disse: "A descoberta do soro de cura é de todas as formas o resultado de trabalho em laboratório. De modo algum foi uma descoberta acidental. Cada passo que leva a essa descoberta pode ser rastreado, cada um deles foi considerado com um propósito estabelecido e para resolver um problema específico. Esses estudos e as descobertas resultantes marcam época na história da medicina."[14]

Os comentários dele foram não uma declaração de guerra, mas de vitória. A medicina científica desenvolvera tecnologias que poderiam prevenir e curar as doenças que já haviam matado em grandes proporções e de forma cruel antes.

E se os cientistas franceses e alemães haviam descoberto a antitoxina, os norte-americanos William Park, chefe da divisão de laboratório do Departamento de Saúde da cidade de Nova York, e Anna Williams, sua suplente e talvez a principal bacteriologista mulher no país — e possivelmente em qualquer lugar — transformaram isso em algo a que todo médico no mundo desenvolvido tinha fácil acesso. Eles eram um casal diferente: ele tinha uma mente criativa e original, mas era sério, quase frio, extremamente preciso e bem organizado; ela era extravagante, muito curiosa, gostava de se arriscar, uma mulher que esmiuçava novas invenções para ver como funcionavam. Formavam o par perfeito.

Em 1894, os dois descobriram uma forma de tornar uma toxina quinhentas vezes mais potente do que a usada pelos europeus. Essa letalidade gerou um estimulador de antitoxina muito mais eficiente e reduziu o custo a um décimo do valor anterior. Park então dividiu o processo de produção em tarefas que trabalhadores comuns, não cientistas, poderiam realizar e transformou parte do laboratório, na realidade, em uma fábrica. O local logo se tornou, de longe, o produtor mais barato, eficiente e confiável de antitoxina no mundo. A produção de antitoxina diftérica atual ainda se baseia no método deles.

O laboratório distribuiu a toxina de graça em Nova York e a vendeu para outros lugares. Park usou o dinheiro para subsidiar pesquisa básica e tornar os laboratórios da cidade possivelmente a melhor instituição de pesquisa em medicina da época. Os relatórios anuais logo apresentaram, de acordo com um historiador em medicina, "um corpo de pesquisa do qual qualquer instituto no mundo se orgulharia".[15]

E, de repente, a antitoxina tornou-se disponível no mundo todo. As taxas de mortalidade em decorrência da difteria caíram rapidamente em dois terços, e os médicos do país começaram a operar milagres. Era apenas o primeiro milagre dos muitos que eram prometidos.

À medida que o uso da antitoxina foi se espalhando, Frederick Gates, um ministro da Igreja Batista intelectualmente curioso, que tinha o dom de perceber oportunidades a serem exploradas e era assistente de John D. Rockefeller, pegou um livro escrito por William Osler intitulado *The Principles and Practice of Medicine* [Os princípios e a prática da medicina], obra que teria diversas edições e um público-alvo formado por médicos e leigos informados. No livro, Osler traçou a evolução de ideias médicas, explorou controvérsias e, o mais importante, admitiu a incerteza e a ignorância.

Gates começara a trabalhar para Rockefeller como um conselheiro filantrópico, mas nada o restringia a questões de caridade. Ele organizou alguns empreendimentos comerciais de Rockefeller, conseguindo, por exemplo, um lucro de 50 milhões de dólares em minério de ferro na cadeia do Mesabi em Minnesota. O próprio Rockefeller usou um médico homeopata, e Gates também lera *The New Testament of Homeopathic Medicine* [O novo testamento da medicina homeopática], escrito por Samuel Hahnemann, fundador do movimento. Gates alegou que Hahnemann "deve ter sido, para falar em termos benevolentes, quase um lunático".[16]

O livro de Osler impressionou Gates sob muitos aspectos diferentes, uma vez que apresentava um paradoxo. Em primeiro lugar, mostrava que a ciência da medicina ainda era muito promissora. No entanto, também mostrava que a promessa ainda estava longe de ser concretizada. "Ficou claro para mim que quase não se tinha esperança de que a medicina se tornasse uma ciência", explicou Gates, "até (...) que os homens qualificados pudessem se dedicar de forma ininterrupta ao estudo e à pesquisa, com um salário amplo, inteiramente independente da prática (...) Aqui estava uma oportunidade, para mim a maior delas, que o mundo poderia proporcionar, para que o sr. Rockefeller se tornasse um pioneiro."[17]

Enquanto isso, John D. Rockefeller Jr. conversava sobre a ideia de financiar a pesquisa médica com dois médicos de destaque: L. Emmett Holt e Christian Herter, os dois ex-alunos de Welch. Ambos endossaram a ideia com entusiasmo.

Em 2 de janeiro de 1901, o neto do sr. Rockefeller, John Rockefeller McCormick, também neto de Cyrus McCormick, morreu de escarlatina em Chicago.

Mais tarde naquele ano, o Rockefeller Institute for Medical Research foi incorporado. Isso mudaria tudo.

Welch recusou a oferta de chefiar o novo instituto, mas assumiu todas as tarefas de inauguração do espaço, presidindo tanto o conselho do instituto como o corpo dos diretores científicos. Aquele conselho científico contava com o velho amigo de Welch, T. Mitchell Prudden, Holt, Herter, dois outros cientistas proeminentes que tinham sido alunos de Welch, e Theobald Smith, de Harvard. Smith, um dos principais bacteriologistas do mundo, fora uma das primeiras escolhas de Welch para diretor, mas ele recusou a oferta, pois havia feito a maior parte de sua pesquisa sobre doenças em animais — por exemplo, o desenvolvimento da vacina para prevenir a cólera suína — e achava que seria mais astuto que o conselho tivesse um diretor que pesquisasse sobre doenças em humanos.

Então Welch ofereceu o cargo a Simon Flexner, que deixara a Hopkins para assumir uma posição de alto prestígio na faculdade de medicina da Universidade da Pensilvânia. (Flexner havia rejeitado uma oferta de 8 mil dólares de Cornell para assumir a posição na Penn por 5 mil dólares.) Mas a nomeação dele fora controversa e, na reunião em que foi escolhido, um membro do corpo docente disse que aceitar um judeu como professor não significava aceitá-lo como homem.[18] Todos os dias ele brigava com os membros do corpo docente tanto por questões pessoais quanto substanciais.

Flexner aceitou a oferta de Welch e também um aumento. Mas a abertura do instituto permanecia firmemente sob o controle de Welch. Nisso, disse Flexner, Welch "não aceitava ajuda, nem mesmo administrativa. Cada detalhe passava pelas mãos dele, cada carta era escrita por ele".[19]

Os institutos de pesquisa europeus tinham se dedicado a doenças infecciosas ou foram estruturados para permitir que indivíduos como Pasteur, Koch e Ehrlich tivessem liberdade. O Rockefeller Institute via a medicina em si como seu campo; desde o início, os cientistas de lá estudaram a doença infecciosa e também estabeleceram os princípios em cirurgia para transplantes de órgãos, determinaram as relações entre vírus e câncer e desenvolveram um método para estocar sangue.

No início, o instituto oferecia modestos subsídios a cientistas de outros lugares, mas em 1903 abriu o próprio laboratório e, em 1910, o próprio hospital. E Flexner começou a se destacar.

Havia certa brutalidade em Simon Flexner, algo que ele ainda tinha das ruas na época em que vivia como o patinho feio em uma família de imigrantes judeus em Louisville, Kentucky. O irmão mais velho e o caçula eram alunos brilhantes, mas ele largou a escola no sexto ano. Mal-humorado e flertando com a delinquência, Flexner chegou até a ser demitido por um tio de um emprego subalterno em um estúdio de fotografia. Em seguida, trabalhou para um vendedor de tecidos que deu um golpe nas pessoas e fugiu da cidade. Um farmacêutico o demitiu. O pai o levou para um passeio pela prisão da cidade a fim de amedrontá-lo e colocá-lo na linha, e Flexner então arranjou um trabalho como aprendiz de encanador, mas o profissional hesitou quando um antigo diretor de Simon o advertiu de que "ele não se metesse com Simon Flexner".[20]

Aos dezenove anos, Flexner conseguiu outro emprego com um farmacêutico, dessa vez para lavar garrafas. A farmácia tinha um microscópio, e o farmacêutico o proibiu de tocar no objeto. Ele ignorou a ordem. Flexner odiava receber ordens e rejeitava qualquer tipo de tédio. O que o microscópio lhe mostrava não era nada entediante.

De forma repentina, ele passou a ocupar a mente. Ficou fascinado. Ele começou a dar saltos impossíveis e repentinos. Em um único ano, concluiu um programa de dois anos na Louisville College of Pharmacy e ganhou uma medalha de ouro de melhor aluno. Começou a trabalhar para o irmão mais velho, Jacob, outro farmacêutico que também tinha um microscópio. Então Simon não precisava usá-lo sorrateiramente. Ao mesmo tempo, ele frequentava uma faculdade de medicina à noite. Flexner depois relembrou: "Nunca fiz um exame físico. Nunca auscultei um coração ou um pulmão."[21]

Mas ele se formou em medicina. O irmão mais novo, Abraham, tinha se formado na Hopkins, e Simon enviou algumas de suas observações microscópicas a Welch. Logo Simon estava estudando na Hopkins também.

Embora Welch tenha simpatizado com ele, os dois eram opostos. Flexner era pequeno e magro, quase seco, e ninguém diria que era charmoso. Ele tinha uma insegurança irascível e dizia: "Nunca fui educado em qualquer ramo de ensino. Tenho grandes lacunas de conhecimento."[22] Para preenchê-las, ele lia. "Simon lia", disse o irmão Abraham, "como comia."[23] Ele devorava livros, lia tudo, de forma onívora, de literatura inglesa a Huxley e Darwin. Ele sentia que precisava aprender. As inseguranças nunca o abandonaram de fato. Ele falava de "noites em claro e dias de medo agudo (...) um nervosismo enlouquecedor que evitava que ele tivesse um momento de tranquilidade".[24]

No entanto, os outros reconheciam nele possibilidades extraordinárias. Welch conseguiu uma bolsa de estudo na Alemanha para Flexner, que quatro anos depois se tornou professor de patologia na Hopkins. Em geral, ele ia a campo: a uma cidade de mineração para estudar meningite, às Filipinas para estudar disenteria, a Hong Kong para estudar uma peste. Peyton Rous, ganhador do Nobel, chamou os artigos científicos de Flexner de "um museu impresso, só eles ganham vida, uma vez que ele realizava experimentos e os descrevia".[25]

Ele nunca perdeu a dureza da rua, mas suas arestas foram aparadas. Ele se casou com uma mulher extraordinária o suficiente para cativar Bertrand Russell (sessenta cartas dele estavam nos artigos dela) e cuja irmã era uma fundadora da Bryn Mawr College. O famoso jurista Learned Hand se tornou um amigo próximo. E ele deixou sua marca no Rockefeller Institute.

Emerson disse que uma instituição é a sombra aumentada de um homem, e o instituto de fato refletia Simon Flexner. Raymond Fosdick, que depois se tornou presidente da Rockefeller Foundation, mencionou "a precisão aguçada do pensamento dele. Sua mente era como um refletor que podia ser aceso à vontade diante de qualquer pergunta que lhe aparecia".[26] Um pesquisador do Rockefeller disse que Flexner tinha "um raciocínio que ia muito além da maioria dos homens, preciso como a lâmina de uma faca".[27]

No entanto, em vez do conforto e do propósito monástico e da intimidade que Welch proporcionara à Hopkins, Flexner tornou o Rockefeller afiado, ousado e frio. Uma vez, quando os cavalos que haviam sido imunizados contra uma doença e depois sangraram até produzir o antissoro não tinham mais utilidade, ele nem cogitou levá-los de volta para o pasto, mas sim vendê-los para o abate "para os fabricantes ou para sangrarem ainda mais, com a ideia de sacrificá-los" — sangrá-los até a morte para uma última coleta do soro.[28] Flexner tinha facilidade em dispensar as pessoas, livrando o instituto de homens que ele chamava de "não originais" assim que ele fazia essa determinação. A sala mais temida do instituto era o escritório de Flexner. Lá ele podia ser bruto, e alguns cientistas proeminentes o temiam. Até mesmo em seu funeral, um ganhador do prêmio Nobel disse: "Indivíduos não significavam nada para o dr. Flexner em comparação ao bem-estar do instituto."[29]

Ele buscava a atenção da imprensa e o crédito da comunidade científica para o instituto. Seu próprio trabalho gerava controvérsia. Logo após o Rockefeller Institute se estabelecer, uma epidemia de meningite abateu o leste dos Estados Unidos. Medidas desesperadas foram tomadas para combater a infecção. Testou-se a antitoxina diftérica, e alguns médicos tentaram até uma prática antiga de sangria dos pacientes. Na Hopkins, Cushing tentou drenar o líquido purulento do canal vertebral.

No Rockefeller Institute, a epidemia de meningite parecia um desafio específico. Rockefeller e Gates queriam resultados. Flexner queria gerá-los.

Dez anos antes, William Park, que aperfeiçoara a antitoxina diftérica, havia desenvolvido um soro contra o meningococo. Em todos os testes laboratoriais, o soro de Park havia funcionado. Mas não tinha efeito nas pessoas. Então dois alemães desenvolveram um soro semelhante, mas, em vez de injetá-lo em veias ou músculos, isso foi feito diretamente na coluna vertebral. Em geral, a taxa de mortalidade da doença era de 80%. Em 102 pacientes, a mortalidade foi reduzida para 67%, uma evolução sugestiva, mas não estatisticamente significativa.

Mesmo assim, o instinto de Flexner lhe dizia que isso significava algo. Ele repetiu os experimentos dos alemães. A taxa de mortalidade de seus pacientes foi de 75%. Em vez de descartar a abordagem, ele persistiu. Flexner começou a realizar uma longa série de experimentos, tanto em laboratório, para melhorar a potência sérica, quanto fisiologicamente, para buscar a melhor forma de administrar o soro em macacos. Após três anos de trabalho, Flexner optou por um método: primeiro, inseriu uma agulha intratecal — sob uma fina membrana que reveste a medula espinhal — e retirou 50 cm^3 de líquido cefalorraquidiano e depois injetou 30 cm^3 de soro. (A menos que o fluido tenha sido retirado primeiro, a injeção poderia aumentar a pressão e causar paralisia.) Funcionou. Em 712 pessoas, a taxa de mortalidade caiu para 31,4%.[30]

Os médicos de Boston, San Francisco e Nashville — todos confirmaram o trabalho, e um deles observou: "Foram obtidos resultados notáveis com o uso desse soro pelos médicos do país."[31]

Nem todos aceitaram o papel de Flexner. Mais tarde, em um livro de bacteriologia, Park insinuou que Flexner contribuíra pouco para o desenvolvimento do soro. Flexner respondeu com uma visita mal-educada ao laboratório de Park; o resultado foi um encontro explosivo.[32] Houve outras brigas depois entre os dois, públicas o suficiente para certa vez saírem em um jornal.

Flexner acabou reduzindo a taxa de mortalidade de pacientes infectados pelo meningococo, a causa mais comum de meningite bacteriana, a 18%. De acordo com um estudo recente do *New England Journal of Medicine*, hoje, com antibióticos, os pacientes do Massachusetts General Hospital, um dos melhores hospitais do mundo, que sofrem de meningite bacteriana têm uma taxa de mortalidade de 25%.[33]

Ele e o instituto ganharam grande notoriedade. Ele gostava disso e queria mais. Assim como Gates e Rockefeller. Na primeira década do instituto, em especial, sempre que alguém de lá parecia prestes a descobrir algo interessante, Flexner pairava ao redor. Sua constante atenção parecia exigir resultados, e ele costumava encorajar os pesquisadores a publicar, ao escrever, por exemplo: "Em razão da rapidez com que as publicações estão aparecendo na Bélgica e na França, eu aconselho a publicação dos resultados atuais. Por favor, venha me ver prontamente para discutirmos isso." [34]

Nem toda a pressão partia de Flexner. Simplesmente fluía e passava por ele. Em um jantar em 1914, Gates declarou: "Quem nunca sentiu um desejo pulsante de ser útil ao mundo inteiro? As descobertas deste instituto já chegaram até as profundidades da África com seu auxílio de cura (...) Você anuncia uma descoberta aqui. Antes de anoitecer, ela estará pipocando no mundo. Em trinta dias, estará em cada faculdade de medicina no mundo."[35]

O resultado foi uma máquina de publicidade. Pesquisadores altamente respeitados zombavam do instituto porque, como disse um dos que trabalhavam lá, "costumava haver um alarde de coisas não importantes anunciadas como se fossem o trabalho de um gênio", já que "os administradores e diretores foram impelidos pelo desejo de fazer propaganda institucional".[36]

No entanto, Flexner tinha uma visão ampla. No trabalho, possuía o que faltava a Welch: a capacidade de fazer uma pergunta ampla e de enquadrá-la de modo que a resposta fosse alcançável. E quando julgava um pesquisador como original, um bem do instituto, ele dava seu total apoio. Ele fez isso com os ganhadores do prêmio Nobel Alex Carrel e Karl Landsteiner, cujos trabalhos foram reconhecidos cedo, mas Flexner também deu liberdade e apoio a pesquisadores jovens, que ainda não tinham deixado sua marca. Peyton Rous, que fez faculdade e se formou em medicina na Hopkins, seria agraciado com o prêmio Nobel pela descoberta de que um vírus poderia provocar câncer. Ele descobriu isso em 1911. O prêmio só veio em 1966. A princípio, a comunidade científica zombou dele. Demorou esse tempo todo para que seu trabalho primeiro fosse confirmado e depois apreciado. No entanto, Flexner sempre ficou a seu lado. Thomas Rivers, um cientista do Rockefeller que havia se formado na Hopkins e que definiu a diferença entre vírus e bactéria, relembrou: "Não estou dizendo que Flexner não era duro ou não podia ser malvado — ele podia, acredite —, mas ele também era afável com as pessoas."[37]

Mesmo em um relatório formal para o conselho dos diretores científicos, pensando em Rous talvez, ou ainda em Paul Lewis, um jovem cientista extraordinariamente promissor que trabalhava com Flexner, este disse: "Os homens mais capazes são muitas vezes os mais tímidos e autodepreciativos. Em muitos casos, é necessário reafirmar a qualidade deles e fazer com que acreditem em si mesmos."[38] Quando outro cientista que tinha a confiança de Flexner quis mudar de área, ele lhe disse: "Você vai levar dois anos até achar seu caminho. Não vou esperar nada de você até lá."[39]

E, por fim, Flexner acreditava em abertura. Ele acolhia o desacordo, esperava atrito e interação, queria que o instituto se tornasse algo vivo. O refeitório era tão importante para Flexner quanto o laboratório. Lá havia troca de ideia entre colegas de diferentes áreas. "Rous era ótimo de conversa, assim como Jacques Loeb, Carrel", relembrou Michael Heidelberger, um pesquisador novato na época. Embora Rous e Carrel fossem ganhadores do prêmio Nobel, Loeb pode ter sido o mais provocador. "Às vezes, eram sessões realmente notáveis. Eles eram uma grande inspiração."[40]

Toda sexta-feira em especial era importante; os pesquisadores costumavam apresentar seus trabalhos mais recentes em um encontro casual, e os colegas faziam comentários, sugeriam experimentos, acrescentavam diferentes contextos. Era um momento de empolgação, de quase santidade, embora alguns homens — Karl Landsteiner, por exemplo, outro ganhador do prêmio Nobel — quase nunca tivessem feito apresentações. Flexner buscava ativamente indivíduos que não se encaixavam em outros lugares, fossem eles lobos solitários ou estrelas. A mistura era o que importava. Flexner, Rous dizia, fez do instituto "um organismo, não uma instituição".[41]

E o impacto de Flexner, como o de Welch, estendia-se para muito além de tudo o que ele fazia no laboratório, ou, a propósito, no próprio Rockefeller Institute.

Mesmo antes de o instituto exercer uma forte influência, a ciência da medicina dos Estados Unidos atingia um nível internacional. Em 1908, ocorreu o Congresso Internacional sobre Tuberculose em Washington. Robert Koch veio da Alemanha, grande e imperioso, preparado para julgar e emitir decretos.

Em uma reunião na seção sobre patologia e bacteriologia, conduzida por Welch, Park leu um artigo que dizia "agora está absolutamente estabelecido que um número considerável de crianças contraiu tuberculose generalizada fatal pelo bacilo" presente no leite de vaca. Koch insistiu que Park estava equivocado, que nenhuma evidência dava suporte à ideia de que o gado transmitia tuberculose ao homem. Theobald Smith então se levantou e apoiou Park. Uma discussão tomou conta da sala. Mas o congresso como um todo estava convencido. Alguns dias depois, uma resolução foi aprovada para adotar medidas de prevenção contra a disseminação de tuberculose do gado para humanos. Koch disse de maneira ríspida: "Senhores, vocês podem aprovar a resolução de vocês, mas a posteridade irá decidir!"

Um membro observou: "O dr. Koch isolou o bacilo da tuberculose; hoje a ciência isolou o dr. Koch."[42]

A ciência não é democrática. Os votos não importam. Mesmo assim, essa votação marcou a chegada da era da medicina dos Estados Unidos. De forma alguma foi mérito apenas da Hopkins. Nem Park nem Smith haviam estudado ou ensinado lá. Mas a Hopkins e o Rockefeller Institute estavam prestes a encaixar mais duas peças que dariam à medicina dos Estados Unidos uma verdadeira chancela para reivindicar a liderança na ciência.

CAPÍTULO CINCO

Os criadores do Rockefeller Institute sempre tiveram a intenção de construir um hospital associado de pequeno porte para investigar doenças. Nenhum paciente pagaria pelo tratamento, e apenas aqueles que sofressem das doenças em estudo seriam admitidos. Nenhum outro instituto de pesquisa no mundo tinha uma instalação como essa. Era justamente essa a intenção de William Welch, Simon Flexner, Frederick Gates e John Rockefeller Jr.; no entanto, eles não planejaram o que Rufus Cole, o primeiro diretor do hospital, os obrigou a fazer.

Alto, elegante e ostentando um bigode, Cole, cujo antepassado chegara em Plymouth, Massachusetts, em 1633, não parecia ser um homem poderoso, capaz de confrontar Flexner. Ainda assim, ele sempre permaneceu leal àquilo que considerava, e sua capacidade intelectual era poderosa. Rendia-se apenas a evidências, não à personalidade, e seguia com suas ideias de forma calma e tenaz. Thomas Rivers, colega de longa data, se referia a ele como "um homem modesto, um pouco tímido", que "sairia do caminho para se esquivar" de um confronto. No entanto, acrescentou Rivers, "na época em que se formou, era considerado o homem mais brilhante já graduado pelo Hopkins (...) Se deixá-lo com raiva, que seja em uma esquina em que possa fazê-lo recuar (...) [v]ocê vai perceber, para a própria tristeza, que o velho garoto não tem medo de briga".[1]

Cole tinha um espectro amplo de interesses e no fim da vida escreveu um estudo de 1.294 páginas, em dois volumes, sobre Oliver Cromwell, os

Stuarts e a Guerra Civil Inglesa. Mas à mesa do almoço no instituto, ele entrava em foco. Heidelberger lembrou-se de que "[e]le se sentava lá, ouvia o que estavam falando e depois fazia uma pergunta. Às vezes, ela parecia quase ingênua para alguém com o suposto conhecimento que ele possuía, mas desse modo ele sempre trazia à tona coisas que não tinham surgido antes e se aprofundava bem mais em um problema do que qualquer homem antes dele. O dr. Cole era de fato brilhante nesse aspecto".[2]

O pai e dois tios eram médicos, e no Hopkins, seu professor, Lewellys Barker, montara dois laboratórios próximos a enfermarias. Além de conduzir testes de diagnóstico, ele também queria estudar doenças. Cole conduziu estudos pioneiros e essa experiência lhe deu ideias que até hoje orientam a pesquisa "clínica", que é a que usa pacientes em vez de tubos de ensaio ou animais.

Flexner via o hospital como um terreno de testes para ideias criadas pelos cientistas em laboratório. Os cientistas controlariam as terapias experimentais. Os médicos encarregados do cuidado dos pacientes fariam algo como desempenhar o papel do técnico cuidando de uma cobaia.

Cole tinha ideias diferentes. Ele não permitiria que o hospital e seus médicos servissem, disse Rivers, "como criados. Ele e seu grupo não iriam testar as ideias de Noguchi, de Meltzer ou de Levens. Cole era inflexível em sua visão de que as pessoas tratando os pacientes deveriam ser as mesmas a realizar as pesquisas neles".[3]

Em uma carta aos diretores, Cole argumentava que os médicos deveriam ser cientistas completos, conduzindo pesquisas sérias: "Um fato que atrasou muito seriamente o avanço da medicina era a barreira física e intelectual entre o laboratório e a enfermaria em muitos de nossos hospitais. Os laboratórios clínicos na maioria das vezes existem meramente para auxiliar no diagnóstico. Portanto, eu insisto que o laboratório do hospital se desenvolva como um verdadeiro centro de pesquisa e que, além disso, [os médicos] do hospital possam e sejam encorajados a conduzir experimentos."[4]

Não era uma simples questão de territorialidade ou burocracia. Cole estava estabelecendo um precedente de enorme importância. Estava pedindo — exigindo — que os médicos conduzissem pesquisas rigorosas com seus pacientes doentes. Houve precedentes parecidos para esse tipo de trabalho, mas não da forma sistemática prevista por Cole.

Tais estudos não ameaçaram somente o poder dos cientistas do instituto que pesquisavam exclusivamente em laboratório, também implicaram uma mudança na relação entre médico e paciente. Eram uma constatação de que os médicos não conheciam as respostas e não poderiam aprendê-las sem a ajuda do paciente. Como qualquer estudo rigoroso necessita de "controle", isso também significava que o acaso, em oposição ao bom senso do médico, poderia ditar o tipo de tratamento que o paciente receberia.

Tímido ou não por natureza, Cole não recuou. Flexner, sim. Como resultado, o Rockefeller Institute Hospital aplicou ciência diretamente ao cuidado do paciente, criando o modelo de pesquisa clínica, um que é seguido hoje pelo maior conglomerado de pesquisa em medicina no mundo, o Clinical Center at the National Institutes of Health [Centro Clínico nos Institutos Nacionais da Saúde dos EUA] em Bethesda, Maryland. Esse modelo permitiu que os pesquisadores aprendessem e também os preparou para a ação.

O Rockefeller Institute Hospital inaugurou em 1910. O melhor da ciência e educação em medicina dos Estados Unidos poderia competir com o que havia de melhor no mundo. Mas havia uma lacuna enorme nos Estados Unidos entre a medicina bem aplicada e a média, um precipício intransponível separando o melhor do pior.

De fato, havia generais, coronéis e majores de destaque, mas não havia sargentos, cabos ou soldados; não havia exército a ser liderado, pelo menos não um confiável. A lacuna entre o melhor e a média precisava ser preenchida, e o pior tinha que ser eliminado.

Os médicos já atuantes eram inalcançáveis. Por conta própria escolhiam adotar ou não métodos científicos. Milhares optaram por adotar. Simon Flexner recebeu seu diploma de medicina de uma escola horrível, mas isso foi mais do que compensado posteriormente, confirmando a observação de Welch: "Os resultados são melhores do que o sistema." [5]

Contudo, o sistema de educação em medicina ainda precisava de uma reforma significativa. Na década de 1820, começaram a surgir convocações nesse sentido. Pouco havia sido conquistado fora da esfera de algumas poucas instituições de ponta.

Mesmo entre as escolas de elite as mudanças ocorreram lentamente. Foi só a partir de 1901 que Harvard,seguida por Penn e Columbia, juntou-se ao Hopkins para exigir que os alunos fossem graduados antes de ingressar no curso de medicina.[6] No entanto, mesmo as melhores escolas não conseguiram seguir a liderança do Hopkins no recrutamento de um corpo docente de qualidade e, em vez disso, escolheram professores em clínica médica entre os médicos locais. A história oficial da escola de medicina da Penn admite que "a consanguinidade do corpo docente dificilmente iria adiante". Os professores de clínica médica de Harvard foram, na verdade, selecionados por um grupo de médicos que não tinha status ali dentro e que se reunia no Tavern Club para tomar decisões, em geral baseadas na hierarquia. A partir de 1912, Harvard passou a selecionar professores de clínica médica fora desse grupo.

A pressão por uma melhora na categoria veio dos próprios profissionais. Não apenas os do Hopkins, Michigan, Pensilvânia, Harvard e de outras escolas de medicina importantes dedicaram-se à reforma, mas também médicos e cirurgiões de outras instituições. Em 1904, a American Medical Association [Associação Médica Americana] finalmente formou o Council on Medical Education [Conselho de Educação em Medicina] para organizar o movimento da reforma. O conselho começou a inspecionar todas as 162 escolas de medicina — mais da metade das escolas de medicina no mundo — nos Estados Unidos e no Canadá.

Três anos depois, o conselho da AMA publicou um relatório inflamado — mas confidencial —, concluindo que estavam sendo implementadas melhorias nas escolas de ponta, embora, apesar do enorme esforço de muitos reformistas, não no ritmo adequado.[7] As escolas mais fracas, no entanto, quase não tinham mudado. O corpo docente era praticamente dono de tudo, ainda financiado pelas mensalidades dos alunos. A maioria das instituições ainda era desconectada da universidade ou do hospital e não havia padrões para a admissão. Certa escola formou 105 "médicos" em 1905 sem que nenhum deles tivesse completado qualquer trabalho em laboratório; esses alunos não haviam dissecado um único cadáver ou atendido uma pessoa. Eles simplesmente aguardavam que o paciente estrasse no consultório para ter essa experiência.

O relatório surtiu algum efeito. Em um ano, 57 escolas de medicina passaram a exigir pelo menos um ano de faculdade dos candidatos.[8] Mas isso ainda deixava dois terços das escolas com exigências mais brandas ou nenhuma exigência, e isso não atendia aos critérios da formação em si.

Incapaz de confrontar os próprios membros mais uma vez — em 1900, a AMA tinha apenas 8 mil membros dentre os cerca de 110 mil médicos e temia antagonizar a profissão[9] —, a AMA forneceu o relatório para a Carnegie Foundation, insistiu para que permanecesse confidencial e pediu ajuda. A Carnegie Foundation, por sua vez, contratou Abraham, irmão de Simon Flexner, para inspecionar os cursos de medicina. Embora não fosse médico, Flexner tinha sido aluno de graduação no Hopkins — ele dizia que até entre os alunos de graduação "a pesquisa era o ar que respiramos" — e já demonstrara discernimento e comprometimento implacáveis em projetos de aprimoramento das instituições educacionais que serviriam de modelo. No primeiro trabalho após a faculdade, ele lecionou em uma escola de ensino médio em Louisville — onde reprovou uma turma inteira de quinze alunos — e fez experiências com novas formas de ensino. Tempos depois, ele criaria o Institute for Advanced Study [Instituto para Estudos Avançados] em Princeton, e recrutaria Albert Einstein pessoalmente para ingressar no corpo docente.

Abraham Flexner começou seu estudo conversando detalhadamente com Welch e Franklin Mall. Ele era, para dizer o mínimo, influenciado pela visão de ambos. Em suas palavras: "O restante do meu estudo sobre educação em medicina era nada mais do que uma extensão daquilo que aprendi durante a minha visita inicial a Baltimore."[10]

Em 1910, mesmo ano de abertura do Rockefeller Institute Hospital, foi divulgado o relatório de Abraham intitulado *Medical Education in the United States and Canada* [Educação em Medicina nos Estados Unidos e no Canadá]. Esse estudo logo ficaria conhecido como o "The Flexner Report" [O Relatório de Flexner].

De acordo com o material, poucas — pouquíssimas — escolas atendiam a esses padrões ou a qualquer padrão razoável. Ele menosprezou muitas escolas considerando-as "sem qualquer característica positiva (...) uma imundície generalizada (....) de precariedade médica (...) O ensino de cirurgia não dispõe de pacientes, instrumentos, modelos ou desenhos; orientações em obstetrícia se dão sem um manequim à vista porque em geral sequer existe algum no prédio". Em Temple, na Universidade de Halifax, no Philadelphia College of Ostheopathy, as salas de dissecção "desafiam a capacidade de descrição. O cheiro é insuportável, os cadáveres estão pútridos". No North Carolina Medical College, Flexner citou as palavras de um membro do corpo docente dizendo que "'não adianta falar de trabalho real em laboratório para alunos tão ignorantes e desajeitados. Muitos deles, atraídos pela propaganda, dariam ótimos fazendeiros"'.[11]

Flexner concluiu que mais de 120 das 150 escolas de medicina ou mais que estavam em operação deveriam fechar.

Era uma Era Progressiva. A vida estava ficando organizada, racionalizada, especializada. Surgiam "profissionais" em todos os campos, trilhando o rumo das ideias do período jacksoniano, quando as legislações estaduais consideravam que mesmo o licenciamento de médicos era antidemocrático. Frederick Taylor estava criando o campo de "gestão científica" para aumentar a eficiência nas fábricas, e a Harvard Business School foi inaugurada em 1908 para ensinar esse tópico. Essa racionalização da vida incluía propaganda nacional que começava a surgir, e as cadeias de varejo, que se espalhavam pelo continente. A maior delas, a United Drug Stores, tinha 6.843 unidades.[12]

O relatório de Flexner, no entanto, não era um mero reflexo dessa Era Progressiva, nem do contexto em que um historiador marxista tentou situar a medicina científica, chamando-a de "uma ferramenta desenvolvida por membros da medicina e da classe corporativa (...) para legitimar" o capitalismo[13] e tirar o foco das causas sociais da doença. Sociedades não capitalistas, incluindo Japão, Rússia e China, também adotavam a medicina científica. O relatório refletia menos a Era Progressiva do que a ciência. Não surpreendia o fato de que os defensores dessa era fracassaram ao tentar, de modo análogo, padronizar a qualificação dos advogados. Qualquer um era capaz de ler um estatuto; apenas um especialista treinado poderia isolar um patógeno de alguém doente.

A Era Progressiva foi, no entanto, também uma de escândalos. O relatório de Flexner causou sensação, provocou intrigas. Quinze mil cópias foram impressas. O evento saiu nas manchetes dos jornais, que passaram a investigar as escolas de medicina locais. Flexner recebeu pelo menos uma ameaça de morte.

O impacto foi imediato. Munido com o clamor que Flexner havia gerado, o Council on Medical Education da AMA começou a classificar as escolas em "Classe A", completamente satisfatórias; "Classe B", passíveis de "recuperação" ou "Classe C", "necessitando de reorganização total". As escolas cujo corpo docente era dono e responsável pela operação recebiam a classificação C automaticamente.

Menos de quatro anos depois da publicação do relatório, 31 estados negaram a licença a formandos oriundos de instituições de Classe C, o que efetivamente extinguiu tais escolas.[14] Aquelas da Classe B precisaram se aprimorar ou fazer fusões. As escolas de medicina em universidades como as de Nebraska, Colorado, Tufts, George Washington e Georgetown sustentaram com fragilidade a aprovação da AMA, mas sobreviveram. Em Baltimore, três escolas de Classe B se juntaram no que hoje se conhece como a escola de medicina da Universidade de Maryland. Em Atlanta, Emory absorveu duas outras escolas. As escolas de medicina em instituições como Southern Methodist, Drake, Bowdoin e Fordham simplesmente ruíram.

No final da década de 1920, antes da pressão econômica da Grande Depressão, aproximadamente cem escolas de medicina tinham fechado ou se juntado. O número de alunos, apesar do aumento drástico da população do país, diminuiu de 28 mil em 1904 para menos de 14 mil em 1920; em 1930 o número de alunos de medicina ainda era 25% menor do que em 1904.[15]

Posteriormente, Arthur Dean Bevan, líder dos esforços reformistas da AMA, insistiu que "a AMA merecia praticamente todo o crédito pela reorganização da educação em medicina neste país (...) 80% do relatório de Flexner foi retirado do trabalho do Council on Medical Education".[16] Bevan estava errado. A AMA queria evitar publicidade, mas apenas o poder — o escândalo, na verdade — dessa publicidade gerada por Flexner poderia forçar a mudança. Sem o relatório, a reforma teria levado anos, talvez décadas. E Flexner influenciou também o rumo da mudança. Ele definiu um modelo.

O modelo das escolas que sobreviveram era, claro, o do Johns Hopkins.

O relatório de Flexner também teve impacto indireto, pois acelerou fortemente o fluxo já em andamento dos fundos filantrópicos nas escolas de medicina. Entre 1902 e 1934, nove instituições de grande porte injetaram 154 milhões de dólares na área,[17] quase metade dos fundos totais destinados a todas as demais causas. Um fato que minimiza a soma arrecadada, uma vez que as doações em geral exigiam que as escolas levantassem um valor equivalente. Esse dinheiro salvou algumas escolas. A de Yale, por exemplo, era Classe B, mas impulsionou a arrecadação de fundos; passou dos 300 mil para quase 3 milhões de dólares; o orçamento de operação saltou de 43 mil para 225 mil. Os estados também começaram a injetar dinheiro nas universidades estaduais.

O maior doador individual permaneceu sendo a Rockefeller Foundation. O próprio John D. Rockefeller continuou se consultando com um médico homeopata.

Welch transformou o modelo do Hopkins em uma força. Ele e os colegas em Michigan, Penn, Harvard e algumas poucas escolas tinham, de fato, formado um grupo de elite de oficiais de um exército; em um espaço de tempo incrivelmente pequeno, haviam revolucionado a medicina nos Estados Unidos, criado e expandido o contingente e começado a treinar esse exército, feito de cientistas e de médicos com conhecimento científico.

Às vésperas do país ingressar na Primeira Guerra Mundial, Welch ainda tinha um objetivo. Em 1884, quando o Hopkins ofereceu um cargo a Welch pela primeira vez, ele exigiu a criação de uma escola separada para estudar saúde pública cientificamente. A saúde pública é, até hoje, o setor da medicina com maior capacidade de salvar vidas; em geral quando se compreende a epidemiologia de uma doença — seus padrões, onde e como ela emerge e se espalha — e quando seus pontos fracos são atacados. Isso significa prevenção. A ciência primeiro conteve a varíola, depois a cólera, o tifo, depois a peste, a febre amarela, sempre por meio de medidas de saúde pública adotadas em larga escala, que englobam desde filtrar água até testagem, matança de ratos e vacinação. As medidas da saúde pública não oferecem o drama de trazer de volta um paciente à beira da morte, mas salvam vidas aos milhões.

Welch deixara esse objetivo de lado enquanto se concentrava em transformar a medicina dos Estados Unidos, em torná-la baseada em ciência. Ele começou a perseguir esse objetivo outra vez, sugerindo que a Rockefeller Foundation financiasse uma escola de saúde pública.

Houve concorrência para adquirir essa instituição, e outros tentaram convencer a fundação de que, embora criar uma escola de saúde pública fizesse sentido, sediá-la em Baltimore não era adequado. Em 1916, o presidente de Harvard, Charles Eliot, ao mesmo tempo que prestava um elogio imenso a Welch, escreveu sem meias palavras para a fundação, relegando toda escola de medicina da Hopkins ao "trabalho de um homem em uma universidade nova e pequena (...) Quanto mais considero o projeto de sediar o Institute of Hygiene [Instituto de Higiene] em Baltimore, menos meios adequados encontro (...) Em comparação a Boston ou a Nova York, falta visivelmente o espírito público e a ação beneficente da comunidade. A personalidade e a carreira do dr. Welch são o único argumento para a instalação do instituto em Baltimore, um homem de quase 66 anos de idade e que não terá sucessor semelhante". [18]

No entanto, "esse único argumento" foi o suficiente.A inauguração da Johns Hopkins School of Hygiene and Public Health foi programada para o dia 1º de outubro de 1918. Welch havia renunciado ao cargo de professor na escola de medicina para ser o primeiro reitor.

O estudo das doenças epidêmicas é, obviamente, o principal foco da saúde pública.

Welch estava doente no dia da inauguração, sua saúde cada vez mais debilitada. Havia retornado recentemente de uma viagem em que investigara uma epidemia estranha e mortal. Os sintomas eram idênticos aos das vítimas e ele acreditava ter contraído a doença.

O exército criado por Welch foi planejado para atacar, buscar alvos específicos, ou ao menos alvos visíveis, e eliminá-los. Em 1º de outubro de 1918, as habilidades daquele exército estavam prestes a serem testadas na epidemia mais mortal da história da humanidade até então.

■ Parte II
O ENXAME

CAPÍTULO SEIS

O CONDADO DE HASKELL, no Kansas, situa-se a oeste de Dodge City, onde o gado oriundo do Texas alcançava o início da ferrovia. Do ponto de vista geográfico, pertence ao verdadeiro Velho Oeste, que em 1918 nem era tão velho assim. A paisagem era e ainda é plana, sem árvores, e o povoado formado literalmente por terra. Casebres de barro ainda eram comuns naqueles tempos. Até uma das pouquíssimas agências postais locais ficava na residência feita com terra de escavação que pertencia ao chefe dos correios. Uma vez por semana, o homem recolhia e distribuía a correspondência a cavalo, percorrendo os sessenta quilômetros de ida e volta até a sede do condado em Santa Fé, um punhado de edificações de madeira que já começava a se converter na cidade fantasma que ela se tornaria dentro de mais dez anos — hoje em dia apenas o cemitério permanece como marco de sua existência. Mas outros vilarejos próximos tinham vida. Em Copeland, a Stebbins Cash Stores vendia alimentos, sapatos, produtos secos, pratos, ferramentas, ferragens, tintas e óleos enquanto em Sublette, na falta de um banco, a S. E. Cave emprestava dinheiro com juros de 7,5% aceitando imóveis como garantia.

Nessa região, a terra, as plantações e o gado eram tudo e o cheiro de estrume significava civilização. Os agricultores viviam em grande proximidade com os porcos e as aves, e havia bois, leitões e galinhas por todo lado. Havia muitos cães também, e os donos faziam questão de ensiná-los a não perseguir o gado de outrem. Se fizessem isso, poderiam acabar levando um tiro.

Era uma terra de extremos. Seca o bastante para que o leito do rio Cimarron em geral rachasse, desprovido de água. Seca o bastante para que a manchete de um jornal local proclamasse em fevereiro de 1918: "uma chuva lenta caiu durante todo o dia, medindo 27 centésimos. Foi bem apreciada."[1] No entanto, temporais costumavam provocar enchentes como a que ocorreu em 1914 e afogou trabalhadores, aniquilando o primeiro e maior negócio em funcionamento na região, um rancho que cuidava de 30 mil cabeças de gado. No verão, o sol escorchava a pradaria, ressequindo-a sob um calor que fazia a própria luz ondular. No inverno, ventanias sobrenaturais varriam as planícies por centenas de quilômetros, sem encontrar barreiras naturais, criando uma sensação térmica de -45 graus Celsius. Naqueles tempos, tudo parecia congelado e vazio como as estepes russas. E tempestades, das mais violentas, desde tornados a nevascas ofuscantes, açoitavam a região. Todas essas manifestações extremas da natureza, no entanto, apareciam a cada estação. Outra manifestação extrema da natureza apareceu apenas uma vez.

Evidências epidemiológicas sugerem que um novo vírus influenza se originou no condado de Haskell, Kansas, no princípio de 1918. Indicam ainda que esse vírus viajou para o leste, atravessando o estado até uma enorme base militar e dali seguiu para a Europa. Mais tarde, começou a varrer a América do Norte, a Europa, a América do Sul, a Ásia e a África, chegou até em ilhas isoladas no oceano Pacífico e foi pelo mundo afora. Em seu rastro, deixou os lamentos que escapavam das bocas dos enlutados, como o som do vento. As evidências vêm do dr. Loring Miner.

Loring Miner era um homem incomum. Formado pela Universidade de Ohio, em Athens, a mais antiga do Oeste, o classicista enamorado pela Grécia Antiga havia chegado à região em 1885. Apesar de ter antecedentes muito diferentes de outros companheiros da fronteira, Miner havia se apegado à terra e prosperado.

Ele era um grande homem sob muitos aspectos: fisicamente grande, com traços angulosos e um bigode em formato de guidão de bicicleta, era rude, uma pessoa que não suportava tolos[2] — especialmente quando bebia, o que ocorria com frequência. Certa rebeldia também fazia parte daquela grandeza. Passara anos sem entrar numa igreja. Relia os clássicos em grego periodicamente, mas comia ervilhas com ajuda de uma faca. E em trinta anos naquela pradaria construíra um pequeno império separado da medicina.

Na ordem independente dos Odd Fellows, chegou a ser grão-mestre, tinha presidido o partido Democrata na área, trabalhara como médico-legista e respondia pela saúde no condado. Era o dono de uma farmácia e de uma mercearia e esperava que seus pacientes fizessem compras em seus estabelecimentos. Ao casar-se, passou a fazer parte da família de um dos maiores proprietários de terra na região oeste do Kansas. Até em Haskell existia uma hierarquia social e naquele tempo, durante a guerra, a esposa de Miner usou sua posição para assumir o comando do comitê de trabalho feminino da Cruz Vermelha. Quando pedia alguma coisa, poucos tinham coragem de recusar e a maioria das mulheres do condado de fato trabalhava para a Cruz Vermelha — trabalho de verdade, duro, quase tanto quanto a agricultura.

Mas Miner também personificava o comentário de Welch de que os resultados obtidos pelo estudo de medicina eram melhores do que o sistema. Embora fosse um médico isolado em uma cidadezinha do interior que havia começado a atender pacientes antes que a teoria da propagação das doenças por germes se estabelecesse, ele passara a aceitá-la depressa. Mantinha-se em dia com os progressos atordoantes da profissão, construiu um laboratório no próprio consultório e aprendeu a usar as novas antitoxinas diftérica e tetânica. Em 1918, um de seus filhos já havia se formado em medicina, com instrução científica completa e estava na marinha. Miner orgulhava-se do próprio conhecimento científico e debruçava-se sobre as questões que se apresentavam. Os pacientes diziam que preferiam se tratar com ele até mesmo quando bêbado a se tratar com qualquer outro sóbrio.

A clientela espalhava-se por centenas de quilômetros. Talvez fosse isso o que Miner mais gostava, a vastidão, os extremos, o vento solitário que podia se tornar tão violento quanto o disparo de uma arma, as horas que levava para chegar até um paciente, às vezes de charrete puxada por um cavalo, às vezes de carro, às vezes de trem — os condutores atrasavam um pouco o trem[3] para que ele pudesse embarcar no inverno, os mestres das estações violavam as regras para deixá-lo entrar no escritório e se aquecer junto ao fogão.

Entre o fim de janeiro e o princípio de fevereiro de 1918, porém, Miner tinha outras preocupações. Um de seus pacientes apresentou o que pareciam ser sintomas comuns, embora com uma rara intensidade — violentas dores de cabeça e no corpo, febre alta, tosse seca. Depois surgiu outro caso. E mais um. Em Satanta, em Sublette, em Santa Fé, em Jean, em Copeland, em fazendas isoladas.

Miner havia visto a gripe com frequência. Foi ele quem a diagnosticou assim. Mas nunca tinha encontrado uma gripe como aquela. Era violenta, de evolução rápida pelo corpo e às vezes letal. Era capaz de matar. Em pouco tempo, dezenas de seus pacientes — os mais fortes, os mais saudáveis, os mais robustos da região — começaram a ser derrubados como se tivessem levado um tiro.

Miner voltou todas as suas energias para o problema. Coletou sangue, obteve amostras de urina e escarro, e valeu-se das habilidades laboratoriais que seu filho o ajudara a desenvolver. Pesquisou todos os textos médicos e periódicos. Telefonou para alguns colegas daquela parte do estado. Entrou em contato com o Serviço de Saúde Pública dos Estados Unidos, que não forneceu nem ajuda nem aconselhamento. Nesse meio-tempo, fez provavelmente o pouco que podia, testando o uso da antitoxina diftérica, sem resultados, talvez até mesmo o da antitoxina tetânica — qualquer coisa que estimulasse a ação do sistema imunológico contra a doença.

O jornal local, o *Santa Fe Monitor*, aparentemente preocupado em não abalar o moral da população em tempos de guerra, pouco dizia sobre as mortes. Registrava, porém, em suas páginas: "A sra. Eva Van Alstine está com pneumonia.Roy, seu filho pequeno, agora consegue se levantar (...) Ralph Linderman continua bastante doente (...) Goldie Wolgehagen está trabalhando na loja Beeman durante a doença de sua irmã Eva (...) Foi informado que Homer Moody está bastante doente (...) Mertin, filho pequeno de Ernest Elliot, está com pneumonia (...) Ficamos felizes em informar que os filhos de Pete Hesser estão tendo uma boa recuperação (...) A sra. J. S. Cox está um pouco melhor, mas ainda muito fraca (...) Ralph McConnell passou a semana bastante doente."[4]

A essa altura, o número de pacientes de Miner com a doença já era avassalador e por isso ele deixou todo o resto de lado. Dormia na charrete enquanto o cavalo o conduzia para a casa sozinho — eis uma vantagem do animal sobre o automóvel — nas noites gélidas. Talvez ele se perguntasse se estaria diante da praga de Atenas, uma doença misteriosa que devastou a cidade durante as guerras do Peloponeso, liquidando possivelmente um terço da população.

E então a doença desapareceu. Em meados de março, as escolas reabriram e as crianças estavam saudáveis. Homens e mulheres voltaram ao trabalho e a guerra voltou a ocupar o pensamento das pessoas.

A doença, porém, ainda perturbava Miner profundamente. Também o assustava, não apenas pela preocupação com aqueles do seu convívio, mas por aqueles que estavam além. A gripe não era uma doença "notificável" — ou seja, a lei não exigia que fosse notificada pelos médicos — nem algo que órgãos de saúde pública estadual ou federal acompanhassem.

Mesmo assim, Miner considerou aquela experiência tão incomum e tão perigoso o surto da doença que fez um alerta formal para autoridades de saúde pública nacional.

O *Public Health Reports* era um periódico semanal publicado pelo Serviço de Saúde Pública dos Estados Unidos com o objetivo de alertar os profissionais da área sobre os surtos de todas as doenças notificáveis, não apenas na América do Norte e na Europa, mas também no resto do mundo — Saigon, Bombaim, Madagascar, Quito. Rastreava não apenas moléstias mortais como a febre amarela e a peste, mas ameaças de menor monta. Nos Estados Unidos, acompanhava a caxumba, catapora e sarampo, em especial.

Nos primeiros seis meses de 1918, o alerta de Miner a respeito de uma "gripe severa"[5] foi a única referência naquele periódico de uma ocorrência da doença em todo o mundo. Outros periódicos médicos traziam naquela primavera artigos sobre surtos de gripe, mas todos ocorreram depois de Haskell e não foram classificados como um alerta para a saúde pública. O condado de Haskell permanece como local da primeira aparição da gripe em 1918, sugerindo que um novo vírus se adaptava violentamente ao homem.

Como se viu posteriormente, em Haskell, a taxa de mortalidade — percentual de mortes em comparação com a população total do condado — foi apenas uma fração daquela que se veria nos Estados Unidos, no final daquele ano, quando a gripe atacou com força total.

Em geral, as pessoas infectadas propagam o vírus — liberam vírus que podem infectar os outros — por não mais de sete dias depois da infecção, ou até por menos tempo. Depois disso, embora possam continuar a tossir e a espirrar, não espalharão a doença. Como Haskell era um local isolado e esparsamente povoado, o vírus que infectou a comunidade poderia muito bem ter morrido ali e fracassado em se espalhar pelo mundo. Seria isso o que aconteceria, não fosse por uma coisa: era tempo de guerra.

Na mesma semana em que Homer Moody e uma dezena de outras pessoas em Jean, Kansas, adoeceram, um jovem soldado chamado Dean

Nilson voltou para Jean de licença do Camp Funston, localizado a 450 quilômetros de distância, no interior da vasta reserva militar de Fort Riley. O Santa Fe Monitor comentou: "Parece que a vida de soldado fez bem a Dean." Depois da folga, naturalmente, ele voltou para o quartel. Ernest Elliot partiu de Sublette, no condado de Haskell, para visitar o irmão em Funston no dia que o filho caiu doente. Quando Elliot voltou para casa, a criança estava com pneumonia. Em 21 de fevereiro, o jornal falava sobre Copeland, nos arredores: "Quase todo mundo no país está com gripe ou com pneumonia."[6] Em 28 de fevereiro, informava que John Bottom acabara de deixar Copeland rumo a Funston. "Prevemos que John será um soldado ideal."[7]

Camp Funston, o segundo maior aquartelamento do país, costumava abrigar em média 56 mil jovens soldados. Foi erguido na confluência dos rios Smoky Hill e Republican, onde os dois se juntam para formar o rio Kansas. Como todos os campos de treinamento do país, Funston tinha sido montado literalmente em poucas semanas, em 1917. Ali, o exército preparava os jovens para a guerra.

Era um típico quartel com as típicas tensões entre os soldados de carreira e aqueles que até pouco tempo antes levavam vida de civil. Ao ser detido pela polícia militar por excesso de velocidade, o major John Donnelly, por exemplo, defendeu-se diante do general em comando. "Em algumas ocasiões, eu repreendi o pessoal (alistado) junto à estrada paralela a esse quartel por deixarem de bater continência, casos que eu não podia ter ignorado de forma consciente. Não há desculpa alguma para terem agido desse modo. Esse fato, bem como minha tentativa de corrigir este guarda, talvez não tenham sido considerados com o devido espírito, resultando em um sentimento de vingança insubordinada e animosidade em relação a mim pelos integrantes dessa organização."[8]

Havia também o costumeiro conflito de egos, em especial porque Camp Funston e Fort Riley tinham diferentes oficiais no comando. Essas desavenças terminaram quando o major-general C. G. Ballou, que comandava o aquartelamento, enviou uma missiva para Washington. Ele desenvolvera aquilo que descrevia como um "campo de treinamento para especialistas" em Smoky Hill Flat. Na verdade, Smoky Hill Flat era o melhor entre os três campos de polo na base. O oficial no comando de Fort Riley, apenas um coronel, tinha colocado o depósito de lixo da base ao lado dele. O general pediu e recebeu a autoridade "para exercitar o comando sobre toda a reserva de Fort Riley" e o coronel foi afastado do posto.[9]

Funston também era típico em outro aspecto. No inverno de 1917-1918 fez um frio recorde e, como o próprio exército admitia, tanto em Funston como em outros lugares "a caserna e as tendas estavam superlotadas e o aquecimento era impróprio, sendo impossível fornecer agasalhos em quantidades suficientes para os homens".[10]

Assim foram violadas as regras do exército — escritas por razões de saúde — que detalhavam quanto espaço cada homem deveria ter. Os soldados foram amontoados em beliches sem roupas apropriadas, cobertores e aquecimento adequado. Isso os forçava a se aglomerar ainda mais em torno dos fogões.

Os homens do condado de Haskell que se apresentavam ao exército eram preparados em Funston. Havia um fluxo humano pequeno, mas constante, entre os dois lugares.

Em 4 de março, um soldado raso em Funston, alocado na cozinha, foi diagnosticado com gripe em uma visita médica. Dentro de três semanas, mais de 1.100 soldados estavam suficientemente doentes para serem admitidos no hospital, e outros milhares — o número exato não foi registrado — precisaram receber tratamento em enfermarias espalhadas pela base. Duzentos e trinta e sete homens desenvolveram pneumonia, ou seja, mais ou menos 20% dos hospitalizados, mas apenas 38 morreram. Embora a mortalidade fosse superior àquela que se costumava esperar da gripe, não chegava a ser tão elevada a ponto de chamar atenção, bem abaixo do coeficiente de mortalidade em Haskell, e representando apenas uma minúscula fração do que estava por vir.

Todos os vírus influenza sofrem mutações constantes. O timing da explosão em Funston sugere fortemente que o surto de gripe veio de Haskell. Se Haskell era a fonte, quem o transportou para Funston levou uma versão mais branda do vírus. Essa versão, porém, era capaz de sofrer mutações que a tornariam mais letal.

Enquanto isso, Funston fornecia um fluxo constante de homens para outras bases americanas e para a Europa, homens cujo trabalho era matar. E eles seriam mais eficientes nesse objetivo do que jamais poderiam imaginar.

CAPÍTULO SETE

NINGUÉM JAMAIS SABERÁ com absoluta certeza se a pandemia de influenza de 1918-1919 realmente teve origem no condado de Haskell, Kansas. Existem outras teorias para sua origem que incluem a França, o Vietnã e a China. Mas Frank Macfarlane Burnet, ganhador de um prêmio Nobel que sobreviveu à pandemia e passou a maior parte de sua carreira científica estudando o influenza, concluiu posteriormente que as evidências "sugerem fortemente" que a gripe de 1918 começou mesmo nos Estados Unidos e que sua disseminação estava "intimamente ligada às condições da guerra e, em especial, à chegada dos soldados americanos à França".[1] Vários cientistas concordam com a teoria desenvolvida por ele. As evidências também sugerem muito fortemente que Camp Funston experimentou o primeiro surto de gripe de grande monta nos Estados Unidos. Se isso for verdade, a movimentação de soldados entre Haskell e Funston também traz fortes indícios de que a origem foi em Haskell.

Independentemente do local onde tudo começou, para entender o que aconteceu em seguida é preciso compreender os vírus e o conceito de enxame mutante.

Os vírus são um enigma que existe no limiar da vida. Eles não são apenas bactérias pequenas. Bactérias são seres unicelulares, completamente vivas. Cada uma tem um metabolismo, exige alimento, produz água e se reproduz por divisão.

Os vírus não se alimentam nem queimam oxigênio para obter energia. Não participam de nenhum processo que poderia ser considerado metabólico. Não produzem dejetos. Não criam produtos colaterais por acidente ou de propósito. Não fazem sexo nem se reproduzem de forma independente. São menos do que um organismo vivo funcional, mas são mais do que apenas uma coleção inerte de substâncias químicas.

Existem diversas teorias a respeito da origem dos vírus e essas teorias não são mutuamente excludentes. Existem evidências para apoiar cada uma, e é possível que vírus diferentes tenham se desenvolvido de formas diferentes.

Uma visão minoritária sugere que eles se originaram de forma independente como as mais primitivas moléculas capazes de se reproduzir. Se isso fosse verdade, formas mais avançadas de vida poderiam ter evoluído a partir deles.

A maior parte dos virologistas pensa o contrário. Eles creem que os vírus começaram como células vivas mais complexas e evoluíram — ou talvez seja mais preciso dizer involuíram — para organismos mais simples, tais como a família "rickettsia" de patógenos. A rickettsia costumava ser considerada como vírus, mas atualmente já é observada como algo no meio do caminho entre as bactérias e os vírus. Os pesquisadores acreditam que esses organismos chegaram a ter, mas perderam as atividades necessárias para uma vida independente. O bacilo da lepra também parece ter se afastado da complexidade — a capacidade de fazer muitas coisas — rumo à simplicidade, hoje fazendo menos do que antes. Uma terceira teoria defende que os vírus eram antes parte de uma célula, um organelo, mas que se afastaram e começaram a evoluir de forma independente.

Seja qual for a origem, todo vírus tem apenas uma função: se replicar. Mas diferentemente de outras formas de vida (se considerarmos o vírus uma forma de vida), ele não faz isso sozinho. Ele invade células carregadas de energia e então, como um mestre de marionetes alienígena, as subverte, assume o controle e as obriga a produzir milhares, e em alguns casos centenas de milhares, de novos vírus. Esse poder reside em sua genética.

Na maior parte das formas de vida, os genes estão espalhados pelo comprimento de uma molécula de DNA (ácido desoxirribonucleico) em formato de um filamento. Mas muitos vírus — inclusive o influenza, o HIV e o coronavirus que provoca SARS (síndrome respiratória aguda severa) —

codificam seus genes no RNA (ácido ribonucleico), uma molécula mais simples, mas menos estável.

Os genes lembram a estrutura de um software. Do mesmo modo que uma sequência de bits em um código diz ao computador o que fazer — processar um editor de texto, um jogo de computador ou fazer uma busca na internet — os genes dizem para as células o que fazer.

O código de computador é uma linguagem binária, de duas letras. Já o genético emprega uma linguagem com quatro letras, cada uma representando as substâncias químicas adenina, guanina, citosina e timidina (às vezes a uracila entra no lugar da timidina).

O DNA e o RNA são sequências dessas substâncias, bem longas. Às vezes, essas letras não formam palavras nem frases que façam algum sentido: 97% do DNA humano não contêm genes. É chamado de DNA "sem sentido" ou "lixo", cujas funções ainda são desconhecidas.

Quando as letras compõem palavras e frases que fazem sentido, no entanto, por definição essa sequência é um gene.

Quando um gene em uma célula é ativado, ele ordena que a célula produza determinadas proteínas que, por sua vez, podem ser utilizadas como tijolos na construção de tecidos. (As proteínas que consumimos via alimentos de um modo geral têm essa função.) Mas as proteínas também desempenham um papel crucial na maior parte das reações químicas dentro do corpo, além de transportar mensagens para iniciar ou interromper diferentes processos. A adrenalina, por exemplo, é um hormônio, mas também é uma proteína. Ela acelera o ritmo cardíaco para criar o que chamamos de reação de luta ou fuga.

Quando um vírus consegue invadir uma célula, ele insere seus próprios genes na sequência humana e a carga genética viral passa a assumir o controle dos genes celulares. O mecanismo interno da célula começa a produzir aquilo que os genes virais exigem em vez daquilo que ela precisaria para si mesma.

Desse modo, a célula passa a produzir centenas de milhares de proteínas virais que, unindo-se a cópias do genoma viral, formam novos vírus. Uma vez prontos, eles são liberados. Nesse processo, quase sempre a célula hospedeira morre, em geral quando novas partículas virais irrompem a superfície celular para invadir outras células.

Embora os vírus executem apenas uma tarefa, eles não são simples. Nem primitivos. Altamente evoluídos, elegantes em seu foco, mais eficientes no que fazem do que qualquer ser inteiramente vivo, eles se tornaram organismos infecciosos quase perfeitos. E o vírus influenza está entre os mais perfeitos desses organismos perfeitos.

Louis Sullivan, o primeiro grande arquiteto moderno, declarou que a forma acompanha a função.

Para compreender os vírus, ou melhor, para compreender biologia, é necessário pensar como Sullivan: em uma linguagem que não se limite a palavras que apenas deem nomes às coisas, mas sim em uma que seja tridimensional, uma linguagem de formato e configuração.

Pois na biologia, em especial nos níveis celular e molecular, quase toda a atividade depende em última instância da forma, da estrutura física, daquilo que é chamado de "estereoquímica".

A linguagem é escrita a partir de alfabetos que podem ser feitos de pirâmides, cones, pregos, cogumelos, tijolos, hidras, guarda-chuvas, esferas, fitas retorcidas de todos os modos imagináveis como na obra de Escher; podendo, portanto, assumir todas as formas imagináveis. Cada uma delas é definida em detalhes requintados e absolutamente precisos e carrega uma mensagem.

Quase tudo no corpo, independentemente de pertencer ou não a ele, ou tem uma forma visível em sua superfície — seja ela uma marca ou qualquer traço que o identifique como uma entidade singular —, ou então sua forma e existência inteiras transmitem essa mensagem. Nesse último caso, trata-se da informação pura, da mensagem pura, a encarnação perfeita da observação de Marshall McLuhan de que "o meio é a mensagem".

Ler essa mensagem, processo análogo ao de uma leitura em braile, é um ato íntimo, um de contato e sensibilidade. Tudo no corpo se comunica desse modo, via transmissão de mensagens por contato.

Essa comunicação ocorre de um modo muito parecido com a forma com que um pino redondo se ajusta numa cavidade redonda. Quando ambos combinam em tamanho, o pino "se liga" ao buraco, formando um encaixe. Embora os diversos formatos existentes no corpo humano em geral sejam mais complexos do que um pino redondo, o conceito é o mesmo.

No interior do corpo, as células, as proteínas, os vírus e tudo o mais constantemente se esbarram e fazem contato físico. Quando uma protuberância e um buraco não se encaixam de modo algum, as partes envolvidas seguem em frente. Nada acontece.

Mas, quando se complementam, esse ato se torna cada vez mais íntimo. Se há um encaixe suficientemente bom, a "ligação" acontece. Às vezes essas partes se encaixam sem muita força e nesse caso podem se separar. Outras vezes, o encaixe é mais refinado, como o de uma chave-mestra com uma fechadura simples na porta de um armário. E em outras ainda, acontece com precisão requintada, como uma chave serrilhada em um cadeado bem mais seguro.

E então os acontecimentos se dão. As coisas mudam. O corpo reage. Os resultados da ligação podem ser tão drásticos ou destrutivos quanto os resultantes de qualquer ato de sexo, de amor, de ódio ou de violência.

Existem três tipos diferentes de vírus influenza: A, B e C. O C raramente provoca doença em seres humanos. O B causa a doença, mas não tem poder de criar epidemias. Apenas os vírus influenza A provocam epidemias ou pandemias, sendo a primeira uma irrupção local e a segunda uma ocorrência em nível global.

Os vírus influenza não se originaram em seres humanos. Na natureza, residem em aves aquáticas silvestres. Aliás, existem bem mais variantes dos vírus influenza em aves do que em seres humanos. Mas a doença é consideravelmente diferente entre as espécies. Nas aves, o vírus infecta o aparelho gastrointestinal. Os excrementos contêm grandes quantidades de vírus que podem contaminar lagos e outros reservatórios de água.

A exposição maciça ao vírus aviário pode contagiar o homem diretamente, mas um vírus aviário não consegue ser transmitido de pessoa para pessoa. Isto é, não consegue a menos que sofra alguma mutação, que se adapte ao organismo humano.

Isso se dá raramente, mas acontece. O vírus pode passar também para um mamífero intermediário, especialmente os suínos, e saltar dali para o homem. Quando uma nova variante do vírus influenza se adapta a nós, existe a possibilidade de que se espalhe rapidamente por todo o mundo. Existe a ameaça da pandemia.

As pandemias costumam acontecer em ondas e a taxa de "morbidade" cumulativa — o número de pessoas que adoece quando todas as ondas são combinadas — costuma ultrapassar 50%. Um virologista considera que a gripe seja tão contagiosa que ele a chama de "exemplo especial" entre as doenças infecciosas, "transmitida de forma tão eficiente que é capaz de exaurir a oferta de anfitriões suscetíveis".[2]

Influenza e outros vírus — as bactérias ficam fora — são responsáveis por aproximadamente 90% de todas as infecções respiratórias, inclusive as dores de garganta.*

Os coronavírus (causa do resfriado comum, bem como da SARS), os vírus parainfluenza e muitos outros provocam sintomas parecidos com os da gripe, sendo frequentemente confundidos com ela. Como resultado, algumas pessoas costumam se referir às infecções respiratórias brandas como "gripe", sem grande preocupação.

Mas a gripe não é simplesmente um resfriado ruim. É uma doença bem específica com um conjunto distinto de sintomas e comportamento epidemiológico. Nos humanos, o vírus ataca de forma direta apenas o sistema respiratório, e vai se tornando progressivamente mais perigoso à medida que penetra mais fundo nos pulmões. Afeta, de forma indireta, diversas partes do corpo. Mesmo uma infecção branda pode causar dores nos músculos e nas juntas, dor de cabeça intensa e prostração, levando até mesmo a uma série de complicações mais graves.

A maioria esmagadora das vítimas da gripe costuma se restabelecer por completo dentro de dez dias. Em parte por esse motivo e em parte por se confundir com o resfriado comum, a gripe é raramente encarada com preocupação.

No entanto, mesmo em surtos menos mortais de um modo geral, a gripe atinge um número tão grande de pessoas que mesmo o mais brando dos vírus quase sempre mata. Atualmente, nos Estado Unidos, os Centros de Controle para Prevenção de Doenças estimam que a gripe mate cerca de 3 mil a 56 mil americanos por ano.

Não é, porém, apenas uma doença endêmica, aquelas que estão sempre por perto. A gripe também chega sob a forma epidêmica e pandêmica. E a pandemia pode ser mais letal — às vezes bem mais — do que a faceta endêmica.

Durante toda a história da humanidade, desde que se tem registro, ocorreram pandemias periódicas de gripe, em geral mais de uma a cada

* Mesmo assim, atualmente as pessoas costumam exigir que os médicos prescrevam antibióticos e os médicos, por sua vez, em geral cedem demais. Só que os antibióticos não produzem qualquer efeito sobre os vírus. Administrá-los apenas aumenta a resistência das bactérias aos antibióticos. As que sobrevivem à exposição se tornam imunes a eles.

século. Esses eventos irrompem quando um novo vírus influenza emerge. Pela natureza inerente do mesmo, as pandemias são inevitáveis.

O vírus em si não é mais do que uma membrana — uma espécie de envelope — que contém o genoma, composta pelos genes que definem o que ele é. Em geral, é um corpo esférico (mas pode assumir outras formas), com 0,0001 milímetro de diâmetro e a aparência de um dente-de-leão com duas florestas de protuberâncias diferentes — uma mais ou menos como um ferrão e outra que relembra o formato das árvores — projetando-se da superfície.

Essas protuberâncias fornecem ao vírus seu mecanismo de ataque. Esse ataque e a consequente batalha imunológica promovida pelo corpo são um cenário que ilustra bem como configuração e formato determinam os desfechos.

As protuberâncias semelhantes a ferrões são a hemaglutinina. Quando o vírus colide com a célula, a hemaglutinina roça nas moléculas de ácido siálico que se projetam da superfície das células do aparelho respiratório. A hemaglutinina e o ácido siálico têm formatos extremamente compatíveis e a hemaglutinina se liga ao "receptor" de ácido siálico como a mão entrando na luva. Enquanto o vírus se aproxima da membrana celular, mais ferrões de hemaglutinina se ligam a mais receptores de ácido siálico. Uma analogia boa são os ganchos que os piratas lançam na embarcação-alvo, prendendo-se com firmeza. Assim que essa ligação une o vírus e a célula, o vírus cumpre sua primeira tarefa: "adsorção", que é aderência ao corpo da célula-alvo.

Esse passo marca o princípio do fim para a célula e o princípio de uma invasão bem-sucedida para o vírus.

Em breve, forma-se uma reentrância na membrana celular sob o vírus, que atravessa essa cavidade para penetrar no interior da célula em uma espécie de bolha chamada de "vesícula". (Quando, por algum motivo, o vírus influenza não consegue penetrar na membrana celular, ele se desprende e busca conexão com outra célula a qual tenha condições de penetrar. Pouquíssimos vírus conseguem fazer isso.)

Ao penetrar na célula em vez de se fundir com ela na membrana celular — o que é feito por muitos outros vírus — o influenza se oculta do sistema imunológico. As defesas do corpo não conseguem encontrá-lo e eliminá-lo.

No interior da vesícula, a configuração e o formato se transformam e criam novas possibilidades à medida que a hemaglutinina enfrenta um ambiente mais ácido. Tal acidez faz com que ela se parta em duas e se redobre em uma forma completamente diferente. O processo lembra um pouco o ato de tirar uma meia do pé, virá-la pelo avesso e enfiá-la num punho. A célula está condenada.

A parte da hemaglutinina que acaba de ser exposta interage com a vesícula e a membrana do vírus começa a dissolver. Os virologistas chamam esse evento de "desencapsulamento" do vírus e "fusão" com a célula. Em seguida, os genes virais se derramam na célula, penetram no núcleo e começam a emitir suas ordens: a célula começa a produzir proteínas virais em vez das próprias. Dentro de poucas horas, essas proteínas estão empacotadas com novas cópias dos genes virais.

Nesse meio-tempo, os ferrões de neuraminidase, a outra protuberância que se projetava da superfície do vírus, estão executando uma função diferente. A eletromicrografia mostra que a neuraminidase tem uma cabeça mais ou menos cúbica, estendendo-se de uma haste fina. Dessa sai algo semelhante a quatro propulsores idênticos de seis lâminas. A neuraminidase rompe o ácido siálico que ainda resta na superfície celular e isso destrói a capacidade do ácido para se ligar aos vírus influenza.

É um movimento crucial. De outro modo, quando os novos vírus irrompessem da célula, poderiam ficar presos como se caíssem em uma folha de papel mata-moscas. Eles cairiam em uma armadilha dos receptores de ácido siálico na membrana da célula morta, já em processo de desintegração. A neuraminidase garante que os novos vírus consigam escapulir para invadir outras células; mais uma vez, algo que poucos vírus conseguem fazer parecido.

A partir do momento que o vírus influenza se prende a uma célula pela primeira vez até o momento em que ela explode transcorrem cerca de dez horas (esse tempo pode ser menor ou, raramente, maior). Em seguida, um enxame formado por 100 mil a 1 milhão de novos vírus influenza é liberado da célula destruída.

A palavra "enxame" tem mais de uma acepção nesse contexto.

Quando um organismo se reproduz, os genes tentam fazer cópias exatas de si mesmos. Mas às vezes acontecem erros, as chamadas mutações, durante o processo.

Isso acontece independentemente de serem genes humanos, vegetais ou virais. Quanto mais evoluídos os organismos, porém, mais mecanismos existem para impedir as mutações. Uma pessoa sofre mutações a um ritmo bem mais lento do que uma bactéria, uma bactéria sofre mutações a um ritmo bem mais lento do que um vírus — e um vírus de DNA em um ritmo bem mais lento do que um de RNA.

O DNA tem uma espécie de mecanismo de revisão interno feito para eliminar os erros durante as cópias. O RNA não tem nada parecido, nenhum modo de se proteger da mutação. Por isso, os vírus que empregam RNA para transportar suas informações genéticas sofrem mutações de modo bem mais rápido — de 10 mil a 1 milhão de vezes mais depressa — do que qualquer vírus de DNA.[3]

Cada tipo de vírus de RNA também tem seu ritmo próprio. Alguns sofrem mutações tão rápidas que os virologistas praticamente não os consideram como uma população de cópias do mesmo vírus, e mais como "quasispécies" ou "enxames mutantes",[4] contendo trilhões e trilhões de vírus com características semelhantes, mas diferentes. Mesmo os vírus produzidos por uma única célula incluirão muitas versões de si mesmos e o enxame como um todo conterá, de costume, quase todas as permutações possíveis do próprio código genético.

A maioria dessas mutações interfere no funcionamento do vírus, destruindo sua capacidade de infectar ou ele mesmo como um todo. Outras mutações, às vezes em uma base única (com uma única letra no código genético), permitirão que ele se adapte rapidamente a uma nova situação. É essa adaptabilidade que explica por que essas quasispécies conseguem se transportar com rapidez entre diferentes ambientes e também como desenvolvem resistência às drogas de um modo extraordinariamente rápido. Como observou um pesquisador, a velocidade de mutação "confere certo grau de aleatoriedade aos processos da doença que acompanham as infecções [de vírus] de RNA".[5]

Influenza é um vírus de RNA, assim como o HIV e o coronavírus. E de todos esses, influenza e HIV estão entre os que sofrem mutações mais rápidas. O vírus influenza tem processos mutagênicos tão velozes que, entre os 100 mil e 1 milhão de novos vírus liberados por uma célula durante o processo reprodutivo, 99% são defeituosos demais para infectar outra célula e se reproduzir de novo. Isso ainda nos deixa com um número entre 1 e 10 mil vírus capazes de infectar outra célula.

Tanto o influenza quanto o HIV se encaixam no conceito de quasispécie/enxame mutante. Em ambos os casos, uma mutação de resistência a drogas pode emergir em questão de dias. E o vírus influenza se reproduz de forma bem mais rápida do que o HIV. Desse modo, ele também se adapta a uma velocidade enorme, frequentemente rápida demais em relação à resposta do sistema imunológico.

CAPÍTULO OITO

UMA INFECÇÃO É um ato de violência. É uma invasão, uma violação, e o corpo reage de forma agressiva. John Hunter, o grande fisiologista do século XVIII, definiu a vida como a "capacidade de resistir à putrefação, à infecção".[1] Mesmo quem não concorda com isso há de aceitar que resistir à putrefação com certeza define a capacidade de viver.

O sistema imunológico é a proteção do corpo humano, uma combinação extraordinariamente complexa, intrincada e interligada de diversos tipos de células sanguíneas brancas, anticorpos, enzimas, toxinas e outras proteínas. A peça-chave do sistema imunológico é a capacidade de distinguir o que pertence ao corpo, "a si mesmo" e o que não pertence, "que é alheio a si mesmo". Mais uma vez, algo que depende da capacidade de ler a linguagem de configuração e formato.

Os componentes do sistema imunológico — glóbulos brancos do sangue, enzimas, anticorpos e outros elementos — circulam por todo o corpo, penetrando por toda parte. Quando colidem (interagem) com outras células, proteínas ou organismos, eles leem suas marcas físicas e as estruturas de modo análogo ao empregado pelo vírus influenza quando busca, encontra e se prende a uma célula.

Qualquer coisa que carregue um sinal de pertencer "a si mesmo" é deixada em paz pelo sistema imunológico. (Quer dizer, é assim que é quando tudo funciona adequadamente. As chamadas doenças autoimunes, como o lúpus e a esclerose múltipla, desenvolvem-se justamente quando o sistema imunológico ataca o próprio corpo.) Mas se o sistema imunológico sente que há uma marca dizendo que algo “não pertence a si mesmo” — sejam invasores externos ou as próprias células do corpo que adoeceram — há uma reação. De fato, ele ataca.

As marcas físicas que o sistema imunológico examina, lê e com as quais posteriormente se liga são chamadas de antígenos. A palavra se refere, de forma bem simples, a qualquer coisa que estimula uma resposta imune.

Alguns elementos do sistema imunológico, como as chamadas células exterminadoras naturais, atacarão qualquer coisa que traga traços alienígenas ao corpo, qualquer antígeno estranho. Esse fenômeno é chamado de imunidade inata ou não específica, e serve como a primeira linha de defesa que contra-ataca poucas horas depois da infecção.

Mas o grosso do sistema imunológico tem alvos mais claros e é bem mais específico, bem mais focado. Os anticorpos, por exemplo, carregam centenas de receptores absolutamente idênticos em sua superfície, capazes de reconhecer um antígeno e se associar a ele. Assim, os anticorpos que portam esses receptores reconhecerão e se ligarão apenas a um vírus que contenha aquele antígeno específico, ignorando qualquer outro organismo invasor.

Um link entre reação específica e não específica se dá em um tipo raro e particular de célula branca do tecido sanguíneo chamada de célula dendrítica. Elas atacam bactérias e vírus de modo indiscriminado, engolindo-as para então processar e apresentar seus antígenos. Na verdade, as células dendríticas destroçam o micro-organismo invasor e exibem seus antígenos como se fossem um troféu.

Elas então viajam então para o baço ou para os linfonodos, onde se concentra um grande número de outros glóbulos brancos. É ali que eles aprendem a reconhecer o antígeno como um invasor externo e começam o processo de produção de um número imenso de anticorpos e células brancas exterminadoras que atacarão esse alvo e qualquer coisa relacionada a ele.

O reconhecimento de um antígeno forasteiro também deflagra uma cadeia paralela de eventos à medida que o corpo libera enzimas. Algumas delas afetam o corpo inteiro, por exemplo, aumentando a temperatura e provocando febre. Outras atacam de modo direcionado, aniquilando o alvo. Há ainda aquelas que atuam como mensageiros químicos, convocando os glóbulos brancos para as áreas de invasão ou para capilares dilatados a fim de que as células exterminadoras saibam sair da corrente sanguínea no exato local de ataque. Inchaço, vermelhidão e febre são efeitos colaterais da liberação dessas substâncias.

Juntos, todos esses processos configuram a chamada de resposta imune e assim que o sistema imunológico é mobilizado, ela tende a ser formidável. Só que tudo leva tempo e qualquer demora pode permitir que as infecções consigam entrar no organismo e até mesmo avançar em ataques furiosos que podem levar à morte.

Antes dos antibióticos, toda infecção desencadeava uma corrida mortífera entre o patógeno e o sistema imunológico. Às vezes, a vítima ficava desesperadamente doente. E então, de forma quase milagrosa, a febre cedia e a pessoa se recuperava. Essa solução diante da crise se dá quando, mesmo às duras penas, o sistema vencia a corrida, realizando um contra-ataque robusto e bem-sucedido.

Assim que o corpo sobrevive a uma infecção, ele ganha vantagem, uma vez que o sistema imunológico encarna o velho ditado "o que não mata, fortalece".

Depois de derrotar uma infecção, as células brancas especializadas (células T de memória) e os anticorpos que se ligam ao antígeno permanecem no corpo. Se algum invasor transportando o mesmo antígeno volta a atacar, o sistema imunológico reage bem mais depressa do que da primeira vez. Quando a reação ocorre com velocidade tal que a nova infecção nem chega a provocar sintomas, as pessoas se tornam imunes à doença.

As vacinas expõem o indivíduo a determinado antígeno e mobilizam o sistema imunológico para que ele reaja. Na medicina moderna, algumas vacinas contêm apenas o antígeno, algumas contêm os patógenos mortos e outras ainda contêm os patógenos vivos, mas atenuados. Todos esses modelos funcionam como um alerta ao sistema imunológico e permitem que o organismo prepare uma reação imediata caso seja invadido por qualquer corpo transportando o antígeno.

O mesmo processo ocorre de modo natural como o vírus influenza. Depois que as pessoas se recobram da manifestação da doença, os sistemas imunológicos começam a atuar bem mais depressa.

O vírus influenza, no entanto, tem seu jeito de burlar o sistema imunológico.

▪ ▪ ▪

Seus principais antígenos, como já foi dito, são a hemaglutinina e a neuraminidase, que se projetam da sua superfície. Mas de todas as partes do vírus sujeitas à mutação, essas duas são as que sofrem mutações mais rápidas, a ponto de tornar impossível que o sistema imunológico se mantenha em dia.

Isso não quer dizer, de forma alguma, que todos os vírus, mesmo os de RNA, tenham mutações velozes. O sarampo é transmitido por um vírus de RNA que se altera mais ou menos no mesmo ritmo da influenza. Seus antígenos, no entanto, não mudam, mesmo quando outras partes do vírus se modificam. (A causa mais provável para isso é que a parte do vírus do sarampo reconhecida pelo sistema imunológico como antígeno desempenhe um papel indispensável na função do vírus como um todo. Se ela mudar de forma, ele não sobrevive.) Desse modo, uma única exposição ao sarampo em geral confere imunidade para o resto da vida.

A hemaglutinina e a neuraminidase, porém, podem assumir formas diferentes e ainda assim funcionar. Resultado: suas mutações permitem que elas escapem do sistema imunológico, mas não destroem o vírus. Na verdade, a transformação de ambas é tão rápida que mesmo durante uma única epidemia elas costumam sofrer alterações.

Às vezes, as mutações provocam mudanças tão leves que o sistema imunológico ainda é capaz de reconhecê-las e ligar-se a elas, superando com facilidade uma eventual segunda infecção provocada pelo mesmo vírus.

Outras vezes, no entanto, as mutações alteram tanto a forma da hemaglutinina ou da neuraminidase que o sistema imunológico não consegue lê-las. Os anticorpos que outrora combinavam perfeitamente com as antigas configurações já não se encaixam mais tão bem.

Esse fenômeno acontece com tanta frequência que tem um nome: drift antigênico.

Quando ele ocorre, um vírus pode alcançar até mesmo indivíduos cujo sistema imunológico já está carregado com anticorpos capazes de se ligar às antigas formas. É óbvio que quanto maior for a mudança, menos eficiente será a resposta.

Uma forma de conceituar o drift antigênico é pensar num jogador de futebol americano que usa um uniforme composto de calça branca, camisa verde e capacete branco com um V verde estampado. O sistema imunológico consegue reconhecer esse uniforme instantaneamente e atacá-lo. Se o uniforme sofre uma ligeira alteração — se, por exemplo, for acrescentada uma faixa verde à calça enquanto o resto permanece igual — o sistema continuará a reconhecer o vírus sem grande dificuldade. Mas se o uniforme deixar de ser camisa verde e calça branca e passar a ser camisa branca com calça verde, o reconhecimento talvez não seja tão fácil.

O drift antigênico é capaz de criar epidemias. Um estudo observou 19 epidemias discretas, mas identificáveis, nos Estados Unidos em um período de 33 anos — mais de uma por ano. Cada uma causou entre 10 e 40 mil "mortes extras" só naquele país — um número acima da taxa de letalidade geralmente provocada pela doença. Sendo assim, pode-se dizer que a gripe mata mais nos Estados Unidos do que qualquer outra doença infecciosa, inclusive a AIDS.[2]

Especialistas em saúde pública monitoram essas derivações e ajustam, a cada ano, as vacinas contra a doença, tentando acompanhá-la. Uma correspondência perfeita, no entanto, jamais será possível porque, mesmo se a ciência for capaz de prever a direção da mutação, o fato do vírus influenza existir em enxames mutantes significa que alguns serão sempre suficientemente diferentes para driblar as vacinas e o sistema imunológico.

Por mais sério que possa ser o drift antigênico, por mais letal que seja a gripe criada pelo fenômeno, no entanto, ele não cria grandes pandemias. Não cria incêndios calcinantes que se espalham pelo mundo afora como os que ocorreram em 1889-1892, em 1918-1919, em 1957, em 1968, e, em menor medida, em 2009.

Em geral, as pandemias se desenvolvem apenas quando há uma mudança radical na hemaglutinina, ou na neuraminidase, ou em ambas. Quando um código genético inteiramente novo para uma ou para ambas substitui o antigo, a forma do novo antígeno guarda pouca semelhança com o anterior.

Isso é o que chamamos de "shift antigênico".

Voltando a usar a analogia do uniforme de futebol, o shift antigênico é o equivalente a ter o vírus tirando a camisa verde e a calça branca para colocar camisa laranja e calça preta.

Quando algo assim acontece, o sistema imunológico não consegue reconhecer o antígeno de forma alguma. Poucas pessoas no mundo terão os anticorpos que podem protegê-las do novo vírus e por isso ele consegue se espalhar pela população em um ritmo surreal.

A hemaglutinina aparece em 18 formas básicas conhecidas. A neuraminidase, em nove. As duas ocorrem em diferentes combinações com subtipos. Os virologistas empregam esses antígenos para identificar o vírus específico que estão discutindo ou investigando. H1N1, por exemplo, é o nome dado ao vírus de 1918, atualmente encontrado no rebanho suíno. Um vírus classificado como H3N2 está atualmente em circulação entre os humanos.

O shift antigênico ocorre quando um vírus que normalmente infecta as aves nos ataca de forma direta ou indireta. Desde 1997, dois tipos diferentes de vírus aviário, o H5N1 e o H7N9, infectaram diretamente mais de 2.300 pessoas, matando mais de mil e criando a ameaça de outra pandemia parecida com a de 1918.

As aves e os seres humanos têm receptores diferentes para o ácido siálico, portanto um vírus que se liga ao receptor de uma ave normalmente não se ligará — ou melhor, não infectará — uma célula humana. Em Hong Kong, as 18 pessoas que adoeceram provavelmente foram sujeitas a uma exposição maciça ao vírus. Esses enxame devia conter uma mutação adaptada para se ligar aos receptores humanos. A exposição maciça permitiu que a mutação conseguisse penetrar nas vítimas, mas o vírus não se adaptou aos humanos. Todos os que adoeceram foram infectados diretamente por galinhas.

Mas o vírus tem condições de se adaptar ao homem. Isso pode acontecer de modo direto, com um vírus animal saltando para os humanos e sofrendo uma simples mutação, como também de forma indireta. Existe um atributo final e incomum do vírus influenza que o torna particularmente apto a se transferir de uma espécie a outra.

O vírus da gripe não apenas se modifica rapidamente, como também possui um genoma segmentado. Isso significa que seus genes não se encontram ao longo de uma fita contínua de ácido nucleico, como costuma acontecer na maioria dos organismos, inclusive outros vírus. Os genes da influenza são transportados em faixas não conectadas de RNA. Portanto se dois vírus influenza diferentes infectam a mesma célula, a recombinação genética se torna bem possível.

A recombinação mistura alguns dos segmentos dos genes de um vírus com genes de outro. É como embaralhar dois baralhos ao mesmo tempo, e depois montar um novo baralho com cartas dos dois. Isso cria um vírus híbrido inteiramente novo e aumenta as chances de que ele salte de uma espécie para a outra.

Se a gripe aviária de Hong Kong tivesse infectado alguém que estivesse, simultaneamente, infectado pelo vírus da gripe humana, os dois vírus poderiam ter facilmente recombinado seus genes. Poderiam ter formado um novo vírus facilmente transmissível de um indivíduo ao outro. O vírus letal poderia ter se adaptado aos humanos.

O vírus pode também se adaptar de forma indireta, por meio de um intermediário. Alguns virologistas teorizam que os porcos são a "tigela" perfeita para essa mistura, uma vez que os receptores de ácido siálico em suas células podem se ligar aos vírus aviários e humanos. Sempre que um vírus aviário infecta suínos ao mesmo tempo que o vírus humano, pode acontecer uma recombinação. E um vírus inteiramente novo, transmissível aos humanos, pode emergir. Em 1918, os veterinários repararam em surtos de gripe em porcos e outros mamíferos. Nos dias de hoje, os porcos ainda sofrem de gripe provocada por um descendente direto desse vírus do início do século XX. Não está claro, no entanto, se os porcos pegaram a doença do homem ou se foi o contrário.

E o dr. Peter Palese do Mount Sinai Medical Center em Nova York, um dos maiores especialistas do mundo nos vírus influenza, considera a teoria da tigela desnecessária para explicar o shift antigênico. "É igualmente provável que a coinfecção de vírus aviário e humano nos humanos, em uma célula pulmonar [dê] origem ao vírus (...) Não há motivo para que essa mistura não aconteça no pulmão, seja no porco ou no homem. Não é absoluto que o receptor aviário seja realmente tão diferente do humano e, com uma única mudança no aminoácido, o vírus pode funcionar bem melhor em outro hospedeiro."[3]

O shift antigênico, a variação radical dos antígenos existentes, provocou grandes pandemias bem antes dos transportes modernos permitirem velocidade no deslocamento humano. Não existe consenso em relação a diversas pandemias do século XV e XVI, se foram ou não gripe, mas a maioria dos historiadores da medicina acredita que tenham sido, sim, em grande parte por causa da velocidade do movimento e pelo número de pessoas que adoeceram. Em 1510, a pandemia de uma doença pulmonar vinda da África "atacou de repente e consumiu a Europa sem poupar uma família e praticamente ninguém".[4] Em 1580, outra pandemia começou pela Ásia e depois se espalhou pela África, Europa e América. Foi tão feroz que "no espaço de seis semanas, havia afligido quase todos os países da Europa, onde nem uma entre vinte pessoas escapou da doença". Algumas cidades espanholas ficaram "quase totalmente despovoadas".[5]

O que não se discute, porém, é que outras pandemias do passado foram, sim, de gripe. Em 1688, ano da Revolução Gloriosa, a gripe atacou a Inglaterra, Irlanda e o estado americano da Virgínia. Nesses lugares "as pessoas morreram (...) como se tivessem peste". [6] Cinco anos depois a gripe voltou a se espalhar pela Europa: "Todos os tipos de pessoa foram atingidos (...) Aqueles que eram fortes e resistentes sucumbiram do mesmo modo que os mais frágeis (...), os mais jovens bem como os mais velhos."[7] Em janeiro de 1699, em Massachusetts, Cotton Mather escreveu: "A moléstia estendeu-se a quase todas as famílias. Pouquíssimas ou nenhuma delas escapou, muitas vidas foram ceifadas, especialmente em Boston, muitas mortes estranhas e raras. Em algumas famílias todos adoeceram ao mesmo tempo, em certas cidades a população inteira foi atingida, de modo que foi um tempo de doença."[8]

No mínimo três e possivelmente seis pandemias assolaram a Europa no século XVIII e pelo menos quatro no século XIX. Em 1847 e 1848, em Londres, mais gente morreu de gripe do que durante a grande epidemia de cólera em 1832.[9] E em 1889 e 1890, uma grande e violenta pandemia mundial — embora não tão violenta quanto a de 1918 — voltou a acontecer. No século XX, houve três, cada uma foi provocada por um shift antigênico (alterações radicais nos antígenos da hemaglutinina ou da neuraminidase, ou em ambos) ou por mudanças em outros genes.

As pandemias de gripe em geral infectam de 15% a 40% da população. Qualquer vírus influenza infectando tantas pessoas e matando um percentual significativo é bem pior do que um pesadelo. Nos últimos anos, as autoridades de saúde pública identificaram ao menos duas vezes um novo vírus que afetava seres humanos, mas tiveram sucesso em impedir que se adaptasse ao homem. Para impedir esse movimento do vírus de Hong Kong, responsável pela morte de seis entre os 18 contaminados em 1997, as autoridades sanitárias executaram todas as galinhas existentes no território: 1,2 milhão de aves.

Um abate ainda maior de animais aconteceu na primavera de 2003, quando um novo vírus H7N7 apareceu em granjas dos Países Baixos, da Bélgica e da Alemanha. O vírus infectou 82 pessoas e matou uma. Também infectou porcos. Diante disso, as autoridades sanitárias mataram quase 30 milhões de aves e alguns suínos.

Em 2004, o H5N1, que nunca chegou a desaparecer completamente, voltou com sede de vingança. No momento em que escrevo este livro, já contaminou aproximadamente 400 pessoas mundo afora nos últimos cinco anos, matando aproximadamente 60% delas. Ameaçou e ainda ameaça causar nova pandemia. Para contê-la foi necessário matar centenas de milhões de galinhas. Mesmo assim, o vírus tornou-se endêmico em todo o mundo.

Esse abate dispendioso e terrível foi necessário para que o cenário de 1918 não se repetisse, impedindo que ambos os vírus influenza se adaptassem ao homem e provocassem mortes. Nesse ínterim, em 2009, um vírus completamente inesperado, que combina genes de vírus que contaminaram anteriormente aves, suínos e humanos, deu início à pandemia seguinte.

Há mais um aspecto que torna o vírus influenza diferenciado: quando uma nova versão emerge, ela é altamente competitiva e até mesmo canibal, em geral extinguindo as mais antigas. Isso ocorre porque a infecção estimula nosso sistema imunológico a gerar todas as defesas contra todos os vírus influenza aos quais já foi exposto. Então quando os vírus mais antigos tentam cumprir seu papel, falham porque não conseguem penetrar o organismo. Aí param de replicar e morrem. Assim, diferentemente de todos os vírus influenza conhecidos, apenas um — um enxame ou quasispécie — tem o domínio durante um tempo específico. Isso ajuda a preparar o caminho para novas pandemias. Quanto mais tempo passa, menos pessoas dispõem de sistemas imunológicos capazes de reconhecer outros antígenos.

Mas nem todas as pandemias são letais. O shift antigênico garante que o novo vírus contaminará um número imenso de pessoas, mas não que haverá mortes em grande escala. O século XX viu três pandemias.

O vírus mais recente atacou em 1968, quando a Gripe de Hong Kong, ou H3N2, espalhou-se pelo mundo com alta morbidade e baixíssima letalidade (deixou muita gente doente, mas matou poucas). A Gripe Asiática, ou H2N2, veio em 1957. Embora nada parecida com o que ocorreu em 1918, foi também uma pandemia violenta. E houve, claro, o vírus H1N1 de 1918, aquele que criou seus próprios abatedouros humanos.

■ Parte III

O BARRIL DE PÓLVORA

CAPÍTULO NOVE

Na primavera de 1918, a morte não era um evento desconhecido em nível global. De fato, àquela altura, os corpos de mais de 5 milhões de soldados já tinham sido entregues para a chamada "fábrica de salsichas" por generais cuja estupidez só se comparava à própria brutalidade.

Os generais alemães, por exemplo, decidiram fazer com que a França sangrasse até a submissão, igualando morte por morte em Verdun, acreditando que a população mais numerosa da Alemanha levaria o país à vitória. Os franceses posteriormente responderam com sua própria ofensiva maciça, confiando no triunfo de seu élan vital.

Mas apenas a carnificina triunfou. Em dado momento, um regimento francês recusou ordens de fazer um ataque suicida. O motim se espalhou por 54 divisões e só foi detido com prisões em massa, 23 mil condenações por motim, 400 sentenciados à morte e 55 de fato executados.

No entanto, nada expressava tão bem a brutalidade daquela guerra quanto o relatório sanitário sobre a erradicação planejada de ratos nas trincheiras, a fim de impedir a disseminação de doenças. Um major comentou: "Certos problemas inesperados estão relacionados à questão dos ratos (...) O rato é útil por aqui; consome os cadáveres na Terra de Ninguém, função que apenas ele está disposto a assumir. Por esse motivo, tem sido desejável controlar a população em vez de exterminá-la."[1]

Toda a Europa estava exausta da guerra. Nos Estados Unidos, somente os anglófilos e os francófilos, a maioria concentrada na Costa Leste e muitos em postos de poder e de influência, não estavam exaustos. E justamente esses indivíduos que fizeram grande pressão sobre o presidente Woodrow Wilson para que o país entrasse na guerra.

O conflito tinha começado em 1914 e na época Wilson resistira à pressão. Um submarino alemão afundara o Lusitania em 1915 e ainda assim ele evitara a guerra — apesar do ultraje demonstrado pela imprensa —, conquistando o compromisso dos alemães de limitar a guerra submarina. Wilson resistira a outras justificativas. Conseguiu até mesmo fazer campanha para a reeleição em 1916 com o slogan "Ele nos manteve fora da guerra". E avisava: "Se elegerem meu oponente, estão elegendo a guerra."

Na noite após a ida às urnas, o presidente foi para cama acreditando na derrota, mas acordou reeleito por uma das mais margens mais estreitas da história.

Nesse momento a Alemanha resolveu fazer uma grande aposta. Em 31 de janeiro de 1917, com apenas 24 horas de antecedência, o governo anunciou o início de uma guerra submarina irrestrita contra embarcações mercantes e neutras. Acreditava que assim poderia subjugar a Grã-Bretanha e a França antes que os Estados Unidos pudessem ajudar (caso fossem finalmente levados a declarar guerra). A decisão deixou o país inteiro ofendidíssimo.

Mesmo assim, Wilson não foi para a guerra.

Em seguida, veio à tona a nota de Zimmermann: documentos interceptados revelavam que o ministro das Relações Exteriores tinha proposto ao México participar da guerra ao lado da Alemanha, contra os Estados Unidos, para reconquistar partes do Novo México, Texas e Arizona.

Os críticos de Wilson ficaram furiosos diante de sua pusilanimidade. Em um famoso ensaio, o pacifista e socialista Randolph Bourne, que morreria na epidemia de gripe, lamentou-se: "O sentimento de guerra, iniciado de forma tão gradual, mas com tanta perseverança pelos defensores da prontidão, vindos das fileiras dos grandes negócios, capturou grupo após grupo de intelectuais. Com a ajuda de [Theodore] Roosevelt, os murmúrios se tornaram uma ladainha monótona e por fim um refrão poderoso de tal modo que ficar de fora seria, a princípio, pouco respeitável e, por fim, quase obsceno. E aos poucos, criou-se uma arenga estridente contra a Alemanha."[2]

Em 2 de abril, três semanas depois da revelação dos documentos, depois que houve unanimidade dos ministros no pedido de guerra, Wilson finalmente enviou uma mensagem ao Congresso. Dois dias depois, explicou a um amigo. "Era necessário para mim, em estágios muito lentos e com o propósito mais genuíno de evitar a guerra, levar o país a pensar de modo coeso."

E assim os Estados Unidos entraram na guerra tomados de altruísmo, acreditando que a glória ainda era possível e ainda mantendo-se apartados daquilo que encaravam como um Velho Mundo corrupto. Lutaram ao lado da Grã-Bretanha, da França, da Itália e da Rússia não como "aliados", mas como "potência associada".

Quem acreditava que a relutância de Wilson significava que ele não se dedicaria à guerra com agressividade não o conhecia. O presidente era um daqueles raros homens que acreditava na justiça de seus propósitos com intensidade tamanha que beirava a doença mental.

Wilson acreditava, de fato, que sua determinação e seu espírito eram suportados pelo espírito e pela esperança do povo, e até mesmo por Deus. Falava na "conexão empática que com certeza mantenho" com todos os cidadãos americanos e dizia: "tenho certeza de que meu coração diz as mesmas coisas que o povo desejaria que seus corações dissessem".[3] "Não direi que há 'paz' enquanto houver pecado e erro no mundo",[4] prosseguiu. "A América nasceu para exemplificar a devoção aos elementos da retidão derivados das revelações das Sagradas Escrituras."

Wilson provavelmente é o único presidente americano a ter defendido essa crença com tanta convicção, sem qualquer sinal de dúvida interior. Afinal, essa é uma característica em geral mais de cavaleiros das Cruzadas do que de políticos.

Para Wilson, a guerra era em si uma cruzada e ele pretendia que fosse total. Como conhecia a si mesmo ainda melhor do que ao país que servia, previu: "Assim que levarmos essas pessoas à guerra, elas esquecerão que existia algo parecido com a tolerância. Para lutar é preciso ser brutal, implacável, e o espírito dessa brutalidade implacável há de penetrar na própria essência da vida nacional, contagiando o Congresso, os tribunais, o policial em suas rondas, o homem nas ruas."[5]

Os Estados Unidos nunca tinham sido nem voltariam a ser tão bem informados a respeito da disposição do líder do poder executivo; nem na Guerra Civil, com a suspensão do habeas corpus; nem na Coreia; nem no período macarthista; nem mesmo na Segunda Guerra Mundial. Wilson transformaria o país em arma, em dinamite.

Como consequência não calculada, o país também se tornaria uma espécie de barril de pólvora pronto para uma explosão de doença epidêmica.

Wilson declarou: "Não é um exército que devemos formar e treinar para a guerra; mas um país."[6]

Para treinar o país, Wilson empregou punho de ferro, desprovido de qualquer espécie de luva de pelica. E de fato ele tinha motivos legítimos para se preocupar, motivos que justificavam a linha dura.

Por questões inteiramente desligadas da guerra, os Estados Unidos viviam um ruidoso período de caos, cheio de mudanças e movimentos que alteravam sua própria natureza e identidade. Em 1870, a população americana era de apenas 40 milhões de almas, 72% vivendo em cidades pequenas ou fazendas. Quando os Estados Unidos entraram na guerra, a população já tinha chegado a mais ou menos 105 milhões. Somente entre 1900 e 1915, 15 milhões de imigrantes inundaram o país. A maioria vinha da Europa Oriental ou Meridional, trazendo consigo novos idiomas e religiões, compleições de tez mais escura. E o primeiro censo após a guerra também seria o primeiro a encontrar mais gente residindo em áreas urbanas do que rurais.

O maior grupo étnico nos Estados Unidos era formado por germano-americanos e uma imprensa volumosa em idioma alemão era, logicamente, simpática ao lado da Alemanha. Os americanos de origem alemã teriam condições de lutar contra a Alemanha? O Exército Republicano Irlandês deflagrara um levante contra o domínio britânico na Páscoa de 1916. Os americanos de origem irlandesa lutariam para ajudar a Grã-Bretanha? O Meio Oeste era isolacionista. Enviaria soldados para o outro lado do oceano com os Estados Unidos ainda não tendo sido atacados? Os populistas se opunham à guerra e o próprio secretário de estado de Wilson, William Jennings Bryan, três vezes candidato à nomeação do partido Democrata à presidência, deixara o governo em 1915 depois que Wilson reagiu de um modo que ele considerou agressivo demais quando o Lusitania foi torpedeado pela Alemanha. Socialistas e sindicalistas radicais tinham força nas fábricas, nas comunidades mineradoras das montanhas Rochosas, no Noroeste. Sendo ou não alistados, esses homens defenderiam o capitalismo?

A linha-dura foi projetada para intimidar quem relutava em apoiar a guerra e convencê-los a mudar de opinião, além de esmagar ou eliminar qualquer oposição. Mesmo antes da entrada na guerra, Wilson alertara o Congresso: "Existem cidadãos deste país, chego a me envergonhar ao admitir (...) que derramaram o veneno da deslealdade nas próprias artérias da vida nacional (...) Tais criaturas passionais, desleais, anárquicas, precisam ser esmagadas."[7]

Seu discurso inflamado influenciou praticamente tudo o que acontecia no país, até a moda: para poupar tecido, um material para a guerra — tudo era material para a guerra — os estilistas afinaram as lapelas, eliminaram ou encolheram os bolsos. A fúria de Wilson influenciou particularmente todos os movimentos do governo norte-americano. Durante a Guerra Civil, Lincoln suspendeu os mandados de habeas corpus, mantendo centenas de pessoas sob custódia. Esses encarcerados eram uma ameaça real de rebelião armada, mas mesmo assim o presidente ignorou críticas extraordinariamente ásperas. Wilson acreditava que Lincoln, no entanto, não havia feito o bastante e disse a seu primo. "Graças a Deus por Lincoln. Assim não cometerei os mesmos erros que ele."[8]

O governo compeliu a conformidade, controlou a liberdade de expressão de forma assustadora, desconhecida nos Estados Unidos antes e depois daquela época. Pouco após a declaração de guerra, Wilson aprovou a lei da Espionagem com a ajuda de um Congresso cooperativo, que só recuou diante da legalização pura e simples da censura à imprensa — apesar de Wilson chamá-la de "necessidade imperativa."[9]

O projeto dava ao chefe geral dos correios, Albert Sidney Burleson, o direito de recusar a distribuição de qualquer periódico que considerasse impatriótico ou crítico do governo. E, antes da televisão e do rádio, a maior parte do discurso político do país era transmitida via correios. Sulista, homem de mente estreita, supostamente populista mas mais próximo à ala de Pitchfork Ben Tillman do que a de William Jennings Bryan, Burleson logo mandou que suspendessem a entrega de praticamente todas as publicações, entre ela toda e qualquer em língua estrangeira que sugerisse apoio menos do que entusiasmado à guerra.

O procurador-geral Thomas Gregory solicitou ainda mais poder. Gregory era um progressista, em grande escala responsável por Wilson nomear Louis Brandeis para a Suprema Corte, um liberal e o primeiro judeu a assumir um cargo ali. Naquele momento, ao observar que os Estados Unidos eram "um país governado pela opinião pública",[10] Gregory pretendia ajudar Wilson a dominá-la e, por meio disso, dominar o país. Exigiu que a Biblioteca do Congresso informasse o nome daqueles que pediam determinados livros e também explicou que o governo precisava monitorar "as declarações casuais individuais ou as impulsivas e desleais".[11] Para controlar as do segundo tipo, defendeu uma lei que fosse ampla o bastante para punir declarações feitas "com bons motivos ou (...) se motivos traiçoeiros não fossem prováveis".[12]

O governo contava com tal lei. Em 1798, o presidente federalista John Adams e seu partido, sob a pressão de uma guerra não declarada à França, aprovaram a lei da Sedição, que tornava ilegal "imprimir, pronunciar ou publicar (...) qualquer texto falso, escandaloso ou malicioso" contra o governo. A lei, no entanto, provocou polêmica e contribuiu para que Adams fosse derrotado nas urnas. Ainda levou ao único impeachment de um juiz da Suprema Corte em toda a história, quando Samuel Chase ajudou a levar os críticos aos tribunais e ao mesmo tempo sentenciou-os com penas máximas.

A administração Wilson foi além, mas obteve pouca oposição. A nova lei da Sedição permitia punir com vinte anos de reclusão quem "pronunciasse, imprimisse, escrevesse, publicasse qualquer linguagem desleal, profana, escandalosa ou abusiva sobre o governo dos Estados Unidos". Era possível ser condenado por falar xingamentos contra o governo ou até criticá-lo, mesmo que o argumento fosse verdadeiro. Oliver Wendell Holmes escreveu o parecer da Suprema Corte que considerou a lei constitucional — depois que a guerra acabou, apoiando longas penas de prisão para os réus — defendendo que a Primeira Emenda não protegia a liberdade de expressão "se as palavras usadas (...) criam um perigo claro e imediato".

Para fazer cumprir a lei, o chefe daquilo que se tornaria o FBI aceitou criar um grupo de voluntários chamado de American Protective League [Liga de Proteção Americana] como um anexo ao Departamento de Justiça e autorizou que os membros portassem crachás que os identificavam como "Serviço Secreto". Alguns meses depois a liga teria 90 mil membros. Um ano depois, seriam 200 mil operando em mil comunidades.[13]

Em Chicago, uma "patrulha" formada por pessoas da liga e policiais perseguiu, assediou e espancou membros da International Workers of the World [Trabalhadores Internacionais do Mundo]. No Arizona, membros da liga e justiceiros isolados trancafiaram 1.200 membros da entidade e seus "colaboradores" em vagões de carga e os deixaram no deserto depois de atravessar a fronteira estadual no Novo México. Em Rockford, Illinois, o exército pediu ajuda à liga para obter as confissões de 21 soldados negros acusados de atacar mulheres brancas. Por todo o país, a American Vigilance Patrol [Patrulha Americana de Vigilância] mirava a "oratória sediciosa nas ruas",às vezes chamando a polícia para prender os oradores por conduta desordeira, às vezes agindo de forma mais "direta."[14] E em toda parte, essas pessoas espionavam vizinhos, investigavam "preguiçosos" e "acumuladores de alimentos", exigiam saber por que as pessoas não compravam — ou ao menos não mais — Liberty Bonds [títulos de guerra].

Os estados proscreveram o ensino de alemão, ao mesmo tempo em que um político de Iowa alertava que "90% de todos os homens e mulheres que ensinam o idioma alemão são traidores".[15] As conversas em alemão nas ruas ou no telefone tornaram-se suspeitas. O chucrute (sauerkraut) passou a ser chamado de "liberty cabbage" [repolho da liberdade]. O Cleveland Plain Dealer declarou: "O que a nação exige é que a traição, seja ela levemente oculta ou bem descarada, tenha fim."[16] Todos os dias o Providence Journal exibia um alerta em destaque: "Todos os alemães ou austríacos nos Estados Unidos, a não ser que sejam conhecidos há muitos anos, devem ser tratados como espiões."[17] A ordem dos advogados de Illinois declarou que as pessoas defendendo a resistência ao alistamento eram "impatrióticas" e "antiprofissionais". O reitor da Universidade Columbia, Nicholas Murray Butler, líder nacional do partido Republicano, demitiu professores que tinham críticas ao governo e observou: "O que era tolerável agora se tornou intolerável. Erros de avaliação agora são insubordinação. O que era tolice agora é traição."[18].

Milhares de cartazes e propagandas do governo incitavam que as pessoas denunciassem ao departamento de Justiça qualquer um que "espalhe histórias pessimistas, divulgue — ou busque — informações militares confidenciais, que clame pela paz ou minimize o esforço do país para ganhar a guerra".[19] O próprio Wilson começou a falar sobre a "intriga sinistra"[20] que se desenrolava "em todas as esferas" dos Estados Unidos por "agentes e inocentes úteis".

Mesmo os inimigos de Wilson, mesmo os supostos comunistas internacionalistas, desconfiavam dos estrangeiros. Dois partidos comunistas emergiram inicialmente nos Estados Unidos, um feito por americanos natos, outro por 90% de imigrantes.[21]

O juiz Learned Hand, um dos amigos mais próximos de Simon Flexner, observaria mais tarde: "Já se encontra em processo de dissolução aquela comunidade em que cada homem começa a encarar seu vizinho como possível inimigo, onde o não conformismo com o status quo, tanto político quanto religioso, se torna uma marca de desavença; onde as denúncias, sem especificação nem antecedentes, acontecem no lugar das evidências; onde a ortodoxia sufoca a liberdade de expressão."[22]

Mas a sociedade americana não parecia estar em processo de dissolução. Na verdade, cristalizava-se em torno de um único ponto. Estava mais concentrada em um objetivo determinado do que jamais acontecera antes ou do que poderia ser possível que voltasse a acontecer.

A linha-dura de Wilson ameaçava os dissidentes com a prisão. O governo federal também assumiu o controle de boa parte da vida nacional. O Gabinete de Guerra das indústrias alocava matéria-prima para as fábricas, garantia os lucros, controlava a produção e os preços dos produtos de guerra e, junto com o Gabinete Nacional do Trabalho, também estabelecia os salários. A Railroad Administration [Administração Ferroviária] praticamente nacionalizou o setor ferroviário americano. A Fuel Administration [Administração de Combustíveis] controlava a distribuição de combustíveis (e para poupar esse insumo, foi responsável por instituir o horário de verão). A Food Administration [Administração dos Alimentos] — sob a batuta de Herbert Hoover — supervisionava a produção agrícola, os preços e a distribuição. Assim, o governo se inseria no psiquismo dos Estados Unidos, permitindo que apenas sua própria voz fosse ouvida, berrando mais alto do que qualquer um e ao mesmo tempo ameaçando prender dissidentes.

Antes da guerra, o major Douglas MacArthur escrevera uma longa proposta em que defendia a censura caso o país fosse para a guerra. O jornalista Arthur Bullard, muito próximo a um confidente de Wilson, o coronel Edward House, defendia outra abordagem. A rejeição da censura pelo Congresso encerrou a questão favorecendo o argumento de Bullard.

Da Europa, ele escrevera sobre a guerra para publicações como *Outlook*, *Century* e *Harper's Weekly*, ressaltando que a Grã-Bretanha, que censurava a imprensa, tinha enganado o povo britânico, prejudicando a confiança no governo e o apoio à guerra. Insistia para que se baseassem apenas nos fatos, embora não tivesse afeição particular pela verdade em si, apenas pela eficácia: "Verdade e falsidade são termos arbitrários (...) Não existe nada que tenha sido colocado em prática que nos diga que uma é preferível a outra (...) Existem verdades sem vida e mentira vitais (...) A força de uma ideia reside em sua capacidade de inspirar. Pouco importa se é verdadeira ou falsa."[23]

Então, provavelmente a pedido de House, Walter Lippmann escreveu um memorando para Wilson criando um gabinete de publicidade em 12 de abril de 1917, uma semana depois da declaração de guerra. Uma excrescência da Era Progressiva, da emergência de especialistas em muitas áreas, era a convicção de que a elite sabia mais. De modo típico, Lippmann chamou a sociedade de "grande demais, complexa demais" para ser compreendida pelo cidadão médio, pois a maioria era formada por "mentes infantis ou bárbaras (...) A determinação pessoal é apenas um entre muitos interesses de uma personalidade humana".[24] Lippmann sugeria que esse livre-arbítrio fosse subordinado a "ordem", "direitos" e "prosperidade".

Um dia depois de receber o memorando, Wilson emitiu a Ordem Executiva 2594 criando o Comitê de Informação Pública e nomeou George Creel como chefe.

Creel era passional, intenso, bem-apessoado e descontrolado. (Certa vez, anos depois da guerra, quando já estava bem na meia-idade, ele literalmente se pendurou em um candelabro de um salão de baile e ficou ali balançando.[25]) Sua intenção era criar "uma massa incandescente (...) de fraternidade, devoção, coragem e determinação inabaláveis".[26]

Para isso, Creel enviou dezenas de milhares de releases e artigos que costumavam ser publicados pelos jornais sem qualquer edição. Essas mesmas publicações instituíram uma autocensura. Os editores não imprimiam nada que achavam que poderia abalar os ânimos. Creel também criou uma força, os chamados Four Minute Men [Homens dos Quatro Minutos] — cujas fileiras acabaram passando dos 100 mil integrantes — que faziam breves discursos no início de reuniões, sessões de cinema, espetáculos e divertimentos de toda espécie. Bourne observou com tristeza: "Toda essa coesão intelectual — instinto da manada — que parecia tão histérica e servil no estrangeiro chega até nós em termos altamente racionais."[27]

No início, Creel pretendia se ater aos fatos, mesmo quando limitava-se apenas a fatos cuidadosamente selecionados, e conduzir apenas uma campanha positiva, evitando o uso do medo como ferramenta. Mas isso tudo mudou muito rápido. A nova atitude foi incorporada a partir da declaração de um dos redatores de Creel que dizia "em nosso estandarte, acima mesmo dos dizeres 'A verdade é mais nobre de todos os lemas', está inscrito — 'Nós servimos'".[28] E eles de fato serviam a uma causa. Um dos cartazes criado para a venda de títulos de guerra avisava: "Eu sou a Opinião Pública. Todos os homens me temem! Se você tiver dinheiro para comprar e não o fizer, hei de criar para você uma Terra de Ninguém!"[29] Outro cartaz perguntava: "Conhece esse czarista? (...) Você vai encontrá-lo no saguão de hotéis, em espaços para fumantes, clubes, escritórios até mesmo dentro dos lares (...) Ele é um disseminador de escândalos do tipo mais perigoso. Reproduz todo tipo de boato, crítica e mentiras que ouve a respeito da participação de seu país na guerra. É um sujeito bem plausível (...) As pessoas gostam disso (...) por sua vaidade ou curiosidade ou traição, está ajudando os propagandistas alemães a semear as sementes da discórdia (...)."

Creel exigia "100% de americanismo" e planejava que "todos os petardos impressos alcancem o alvo".[30] Simultaneamente, dizia aos Four Minute Men que o medo era "um elemento importante a ser cultivado entre os civis porque é difícil unir as pessoas falando apenas com base em um plano ético elevadíssimo. A luta por um ideal talvez precise vir acompanhada por pensamentos de autopreservação".[31]

Os Liberty Sings [A liberdade canta] — eventos comunitários semanais — espalharam-se da Filadélfia para o resto do país. Corais infantis, quartetos vocais masculinos, coros de igreja — todos executavam canções patrióticas para plateias que acompanhavam. Em cada reunião dessas, um Four Minute Men iniciava as cerimônias com um discurso.

Eram proibidas canções que pudessem abalar os ânimos. Raymond Fosdick, aluno de Wilson em Princeton e integrante do conselho (e depois presidente) da Fundação Rockefeller, comandava a Comissão de Atividades de Campos de Treinamento. Essa comissão proibiu canções como "I Wonder Who's Kissing Her Now" [Quem estará beijando ela agora] e paródias maliciosas como "Who's Paid the Rent for Mrs. Rip Van Winkle While Mr. Rip Van Winkle Was Away?"[Quem pagava o aluguel da sra. Rip Van Winkle enquanto o sr. Rip Van Winkle estava fora?], além de "piadas de gosto questionável e outras que pareçam inofensivas, mas contêm um ferrão oculto capaz de envenenar com descontentamento, preocupação e angústia a mente do soldados e fazer com que se agitem pensando em voltar para casa (...) As canções e as piadas eram o ponto alto da propaganda dos hunos, feita por cartas que contavam histórias aos homens sobre supostas condições de sofrimento dentro do lar."[32]

Wilson não dava descanso. Para dar início a uma campanha de venda de bônus de guerra, proclamou: "Força! Força máxima! Força sem restrição nem limite! A Força virtuosa e triunfante é o que tornará justa a lei do mundo e lançará na poeira todos os egoísmos."[33]

Aquela força, em última instância, tornaria mais intenso o ataque da gripe, esgarçando o tecido social. Um caminho mais suave pelo qual Wilson também tentou conduzir a nação mitigaria os danos, mas apenas em parte.

Esse caminho era a Cruz Vermelha Americana.

Enquanto a Liga de Proteção Americana mobilizava cidadãos, quase todos do sexo masculino, para espionar e atacar qualquer um que criticasse a guerra, a Cruz Vermelha Americana mobilizava cidadãos, quase todos do sexo feminino, de forma mais produtiva. A Cruz Vermelha Internacional tinha sido fundada em 1863 com o foco na guerra e no tratamento digno de prisioneiros, como estabelecia a primeira Convenção de Genebra. Em 1881, Clara Barton fundou a Cruz Vermelha Americana e no ano seguinte os Estados Unidos aceitaram as diretrizes da convenção. Durante a Primeira Guerra Mundial, todos os combatentes eram membros da Cruz Vermelha Internacional, mas cada unidade nacional era totalmente independente.

A Cruz Vermelha Americana era uma instituição quase pública cujo presidente titular era (e ainda é) o presidente dos Estados Unidos. Apontada oficialmente pelo Congresso para servir a nação em tempos de emergência, ela se aproximou ainda mais do governo durante a guerra. O *chairman* do seu Comitê Central era o antecessor de Wilson na presidência, William Howard Taft, e Wilson designara todo o seu Conselho de Guerra, o verdadeiro centro de comando da organização.

Assim que os Estados Unidos entraram na Primeira Guerra Mundial, a Cruz Vermelha Americana declarou que "faria todos os esforços que (...) possam ajudar os aliados (...). A organização busca, diante desta grande emergência mundial, fazer nada mais nada menos do que coordenar a generosidade e o esforço de nosso povo para a realização de um objetivo supremo."[34]

Não havia organização mais patriótica. Sua responsabilidade era fornecer enfermeiras, milhares delas, ao serviço militar. A Cruz Vermelha organizou cinquenta hospitais de base na França. Equipou diversos vagões de trem como laboratórios especializados para o caso da irrupção de alguma doença — mas reservou-os para uso exclusivo dos militares, excluindo os civis —, posicionando-os de tal modo "que pudessem ser entregues em qualquer ponto [do país] em menos de 24 horas".[35] (O Rockefeller Institute também equipou vagões como laboratórios de última geração e distribuiu-os pelo país afora.) Cuidou de civis feridos ou desabrigados depois de diversas explosões em fábricas de munição.

Mas seu papel mais importante não tinha qualquer relação com a medicina ou com os desastres. Sua função mais importante era unir a nação, pois Wilson usou a Cruz Vermelha para atingir cada comunidade do país. A Cruz Vermelha, por sua vez, não desperdiçou a oportunidade de aumentar sua presença na vida do cidadão americano.

A instituição já tinha conquistado uma reputação graças a diversas catástrofes: a enchente de Johnstown em 1889, quando o rompimento de uma represa fez a água descer como um martelo sobre a cidadezinha de Pensilvânia, matando 2.500 pessoas; o terremoto de San Francisco em 1906; grandes enchentes dos rios Ohio e Mississippi em 1912. Também tinha servido aos soldados americanos durante a Guerra Hispano-Americana e durante a insurreição nas Filipinas, em seguida.

No entanto, a Cruz Vermelha Americana iniciou a Grande Guerra com apenas 107 representações locais. Ao fim dela, teria 3.864.

Alcançava as maiores cidades e os menores vilarejos. Era claro para todos que participar das atividades da Cruz Vermelha era o mesmo que se juntar à grande cruzada pela civilização, especialmente em nome da civilização americana. A campanha usava a sutileza e a pressão social para tornar a participação praticamente compulsória. Eles identificavam o homem mais proeminente de uma cidade, alguém a quem as pessoas tinham dificuldade de dizer não, e convidavam-no para presidir a unidade local da Cruz Vermelha. Era feito um apelo, diziam a esse indivíduo o quanto ele era importante para o esforço de guerra, o quanto era necessário. Quase sempre o figurão concordava. Então pediam para a principal anfitriã, a líder da "sociedade" naquele local — na Filadélfia, a sra. J. Willis Martin, que deu início ao primeiro clube de jardinagem do país, cuja família de origem e a família do marido ocupavam papel de destaque na região — ou o que fosse considerado como "sociedade" nos vilarejos — no condado de Haskell, a sra. Loring Miner, filha do maior latifundiário do sudoeste do Kansas — para presidir o braço feminino.

Em 1918, a Cruz Vermelha contava com 30 milhões de americanos — de uma população total de 105 milhões — como apoiadores ativos. Oito milhões de americanos, quase 8% da população, serviam nas representações locais. (A Cruz Vermelha teve mais voluntários na Primeira Guerra Mundial do que na Segunda, apesar de um aumento de 30% na população do país.) As mulheres eram quase o total dessa enorme força de trabalho voluntária e também podiam ter trabalhado em fábricas. Cada representação recebia uma cota de produção e cada representação cumpria essa cota. Produziam milhões de suéteres, de cobertores, de meias. Faziam móveis. Faziam tudo que se pedia delas e faziam bem. Quando a Federal Food Administration disse que caroços de pêssegos, ameixas, tâmaras, damascos, azeitonas e cerejas eram necessários para produzir carbono para máscaras antigás, os jornais relataram "Confeitarias e restaurantes de várias cidades começaram a servir nozes e frutas para entregar cascas e os caroços ao governo, um serviço patriótico (...). Todo homem, mulher ou criança dos Estados Unidos com um parente ou um amigo no exército deveria considerar como questão pessoal o fornecimento de carbono em quantidade suficiente para a produção da própria máscara antigás."[36] E assim as representações da Cruz Vermelha por todo o país recolheram milhares de toneladas de caroços de fruta; tantos que em dado momento veio a ordem para que, enfim, parassem.

Como recordava William Maxwell, romancista e editor da *New Yorker*, criado em Lincoln, Illinois: "Minha mãe enrolava bandagens para os soldados. Botava algo parecido com um pano de prato na cabeça, com uma cruz vermelha na frente, e vestia branco. Na escola, guardávamos os caroços de ameixa que deveriam ser transformados em máscaras antigás, para que a cidade toda tivesse consciência do esforço de guerra (...) Em todos os eventos, havia um senso ativo de estar participando da guerra."[37]

A guerra estava absorvendo todo o país. O alistamento, limitado originalmente a homens de 21 a 30 anos, logo se estendeu aos homens de dezoito a 45 anos. Mesmo com a base expandida, o governo declarou que todos nesse grupo etário seriam chamados em um ano. Todos os homens, disse o governo.

O exército exigiria também ao menos 100 mil oficiais. O Student Army Training Corps forneceria muitos deles e começaria a admitir "homens por indução voluntária (...) colocando-os imediatamente em atividade".

Em maio de 1918, o secretário de Guerra Newton Baker escreveu aos presidentes de todas as instituições de nível superior — Harvard, Cambridge, Massachusetts, até o North Pacific College of Dentistry, em Portland, Oregon. Não pediu cooperação, muito menos permissão. Simplesmente declarou: "instrução militar para oficiais comissionados e não comissionados do exército será fornecida em todas as instituições de nível superior que tenham matriculados 100 ou mais estudantes do sexo masculino (...) Todos os estudantes com mais de 18 anos serão encorajados ao alistamento (...) O comandante (...) reforçará a disciplina militar."[38]

Em agosto de 1918, um subordinado deu sequência à carta de Baker com um memorando para os administradores das instituições, declarando que a guerra provavelmente exigira a "mobilização de todos os registrados com menos de 21 anos em boas condições físicas, dentro de dez meses a partir desta data (...). O aluno, por indução voluntária, torna-se membro do exército dos Estados Unidos, sujeito à disciplina militar e pagamento de soldado na ativa."[39] Uma vez na ativa, quase todos seriam enviados à frente de batalha. Rapazes de 20 anos receberiam só três meses de treinamento antes disso; os mais jovens, apenas alguns meses a mais. "Em consideração ao tempo comparativamente curto durante o qual a maioria dos estudantes-soldado permanecerão na universidade e às exaustivas tarefas militares que os aguardam, a instrução acadêmica precisa necessariamente ser modificada de acordo com o direto valor militar."

Portanto, o ensino de cadeiras acadêmicas estava prestes a ter fim, substituído pelo treinamento militar. Oficiais militares assumiriam o comando virtual de cada instituição de ensino superior do país. Às escolas de nível médio, insistiu-se que "intensificasse a instrução aos jovens de 17 e 18 anos para que estivessem o mais depressa possível qualificados para a universidade".

O envolvimento total da nação se iniciara no instante em que Wilson escolhera a guerra. A princípio, a Força Expedicionária Americana na Europa não passava disso, uma pequena força capaz de enfrentar não mais do que pequenas batalhas. No entanto, o exército americano ganhava corpo. E o processo de transformar todo o país em arma estava pronto para ser concluído.

Isso lotariam alojamentos extraordinariamente exíguos com milhões de jovens, número muito superior à sua capacidade. Levaria milhões de trabalhadores às fábricas e às cidades onde não havia moradia, onde homens e mulheres não dividiam apenas os aposentos, como também as camas, mas não só as camas, como as camas em turnos, quando um turno de trabalhadores voltava para casa — se era possível chamar de casa o aposento ocupado — e deitava-se em uma cama que acabara de ser deixada por outros que partiam para o trabalho. Essas pessoas respiravam o mesmo ar, bebiam dos mesmos copos, usavam os mesmos talheres.

Esse processo também significava que, por meio de intimidação e cooperação voluntária, apesar de sua assumida falta de consideração pela verdade, o governo controlava o fluxo de informações.

O envolvimento total da nação fornecia a grande máquina de fazer salsichas em que havia mais de uma forma de moer um corpo. Não se limitaria a consumir apenas a costumeira bucha de canhão: trituraria também a gélida neutralidade compartilhada pela tecnologia e a natureza.

CAPÍTULO DEZ

EMBORA OS ESTADOS UNIDOS ainda permanecessem neutros, William Welch, então presidente da Academia Nacional de Ciências [sigla em inglês NSA], e seus pares observavam os colegas europeus tentando aperfeiçoar os dispositivos de guerra americanos. A tecnologia sempre foi um ativo importante nas guerras, mas essa era a primeira verdadeiramente científica, a primeira que combinava engenheiros e suas habilidades na construção não apenas de artilharia, mas de submarinos, aeronaves e tanques, a primeira que combinou laboratórios de químicos e fisiologistas em uma tentativa de combater os gases venenosos mais letais. A tecnologia, como a natureza, exibe sempre uma neutralidade gélida, por mais acalorado que seja seu efeito. Alguns chegavam a ver a guerra em si como um magnífico laboratório no qual testar e aprimorar não apenas as ciências exatas, mas também teorias sobre o comportamento das multidões, sobre o gerenciamento científico dos meios de produção, sobre o que se pensava ser a nova ciência das relações públicas.

A própria Academia havia sido criada durante a Guerra Civil para aconselhar o governo em matéria de ciências, embora não tenha dirigido nem coordenado pesquisas científicas sobre tecnologias de guerra. Nenhuma instituição americana o fez. Em 1915, o astrônomo George Hale começou a pedir a Welch e outros membros da NAS que liderassem a criação dessa instituição. Ele os convencera dessa necessidade e, em abril de 1916, Welch escreveu a Wilson: "A Academia agora considera que é simplesmente seu dever, em caso de guerra ou preparação para a mesma, oferecer assistência e garantir o alistamento de seus membros para quaisquer serviços que possamos oferecer."[1]

Wilson era estudante de pós-graduação no Hopkins quando Welch chegou lá e imediatamente convidou Hale, ele e alguns outros para a Casa Branca. Lá, o grupo propôs a criação de um Conselho Nacional de Pesquisa para dirigir todo o trabalho científico relacionado à guerra, mas era necessário que o presidente solicitasse formalmente sua criação. Wilson concordou imediatamente, embora tenha insistido para que a mudança permanecesse confidencial.

O sigilo era desejável uma vez que qualquer preparação para guerra gerava debates, e Wilson estava prestes a usar todo o capital político com o qual se importava para criar o Conselho de Defesa Nacional, cujo objetivo seria estabelecer planos para o que se tornaria, tão logo entrassem, a tomada virtual dos meios de produção e distribuição de recursos econômicos pelo governo. Esse conselho era composto por seis secretários de gabinete, incluindo os de guerra e da marinha, e sete homens de fora do governo. (Ironicamente, considerando o cristianismo devotado de Wilson, três dos sete membros do conselho eram judeus: Samuel Gompers, chefe da Federação Americana do Trabalho; Bernard Baruch, financista; e Julius Rosenwald, diretor da Sears. Quase simultaneamente, Wilson nomeou Brandeis para a Suprema Corte, marcando a primeira representação significativa de judeus no governo.)

Mas a aprovação silenciosa de Wilson foi suficiente. Welch, Hale e os demais formaram a nova organização, trazendo cientistas respeitados em vários campos, cientistas que pediam a outros colegas para conduzirem pesquisas específicas e, sobretudo, complementares, pesquisas que, em conjunto, tinham aplicações em potencial. A medicina também se tornou uma arma de guerra.

A essa altura, uma espécie de organograma havia se desenvolvido na medicina científica americana. É claro que não existia um gráfico hierárquico formal, mas isso não o tornava menos real.

Welch figurava no topo, totalmente empreendedor, um homem capaz de mudar a vida daqueles a quem dirigia o olhar. E igualmente capaz de direcionar grandes quantias de dinheiro para uma instituição com um simples meneio de cabeça. Somente ele detinha esse poder no campo da ciência americana, e ninguém mais deteve esse mesmo poder desde então.

Logo abaixo, havia um punhado de contemporâneos, homens que haviam lutado ao lado dele para mudar a medicina nos Estados Unidos e com reputações merecidas. Talvez Victor Vaughan ficasse em segundo lugar como criador de instituições. Ele havia criado uma bastante sólida em Michigan e era a voz mais importante fora do Hopkins a exigir a reforma do ensino de medicina. Na cirurgia, os irmãos Charles e William Mayo eram gigantes e aliados de grande importância no incentivo à mudança. No laboratório, Theobald Smith era uma inspiração. Em saúde pública, Herman Biggs havia transformado o Departamento de Saúde da cidade de Nova York provavelmente no melhor departamento municipal de saúde do mundo, e acabara de assumir o departamento de saúde do estado. Em Providence, Rhode Island, Charles Chapin aplicara a mais rigorosa ciência a questões de saúde pública e chegara a conclusões que vinham revolucionando as práticas de saúde pública. No exército dos EUA, o general médico William Gorgas também desenvolvera reputação internacional, expandindo e dando continuidade à tradição de George Sternberg.

Tanto o Conselho Nacional de Pesquisa quanto o Conselho de Defesa Nacional tinham comitês médicos controlados por Welch, Gorgas, Vaughan e pelos irmãos Mayo. Os cinco já haviam sido presidentes da Associação Médica Americana. Era notável, no entanto, a ausência de Rupert Blue, o administrador geral de saúde civil e diretor do Serviço de Saúde Pública dos EUA [sigla em inglês USPHS]. Welch e seus colegas duvidavam tanto da habilidades e do discernimento de Blue que não apenas o impediram de participar dos comitês, como também negaram que nomeasse seu próprio representante. Em vez disso, escolheram um cientista do USPHS em quem confiavam. Não era um bom sinal de que o diretor do serviço público de saúde fosse tão desconsiderado.

Desde o início do planejamento, o grupo se concentrou não no combate, mas naquelas que de fato eram as maiores assassinas de guerra: as doenças epidêmicas. Durante os conflitos ao longo da história, as enfermidades representaram uma maior baixa de soldados do que as batalhas ou os ferimentos. Rotineiramente, as doenças epidêmicas haviam se espalhado dos exércitos para as populações civis.

E isso era verdade não apenas nos tempos antigos ou da Guerra Civil Americana, na qual dois homens morreram por doenças para cada morte em batalha ou por ferimento (considerando ambos os lados,

185 mil soldados morreram em combate ou em decorrência de ferimentos, enquanto 373 mil de doenças). As doenças mataram mais do que os combates, mesmo nas guerras travadas após a descoberta da teoria dos germes e da adoção de medidas modernas de saúde pública.[2] Na Guerra dos Bôeres, que durou de 1899 a 1902 entre a Grã-Bretanha e os colonos brancos da África do Sul, dez soldados britânicos morreram de doenças para cada morte relacionada ao combate. (Os britânicos também colocaram quase um quarto da população bôer em campos de concentração, onde 26.370 mulheres e crianças morreram.) Na Guerra Hispano-Americana, em 1898, seis soldados americanos morreram de doenças (quase todos por febre tifoide) para cada morto em batalha ou em decorrência de ferimentos.

As mortes da Guerra Hispano-Americana foram especialmente desnecessárias. Em questão de meses, o contingente do exército havia aumentado de 28 mil para 275 mil. O Congresso havia destinado 50 milhões de dólares para as forças armadas, mas nenhum centavo foi para o departamento médico do exército. Como resultado, uma base militar de 60 mil soldados em Chickamauga não tinha um único microscópio.[3] Da mesma forma, Sternberg, o general médico do exército, também ficou completamente desautorizado. Engenheiros militares e oficiais de linha rejeitaram diretamente seus suas denúncias raivosas sobre o projeto completamente insalubre da base militar e suprimento de água igualmente ruim. A teimosia de quem estava no comando matou cerca de 5 mil jovens americanos.

Outras doenças poderiam ser igualmente perigosas. Quando mesmo as enfermidades normalmente leves — como coqueluche, catapora e caxumba — invadem uma população humana "virgem",[4] uma que não havia sido exposta a elas anteriormente, frequentemente matam em grande número. Os jovens adultos são especialmente vulneráveis. Na Guerra Franco-Prussiana, em 1871, por exemplo, o sarampo matou 40% dos que adoeceram durante o cerco a Paris, e uma epidemia dessa doença eclodiu no exército dos EUA em 1911, matando 5% de todos os homens que a contraíram.[5]

Esses fatos causavam muita preocupação a Welch, Vaughan, Gorgas e os demais. Diante disso, comprometeram-se a garantir que a ciência médica de ponta estivesse disponível para os militares. Welch, com 67 anos, baixo, obeso e sem fôlego, vestiu uniforme e passou a dedicar muito tempo aos negócios do exército, ocupando uma mesa no escritório particular de Gorgas sempre que estava em Washington. Vaughan, com 65 anos e igualmente obeso com seus 124 quilos, vestiu uniforme e se tornou chefe da Divisão de Doenças Transmissíveis do exército. Flexner, com 54 anos, também vestiu uniforme. Gorgas deu a todos o posto de major comissionado, o mais alto permitido na época. (Depois as regras foram alteradas, promovendo-os ao posto de coronel.)

A ideia não era apenas cuidar de soldados feridos em combate; não só encontrar uma boa fonte de digitálicos, que até então era importado da Alemanha (testes descobriram que dedaleiras colhidas por escoteiros no Oregon produziam um fármaco adequado); ou cuidar da produção de agulhas cirúrgicas (eram todas importadas até ali, quando então montaram uma fábrica nos EUA) ou descobrir a maneira mais eficiente de desinfetar grandes quantidades de roupa (pediram a Chapin que investigasse isso).

Eles pensavam em doenças epidêmicas.

O único homem cuja responsabilidade principal era o desempenho da medicina militar era o general médico do exército, William Crawford Gorgas. O exército lhe dava pouca autoridade para trabalhar, não muito mais do que Sternberg tivera, mas ainda assim Gorgas realizou muitos feitos, não apenas em face de uma negligência benigna, como também da oposição direta de seus superiores.

De otimismo e alegria inatos, devoto, filho de um oficial confederado que se tornou reitor da Universidade do Alabama, Gorgas ingressou na medicina ironicamente em busca de outro objetivo: a carreira militar. Como não foi aprovado para West Point, a medicina passou a ser o único caminho para o exército; Gorgas o aceitou, apesar da amarga oposição do pai. Logo, passou a se sentir totalmente à vontade dentro da profissão e preferia ser chamado de doutor mesmo quando foi promovido a general. Adorava aprender e todos os dias reservava uma quantidade preestabelecida de tempo para ler, alternando entre ficção, ciência e literatura clássica.[6]

Gorgas tinha uma suavidade distinta no olhar que o ilustrava como um homem gentil, sempre tratando a todos com dignidade. Essa aparência e comportamento, no entanto, escondiam intensidade, determinação, foco e uma ocasional ferocidade. Em meio a crises e obstáculos, sua equanimidade pública fez dele um ponto focal de calma, do tipo que tranquilizava e transmitia confiança aos demais. No âmbito privado, no entanto, fechava gavetas com força, virava tinteiros e saía do escritório murmurando ameaças de demissão sempre que observava a estupidez ou mesmo a absoluta burrice de seus superiores.

Como Sternberg, Gorgas passou boa parte do início da carreira em postos fronteiriços no Ocidente, embora também tivesse feito o curso de Welch em Bellevue. Ao contrário de Sternberg, não fez nenhuma pesquisa de laboratório significativa, mas era absolutamente tenaz e disciplinado.

Duas experiências resumiam suas habilidades e determinação para o trabalho. A primeira em Havana, após a Guerra Hispano-Americana. Gorgas não estava na equipe de Walter Reed, que investigava a febre amarela. O trabalho desse grupo, na verdade, não o convenceu de que o mosquito carregava a doença; ainda assim, Gorgas foi encarregado de eliminar os mosquitos na capital cubana. Ele cumpriu a tarefa (apesar de duvidar de sua utilidade) tão bem que, em 1902, as mortes por febre amarela chegaram a zero. Zero. As mortes por malária caíram 75%. (Resultados que enfim o convenceram de que a hipótese do mosquito estava correta.) Um triunfo ainda mais significativo ocorreu quando, tempos depois, coube a ele a missão de exterminar a febre amarela dos canteiros de obras ao longo do Canal do Panamá. Os superiores de Gorgas rejeitaram a hipótese do mosquito nesse caso, oferecendo o mínimo de recursos a Gorgas. Tentaram tudo para miná-lo e à sua autoridade, em certa altura exigindo sua substituição. Gorgas persistiu e foi bem-sucedido, em parte por sua inteligência e capacidade de antever os problemas que a doença apresentava, em parte por sua habilidade com as manobras burocráticas. Durante esse processo, também ganhou reputação como especialista internacional em saúde pública e saneamento.

Tornou-se general médico do exército em 1914 e imediatamente começou a lidar com congressistas e senadores em busca de subsídios e autoridade, preparando-se para um possível ingresso na guerra. Gorgas queria evitar a experiência hispano-americana de Sternberg. Acreditando ter concluído seu trabalho, em 1917, apresentou um pedido de desligamento para participar de um projeto internacional de saúde patrocinado por Rockefeller. Quando a participação dos Estados Unidos foi confirmada na guerra, recuou do pedido de demissão.

Então com 63 anos, cabelos brancos, bigode curvado para cima, e magro — quando menino, era quase frágil e mantivera esse aspecto apesar de um apetite que rivalizava com o de Welch —, assumiu como primeira tarefa cercar-se das melhores pessoas possíveis, ao mesmo tempo que tentava injetar sua influência e dos demais envolvidos no planejamento do exército. Os superiores do Departamento de Guerra não consultaram Gorgas sobre possíveis locais de instalação das dezenas de novos alojamentos, mas os engenheiros do exército ouviram o departamento médico no projeto real dos campos de treinamento. Também não queriam repetir os erros que mataram milhares de soldados em 1898.

Em outra ocasião, o departamento médico do exército recebeu uma audiência da liderança do Departamento de Guerra: durante a campanha maciça contra doenças venéreas, fortemente apoiada por uma união política de progressistas (muitos dos quais acreditavam no aperfeiçoamento da sociedade secular) e moralistas cristãos. (A mesma parceria política estranha que em breve se uniria para aprovar a lei Seca.) O escritório de Gorgas reconheceu "a que extremos o moralista sexual é capaz de ir. O quanto pode ser inepto, intolerante, extravagante e até irracional, se não cientificamente desonesto."[7] Mas esses grupos também sabiam que um terço de todos os dias de trabalho perdidos por doença no exército se devia a doenças venéreas. Era uma perda que os militares não tolerariam.

A campanha do corpo médico dizia aos homens para se masturbar em vez de terem relações com prostitutas. Também produziu cartazes com slogans como: "Um soldado que toma uma dose é um traidor."[8] Os alistados eram examinados duas vezes por mês em busca de doenças venéreas, os infectados eram obrigados a identificar a pessoa com quem haviam feito sexo, ou o local, soldados ou marinheiros com doenças venéreas tinham o pagamento suspenso e ficavam sujeitos a enfrentar a corte marcial. Com o apoio dos membros mais antigos da liderança política, os militares proibiram por lei a prostituição e a venda de álcool a oito quilômetros de qualquer base — e os militares tinham 70 bases com 10 mil ou mais soldados ou marinheiros por todo o país. Os conselhos de saúde de 27 estados aprovaram regulamentações que permitiam a detenção de quem sofresse de infecção venérea "até que não fosse mais um perigo para a comunidade".[9] Oitenta nichos de prostituição foram fechados. Até Nova Orleans precisou fechar sua lendária Storyville, onde o sexo comissionado era legal e onde Buddy Bolden, Jelly Roll Morton, Louis Armstrong e outros haviam inventado o jazz. O próprio prefeito, Martin Behrman, não era nenhum reformista; dirigia uma máquina política tão rígida que era simplesmente chamada de "o Anel".

Mas se Gorgas tinha o poder de agir de maneira decisiva sobre a questão das doenças venéreas e os engenheiros escutavam seus especialistas em saneamento na hora de projetar o fornecimento de água, o exército de modo geral dava pouca atenção a ele em qualquer outro aspecto. Em nenhum assunto relacionado à ciência, sem peso político, ele conseguia ser recebido pelos superiores do exército. Nem quando um pesquisador americano desenvolveu uma antitoxina para gangrena Gorgas conseguiu convencê-los a financiar testes no front. Welch então providenciou que o Rockefeller Institute pagasse as despesas de viagem de uma equipe que se juntaria ao exército britânico para testar a antitoxina em hospitais britânicos.[10] (Funcionou, embora não perfeitamente.)

Assim, de muitas maneiras, Gorgas, Welch, Vaughan e seus colegas operavam como uma equipe independente do exército. Essa independência, no entanto, não se estendia às doenças epidêmicas, e eles também não podiam operar nem de forma independente nem sozinhos em bases militares com centenas de milhares (milhões, na verdade) de jovens.

Quando a guerra começou, havia 140 mil médicos nos Estados Unidos. Apenas 776 serviam no exército ou na marinha.

Os militares precisavam de dezenas de milhares de médicos, e imediatamente. Não abririam exceções para os cientistas. A maioria seria voluntária de qualquer maneira. A maioria queria participar dessa grande cruzada.

Welch e Vaughan juntaram-se às forças armadas apesar de estarem quase 50 quilos acima do peso e com idade de aposentadoria compulsória do exército. E não estavam sozinhos. Flexner ingressou aos 44 anos. Os protegidos de Flexner na Penn (Paul Lewis), em Harvard (Milton Rosenau) e na Washington University (Eugene Opie) seguiram o mesmo caminho. Por todo o país, cientistas de laboratório se alistavam.

Para evitar um esvaziamento do setor, tanto por voluntariado quanto por alistamento, Flexner sugeriu a Welch que todo o Rockefeller Institute fosse incorporado ao exército. Welch levou a ideia para Gorgas, cujo assistente enviou uma mensagem a Flexner dizendo: "[U]nidade será arranjada conforme seu desejo."[11] Assim, o Rockefeller se tornou o Laboratório Militar Auxiliar Número Um. Não haveria um laboratório auxiliar número dois. Homens de uniforme marchavam pelos corredores do laboratório e do hospital. Um ajudante do exército comandava os técnicos e zeladores, mantendo a disciplina militar e dando treinamento para que desfilassem na parada da York Avenue. O almoço tornou-se ração. Uma unidade hospitalar móvel sobre rodas, com prédios, enfermarias, laboratórios, lavanderia e cozinha, foi levada até o pátio da frente do instituto, das ruas 64 a 66, a fim de tratar soldados com ferimentos intratáveis. Sargentos batiam continência para cientistas que, com exceção de dois canadenses que viraram soldados, receberam patentes de oficial.

Mas essa não foi uma mera mudança cosmética para que a vida continuasse como de costume.*[12] No Rockefeller, a tessitura do trabalho se refez. Quase todas as pesquisas passaram a ser algo relacionado à guerra ou à instrução. Alexis Carrel, laureado com o prêmio Nobel em 1912 e pioneiro no recolocação cirúrgica de membros e transplante de órgãos, bem como em cultura de tecidos (ele manteve parte de um coração de galinha vivo por 32 anos), ensinou técnicas cirúrgicas a centenas de médicos recém-militarizados. Outros ensinaram bacteriologia. Um bioquímico estudou gás venenoso. Um químico explorou maneiras de obter mais acetona a partir do amido, o que poderia ser usado tanto para a fabricação de explosivos quanto para o enrijecimento do tecido utilizado para cobrir asas de aviões. Peyton Rous, que já havia feito o trabalho que mais tarde — décadas depois — lhe renderia um prêmio Nobel, redirecionou sua pesquisa para a preservação do sangue. O método, ainda em uso, desenvolvido por ele, levou à criação dos primeiros bancos de sangue no front, em 1917.

A guerra também consumiu o suprimento de médicos clínicos. Gorgas, Welch e Vaughan já tinham elaborado planos para isso. Em dezembro de 1916, solicitaram às associações médicas estaduais, por meio do Conselho de Defesa Nacional, que classificassem secretamente os médicos. Aproximadamente metade de todos os médicos clínicos foi considerada incompetente para o serviço. Assim, quando os Estados Unidos entraram na guerra, os militares examinaram primeiro todos os graduados das faculdades de medicina em 1914, 1915 e 1916, buscando, como Vaughan

* Durante a Guerra do Vietnã, muitos médicos-cientistas se uniram ao Serviço de Saúde Pública para evitar o alistamento. Mas o trabalho deles continuou como sempre. Foram designados para os Institutos Nacionais de Saúde, que desfrutaram de alguns de seus anos mais produtivos da sua história, devido ao influxo de talentos.

disse, os "melhores dessas turmas".[13] Isso forneceria um contingente de aproximadamente 10 mil médicos. Muitas das melhores escolas de medicina também enviaram grande parte de seus professores para a França, onde as escolas funcionavam integralmente, fornecendo funcionários e emprestando seus nomes não oficialmente a hospitais militares inteiros.

No entanto, esses movimentos mal começaram a satisfazer as necessidades. Quando o armistício foi assinado, 38 mil médicos estavam servindo nas forças armadas, pelo menos metade dos profissionais com menos de 45 anos de idade considerados aptos para o serviço.[14]

As forças armadas, e especialmente o exército, não parariam por aí. Em abril de 1917, havia 58 dentistas nas fileiras. Em novembro de 1918, 5.654.[15] E os militares também precisavam de enfermeiras.

Havia muito poucas delas. Como a medicina, a enfermagem mudou radicalmente no final do século XIX, tornando-se científica também. Mas as mudanças nessa área envolviam fatores que iam além desse aspecto: incluíam status, poder e o papel da mulher.

A enfermagem foi um dos poucos campos que deram oportunidade e status às mulheres e que elas controlavam. Enquanto Welch e os colegas revolucionavam a medicina americana, Jane Delano, Lavinia Dock — ambas alunas do programa de enfermagem de Bellevue, contemporâneas ao período em que Welch expunha os estudantes de medicina a novas realidades — e outras pares faziam o mesmo com a enfermagem. Mas essas mulheres não lutaram com uma velha guarda tão arraigada dentro da própria profissão quanto com os médicos. (Às vezes, ameaçados por enfermeiras inteligentes e instruídas, eles travavam praticamente uma guerrilha. Em alguns hospitais, médicos substituíam os rótulos dos frascos de medicamentos por números para que as enfermeiras não pudessem questionar uma prescrição.[16])

Em 1912, antes de se tornar general médico, Gorgas havia previsto que, diante de uma guerra, o exército precisaria de um grande número de enfermeiras, mais do que provavelmente haveria disponível. Acreditava, no entanto, que nem todas precisavam de treinamento completo e por isso queria criar um corpo de "enfermeiras práticas", sem a formação e o treinamento das "enfermeiras graduadas". Outros também começavam a compartilhar essa ideia, todos homens. As mulheres à frente da profissão, no entanto, não aceitaram isso. Jane Delano havia ensinado enfermagem e chefiado o Corpo de Enfermeiras do Exército. Orgulhosa e inteligente, além de forte, motivada e autoritária, ela havia acabado de deixar o exército para estabelecer o programa de enfermagem da Cruz Vermelha, e a Cruz Vermelha era totalmente responsável pelo suprimento dessas profissionais ao exército, avaliando, recrutando e frequentemente designando-as.

Delano rejeitou o plano de Gorgas, dizendo às colegas que "ele ameaçava seriamente" o status da enfermagem profissional e alertando: "O serviço que prestamos de nada serviria para esses grupos de mulheres sem qualquer relação conosco, lideradas e orientadas por médicos, servindo sob a tutela deles." Sem rodeios, Delano disse à Cruz Vermelha que "se esse plano for executado, vou me desligar imediatamente da Cruz Vermelha... [e] todas as integrantes do Comitê Estadual e Local sairão comigo".[17]*

A Cruz Vermelha e o exército se renderam. Não foi iniciado nenhum treinamento para auxiliares de enfermagem. Quando os Estados Unidos entraram na guerra, o país tinha 98.162 enfermeiras graduadas, mulheres cujo treinamento provavelmente excedia o de muitos (se não a maioria) dos médicos treinados antes de 1910. A guerra sugou essas profissionais, bem como a todo o resto. Em maio de 1918, aproximadamente 16 mil enfermeiras serviam nas forças armadas. Gorgas acreditava que só o exército precisava de 50 mil delas.

Depois de Gorgas novamente implorar à Cruz Vermelha "para executar os planos já formulados",[18] depois de receber informações confidenciais sobre o desespero nos hospitais de campanha, Delano voltou atrás, apoiando Gorgas e buscando dialogar com suas pares sobre a necessidade das enfermeiras "práticas".

As colegas de profissão rejeitaram tudo. Recusaram-se a participar da organização de qualquer grande programa de treinamento de auxiliares e concordaram apenas em criar uma Escola de Enfermagem do exército. Em outubro de 1918, essa nova escola não havia produzido uma única enfermeira com treinamento integral.

---

* Era necessário que as enfermeiras tivessem o status protegido. No verão americano de 1918, o Departamento do Tesouro informou ao secretário de guerra que enfermeiras do exército feitas prisioneiras, diferentemente dos soldados, não tinham direito aos salários enquanto fossem prisioneiras de guerra. Mais tarde, a indignação forçou que essa política fosse revogada.

Foi extraordinário o triunfo da enfermagem sobre a Cruz Vermelha e o exército dos Estados Unidos, um exército em guerra. O fato de as vencedoras serem mulheres tornava isso ainda mais extraordinário. E, ironicamente, esse triunfo refletia também a partir do Comitê de Informações Públicas de George Creel sobre a verdade, pois a máquina de propaganda de Creel impedira o público de saber o quanto era profunda a necessidade de enfermeiras.

Enquanto isso, o apetite militar por médicos e enfermeiras só aumentava. Havia 4 milhões de homens americanos armados, mais por vir, e Gorgas fazia planos para 300 mil leitos hospitalares. O número de médicos treinados do qual dispunha simplesmente não suportaria a carga. Assim, a bordo de navios, os militares levavam cada vez mais enfermeiras e médicos aos alojamentos na França, até extraírem quase todos os melhores jovens médicos. Os civis rapidamente ficaram desguarnecidos em matéria de cuidados de saúde. Os médicos que permaneceram na vida civil eram, em grande parte, ou jovens incompetentes ou tinham mais de 45 anos, a maioria desses tendo sido treinada segundo as velhas práticas da profissão. A escassez de enfermeiras se mostraria ainda mais grave. Mortal, de fato, especialmente para a sociedade civil.

Tudo isso acrescentou lenha na fogueira, mas ainda havia mais lenha por vir.

CAPÍTULO ONZE

WILSON HAVIA EXIGIDO que "o espírito de brutalidade implacável... penetre no tecido da vida nacional". Para isso, Creel queria criar "uma massa incandescente", uma massa impulsionada pela "determinação imortal". E assim estava fazendo. Aquela era uma guerra total e essa abrangência incluía de fato a profissão médica.

O ânimo de Creel chegou a ser injetado no *Military Surgeon*, periódico publicado pelo exército para o corpo médico: "Todas as atividades deste país estão direcionadas a um único objeto: vencer a guerra. Agora nada mais conta e nada contará se não sairmos vitoriosos. Nenhum tipo de organização deve ser levado em consideração se não tiver esse objetivo à vista imediata e puder ajudar da forma mais eficiente possível... Assim, as ciências médicas são aplicadas à guerra, as artes são aplicadas ao aperfeiçoamento da camuflagem, para aumentar a motivação de nossos soldados através do entretenimento etc." [1]

Essa mesma publicação destinada a médicos, cujo objetivo era salvar vidas, também declarou: "A consideração pela vida humana frequentemente se torna bastante secundária... O oficial médico ficou mais absorvido no geral do que no particular, e a vida e os membros de um indivíduo, embora de grande importância, são secundários a medidas *pro bono publico*."[2] E ainda declarou sua opinião sobre o que constituía *pro bono publico* ao citar, com aprovação, conselhos do major Donald McRae, um veterano de combate que disse: "Se algum inimigo ferido for encontrado (na trincheira), devem ser expostos à baioneta, caso já tenham sido feitos prisioneiros suficientes [para interrogatório]."[3]

Gorgas não compartilhava das opiniões dos editores da revista. Quando o pesquisador financiado por Rockefeller descobriu a eficiência de sua antitoxina da gangrena, quis publicar seus resultados — o que poderia ajudar os alemães. Tanto Gorgas quanto o Secretário de Guerra, Newton Baker, concordaram que ele deveria fazê-lo, e assim se deu. Welch disse a Flexner: "Fiquei muito feliz que o secretário e o general médico, sem hesitação, tenham assumido essa posição."[4]

Mas Gorgas tinha coisas mais importantes a fazer do que policiar os editores do *Military Surgeon*. Ele estava concentrado em sua missão e a perseguia com a obsessão de um missionário. Gorgas tinha um pesadelo: o exército dos EUA havia explodido de algumas dezenas de milhares de soldados antes da guerra para milhões em poucos meses. Imensas bases militares, cada uma com cerca de 50 mil homens, foram montadas em questão de semanas. Centenas de milhares de homens ocupavam esses espaços antes da conclusão das bases militares. Ficavam espremidos nas barracas que haviam sido finalizadas, originalmente projetadas para muito menos ocupantes, enquanto dezenas de milhares de jovens soldados enfrentavam seu primeiro inverno abrigados em tendas. Os hospitais foram os últimos edifícios a serem construídos.

Essas circunstâncias não apenas trouxeram um grande número de homens para uma proximidade mais íntima, como também expuseram garotos do campo e da cidade, antes separados por centenas de quilômetros de distância, cada grupo com imunidades e vulnerabilidades a doenças completamente diferentes. Nunca antes na história americana — e possivelmente nunca antes na história de qualquer país — tantos homens haviam sido reunidos dessa maneira. Mesmo no front, na Europa, mesmo com a importação de mão de obra da China, da Índia e da África, a concentração de homens com diferentes vulnerabilidades talvez não tenha sido uma mistura tão explosiva quanto foi a que se deu nos campos de treinamento americanos.

O cenário no subconsciente de Gorgas era uma epidemia varrendo as bases militares. Dada a maneira como as tropas se deslocavam de uma a outra, se surgisse um surto de doença infecciosa em qualquer um, seria extraordinariamente difícil isolar o local e impedir que aquilo se alastrasse pelos demais. Milhares, possivelmente dezenas de milhares, poderiam morrer. Uma epidemia assim também poderia se espalhar para a população civil. Gorgas pretendia fazer tudo o que estivesse a seu alcance para impedir que esse pesadelo se tornasse real.

Em 1917, a ciência médica estava longe de estar desamparada em face às doenças. Na verdade, ela estava no leito do rio Styx. Se ela pudesse entrar naquelas águas e evitar que apenas algumas pessoas fizessem a travessia, nos laboratórios estava a promessa de muito mais.

É verdade que, até então, a ciência havia desenvolvido apenas uma das "balas mágicas" previstas por Paul Ehrlich. Ele e um colega experimentaram 900 compostos químicos diferentes para curar a sífilis antes de testar novamente o 606º, um feito de arsênico. Dessa vez, conseguiram fazê-lo funcionar, curando a doença sem envenenar o paciente. Foi batizado de Salvarsan, mas frequentemente era chamado apenas de "606".

A ciência havia alcançado um sucesso considerável na manipulação do sistema imunológico e na saúde pública. As vacinas preveniram uma dúzia de doenças que devastaram o gado, incluindo antraz e peste suína. Os pesquisadores também haviam ido muito além após o primeiro sucesso contra a varíola e agora desenvolviam vacinas para prevenir uma série de doenças, além de antitoxinas e soros para tratá-las. A ciência havia vencido a difteria. Medidas sanitárias e de saúde pública estavam contendo a febre amarela, a febre tifoide, a cólera e a peste bubônica; para essas três últimas apareceram também vacinas. Uma antitoxina para picadas de cobra entrou em produção. Foi encontrado um antissoro para disenteria. A antitoxina do tétano trouxe resultados mágicos. Antes de seu uso abrangente, em 1903, morriam 102 de cada mil pacientes tratados por tétano nos Estados Unidos. Dez anos depois, o uso universal da antitoxina reduziu a taxa de mortalidade para zero por mil tratados.[5] A meningite foi controlada, se não vencida, em grande parte pelo antissoro de Flexner. Em 1917, foi desenvolvida uma antitoxina para gangrena. Embora não tenha sido tão eficaz quanto outras, os cientistas conseguiram aprimorá-la, como haviam feito com as demais ao longo do tempo. As possibilidades de manipular o sistema imunológico para derrotar doenças infecciosas pareciam conter uma enorme promessa.*

No nível gerencial, Gorgas também estava agindo. Ele garantiu que muitos dos novos médicos do exército designados para alojamentos fossem treinados no Rockefeller Institute por alguns dos melhores cientistas do mundo. Também começou a estocar grandes quantidades de vacinas, antitoxinas e soros, pensando em não contar com os fabricantes de medicamentos, que considerava pouco confiáveis e frequentemente inúteis. Em 1917, o comissário de saúde do estado de Nova York, Hermann Biggs, testou produtos comerciais para várias doenças e os achou tão ruins que proibiu as vendas de todos os fabricantes de medicamentos no estado de Nova York.[6] Assim, Gorgas atribuiu a produção a pessoas em quem confiava. A Escola de Medicina do exército produziria vacina contra febre tifoide suficiente para 5 milhões de homens.[7] O Rockefeller produziria soros para pneumonia, disenteria e meningite. O Laboratório de Higiene de Washington, que acabou se transformando nos Institutos Nacionais de Saúde [sigla em inglês NIH], prepararia vacina contra varíola e antitoxinas para difteria e tétano.

Ele também transformou vários vagões de trem em instalações laboratoriais de última geração e os estacionou em pontos estratégicos ao redor do país, prontos — como Flexner disse ao assistente para assuntos científicos de Gorgas, coronel Frederick Russell — a fim de "serem enviados a qualquer uma das bases militares em que prevalecessem a pneumonia ou outra doença epidêmica".[8]

Além disso, mesmo antes do início das obras nos acantonamentos, Gorgas criou uma unidade especial para "a prevenção de doenças infecciosas"[9] e designou os melhores homens para isso. Welch, que já havia percorrido bases militares britânicas e francesas e estava alerta para possíveis pontos fracos, chefiava essa unidade, cujos outros cinco membros

* Quando os antibióticos surgiram no final das décadas de 1930 e 1940, funcionaram como mágica, e grande parte dessa pesquisa foi abandonada. No início dos anos 1960, autoridades de saúde pública declaravam vitória sobre doenças infecciosas. Mas hoje, com inúmeras cepas de bactérias desenvolvendo resistência a drogas, com vírus ganhando resistência ainda mais rapidamente, com doenças como a tuberculose, que chegou a ser considerada vencida, causando reviravoltas, os pesquisadores voltaram a procurar maneiras de estimular o sistema imunológico contra tudo, desde infecções a câncer.

eram Flexner, Vaughan, Russell, Biggs e Charles Chapin, de Rhode Island, todos homens de renome internacional. O grupo estabeleceu procedimentos precisos para serem seguidos pelo exército, minimizando as chances de uma epidemia.

Enquanto isso, quando as tropas chegavam às bases em 1917, os colegas do Rockefeller Institute Rufus Cole, Oswald Avery e outros, que voltaram o foco para a pneumonia, emitiram um aviso específico: "Embora a pneumonia ocorra principalmente na forma endêmica, epidemias pequenas e mesmo grandes não são impossíveis. Foi a doença mais séria que ameaçou a construção do Canal do Panamá"[10] — mais inclusive do que a febre amarela, como Gorgas bem sabia — "e sua prevalência em regiões onde se reúne um grande número de trabalhadores vulneráveis faz com que seja de suma importância, já que a pneumonia [parece] ter a propensão de atacar jovens recrutas. A experiência entre o pequeno número de soldados na fronteira mexicana, onde a doença se deu epidemicamente [em 1916], deve ser um aviso do que provavelmente acontecerá em nosso exército nacional quando um grande número de homens for reunido durante os meses de inverno."

Os superiores de Gorgas ignoraram o conselho e, é claro, em pouco tempo o exército enfrentaria uma amostra de doença epidêmica. Seria um teste, tanto para o vírus quanto para os remédios.

O inverno do final de 1917 e começo de 1918 foi o mais frio já registrado a leste das Montanhas Rochosas. Os quartéis estavam lotados e centenas de milhares de homens ainda viviam em tendas. Os hospitais e outras instalações médicas das bases militares ainda não haviam sido finalizados. Um relatório do exército admitiu o fracasso em fornecer roupas quentes ou mesmo aquecimento, porém o ponto mais perigoso era a superlotação. Flexner alertou sobre a situação: "era como se os homens tivessem reunido suas doenças, cada um contraído as que ainda não havia contraído (...) todas muito agravadas pela instalação problemática das bases militares, a administração deficiente e a falta de laboratórios adequados."[11] Vaughan protestou com impotência e mais tarde chamou os procedimentos do exército de "insanos (...) Não consigo estimar quantas vidas foram sacrificadas (...) Os perigos da mobilização de pessoas foram apontados para as autoridades competentes antes de haver qualquer reunião, mas a resposta foi: 'O objetivo da mobilização é converter civis em soldados treinados o mais rápido possível e não servir como demonstração da medicina preventiva'".[12]

Naquele inverno rigorosamente frio, o sarampo chegou às barracas do exército, e veio em forma de epidemia. Geralmente, o sarampo infecta crianças e causa apenas febre, erupção cutânea, tosse, coriza e desconforto. Como muitas outras doenças infantis — especialmente doenças virais —, no entanto, quando o sarampo atinge adultos, costuma fazê-lo com força. (No início do século XXI, o sarampo ainda causa 1 milhão de mortes por ano em todo o mundo.)

Esse surto atormentou as vítimas com febre alta, extrema sensibilidade à luz e tosse violenta. As complicações incluíram diarreia severa, meningite, encefalite (inflamação do cérebro), otites violentas e convulsões.

À medida que os soldados infectados se deslocavam de uma base militar para outra, o vírus avançava com eles, passando pelas bases como uma bola de boliche derrubando pinos. Vaughan relatou: "Nenhum trem transportando soldados chegou à base de Wheeler [perto de Macon, na Geórgia] no outono de 1917 sem trazer de um a seis casos de sarampo já em fase de erupção. Aqueles homens... distribuíram suas sementes pelo acampamento e no trem. Nenhuma força na terra seria capaz de impedir a propagação do sarampo naquelas condições."[13]

A base de Travis, nos arredores de San Antonio, abrigava 30.067 homens. No Natal, 4.571 homens haviam tido a doença. Funston tinha uma força média de mais de 56 mil homens. Desses, 3 mil ficaram doentes o suficiente para precisarem ser hospitalizados.[14] Em Greenleaf, na Carolina do Sul, e em Devens, em Massachusetts, os números foram comparáveis. Os 25.260 soldados da base de Cody, no Novo México, estavam livres do sarampo até logo após a chegada de homens vindos de Funston e, a partir daí, o sarampo começou a percorrer Cody também.

Alguns jovens começaram a morrer.

Os pesquisadores não conseguiram desenvolver nenhuma vacina preventiva contra o sarampo, nem um soro para curá-lo, mas a maioria das mortes vinha principalmente de infecções secundárias, de bactérias que invadiam os pulmões depois que o vírus enfraquecia as defesas dos pacientes. Os pesquisadores do Rockefeller e de outros lugares fizeram esforços para encontrar uma maneira de controlar essas infecções bacterianas e até obtiveram algum progresso.

Enquanto isso, o exército emitiu ordens proibindo os homens de se reunir em torno de fogões, e os oficiais vistoriavam barracas e nas tendas para garantir que estivessem sendo cumpridas. Mas, especialmente para as dezenas de milhares vivendo dentro de tendas em um período de frio recorde, era impossível impedir que os homens se amontoassem ao redor de fogões.

De todas as complicações do sarampo, a mais fatal de longe foi a pneumonia.[15] Nos seis meses entre setembro de 1917 e março de 1918, antes da epidemia da gripe, a pneumonia atingiu 30.784 soldados em solo americano. A doença matou 5.741 deles. Quase todos esses casos se desenvolveram como complicações do sarampo. Na base militar de Shelby, 46,5% de todas as mortes — todas as mortes por doenças, todos os acidentes de carro, todos os acidentes de trabalho, todos os percalços de treinamento combinados — foram resultado de uma pneumonia após o sarampo. No acampamento Bowie, 227 soldados morreram de doenças em novembro e dezembro de 1917, 212 deles morreram de pneumonia após o sarampo. A taxa média de mortalidade por pneumonia em 29 bases militares foi 12 vezes a de homens civis da mesma idade.[16]

Em 1918, o Senado, controlado pelos republicanos, realizou audiências sobre os erros do governo Wilson na mobilização dos militares. Os republicanos desprezavam Wilson desde 1912, quando ele chegou à Casa Branca, apesar de ter recebido apenas 41% dos votos. (O ex-presidente republicano e candidato de terceira Teddy Roosevelt e o presidente republicano William Howard Taft dividiram o voto do Partido Republicano, e o socialista Eugene Debs também ganhou 6%.) As falhas de mobilização pareceram uma oportunidade perfeita para constrangê-lo. E havia amargura pessoal nos ataques: O congressista Augustus Peabody Gardner, genro do líder da maioria no Senado, Henry Cabot Lodge, havia renunciado ao Congresso e se alistado apenas para morrer de pneumonia na base militar.

Gorgas foi convocado para explicar o fiasco do sarampo. Seu relatório sobre a epidemia e o depoimento ao chefe de gabinete ganharam a primeira página dos jornais. Como seu mentor Sternberg durante o desastre da febre tifoide, 20 anos antes, ele criticou duramente seus colegas e superiores do Departamento de Guerra por levarem tropas a acantonamentos cujas condições de vida não cumpriam os padrões mínimos de saúde pública por superlotação, por expor recrutas a sarampo sem imunidade, por usarem jovens "do campo" não treinados para cuidar de homens absurdamente doentes em hospitais mal equipados e às vezes sequer sem hospitais. E declarou que o Departamento de Guerra parecia não dar importância ao Departamento Médico do exército. "Eles nunca confiaram em mim",[17] disse ele em resposta à pergunta de um senador.

Gorgas tinha a esperança de que seu testemunho forçasse o exército a lhe dar mais poder para proteger as tropas. Talvez funcionasse, porque o exército deu início a processos nos tribunais marciais em três bases militares. O problema é que o depoimento também isolou Gorgas. À irmã, ele confidenciou que, no Departamento de Guerra, "todos os meus amigos parecem ter me abandonado e todos falam de mim pelas costas."[18]

Enquanto isso, Welch foi visitar uma das bases mais atingidas, onde não havia mais casos de sarampo, mas ainda havia pacientes lidando com as complicações. Ele disse a Gorgas que a taxa de mortalidade dos soldados que desenvolviam pneumonia após o sarampo "é calculada em 30%, mas mais homens morrerão no hospital. É preciso ter um bom estatístico na equipe porque um escrivão não tem competência para isso". Para que os homens hospitalizados tivessem mais chances de sobreviver, ele continuou: "peça que o coronel Russell solicite o medicamento de Avery para o pneumococo."[19]

Welch estava se referindo a Oswald Avery, do Rockefeller Institute, um dos canadenses que haviam entrado no exército com patente de soldado. Soldado ou não, ele logo seria, se já não era, o principal pesquisador mundial de pneumonia. E as conclusões a que Avery chegaria viriam a ter uma importância muito, muito além desse assunto. Elas dariam origem a uma revolução científica que mudaria a direção de toda pesquisa genética e criaria a moderna biologia molecular. Mas isso viria depois.

Osler chamava a pneumonia de "o capitão dos homens da morte". Era a principal doença responsável por mortes em todo o mundo, mais do que a tuberculose, do que o câncer, mais do que as doenças cardíacas, mais do que a peste.

E, assim como o sarampo, quando a gripe mata, ela geralmente o faz por pneumonia.

CAPÍTULO DOZE

Os dicionários médicos definem pneumonia como "uma inflamação dos pulmões com consolidação". Essa definição omite a menção de uma infecção, mas, na prática, a pneumonia é quase sempre causada por algum tipo de micro-organismo que invade o pulmão, seguido por uma infusão das armas de combate a infecções do corpo. A mistura inflamada de células, enzimas, resíduos celulares, fluidos e o equivalente de tecido cicatricial engrossa e leva à consolidação. Com isso, o pulmão, normalmente macio e esponjoso, torna-se firme, sólido, rígido. A doença mata geralmente quando a consolidação se torna tão disseminada que os pulmões não conseguem transferir oxigênio suficiente para a corrente sanguínea, ou quando o patógeno entra na corrente sanguínea e transmite a infecção para o restante do organismo.

A pneumonia manteve-se a principal causa de morte nos Estados Unidos até 1936. Ela e a gripe são doenças tão intimamente ligadas que as estatísticas internacionais de saúde modernas, incluindo as compiladas pelos centros de controle de doenças dos Estados Unidos, classificam-nas quase sempre como uma única causa de morte. Mesmo agora, no início do século XXI, com uma disponibilidade maior de antibióticos, medicamentos antivirais, balões de oxigênio e unidades de terapia intensiva, gripe e pneumonia combinadas ainda costumam ser a quinta ou a sexta principal causa de morte nos Estados Unidos e a principal causa de morte por doença infecciosa. Essa posição varia de ano para ano, geralmente dependendo da gravidade do problema da temporada de gripe.

A gripe causa pneumonia diretamente por invasão viral maciça dos pulmões, ou indiretamente (e mais comumente), destruindo certas partes das defesas do corpo e permitindo que os chamados invasores secundários — bactérias — infestem os pulmões praticamente sem encontrar obstáculos. Evidências também mostram que o vírus influenza facilita a invasão do pulmão por bactérias, não apenas eliminando os mecanismos de defesa, como também facilitando especificamente a capacidade de algumas bactérias se ligarem ao tecido pulmonar.[1]

Embora muitos vírus, fungos e bactérias possam invadir o pulmão, a causa mais comum de pneumonia é o pneumococo, uma bactéria que pode ser um invasor primário ou secundário. (O pneumococo causa aproximadamente 95% das pneumonias lobares, envolvendo um ou mais lobos inteiros, embora provoque um percentual muito menor de broncopneumonias.) George Sternberg, enquanto trabalhava em um laboratório improvisado em um posto do exército em 1881, primeiro isolou essa bactéria de sua própria saliva, a inoculou em coelhos e descobriu que ela matava. Mas Sternberg não reconheceu a doença como pneumonia. Nem Pasteur, que descobriria o mesmo organismo mais tarde, mas publicaria primeiro, de modo que a etiqueta científica lhe dá prioridade na descoberta. Três anos depois, um terceiro pesquisador demonstrou que essa bactéria frequentemente colonizava os pulmões e causava pneumonia, daí o nome.

Sob o microscópio, o pneumococo se parece com um estreptococo típico, uma bactéria elíptica ou redonda de tamanho médio, geralmente ligada a várias outras em cadeia, mas em geral a apenas mais uma — por isso às vezes é chamado de diplococo —, como duas pérolas lado a lado. Quando exposta à luz solar, a bactéria morre em 90 minutos, mas sobrevive no escarro úmido em um quarto escuro por 10 dias. Ocasionalmente, pode ser encontrada em partículas de poeira. De forma virulenta, pode ser altamente infecciosa. Na verdade, o pneumococo sozinho pode causar epidemias.

Já em 1892, os cientistas tentaram fabricar um soro para tratá-lo. Não conseguiram. Nas décadas seguintes, enquanto pesquisadores faziam enormes avanços na luta contra outras doenças, o estudo sobre a pneumonia quase não se aprimorou. Mas não por falta de tentativas. Sempre que avançavam em outros casos, como difteria, peste, febre tifoide, meningite, tétano, picada de cobra e outros, os pesquisadores imediatamente aplicavam os mesmos métodos no campo da pneumonia. Mas nada indicava qualquer sucesso.

Esses cientistas estavam trabalhando na ciência de última ponta. Melhoraram a produção de um soro que protegia os animais, mas não as pessoas. E trabalharam muito para compreender como esse soro funcionava, avançando hipóteses que poderiam levar a tratamentos eficientes. Sir Almroth Wright, nomeado assim por desenvolver uma vacina contra a febre tifoide, especulou que o sistema imunológico revestia os organismos invasores com o que ele chamava de "opsoninas", o que tornava muito mais fácil para os glóbulos brancos devorarem o invasor. A visão estava correta, mas ele estava errado nas conclusões que tirou a partir dela.

Em nenhum lugar, a pneumonia foi mais grave do que entre os trabalhadores das minas de ouro e diamante da África do Sul. As condições epidêmicas eram praticamente constantes, e rotineiramente os surtos matavam 40% dos homens que adoeciam. Em 1914, os proprietários de minas da África do Sul pediram a Wright que idealizasse uma vacina contra pneumonia. Ele alegou sucesso, mas, na verdade, Wright não apenas fracassou, como suas vacinas podiam matar. Este e outros erros fizeram com que os pesquisadores concorrentes apelidassem Wright maldosamente de "Sir *Almost* Right" [Sir Quase Certo].

Mas, a essa altura, dois cientistas alemães haviam encontrado uma pista para o problema no tratamento ou na prevenção de pneumonia. Em 1910, distinguiram o que chamaram de pneumococos "típicos" dos pneumococos "atípicos". Eles e outros tentaram desenvolver essa pista.

No entanto, quando a Grande Guerra começou, havia tão pouco progresso contra a pneumonia que o próprio Osler ainda recomendava flebotomia-sangria: "Hoje em dia, empregamos muito mais do que empregamos alguns anos atrás, mas mais frequentemente no final da doença do que no início. Creio que realizar a sangria logo no início em indivíduos saudáveis e robustos, nos quais a doença se manifesta com grande intensidade e febre alta, é uma boa prática."[2]

Osler não alegava que sangrias curassem a pneumonia, apenas que poderiam aliviar certos sintomas. A edição de 1916 de seu livro também afirmava: "A pneumonia é uma doença autolimitada, que não pode ser abortada nem interrompida por qualquer meio conhecido ao nosso comando."[3]

Ele estava errado e os americanos estavam prestes a contestar essa conclusão.

Quando Rufus Cole chegou ao Rockefeller Institute para dirigir seu hospital, decidiu concentrar a maior parte das próprias energias e as da equipe que montou no estudo da pneumonia. Sendo a doença que mais matava, a escolha era óbvia.

Para curar ou prevenir a pneumonia, era necessário, como ocorria com todas as outras doenças infecciosas da época, manipular as próprias defesas do corpo, o sistema imunológico.

Nas doenças que os cientistas podiam derrotar, o antígeno — as moléculas na superfície dos organismos invasores que estimulavam o sistema imunológico a responder, ou seja, o alvo que a resposta imune visa — não mudava. Na difteria, a parte perigosa não era nem a própria bactéria, mas uma toxina produzida por ela.

A toxina não era viva, não evoluía e tinha forma fixa, portanto a produção da antitoxina tornou-se rotina. Cavalos eram injetados com doses progressivas de bactérias virulentas. A bactéria produzia a toxina e o sistema imunológico do cavalo, por sua vez, gerava anticorpos que se ligavam e neutralizavam a toxina. O animal então passava por uma sangria, os sólidos eram removidos do sangue até restar apenas o soro, e isso era purificado na antitoxina que se tornou tão comum e salvadora de vidas.

Um processo idêntico produzia a antitoxina tetânica, o soro de Flexner contra meningite e várias outras substâncias profiláticas. Os cientistas vacinavam o cavalo contra uma doença, depois extraíam os anticorpos e os injetavam nas pessoas. Esse empréstimo de defesas do sistema imunológico de uma fonte externa é chamado de imunidade passiva.

Quando as vacinas são usadas para estimular diretamente o próprio sistema imunológico das pessoas para que desenvolvam as próprias defesas contra bactérias ou vírus, isso é chamado de imunidade ativa.

Mas em todas as doenças tratadas com sucesso até então, os antígenos permaneciam constantes. O alvo ficava parado. Ele não se mexia. Assim, era fácil de acertar.

O pneumococo era diferente. A descoberta de pneumococos típicos e atípicos havia aberto uma porta, e os pesquisadores estavam agora encontrando muitos tipos de bactérias. Tipos diferentes tinham antígenos diferentes. Às vezes, o mesmo tipo também era virulento, às vezes, não; mas o motivo pelo qual um matava e outro causava um quadro leve ou nenhuma manifestação ainda não era uma pergunta que alguém estivesse planejando responder com experimentos. Isso teria de esperar o futuro, uma espécie de corrente submarina puxando os dados. O foco era muito mais imediato: encontrar um soro curativo, uma vacina preventiva ou ambos.

Em 1912, Cole, no Rockefeller Institute, havia desenvolvido um soro que tinha poder curativo mensurável, senão dramático, contra um único tipo de pneumococo. Ele havia lido um artigo de Avery a respeito de um assunto totalmente diferente: infecções secundárias em vítimas de tuberculose. Mesmo limitado e não exatamente um clássico, o artigo causou profunda impressão em Cole. Era um material sólido, completo, bem amarrado e profundamente analítico, demonstrando que o autor estava consciente das potenciais implicações de suas conclusões e oferecendo novas direções possíveis para a pesquisa. Também demonstrava o conhecimento de química de Avery e sua capacidade de realizar uma investigação laboratorial totalmente científica nos pacientes. Cole escreveu um bilhete para Avery oferecendo-lhe um emprego no instituto. Avery não respondeu. Cole enviou um segundo bilhete. Ainda assim, nenhuma resposta. Finalmente, Cole visitou Avery e aumentou a oferta de salário. Mais tarde, percebeu que Avery raramente lia sua correspondência. Era típico de um pesquisador cujo foco estava sempre no trabalho. Avery enfim aceitou e logo após o início da Grande Guerra, mas antes da entrada da América no conflito, também começou a trabalhar com pneumonia.

A doença cujo estudo era a paixão de Cole, para Avery se tornaria uma obsessão.

Oswald Avery era um homem baixo, magro e frágil, um homem minúsculo que pesava no máximo 50 quilos. Com a cabeça grande e os olhos intensos, parecia alguém que teria sido ridicularizado com o apelido de "cabeção", se a palavra estivesse em uso na época, e sofrido *bullying* na escola quando menino. Caso tenha sido o caso, parecia não ter deixado cicatrizes. Avery parecia amigável, alegre e até extrovertido.

Nascido em Montreal, havia sido criado em Nova York, filho de um ministro batista que pregava em uma igreja da cidade. Avery tinha muitos talentos. Na Universidade Colgate, empatou em primeiro lugar em um concurso de oratória com o colega Harry Emerson Fosdick, que se tornaria um dos mais importantes pregadores do início do século XX (o irmão de Fosdick, Raymond, chefiou a Rockefeller Foundation; John Rockefeller pai construiu a Igreja Riverside para Harry). Avery também tocava corneta bem o suficiente para se apresentar com o Conservatório Nacional de Música (em um concerto conduzido por Antonin Dvorák) e costumava desenhar caricaturas com nanquim e pintar paisagens.

No entanto, apesar de toda a aparente simpatia e sociabilidade, Avery falava sobre o que chamava de "a verdadeira interioridade da pesquisa".[4]

René Dubos, um protegido da Avery, lembrou: "Para alguns de nós que o víamos na vida cotidiana, no entanto, muitas vezes se revelava outro aspecto de sua personalidade, (...) uma característica mais assustadora, (...) uma figura melancólica que assoviava baixinho a canção solitária do pastor de Tristão e Isolda. Uma necessidade aguda de privacidade, mesmo que tivesse de ser comprada à custa da solidão, condicionava grande parte do comportamento de Avery."[5]

Se o telefone tocava, Avery conversava animadamente, como se estivesse feliz em ouvir quem estava ligando, mas, quando desligava, Dubos lembrou: "Era como se uma máscara caísse, seu sorriso era substituído por uma expressão cansada e quase torturada, e o telefone era empurrado para longe em cima da mesa, como símbolo de protesto contra o mundo invasor."[6]

Como Welch, Avery nunca se casou, nem se soube de ter tido um relacionamento emocional ou íntimo com alguém de qualquer sexo. Como Welch, ele era capaz de ser encantador e o centro das atenções. Fazia imitações cômicas tão bem que um colega o classificou como "um comediante nato".[7] No entanto, Avery se ressentia de qualquer tipo de intrusão a respeito de sua vida íntima, ressentia-se das tentativas de outras pessoas de entretê-lo.

Todo o resto nele era o oposto de Welch, um homem que lia muito, tinha curiosidade sobre tudo, havia viajado pela Europa, China e Japão e parecia abraçar o universo. Frequentemente, procurava relaxar em jantares sofisticados e quase diariamente se retirava para algum clube. Quando muito jovem, Welch era visto como alguém destinado a grandes realizações.

Avery não era nada disso. Certamente não foi considerado um jovem pesquisador brilhante. Quando Cole o contratou, ele tinha quase 40 anos. Aos 40, Welch estava circulando pelas mais altas rodas da ciência internacional. Aos 40, os contemporâneos de Avery, que viriam a deixar algum legado científico significativo, já haviam construído seus próprios nomes. Avery, como muitos dos pesquisadores mais jovens do Rockefeller, estava basicamente em fase probatória e não havia deixado qualquer marca em particular. De fato, não deixaria nenhuma, mas não por falta de ambição e de trabalho.

Enquanto Welch socializava e viajava o tempo todo, Avery quase não tinha vida pessoal. Ele fugia da vida pessoal. Quase nunca se divertia e raramente saía para jantar. Embora fosse próximo e se sentisse responsável pelo irmão mais novo e por um primo órfão, sua pesquisa era sua vida e seu mundo. Todo o resto lhe era estranho. Certa vez, o editor de uma revista científica pediu que ele escrevesse um artigo memorial sobre o ganhador do Nobel Karl Landsteiner, com quem ele havia trabalhado de perto no Rockefeller. Avery o fez, mas não disse nada sobre a vida pessoal de Landsteiner.[8] Quando o editor pediu que ele inserisse alguns detalhes, Avery se recusou, afirmando que informações pessoais não ajudariam o leitor a entender qualquer coisa que importasse, nem as realizações de Landsteiner nem seus processos de pensamento.

(Landsteiner provavelmente teria aprovado a abordagem de Avery. Quando foi avisado de que havia recebido o prêmio Nobel, ele simplesmente continuou trabalhando até o fim do dia e chegou em casa tão tarde que nem acordou a esposa para dar a notícia.)[9]

A pesquisa importava, dizia Avery, não a vida. E a vida da pesquisa, como a de qualquer arte, era interior. Como Einstein disse certa vez: "Um dos motivos mais fortes que levam as pessoas à arte ou à ciência é a fuga da vida cotidiana... Essa motivação negativa traz uma positiva a reboque. O homem procura formar para si mesmo, da maneira que lhe for mais adequada, uma imagem simplificada e lúcida de tudo que existe e, assim, superar o mundo da experiência, esforçando-se por substituí-lo, em certa medida, por essa imagem. É isso que fazem o pintor, o poeta, o filósofo especulativo, o cientista natural, cada um à sua maneira. Ele coloca o centro de gravidade da própria vida emocional na construção dessa imagem, a fim de alcançar a paz e a serenidade que não consegue encontrar dentro dos estreitos limites do turbilhão da experiência pessoal."[10]

Com a possível exceção do amor pela música, Avery parecia não existir fora do laboratório. Por anos, dividiu o mesmo apartamento com Alphonse Dochez, outro cientista solteiro que trabalhou ao lado dele no

Rockefeller, além de um elenco cada vez maior de colegas de quarto cientistas temporários que iam embora por terem se casado ou mudado de emprego. Os colegas de quarto de Avery viviam vidas normais; saíam, faziam viagens curtas no fim de semana. Quando chegavam em casa, Avery estava lá, pronto para uma longa conversa que seguiria até altas horas da noite sobre algum problema ou resultado das experiências.

Mas se a vida pessoal era pouca, a ambição era muita. O desejo de Avery de deixar alguma marca, depois de tanto tempo sem chamar atenção, o levou a publicar dois trabalhos logo que chegou ao Rockefeller. No primeiro, com base em apenas alguns experimentos, ele e Dochez formularam "uma teoria metabólica abrangente de virulência e imunidade".[11] No segundo, Avery novamente foi muito além de suas evidências experimentais para chegar a uma conclusão.

Os artigos foram rapidamente refutados. Humilhado, decidiu que nunca mais sofreria tamanho constrangimento. Tornou-se extraordinariamente cuidadoso, muitíssimo cauteloso e conservador em relação a qualquer coisa que publicasse ou dissesse fora do próprio laboratório. Não parou de especular — em particular — sobre as interpretações mais ousadas e de maior alcance de um experimento, mas, a partir de então, passou a publicar apenas as conclusões mais rigorosamente testadas e conservadoras. Em público, Avery avançaria lentamente e aos poucos, finalmente conseguiria percorrer uma distância enorme e surpreendente.

Quando se avança com lentidão, o progresso demora a vir, mas ainda assim pode ser decisivo. Cole e Avery trabalharam juntos exatamente da forma como Cole esperava quando organizou o hospital Rockefeller. O mais importante foi que o trabalho produziu resultados.

No laboratório, Avery e Dochez assumiram a liderança. Trabalhavam em laboratórios simples, com equipamentos também simples. Cada sala tinha uma única pia profunda de porcelana e várias estações de trabalho, cada uma com uma saída de gás para um bico de Bunsen e gavetas. O tampo da mesa era coberto de prateleiras de tubos de ensaio, frascos simples, placas de Petri — conta-gotas para vários corantes e produtos químicos e latas com pipetas e argolas de platina. Sobre a mesma mesa, os pesquisadores realizavam quase todo o trabalho: inocular, sangrar e dissecar animais. Também havia uma gaiola para um animal que ocasionalmente era mantido como se fosse de estimação. No meio da sala havia incubadoras, bombas de vácuo e centrífugas.

Primeiro, eles replicaram experimentos anteriores, em parte para se familiarizar com as técnicas. Expuseram coelhos e camundongos a doses progressivas de pneumococos e logo os animais desenvolveram anticorpos. Então sangraram os animais, permitiram que os sólidos se depositassem, isolaram o soro, adicionaram produtos químicos para precipitar os sólidos restantes e depois purificaram o resultado passando o soro por vários filtros. Outros haviam feito o equivalente, conseguindo curar ratos com o soro. Mas ratos não são o mesmo que pessoas.

E, de certa forma, aqueles ratos também não eram exatamente ratos. Os cientistas precisavam manter o maior número possível de fatores constantes e limitar variáveis para facilitar a compreensão precisa do que havia causado um resultado experimental. Portanto, seus ratos eram criados internamente até que todos de uma determinada linhagem tivessem genes praticamente idênticos, exceto pelas diferenças de sexo. (Os ratos machos geralmente não são usados em experimentos porque às vezes se atacam uns aos outros, e a morte ou ferimento de um único rato por qualquer motivo pode distorcer resultados experimentais e destruir semanas de trabalho.) Aquelas cobaias estavam totalmente vivas, sim, mas também eram sistemas modelo, com o máximo possível de complexidade, diversidade e espontaneidade da vida eliminado. Tinham sido criados para ser o mais próximo possível de um tubo de ensaio que um ser vivo poderia ser.*

Mas, se os cientistas estavam curando ratos, ninguém em lugar nenhum havia feito qualquer progresso na cura de pessoas. Todos os experimentos haviam falhado. Em outros lugares, outros pesquisadores que tentavam abordagens semelhantes haviam desistido, convencidos pelas falhas de que suas teorias estavam erradas ou de que suas técnicas não eram boas o suficiente para produzir resultados. Ou simplesmente ficaram impacientes e passaram para problemas mais fáceis.

Avery não fez isso. Ele via partes de evidências sugerindo que estava no caminho certo. Ele insistia, experimentava repetidamente, tentava aprender com cada falha. Ele e Dochez cultivaram centenas de culturas

* As mesmas linhas genéticas de ratos de laboratório usados por Avery ainda estão em uso hoje. Os ratos vêm sendo criados em laboratório desde pelo menos 1909 para ser uma ferramenta útil. Como diz um cientista do Instituto Nacional do Câncer: "Eu posso curar o câncer em um rato 100% das vezes. Se isso não for possível, convém desistir."

de pneumococos, mudando as cepas, aprendendo cada vez mais sobre seu metabolismo, mudando a composição do meio no qual as bactérias cresciam. (Logo, Avery se tornou um dos melhores do mundo em descobrir qual meio produziria bactérias diferentes com mais eficiência.) Sua formação em química e imunologia começou a valer a pena, e os dois usaram todas as informações como uma cunha, inserindo-as no problema, desvendando ou escancarando outros segredos, aprimorando técnicas e, finalmente, chegando além do ponto que outros haviam conseguido.

Eles e os demais identificaram três cepas bastante uniformes e comuns de pneumococos, que chamaram simplesmente de Tipo I, Tipo II e Tipo III. Outros pneumococos foram designados como Tipo IV, um balaio para dezenas de outras cepas (90 haviam sido identificadas) que apareciam com menos frequência. Os três primeiros tipos apontaram um alvo muito mais específico para um antissoro, que foi então produzido. Quando expuseram diferentes culturas de pneumococos a ele, descobriram que os anticorpos no soro se ligariam apenas à sua cultura correspondente e não a qualquer outra. A ligação era visível inclusive em um tubo de ensaio sem microscópio. As bactérias e os anticorpos se agrupavam. O processo foi chamado de aglutinação e era um teste de especificidade.

Mas muitas coisas que funcionam *in vitro*, no universo estreito de um tubo de ensaio, falham *in vivo*, na complexidade quase infinita da vida. Então, os pesquisadores repassaram o ciclo de testes em coelhos e camundongos, testando diferentes cepas da bactéria para descobrir o potencial de letalidade, testar como eram gerados os anticorpos e o quanto esses anticorpos se ligavam a eles. Tentaram injetar doses maciças de bactérias mortas pensando que isso poderia desencadear uma resposta imunológica expressiva e, em seguida, usaram o soro gerado por essa técnica. Tentaram misturar pequenas doses de bactérias vivas e doses massivas de bactérias mortas. Tentaram usar bactérias vivas. Em ratos, alcançaram taxas de cura espetaculares.

Ao mesmo tempo, a compreensão de Avery sobre as bactérias se aprofundou. Um aprofundamento suficiente para ele forçar os cientistas a mudar a forma como pensavam o sistema imunológico.

Um dos aspectos mais intrigantes dos pneumococos era que alguns eram virulentos e letais, outros, não. Avery achou que tinha uma pista para solucionar esse mistério. Ele e Dochez concentraram-se no fato de que alguns pneumococos — mas apenas alguns — eram cercados por uma cápsula feita de polissacarídeos, um açúcar, como a casquinha que envolve o recheio de um M&M. O primeiro artigo de Avery sobre o pneumococo, em 1917, tratava dessas "substâncias solúveis específicas", um assunto que ele perseguia havia mais de 25 anos. Quando tentou montar esse quebra-cabeça, começou a chamar o pneumococo, essa bactéria mortífera, de o "micróbio revestido de açúcar". Sua busca produziria uma descoberta importante e uma profunda compreensão da vida como um todo.

Enquanto isso, com o resto do mundo ocidental já em guerra, Cole, Avery, Dochez e seus colegas estavam prontos para testar seu soro imunológico nas pessoas.

CAPÍTULO TREZE

MESMO QUANDO COLE testou o novo soro em pacientes pela primeira vez, a substância se mostrou promissora. Ele e Avery imediatamente dedicaram-se a refinar seus procedimentos em laboratório, seus métodos de infectar cavalos e de produzir soro, sua maneira de administrá-lo. Começaram então uma cuidadosa série de testes com um produto finalizado e descobriram que a administração de grandes doses de soro — meio litro — por via intravenosa reduzia a taxa de mortalidade das pneumonias tipo I em mais da metade, de 23% para 10%.

Não era uma cura. Pneumonias causadas por outros tipos de pneumococos não cederam tão facilmente. E, como Avery e Cole declararam, "a proteção no homem é inferior à que há em ratos".[1]

Mas, de todas as pneumonias, as causadas por pneumococos tipo I eram as mais comuns. Reduzir a taxa de mortalidade em mais da metade na pneumonia mais comum era um progresso, um progresso real, suficiente ao ponto de, em 1917, o instituto publicar uma monografia de 90 páginas assinada por Cole, Avery, Dochez e Henry Chickering, outro jovem cientista do Rockefeller, intitulada "Prevenção de pneumonia lobar aguda e tratamento sérico".

Foi um trabalho histórico, pela primeira vez explicando passo a passo uma maneira de preparar e usar um soro que poderia curar a pneumonia. E, além disso, que antecipou muito os surtos da doença em alojamentos do exército ao observar que: "A pneumonia provavelmente será a maior causa de mortes desta guerra."[2] Em outubro de 1917, Gorgas disse aos comandantes do hospital do exército que, "tendo em vista a probabilidade de a pneumonia ser uma das doenças mais relevantes entre as tropas",[3] eles deveriam enviar ainda mais médicos ao Rockefeller Institute para que aprendessem a preparar e administrar o soro. Avery, ainda soldado, já estava desviando tempo de sua pesquisa para ensinar bacteriologia aos oficiais alocados nas bases militares. Agora, ele e seus colegas também ensinavam a soroterapia. Seus alunos, em vez de chamá-lo de "soldado", dirigiram-se a ele respeitosamente como "professor", apelido que já havia sido dado ocasionalmente a ele. Seus colegas abreviaram para "Fess", apelido que o acompanhou pelo resto da vida.

Simultaneamente, Cole, Avery e Dochez desenvolviam uma vacina para prevenir pneumonia causada por pneumococos tipos I, II e III. Depois de provar que funcionava em animais, eles e seis outros pesquisadores do Rockefeller se transformaram em cobaias e, para testar a segurança do uso da vacina em seres humanos, aplicaram doses maciças uns nos outros. Todos tiveram reações negativas e três tiveram reações graves.[4] Decidiram então que a vacina era perigosa demais para ser administrada naquelas doses, mas planejaram outro experimento com doses mais baixas, uma vez por semana, durante quatro semanas, o que dava aos receptores tempo para aumentar gradualmente a imunidade.

Essa vacina chegou tarde demais para causar qualquer impacto em larga escala na epidemia de sarampo, mas, em Camp Gordon, nos arredores de Atlanta,uma vacina contra a cepa de pneumococo que causava a maioria das pneumonias foi testada em cem homens com sarampo, sendo cinquenta vacinados e cinquenta formando o grupo de controle.[5] Apenas dois dos vacinados desenvolveram a pneumonia em comparação com 14 não vacinados.

Enquanto isso, Cole escreveu ao coronel Frederick Russell — que, durante sua própria carreira científica no exército, havia melhorado significativamente a vacina contra a febre tifoide — a respeito do "progresso que já fizemos na questão da vacinação profilática contra pneumonia".[6] Mas Cole acrescentou: "A fabricação de vacina em grandes quantidades será um grande problema, muito mais difícil do que a fabricação da vacina contra febre tifoide. Tenho feito uma organização para que grandes quantidades de meios necessários possam ser preparadas e para que a vacina possa ser produzida em larga escala."

A organização de Cole estava pronta para um grande teste em março de 1918, justamente quando a gripe começou a aparecer entre os soldados do Kansas. A vacina foi administrada a 12 mil homens na base de Upton, em Long Island, o que consumiu todas as vacinas disponíveis, enquanto 19 mil soldados serviram como controle, sem receber vacina. Nos três meses seguintes, nem um único soldado vacinado desenvolveu pneumonia causada por qualquer um dos tipos de pneumococos vacinados contra. Os controles sofreram 101 casos.[7] Não era um resultado absolutamente conclusivo, porém era mais do que sugestivo. E também um resultado muito melhor do que o alcançado em qualquer outro lugar do mundo. O Pasteur Institute também estava testando uma vacina contra pneumonia, mas sem sucesso.[8]

Se Avery e Cole conseguissem desenvolver um soro ou uma vacina com eficácia comprovada contra o capitão da morte... Se conseguissem realizar esse feito, seria o maior triunfo já experimentado pela ciência médica.

Tanto a perspectiva de finalmente ser capaz de derrotar a pneumonia quanto impedir sua aparição nas bases militares apenas intensificou a determinação de Gorgas de encontrar um modo de limitar sua letalidade. Ele pediu para Welch criar e presidir um conselho especial sobre a doença. Gorgas queria que o conselho fosse administrado, literalmente, de dentro do próprio escritório: a mesa de Welch ficava no escritório pessoal de Gorgas.

Welch reclamou e telefonou para Flexner. Os dois concordaram que o melhor homem do país, e provavelmente do mundo, para presidir esse conselho era Rufus Cole. No dia seguinte, Flexner e Cole pegaram um trem para Washington para encontrar Gorgas e Welch no Cosmos Club.[9] Lá, escolheram os membros do conselho de pneumonia, um conselho que receberia apoio de conhecimento e recursos de Gorgas, Welch, Flexner e das instituições que representavam.

E escolheram bem. Cada pessoa selecionada futuramente seria eleita como membro da Academia Nacional de Ciências, sem dúvida a organização científica mais exclusiva do mundo.

Avery, é claro, lideraria as investigações laboratoriais e ficaria em Nova York. A maioria dos demais trabalharia em campo. O tenente Thomas Rivers, formado na Hopkins e protegido de Welch, viria a se tornar um dos principais virologistas do mundo e sucederia Cole como diretor do hospital do Rockefeller Institute. O tenente Francis Blake, outro pesquisador do Rockefeller, se tornaria reitor da Faculdade de Medicina de Yale. O capitão Eugene Opie, considerado um dos mais brilhantes estudantes de patologia de Welch, já era reitor da Faculdade de Medicina da Universidade de Washington quando ingressou no exército. Colaborando com eles, embora não fossem membros de fato do conselho, estavam os futuros ganhadores do prêmio Nobel Karl Landsteiner, do Rockefeller, e George Whipple, da Hopkins. Anos depois, outro cientista do Rockefeller lembraria: "Foi realmente um privilégio fazer parte da equipe de pneumonia."[10] Rotineiramente — se é que algo de tamanha urgência pudesse ser descrito como rotina —, Cole viajava até Washington para discutir as últimas descobertas com Welch e os oficiais médicos do exército no escritório de Gorgas. Cole, Welch, Victor Vaughan e Russel também realizavam visitas de inspeção mais rigorosas aos acantonamentos, verificando tudo, desde a qualidade dos médicos, bacteriologistas e epidemiologistas até a maneira como a louça era lavada nas cozinhas.[11] Todas as recomendações que faziam eram imediatamente ordenadas para serem realizadas. Mas eles não ditavam simplesmente; muitos dos hospitais e laboratórios de campo eram dirigidos por homens que eles respeitavam, e, portanto, o grupo também estava aberto a ouvir suas ideias.

No final da primavera americana, Cole relatou à Associação Médica Americana uma de suas conclusões sobre o sarampo: "parece tornar a membrana mucosa respiratória especialmente suscetível a infecções secundárias." Ele também acreditava que essas infecções secundárias, como o próprio sarampo, "ocorrem principalmente em forma epidêmica. Todo novo caso de infecção aumenta não apenas a extensão, como também a intensidade da epidemia".[12]

Em 4 de junho de 1918, Cole, Welch e vários outros membros do conselho de pneumonia apareceram no escritório de Gorgas mais uma vez, agora com Hermann Biggs, comissário de saúde do estado de Nova York, Milton Rosenau, o proeminente cientista de Harvard que na época era comandante da marinha, e L. Emmett Holt, um dos que contribuíram para a fundação do Rockefeller. Dessa vez, a discussão foi ampla, com foco em estratégias para minimizar a possibilidade de algo pior do que a epidemia de sarampo. Todos estavam preocupados com o pesadelo de Gorgas.

Não estavam particularmente preocupados com a gripe, apesar de estarem rastreando os surtos da doença. Naquele momento, eram surtos leves, nem de perto tão perigosos quanto a epidemia de sarampo. Eles sabiam que, quando mata, a gripe mata por pneumonia, mas Gorgas já havia solicitado ao Rockefeller Institute que acelerasse o estudo e a produção do soro e da vacina, e tanto o instituto quanto a Escola de Medicina do exército haviam lançado grandes esforços para tal.

A conversa passou então do laboratório para questões epidemiológicas. As visitas de inspeção dos campos convenceram Welch, Cole, Vaughan e Russell de que infecções cruzadas haviam causado muitas das mortes por pneumonia relacionadas ao sarampo. Para evitar esse problema, Cole sugeriu a criação de enfermarias de doenças contagiosas com equipes especialmente treinadas, algo que os melhores hospitais civis tinham. Welch observou que os britânicos tinham hospitais de isolamento com administrações totalmente separadas e sob rígida disciplina. Outra solução possível para deter a infecção cruzada envolvia o uso de cubículos em hospitais — criando um conjunto de partições em torno dos leitos.

Também discutiram a superlotação em hospitais e o isolamento das tropas. Desde 1916, o exército canadense vinha isolando todos os soldados que chegavam à Grã-Bretanha durante 28 dias para impedir que infectassem soldados treinados e prontos para irem para o front.[13] Welch aconselhou que fossem criados "campos de detenção semelhantes para novos recrutas, onde os homens seriam mantidos por períodos de 10 a 14 dias".[14]

Todos reconheciam a dificuldade de convencer o exército a fazer isso, ou de convencer o exército a acabar com o problema ainda mais sério da superlotação nos quartéis.

Mesmo assim, outro oficial médico do exército trouxe uma boa notícia: segundo ele o problema de superlotação nos hospitais havia sido eliminado. Todos as instalações médicas do exército tinham pelo menos cem leitos vazios em 15 de maio, totalizando 23 mil leitos desocupados. Todas as estatísticas epidemiológicas coletadas pelo exército mostravam uma saúde geral melhorada. Esse oficial insistiu que as instalações e o treinamento eram adequados.

O tempo diria.

▪ ▪ ▪

O homem pode ser definido como 'moderno' em grande parte na medida em que tenta controlar a natureza em vez de se ajustar a ela. Nessa relação, a humanidade moderna geralmente tem sido a agressora e a mais ousada, alterando o fluxo dos rios, construindo falhas geológicas e, hoje, trabalhando na genética de espécies existentes. De modo geral, a natureza tem sido lânguida em sua resposta, embora seja contenciosa quando despertada e, ocasionalmente, demonstre talento para a violência.

Em 1918, a humanidade era totalmente moderna e científica, mas estava ocupada demais lutando contra si mesma para se voltar contra a natureza. A natureza, no entanto, escolhe seus próprios momentos. Ela escolheu *aquele* momento para agredir o homem, e não o fez com uma cutucada lânguida. Pela primeira vez, a humanidade moderna, uma humanidade praticando o método científico moderno, enfrentaria a natureza em sua fúria máxima.

■ Parte IV

O INÍCIO

CAPÍTULO QUATORZE

É IMPOSSÍVEL COMPROVAR se foi alguém de Haskell County, Kansas, que levou o vírus influenza para Camp Funston. Contudo, as evidências circunstanciais são robustas. Na última semana de fevereiro de 1918, Dean Nilson, Ernest Elliot e John Bottom, além de provavelmente vários outros homens não identificados pelo jornal local, viajaram de Haskell, onde grassava o surto de "uma forte gripe", para Funston. Tudo leva a crer que chegaram entre os dias 28 de fevereiro e 2 de março, e o hospital da base militar começou a receber soldados acometidos de gripe a partir de 4 de março. Essa janela de tempo cobre com precisão o período de incubação do vírus influenza. Ao cabo de três semanas, 1.100 soldados em Funston estavam tão doentes que precisaram ser hospitalizados.

Apenas algumas poucas pessoas se deslocaram entre Haskell e Funston, mas uma torrente de soldados circulou entre Funston, outras bases militares e a França. Em 18 de março, duas semanas após o primeiro caso observado em Funston, a gripe surgiu nas bases militares Forrest e Greenleaf, na Geórgia; relatou-se que 10% dos efetivos de ambas as bases ficaram doentes. Em seguida, em um efeito dominó, a gripe eclodiu em outras. No total, 24 das 36 maiores bases do exército tiveram um surto de gripe naquela primavera. Trinta das cinquenta maiores cidades do país,a maioria próxima a instalações militares, sofreram igualmente um pico de "mortalidade excessiva" em abril, por causa do vírus influenza, apesar de tal fato só ter ficado evidente tempos depois.[1]

No início, a doença não parecia suscitar qualquer motivo de preocupação, nada parecido com o surto de sarampo e suas complicações pulmonares. A gripe havia sido grave somente em Haskell. O único fator realmente preocupante era o fato de a doença estar se alastrando.

Como ponderou mais tarde Macfarlane Burnet: "É conveniente acompanhar a trajetória do vírus influenza nesse período, principalmente em relação às experiências do exército na América e na Europa."[2]

Depois da pandemia, renomados epidemiologistas pesquisaram, nos registros de saúde civis e militares nos Estados Unidos, quaisquer sinais de atividade anormal de gripe anterior ao surto em Funston. Não encontraram nada. (O aviso publicado sobre Haskell expôs uma data falsa, erroneamente colocando-a após o episódio de Funston.) Na França, surgiram algumas ondas de gripe localizadas durante o inverno, mas aparentemente não se alastravam e se comportavam de forma endêmica, e não epidêmica.

Os primeiros surtos incomuns na Europa ocorreram no início de abril em Brest, onde os americanos desembarcaram. Na própria cidade de Brest, uma unidade naval francesa foi afetada. E, a partir da cidade, a doença se espalhou rapidamente, em círculos concêntricos.

Ainda assim, embora muitas pessoas adoecessem, esses surtos, tal e qual aqueles relatados nos Estados Unidos, foram moderados de um modo geral. Os soldados ficavam enfraquecidos por um tempo e depois se recuperavam. Por exemplo, uma epidemia eclodiu perto de Chaumont, envolvendo civis e militares americanos: de 172 fuzileiros lotados ali, a maioria adoeceu e 54 tiveram que ser hospitalizados — mas todos se recuperaram.[3]

A primeira ocorrência no exército francês deu-se em 10 de abril.[4] A gripe atingiu Paris no final desse mesmo mês e aproximadamente na mesma época chegou à Itália. No exército britânico, os primeiros casos aconteceram em meados de abril, e logo a doença explodiu. Em maio, só o Primeiro Exército Britânico contabilizava 36.473 internações hospitalares, além de dezenas de milhares de casos de menor gravidade.[5] No Segundo Exército, um relatório britânico reportou o seguinte: "No final de maio, apareceu com forte intensidade... O número de contagiados era muito grande... Uma brigada de artilharia teve um terço de sua força acometida pela doença em um espaço de 48 horas, e na coluna de munições apenas quinze homens, de um total de 145, estavam aptos para o serviço em determinado dia."[6] No Terceiro Exército Britânico, as baixas foram semelhantes. Em junho, soldados que retornavam do continente europeu introduziram a doença na Inglaterra.

Porém, mais uma vez, as complicações eram em número reduzido e quase todos os soldados se recuperavam. A única preocupação séria — e, de fato, seríssima — era que a doença pudesse limitar a capacidade dos soldados para as batalhas.

Esse parecia ser o caso do exército alemão. Soldados alemães no campo de batalha sofreram surtos agudos a partir do final de abril. Naquela altura, o comandante Erich von Ludendorff também havia iniciado sua última grande ofensiva — a derradeira chance real de a Alemanha vencer a guerra.

A ofensiva alemã no princípio obteve muitos êxitos. Estando perto da frente de batalha, Harvey Cushing, discípulo de Halsted, relatou o avanço alemão em seu diário: "Eles avançaram sem nenhum esforço..." "A situação geral está longe de ser tranquilizadora (...) 23 horas. O fluxo de homens batendo em retirada se mantém regular." "A Instrução mais perturbadora de Haig para o exército (...) conclui da seguinte maneira: 'Encostados contra a parede, e acreditando na justeza de nossa causa, cada um de nós deve lutar até o fim. Tanto a segurança de nossos lares quanto a liberdade da humanidade depende da conduta de cada um de nós neste momento.'"[7]

Depois, porém, Cushing anotou: "A esperada terceira fase da grande ofensiva alemã está sendo postergada dia após dia."[8] "Quando virá a próxima ofensiva, ninguém sabe. Provavelmente não será adiada por muito tempo. Deduzo que a epidemia de gripe que nos atingiu com força em Flandres também tenha acometido os alemães de forma ainda pior, e isso pode ter causado o adiamento."[9]

O próprio Ludendorff culpou a gripe pela perda de iniciativa e pelo fracasso final da ofensiva: "Era uma tarefa penosa ter que ouvir toda manhã os comandantes recitarem o número de casos de gripe, e suas lamúrias sobre a fraqueza de seus soldados."[10]

A gripe pode ter atrapalhado a ofensiva de Ludendorff, reduzindo os homens aptos a lutar em suas forças armadas. Ou então, ele pode simplesmente ter se aproveitado disso como desculpa. As tropas britânicas, francesas e americanas também sofriam com a doença, e Ludendorff não era homem de aceitar a culpa quando podia imputá-la a outro fator.

Enquanto isso, na Espanha, o vírus adquiria seu nome.

Na realidade, a Espanha teve poucos casos antes de maio, mas o país permaneceu neutro durante a guerra. Isso significava que o governo não censurava a imprensa. Assim, ao contrário dos jornais franceses, alemães e britânicos — que não publicavam nada negativo, nada que pudesse afligir o moral das tropas —, os periódicos espanhóis estavam repletos de notícias sobre a doença, em especial depois que o rei Afonso XIII caiu gravemente doente.

A doença logo se tornaria conhecida como "gripe espanhola", muito provavelmente porque apenas os jornais espanhóis publicavam relatos sobre a disseminação da moléstia, captados de outros países.

A gripe atingiu Portugal, e depois a Grécia. Em junho e julho, as taxas de mortalidade na Inglaterra, na Escócia e no País de Gales aumentaram vertiginosamente. Em junho, a Alemanha sofreu surtos esporádicos no início, e em seguida uma epidemia varreu o país inteiro a todo vapor. A Dinamarca e a Noruega começaram a ser afetadas em julho; a Holanda e a Suécia, em agosto.

Os primeiros casos em Bombaim irromperam com vigor pouco depois da chegada do vírus em 29 de maio. Primeiro, sete policiais sipaios que serviam nas docas deram entrada no hospital da polícia; logo, homens que trabalhavam no estaleiro do governo sucumbiram; no dia seguinte, funcionários do porto de Bombaim caíram doentes, e dois dias mais tarde foi a vez dos que trabalhavam em um local "colado no ancoradouro entre o estaleiro do governo e a região de Ballard Estate do Port Trust [Autoridade Portuária]".[11] Dali, a doença se espalhou pelas vias férreas, atingindo Calcutá, Madras e Rangun, a partir de Bombaim, enquanto seguia outro caminho até Karachi.

A gripe chegou a Shangai no final de maio. Disse um observador: "varreu o país inteiro como uma onda."[12] Relatou-se que metade da população de Chungking caiu doente. Em setembro, deu um salto para a Nova Zelândia e logo para a Austrália; em Sydney acometeu 30% da população.

No entanto, ainda que estivesse se alastrando vertiginosamente, a doença continuava a apresentar pouca semelhança com a grave moléstia que matara tanta gente em Haskell. De 613 soldados americanos admitidos no hospital durante um surto na França, somente um morreu. No exército francês, menos de cem mortes resultaram de um total de 40 mil internações. Na frota britânica, 10.313 marinheiros caíram doentes.[13] Os militares a chamavam de "febre dos três dias". Na Argélia, no Egito, na Tunísia, na China e na Índia, estava "por toda parte, em uma forma branda".[14]

Para falar a verdade, essa característica fez com que alguns médicos se perguntassem se aquilo se tratava efetivamente do vírus influenza. Um relatório do exército britânico noticiou que os sintomas "se assemelhavam aos da gripe", mas "a curta duração e a ausência de complicações" deixaram dúvidas se realmente era o caso.[15] Diversos médicos italianos adotaram uma posição mais contundente, argumentando em diferentes artigos nos periódicos médicos que "essa doença febril que ora varre a Itália não [é] gripe".[16] Três médicos britânicos, escrevendo no periódico *The Lancet*, concordaram; concluíram em consenso que a epidemia não poderia ser efetivamente creditada ao vírus influenza, porque os sintomas, apesar de semelhantes, eram brandos demais, "de duração muito curta e até o momento destituídos de recaídas ou complicações".[17]

Essa edição de *The Lancet* datava de 13 de julho de 1918.

Nos Estados Unidos, nos meses de março e abril, quando a moléstia começou a pipocar de um acampamento militar para outro, ocasionalmente atingindo cidades adjacentes, Gorgas, Welch, Vaughan e Cole demonstraram pouco interesse nela. Tampouco Avery começou qualquer pesquisa em laboratório. O sarampo, que causara um número muito maior de mortes, ainda se manifestava.

Contudo, à medida que a gripe se alastrava por toda a Europa, eles começaram a prestar atenção na doença. Apesar dos artigos relatarem a natureza em geral benigna da doença, eles ouviram algumas exceções preocupantes, algumas pistas de que, afinal de contas, talvez ela não fosse sempre tão benigna assim, e de que, quando atingia um fluxo mais agressivo, era surpreendentemente violenta — mais do que o sarampo.

Um relatório do exército mencionou "pneumonia fulminante, com hemorragia e edemas nos pulmões" — ou seja, uma infecção de progressão rápida que deixa os pulmões inundados de sangue —, "fatal em um período de 24 a 48 horas".[18] Uma morte tão rápida causada por pneumonia é um fato extraordinário. E a autópsia de uma vítima civil de Chicago revelou pulmões com sintomas semelhantes, raros o suficiente para motivar o patologista que realizou a autópsia a enviar amostras do tecido para o dr. Ludwig Hektoen, um cientista bastante respeitado que conhecia bem Welch, Flexner e Gorgas, e que dirigia uma instituição de doenças infecciosas, o John McCormick Memorial Institute for Infectious Diseases. O patologista pediu que Hektoen "examinasse a amostra pensando nela como uma doença nova".[19]

E em Louisville, Kentucky, uma anomalia perturbadora surgiu na estatística de gripe. Lá, o número de mortes não era tão baixo, e — ainda mais surpreendente — 40% das vítimas fatais eram pessoas com idade entre 20 e 35 anos, uma ocorrência estatisticamente excepcional.

Na França, no final de maio, em um pequeno quartel com 1.018 recrutas franceses, 688 homens ficaram tão doentes que precisaram ser internados, e 49 morreram.[20] Quando 5% do total de uma população — principalmente uma que seja de adultos jovens e saudáveis — morre em um espaço de poucas semanas, tem-se um fato assustador.

Em meados de junho, Welch, Cole, Gorgas e outros já estavam tentando coletar o máximo de informações possível sobre a evolução do vírus influenza na Europa. Cole não conseguiu obter nada de canais oficiais, mas, por meio de pessoas como Hans Zinsser, um antigo (e futuro) pesquisador do Rockefeller servindo o exército na França, descobriu o suficiente para ficar alarmado. Em julho, ele pediu a Richard Pearce, cientista do National Research Council [Conselho Nacional de Pesquisa] responsável por coordenar a pesquisa médica relacionada à guerra, que tornasse uma prioridade "a transmissão de dados precisos sobre a gripe que assolava a Europa", acrescentando: "Questionei diversas vezes o escritório do chefe do U.S. Public Health Service [Serviço de Saúde Pública] em Washington" — referindo-se não a Gorgas, mas a Rupert Blue, civil —, "mas ninguém parece ter uma informação definitiva em relação ao assunto".[21] Alguns dias depois, Cole demonstrou preocupação ainda maior quando aconselhou Pearce a disponibilizar mais recursos para pesquisas relacionadas ao tema.[22]

Em resposta, Pearce entrou em contato com diversos cientistas trabalhando em laboratórios, tais como Paul Lewis, na Filadélfia, e também com diversos médicos clínicos, patologistas e epidemiologistas, perguntando se todos podiam iniciar novas investigações. Pearce agiria como uma central de controle dos resultados das pesquisas.

■ ■ ■

Entre 1º de junho e 1º de agosto, 200.825 soldados britânicos, dos 2 milhões que se encontravam na França, foram acometidos pela doença de forma tão severa que não conseguiram se apresentar para o serviço, mesmo no meio de intenso combate. E então a doença sumiu. Em 10 de agosto, o comando britânico declarou que a epidemia chegara ao fim.[23] Na própria Grã-Bretanha, em 20 de agosto, um periódico médico afirmou que a epidemia de gripe "desaparecera por completo".[24]

O *Weekly Bulletin* do Serviço Médico da American Expeditionary Force [Força Expedicionária Americana] na França estava menos inclinado do que os britânicos a descartar inteiramente a epidemia. Mas, no final de julho, publicou o seguinte: "A epidemia está prestes a terminar... e durante o tempo todo foi de um tipo benigno, embora tenha causado um transtorno considerável."

A nota, porém, prosseguia: "Muitos casos foram confundidos com meningite... Pneumonias tornaram-se sequelas mais comuns em julho do que em abril."[25]

Nos Estados Unidos, o vírus influenza não tinha se alastrado pelo país inteiro, como aconteceu na Europa Ocidental e em partes do Oriente, nem tinha sido completamente debelado.

Membros da comissão de pneumonia do exército tinham se dispersado para realizar estudos em diferentes locais, e ainda viam sinais da doença. Em Fort Riley, que incluía o Camp Funston, o capitão Francis Blake tentava fazer cultura de bactérias das gargantas de soldados tanto normais quanto doentes. Era um trabalho irregular, bem menos emocionante do que aquele com o qual estava acostumado, e ele odiava o Kansas. Blake reclamou com a esposa: "Nenhuma carta de minha amada por dois dias, nenhum dia fresco, nenhuma noite fresca, nada de bebidas, nada de cinema, nada de bailes, nada de bares, nada de mulheres bonitas, nada de banho de chuveiro, nada de pôquer, nada de gente, nada de diversão, nada de alegria, nada de nada, a não ser o calor e o sol causticante e os ventos quentes e suor e poeira e sede e longas noites abafadas e trabalho horas a fio e solidão e um inferno generalizado — isso é Fort Riley, Kansas."[26] Algumas semanas mais tarde, ele contou que estava tão quente que mantiveram as culturas de bactérias em uma incubadora para o calor não destruí-las. "Imagine colocar em uma incubadora para manter o frio", escreveu ele.

Mas também escreveu: "Fiquei ocupado na enfermaria o dia inteiro — alguns casos interessantes... Mas, no momento, de gripe em sua maioria."[27]

O vírus influenza estava prestes a se tornar interessante.

Pois ele não havia desaparecido. Tinha apenas se recolhido, como um incêndio na floresta que se mantém queimando as raízes, aglomerando-se e transformando-se, adaptando-se, aprimorando-se, observando e esperando, esperando para explodir em chamas.

CAPÍTULO QUINZE

A pandemia de gripe espanhola de 1918, como muitas outras pandemias, veio em ondas. A primeira onda, ocorrida na primavera do hemisfério norte, matou poucas pessoas, mas a segunda seria letal. Três hipóteses podem explicar esse fenômeno.

A primeira, e mais improvável, é que a forma branda e a forma letal tenham sido causadas por vírus diferentes. Muitas vítimas da primeira onda apresentaram significativa resistência à segunda, o que fornece uma forte evidência de que o vírus da forma branda sofreu mutação e se tornou mais agressivo.

A segunda possibilidade é que um vírus brando provocou a epidemia da primavera e encontrou na Europa um segundo vírus influenza. Os dois vírus infectaram as mesmas células, "reordenaram" seus genes e dessa combinação surgiu um vírus novo e fatal. Isso pode ter ocorrido e também seria uma forma de explicar a imunidade parcial que algumas vítimas da primeira onda adquiriram, mas há provas científicas que contradizem tal hipótese, e a maioria dos especialistas em influenza de hoje não acredita nisso.[1]

A terceira explicação envolve a adaptação do vírus ao ser humano.

Em 1872, o cientista francês C.J. Davaine examinava uma amostra de sangue contendo antraz. Para determinar o que seria uma dose letal, ele mediu variadas quantidades da amostra e as injetou em coelhos. Descobriu que eram necessárias dez gotas para matar um coelho em um prazo de quarenta horas. Depois colheu sangue desse coelho e o injetou em um segundo coelho, que também morreu. Repetiu o processo, infectando um terceiro coelho com o sangue do segundo, e assim por diante, passando a infecção para uma cadeia de cinco coelhos.

A cada vez, determinava a quantidade mínima necessária para matar. Descobriu que a bactéria aumentava em virulência a cada vez, e depois de fazer a experiência em cinco coelhos, a dose letal caiu de dez gotas para 1/100 de uma gota. Na décima quinta transmissão, a dose letal diminuiu para 1/40.000 de gota de sangue.[2] Após 25 transmissões, a bactéria no sangue se tornou tão virulenta que matava com uma dose menor que 1/1.000.000.

A virulência desaparecia quando a cultura era armazenada. Também era específica a uma espécie. Ratos e aves sobreviviam a altas doses do mesmo sangue que aniquilava coelhos em quantidades infinitesimais.

A série de experimentos de Davaine marcou a primeira demonstração de um fenômeno que se tornou conhecido como "transmissão". Tal fenômeno reflete a capacidade de um organismo de se adaptar ao seu ambiente. Quando um organismo de patogenicidade fraca passa de um animal vivo para outro, reproduz-se com mais competência, crescendo e se alastrando de forma mais eficiente, o que frequentemente amplia a virulência.

Em outras palavras, torna-se um agente fatal mais eficiente e mais forte.

Mesmo quando a mudança no ambiente é feita em um tubo de testes, o efeito pode ser o mesmo.[3] Como observou um pesquisador, uma corrente de bactérias com a qual estava trabalhando tornou-se mortal quando o meio usado para fazer o organismo proliferar mudou de caldo de carne para caldo de vitela.

O fenômeno, porém, é complexo. O aumento do poder de letalidade não continua indefinidamente. Se um patógeno mata com eficiência excessiva, vai eliminar os hospedeiros e se autodestruir. Ao fim de um tempo, sua virulência se estabiliza e até mesmo recua. Pode se tornar até mesmo menos perigoso, principalmente ao saltar de uma espécie para outra. É o que acontece com o vírus ebola, que normalmente não infecta seres humanos. No início, o ebola tem taxas de mortalidade extremamente altas, mas, depois de passar por diversas gerações de transmissões humanas, torna-se muito mais brando e não tão ameaçador.

Assim, a transmissão também pode enfraquecer um patógeno. Pasteur tentou enfraquecer ou, para usar seu termo, "atenuar" o patógeno da erisipela suína, e só o conseguiu ao contaminar coelhos. À medida que a bactéria se adaptava aos coelhos, perdia sua capacidade de se proliferar em porcos.[4] Então, Pasteur inoculou a bactéria desenvolvida nos coelhos em porcos, cujo sistema imunológico facilmente a destruiu. Como os antígenos na cadeia fraca eram os mesmos que os das cadeias normais, os sistemas imunológicos dos porcos aprenderam a reconhecer — e destruir — as cadeias normais. E eles se tornaram imunes à doença. Já em 1894, veterinários usaram a vacina de Pasteur para proteger 100 mil porcos na França, e na Hungria mais de 1 milhão de porcos foram vacinados.[5]

O vírus influenza não é diferente de qualquer outro patógeno no que tange ao seu comportamento, e encara as mesmas pressões evolucionárias. Quando o vírus de 1918 foi de animais para pessoas e começou a se alastrar, pode ter sofrido um choque particular à medida que se adaptava a uma nova espécie. Embora sempre retivesse indícios de virulência, esse choque pode muito bem tê-lo enfraquecido, tornando-o relativamente brando. Depois, à medida que ficava cada vez melhor em infectar um novo hospedeiro, tornou-se mortal.

Macfarlane Burnet ganhou o prêmio Nobel por seu trabalho sobre o sistema imunológico, mas passou grande parte de sua carreira pesquisando o vírus da gripe espanhola, inclusive seu histórico epidemiológico. Ele observou quando a transmissão transformou um vírus influenza inofensivo em um vírus letal. Um navio transportando pessoas com gripe visitou um povoado isolado no leste da Groenlândia. Dois meses após a partida do navio, eclodiu uma grave epidemia de gripe, com uma taxa de mortalidade de 10% — e 10% dos doentes morreram. Burnet estava "razoavelmente seguro de que a epidemia fora originada pelo vírus influenza"[6] e concluiu que o vírus atravessou diversas gerações em forma branda — segundo estimou, cerca de 15 a 20 transmissões entre humanos — antes de se adaptar à nova população e se tornar virulento e fatal.

Em seu estudo sobre a pandemia de 1918, Burnet concluiu que, até o final de abril daquele mesmo ano, "a característica essencial da nova cadeia parecia ter se estabelecido". Continuou: "Devemos supor que o vírus ancestral responsável pela epidemia durante a primavera nos Estados Unidos passou por transmissões e mutações (...). O processo continuou na França."[7]

A letalidade permaneceu dentro das possibilidades genéticas do vírus — esse enxame mutante específico sempre foi potencialmente mais pestilento do que outros vírus influenza. As transmissões foram aprimorando sua agressividade. Enquanto mantinha sua chama latente nas raízes, adaptando-se, tornando-se cada vez mais eficiente em se reproduzir em seres humanos, o mecanismo de transmissão estava forjando um inferno mortífero.

Em 30 de junho de 1918, o cargueiro britânico *City of Exeter* ancorou na Filadélfia após ficar retido brevemente em uma estação de quarentena marítima. O navio apresentava casos da doença mortal, mas Rupert Blue, chefe do U.S. Public Health Service [Serviço de Saúde Pública dos Estados Unidos], não havia emitido qualquer ordem no sentido de reter navios com evidência de gripe. Então, o navio foi liberado.

No entanto, as condições da tripulação eram tão assustadoras que o consulado britânico já havia providenciado para o navio atracar em um cais isolado, com apenas ambulâncias, cujos motoristas usavam máscaras cirúrgicas. Dezenas de membros da tripulação "em condições desesperadoras" foram levadas imediatamente para o Hospital da Pensilvânia, onde, como precaução contra a doença infecciosa, uma ala foi isolada para recebê-los.[8] O dr. Alfred Stengel (que inicialmente perdera uma disputa com Simon Flexner para assumir uma prestigiosa cátedra na Universidade da Pensilvânia, mas a conquistara após a saída de Flexner) se tornara presidente de uma organização médica chamada American College of Physicians. Especialista em doenças infecciosas, Stengel supervisionou pessoalmente o tratamento dos marinheiros. Apesar de sua velha rivalidade com Flexner, Stengel até convocou um discípulo deste, Paul Lewis, para se aconselhar. Contudo, um após o outro, os membros da tripulação morriam.

Pareciam morrer de pneumonia, mas, de acordo com um estudante de medicina da universidade, tratava-se de uma pneumonia acompanhada de sintomas estranhos, inclusive hemorragia nasal. Segundo um relatório, "chegou-se à conclusão de que eles padeciam de gripe".[9]

Em 1918, todas as doenças infecciosas eram assustadoras. Os americanos já tinham aprendido que a "gripe espanhola" era tão perigosa que reduzira a ofensiva alemã. Os rumores começaram e deixaram a cidade inquieta, com medo de que as mortes fossem decorrentes da gripe espanhola. Quem tinha o controle da máquina de propaganda de guerra não queria que fosse publicado nada que afetasse o moral do povo. Dois médicos afirmaram categoricamente aos jornais que os homens não tinham morrido de gripe. Eles mentiram.

A doença não se alastrou. A quarentena em alto-mar durou tempo suficiente para os tripulantes não se transformarem em agentes de contágio quando o navio atracou. Esse vírus virulento específico, não encontrando combustível fresco, se extinguira. A cidade se livrara daquela ameaça.

Naquela altura, o vírus já tinha sido transmitido inúmeras vezes entre seres humanos. Ao mesmo tempo que os jornais comentavam sobre a natureza branda da doença, em todo o mundo surgiam sinais de um surto perverso.

Em Londres, na semana de 8 de julho, 287 pessoas morreram de pneumonia decorrente de gripe; em Birmingham, foram 126 mortes. Um médico que realizou diversas autópsias observou: "As lesões nos pulmões, complexas e variáveis, surpreendiam por terem um caráter bastante diferente de tudo o que se vira antes, de modo geral, em milhares de autópsias realizadas nas últimas duas décadas. Não era como a broncopneumonia comum verificada ao longo dos anos."[10]

O periódico semanal *Public Health Reports*, do U.S. Public Health Service, finalmente levou o fato a sério, considerando a doença grave o suficiente para alertar as autoridades de saúde pública do país que "um surto de gripe epidêmica (...) foi registrado em Birmingham, na Inglaterra. Informa-se que a doença se alastra com rapidez e encontra-se presente em outros locais". E avisou que houve "casos fatais".[11]

Anteriormente, alguns médicos insistiram que a doença não era gripe por ser branda demais. Já outros duvidaram que fosse gripe — mas porque parecia letal demais. Às vezes, a dificuldade de respirar era tão intensa que as vítimas chegavam a ficar cianóticas — seus corpos, ou partes deles, assumiam uma coloração azul, ocasionalmente um tom de azul muito escuro.

Em 3 de agosto, um agente da inteligência da marinha americana recebeu um telegrama que rapidamente carimbou como SIGILOSO e CONFIDENCIAL. Observando que sua fonte era "confiável", afirmou: "Confidencialmente, fui alertado (...) que a doença epidêmica que passa por toda a Suíça é a mesma normalmente conhecida como peste bubônica, embora seja designada como moléstia ou gripe espanhola."[12]

■ ■ ■

Muitas histórias da pandemia retratam a erupção da doença mortal — o golpe da segunda onda — de forma repentina e simultânea em todo mundo em regiões inteiramente distanciadas entre si, o que era intrigante. Na verdade, a segunda onda evoluiu de modo gradativo.

Quando a água começa a ferver em uma panela, primeiro uma bolha solitária se solta do fundo e chega à superfície. Depois outra. Em seguida, duas ou três simultaneamente. Logo, meia dúzia de bolhas. Porém, a não ser que o calor seja retirado da equação, em pouco tempo toda a água da panela está em movimento e a superfície, um caos de violenta agitação.

Em 1918, cada surto inicial de letalidade, por mais isolado que pudesse parecer, agia como uma primeira bolha chegando à superfície em uma panela com água aquecendo. A chama pode ter sido acesa em Haskell e desencadeou a primeira eclosão. A epidemia que matou 5% de *todos* os recrutas franceses em uma pequena base foi outra. Louisville foi outra, assim como as mortes no *City of Exeter* e a epidemia na Suíça. Todos esses casos configuravam surtos da doença mortal — bolhas violentas atingindo a superfície.

Estudos epidemiológicos escritos relativamente pouco tempo depois da pandemia reconheciam isso. Um deles observava que os acantonamentos do exército nos Estados Unidos viam "um aumento progressivo nos casos de gripe relatados a partir da semana que terminou em 4 de agosto de 1918, e nos casos de pneumonia decorrentes da doença a partir da semana que terminou em 18 de agosto. Se isso realmente representou o início da grande onda epidêmica, deveríamos esperar que, se aplicássemos essas séries de dados para uma escala logarítmica, o aumento de semana a semana observado seria uma linha reta seguida de um aumento logarítmico normal de uma curva epidêmica. Essa condição está essencialmente atendida com a curva de crescimento marcada no papel do logaritmo como uma linha praticamente reta".[13]

O relatório também descobriu "surtos definidos de gravidade cada vez maior" ocorrendo durante o verão tanto nos Estados Unidos quanto na Europa, os quais "se mesclaram indistintamente com a grande onda do outono".[14]

No início de agosto, a tripulação de um navio a vapor procedente da França com destino a Nova York foi atingida com tanta gravidade pela gripe "que todos os marinheiros se encontravam prostrados e a embarcação teve que ancorar em Halifax",[15] de acordo com um epidemiologista do gabinete de Gorgas. O navio ficou ancorado até que um número significativo de tripulantes se sentisse bem o suficiente para prosseguir até Nova York.

Em 12 de agosto, o cargueiro norueguês *Bergensfjord* chegou ao Brooklyn depois de lançar quatro corpos ao mar, devido à morte por gripe. Havia duzentas pessoas ainda doentes e muitas foram transportadas em ambulâncias para um hospital.

Royal Copeland, chefe do departamento de saúde da cidade de Nova York, e a autoridade portuária para a saúde afirmaram, em conjunto, que não havia "o menor perigo de epidemia" porque a doença raramente ataca "um povo bem-nutrido".[16] (Mesmo que Copeland estivesse correto, um estudo de seu próprio departamento de saúde concluíra que 20% das crianças em idade escolar na cidade estavam malnutridas.)[17] Ele não tomou nenhuma providência para evitar o alastramento da infecção.

Um boletim da marinha fez um alerta sobre três navios a vapor, dois da Noruega e um da Suécia, chegando a Nova York nos dias 14 e 15 de agosto com casos de gripe a bordo.[18] Em 18 de agosto, os jornais de Nova York descreveram surtos a bordo do *Rochambeau* e do *Nieuw Amsterdam* — tripulantes das duas embarcações foram enviados ao Hospital St. Vincent.

No dia 20 de agosto, até mesmo Copeland admitiu que a gripe estava na cidade, ainda que branda e — segundo ele — não de forma epidêmica.

A variante letal do vírus buscava seu espaço nos seres humanos. Naquela altura, em três continentes separados por milhares de quilômetros de oceano — em Brest, em Freeport, na Serra Leoa, e em Boston —, as bolhas em fervura crescente e inclemente estavam a ponto de começar quase simultaneamente.

Quase 40% dos 2 milhões de soldados americanos que chegaram à França — 791 mil homens — desembarcaram em Brest, um porto de águas profundas capaz de receber dezenas de navios ao mesmo tempo. Soldados do mundo inteiro desembarcaram lá. Brest tivera um surto de gripe na primavera, assim como muitas outras cidades — apesar de que na maioria dos outros lugares a doença assumira uma forma branda.

O primeiro surto com alta mortalidade ocorreu em julho, em um destacamento de substituição de soldados americanos oriundos de Camp Pike, Arkansas.[19] Eles ocupavam um acampamento isolado e a princípio o surto pareceu controlado. Não estava. Em 10 de agosto, no mesmo dia em que o exército britânico declarou que a epidemia de gripe fora contida, foram tantos os marinheiros franceses baseados em Brest hospitalizados com gripe e pneumonia que sobrecarregaram o hospital naval local — que foi forçado a fechar.[20] E a taxa de mortalidade entre eles começou a aumentar.

A edição de 19 de agosto do *New York Times* noticiou mais um surto: "Um número considerável de negros americanos, que foram para a França em embarcações para o transporte de cavalos, contraíram a gripe espanhola na costa e morreram de pneumonia em hospitais franceses."[21]

Em um prazo de mais algumas semanas, toda a região ao redor de Brest fervilhava. Soldados americanos continuavam a entrar na cidade e sair para outros locais, misturando-se aos soldados franceses que também treinavam nas redondezas. Quando os soldados dos dois exércitos deixaram o local, espalharam o vírus em massa.

Freetown, na Serra Leoa, era um importante centro de abastecimento de carvão na costa da África Ocidental, atendendo a navios que faziam o trajeto da Europa para a África do Sul e o Oriente. Em 15 de agosto, o HMS *Mantua* chegou a Freetown com duzentos tripulantes com gripe. Negros suados abasteceram o navio de carvão, orientados por diversos membros da tripulação.

Quando os trabalhadores voltaram para casa, carregavam mais do que sua remuneração. Em pouco tempo, a gripe se alastrou entre a mão de obra encarregada pelo abastecimento de carvão. E não se tratava de uma gripe branda. Em 24 de agosto, dois africanos morreram de pneumonia,e muitos outros ainda estavam doentes.[22]

No dia 27 de agosto, o HMS *Africa* atracou no porto. O navio também precisava de carvão, mas 500 dos 600 trabalhadores da Sierra Leone Coaling Company [Companhia de Carvão de Serra Leoa], não compareceram ao serviço.[23] A tripulação do navio, composta por 779 pessoas, ajudou a abastecê-lo, lado a lado com os africanos. Em poucas semanas, quase 600 tripulantes estavam doentes. E 51 morreram — 7% de toda a tripulação.[24]

O navio de transporte HMS *Chepstow Castle*, levando soldados da Nova Zelândia para a frente de batalha, abasteceu em Freetown nos dias 26 e 27 de agosto. Em um prazo de três semanas, dos seus 1.150 tripulantes, a gripe atacou cerca de 900 homens, sendo que 38 não resistiram.[25]

O *Tahiti* abasteceu na mesma época, e 68 homens de sua tripulação morreram antes de o navio chegar à Inglaterra, no mesmo dia que o *Chepstow Castle*. Depois de atracar, as tripulações dos dois navios sofreram mais 800 casos e mais 115 mortes.[26]

Em Serra Leoa, as autoridades calcularam pouco tempo depois que a gripe aniquilara 3% de toda a população africana, quase todas as mortes acontecendo em um espaço de poucas semanas. Provas mais recentes sugerem ser provável que a taxa de mortalidade tenha sido consideravelmente mais alta do que a registrada, talvez o dobro — ou até mais.

No outro lado do Atlântico, no Commonwealth Pier, em Boston, a marinha operava um "navio receptor". Não é um termo apropriado. Na verdade, era um alojamento, onde até 7 mil marinheiros em trânsito comiam e dormiam no que a própria marinha chamava de dormitório "completamente superlotado".[27]

Em 27 de agosto, dois marinheiros procuraram a enfermaria com gripe. No dia 28, mais oito marinheiros apareceram doentes. Em 29 de agosto, 58 homens deram entrada na enfermaria.

Assim como nas cidades de Brest e Freetown e nos navios, as mortes começaram a ocorrer. Cinquenta homens foram transferidos rapidamente para o Hospital Naval de Chelsea, onde trabalhavam o capitão de corveta Milton Rosenau e seu jovem assistente, o tenente John J. Keegan.

Os marinheiros não podiam estar em melhores mãos. Enquanto Keegan mais tarde se tornaria reitor da Escola Médica da Universidade de Nebraska, Rosenau era um dos gigantes na época. Forte, sólido, pescoço largo, parecia tão determinado e ameaçador quanto um lutador encarando seu adversário. Entretanto, era invariavelmente cortês e solidário, e as pessoas gostavam de trabalhar com ele. Um dos primeiros responsáveis pela ideia de criar o Hygienic Laboratory [Instituto de Higiene] do U.S. Public Health Service, e posteriormente presidente da Society of American Bacteriologists [Sociedade dos Bacteriologistas Americanos], Rosenau era mais conhecido por seu livro didático denominado *Preventive Medicine and Hygiene* [Higiene e medicina preventiva]. Os oficiais médicos, tanto da marinha quanto do exército, se referiam ao livro como "Bíblia".[28] Apenas algumas semanas antes, ele se encontrara com Welch, Gorgas e Vaughan para debater como evitar ou controlar qualquer nova epidemia.*

Rosenau e Keegan imediatamente isolaram os homens e fizeram todo o possível para conter a doença, traçando os passos anteriores de cada vítima a fim de identificar e isolar as pessoas com quem eles tiveram contato. A doença, porém, era explosiva demais. Eles voltaram sua atenção para a análise bacteriológica, procurando o patógeno, de forma que pudessem preparar uma vacina ou soro. Não ficaram satisfeitos com suas descobertas e, em poucas semanas, começaram a usar voluntários da prisão da marinha nos primeiros experimentos do mundo para determinar se um vírus causava a doença.

Muito antes disso, qualquer esperança de contenção da epidemia havia falhado por completo. No dia 3 de setembro, um civil sofrendo de gripe foi admitido no Boston City Hospital. Em 4 de setembro, alunos da Navy Radio School [Faculdade de Eletrônica da Marinha] de Harvard, em Cambridge, do outro lado do rio Charles, caíram doentes.

E então aconteceu o caso de Devens.

---

* Rosenau e Flexner tiveram uma rivalidade contínua, mas amigável, durante anos. Em 1911, Rosenau mostrara que Flexner cometera um erro significativo. Dois anos depois, ganhou a Medalha de Ouro de medicina dos Estados Unidos de 1913 por "provar" que moscas-de-estábulo transmitiam poliomielite. Em 1915, Flexner provou que essa descoberta estava errada. No entanto, ambos se respeitavam mutuamente e se davam bem. Pouco antes da guerra, quando Harvard ainda não liberava muitas verbas para a pesquisa médica, Flexner escreveu ao colega: "Fiquei surpreso e penalizado em saber que você tem um orçamento tão baixo para o seu laboratório." E conseguiu uma doação de Rockefeller para ele. A cooperação entre os dois era rotineira, como, por exemplo, quando Rosenau pediu a Flexner, no início de 1918, que "por favor, enviasse imediatamente ao Hospital Naval de Chelsea soro antimeningite suficiente para quatro pacientes".

CAPÍTULO DEZESSEIS

O Camp Devens estava instalado em um terreno de mais de 2 mil hectares com colinas ondulantes, a cerca de 55 quilômetros a noroeste de Boston. Incluía uma boa terra de cultivo ao longo do rio Nashua, assim como um espaço ocupado por tocos de árvores, mas que até pouco tempo antes abrigava uma floresta densa. Como os outros acantonamentos do país, foi construído em velocidade espantosa, à taxa de 10,4 construções por dia. Em agosto de 1917, abriu suas portas com 15 mil homens, apesar de ainda estar inacabado — o esgoto ainda era despejado diretamente no rio Nashua.

Como a maior parte de outras bases militares, sofrera com sarampo e pneumonia. A equipe médica era de primeira linha. Uma inspeção no hospital de Devens considerara as condições de tudo, até a cozinha, excelentes, com a seguinte observação: "O responsável pelo refeitório está bem-informado e vigilante."[1]

Na verdade, a equipe médica de Devens era tão boa que Frederick Russell estava prestes a contar com ela para dar início a diversas pesquisas científicas novas e importantes. Uma delas buscava correlacionar a existência de estreptococos presentes na boca de soldados sadios com infecções estreptocócicas de garganta. Uma outra procurava explicação para o fato de que pessoas negras apresentavam taxas de morbidade de pneumonia muito mais altas do que as brancas. Um outro estudo ainda tratava do sarampo. No fim do verão, em Devens, o major Andrew Sellards passara material infeccioso, coletado de um caso recente de sarampo, através de um filtro de porcelana para isolar o vírus, inoculara-o em quatro macacos e, em 29 de agosto, começou a inoculá-lo em uma série de voluntários humanos.[2]

O único problema de Devens era que fora construído para abrigar um máximo de 36 mil homens. Em 6 de setembro, abrigava pouco mais de 45 mil homens. Ainda assim, o hospital da base militar podia acomodar 1.200 homens e estava tratando de apenas 84 pacientes.[3] Com uma equipe médica suficiente para realizar diversas pesquisas simultâneas, um quadro clínico extremamente competente, um hospital praticamente vazio, Devens parecia preparada para qualquer emergência.

Mas não estava.

Uma semana antes que qualquer doença fosse relatada no porto, as autoridades de saúde pública de Boston demonstravam preocupação: "O relato de um aumento repentino e muito significativo de casos de pneumonia no alojamento do exército em Camp Devens, na terceira semana de agosto, parece justificar a suspeita de que pode ter se iniciado uma epidemia de gripe entre os soldados ali lotados."[4]

Embora a eclosão em Devens possa ter se originado das instalações da marinha em Commonwealth Pier, pode igualmente ter evoluído de forma independente, ou até mesmo ter se alastrado de Boston para Devens. De qualquer modo, em 1º de setembro, mais quatro soldados da base foram diagnosticados com pneumonia e hospitalizados. Nos seis dias seguintes, houve mais 22 casos de pneumonia. Nenhum deles, porém, foi considerado como sendo gripe.

Em 7 de setembro, um soldado da Companhia D, 42º Batalhão de Infantaria, foi enviado ao hospital. Sentia tantas dores que gritava ao mínimo toque, e delirava. Seu diagnóstico foi de meningite.[5]

No dia seguinte, mais doze homens da mesma companhia foram internados com suspeita de meningite. Tratava-se de um diagnóstico racional. Os sintomas não pareciam de gripe, e alguns meses antes o local sofrera uma discreta epidemia de meningite, momento em que os médicos — sem nenhum falso orgulho — tinham até pedido ajuda a Rosenau. Ele viera em pessoa, junto com mais seis bacteriologistas. Trabalharam quase dia e noite durante cinco dias, identificando os 179 agentes de contágio e isolando-os em quarentena. Rosenau deixara a base militar impressionado com a medicina praticada no exército; mesmo que ele e sua equipe tenham feito a maior parte do trabalho, Rosenau alertou a seus superiores da marinha que a mesma proeza não teria sido possível naquela força armada.

Nos dias seguintes, outras organizações começaram a relatar casos de uma doença semelhante à gripe. Por melhor que fosse, a equipe médica no início não fez a conexão entre esses vários casos uns com os outros ou com o surto em Commonwealth Pier. Não tentaram isolar pacientes. Nos primeiros dias, não foram sequer registrados os casos de gripe, por serem "considerados exemplos da doença epidêmica que atacou tantas bases militares na primavera".[6] Nos alojamentos superlotados e nos refeitórios, os homens conviviam juntos. Passou-se um dia. Dois dias. Então, de repente, como observou um relatório do exército: "Em poucas palavras, a gripe... ocorreu como em uma explosão."[7]

De fato explodiu. Em um único dia, relatou-se que 1.543 soldados de Camp Devens estavam acometidos com gripe. Em 22 de setembro, 19,6% da base inteira estava doente, e quase 75% desses casos haviam necessitado hospitalização. Naquela altura, começaram os casos de pneumonia, e as mortes.

Apenas no dia 24 de setembro, 342 homens foram diagnosticados com pneumonia. Devens normalmente tinha 25 médicos. Naquela altura, à medida que médicos civis e do exército fluíam para lá, havia mais de 250 cuidando dos pacientes. Médicos, enfermeiras e técnicos de enfermagem começavam a trabalhar às 5:30 da manhã e prosseguiam sem parar até as 21:30; dormiam, e recomeçavam tudo. Ainda assim, em 26 de setembro, a equipe estava tão sobrecarregada, com médicos e enfermeiras não apenas doentes, mas morrendo, que decidiram não admitir mais nenhum paciente no hospital, por pior que fosse seu quadro.

A Cruz Vermelha, na época já sobrecarregada com o alastramento da doença na população civil, deu um jeito de encontrar mais doze enfermeiras e enviou-as para Devens. Foram de pouca serventia. Das doze, oito contraíram gripe; duas morreram.[8]

O fato é que não se tratava de uma pneumonia comum. O dr. Roy Grist, um dos médicos militares do hospital, escreveu para um colega: "Os pacientes começam com o que parece ser um ataque comum de *lagrippe* ou influenza e, quando são trazidos ao hospital, rapidamente desenvolvem o tipo mais violento de pneumonia já visto. Duas horas após a internação, estão com manchas marrom-avermelhadas na face e, algumas horas depois, é possível começar a notar a cianose se estendendo pelo rosto inteiro, até ficar difícil distinguir os homens brancos dos negros."[9]

O sangue transportando oxigênio nas artérias é vermelho vivo; sem oxigênio nas veias, torna-se azul. A cianose ocorre quando a vítima fica dessa cor porque os pulmões não conseguem transferir oxigênio para a corrente sanguínea. Em 1918, a cianose era tão extrema, deixando as vítimas tão escuras — o corpo inteiro podia assumir uma cor semelhante à das veias do pulso — que fomentou rumores de que a doença não fosse gripe de jeito nenhum, mas sim a peste bubônica.

Continuou Grist: "Então é apenas uma questão de algumas horas até a morte acontecer... É horrível. Pode-se tolerar ver um, dois ou vinte homens morrerem, mas ver esses pobres-diabos desabando como moscas... Temos calculado cerca de cem mortes por dia... A pneumonia pressupõe óbito em praticamente todos os casos... Perdemos um número exorbitante de enfermeiras e médicos, e o povoado de Ayer é uma aparição. São necessários trens especiais para transportar os corpos. Durante vários dias não houve caixões disponíveis e os cadáveres se empilhavam de modo ameaçador... Isso aqui ultrapassa qualquer cena que já tenham presenciado na França após uma batalha. Um alojamento bastante longo foi desocupado para ser usado como necrotério, e a cena faria qualquer homem se assustar, vendo aquelas carreiras imensas de soldados mortos, todos vestidos e organizados em filas duplas... Adeus, bom amigo, fique com Deus até nos encontrarmos novamente."[10]

Welch, Cole, Victor Vaughan e Fredrick Russell, todos com patente de coronel na época, haviam acabado de concluir uma excursão pelas bases do exército no Sul. Não foi a primeira do tipo e, como anteriormente, sabendo que um alojamento do exército fornecia material explosivo, inspecionaram os quartéis a fim de descobrir e corrigir quaisquer práticas que pudessem permitir que uma epidemia ganhasse espaço para progredir. Também passaram muito tempo debatendo sobre pneumonia. Após partirem de Camp Macon, na Georgia, retiraram-se para alguns dias de descanso em Asheville, Carolina do Norte, o elegante retiro de verão localizado no Sul do país. Os Vanderlbilts haviam construído uma das mais impressionantes propriedades rurais na região, e um velho colega de Welch, William Halsted, erguera um prédio tal qual um castelo nas montanhas (atualmente a casa de Halsted é um recanto de férias chamado High Hamptons).

No Grove Park Inn, um dos hotéis mais refinados da cidade, assistiram a um concerto. Welch acendeu um cigarro. Um funcionário do hotel imediatamente lhe disse que não era permitido fumar ali, então ele e Cole se retiraram para a varanda e começaram a conversar. Outro funcionário pediu-lhes, por favor, para ficarem em silêncio durante o concerto. Welch saiu contrariado.

Enquanto isso, Russell escreveu para Flexner: "Estamos todos bem. Welch, Vaughan, Cole e eu tivemos uma viagem muito proveitosa e estamos começando a acreditar que a imunidade" — nesse caso ele se referia à tentativa de manipular o sistema imunológico — "é a coisa mais importante na pneumonia, assim como em outras doenças infecciosas. Trata-se de uma boa hipótese de trabalho e vamos tentar levá-la adiante, pesquisando no laboratório, em enfermarias e em campo nos próximos outono e inverno. *Bonne chance*."[11]

O grupo retornou a Washington em uma manhã de domingo, relaxado e bem-humorado. Mas esse humor alterou-se bruscamente quando desceram do trem. Um homem os aguardava exibindo uma angústia que falava por si só. Ele os levaria ao gabinete do administrador geral da saúde — imediatamente. O próprio Gorgas estava na Europa, mas seu substituto mal ergueu o olhar quando abriram a porta: "Os senhores devem seguir imediatamente para Devens. A gripe espanhola atingiu a base."[12]

Os médicos chegaram a Devens oito horas mais tarde sob uma chuva fina e fria. A base inteira estava um caos, o próprio hospital era um campo de batalha. Efetivamente a guerra tinha vindo para casa. Quando entraram no hospital, observaram uma fila ininterrupta de homens saindo dos alojamentos carregando seus cobertores, ou sendo eles próprios carregados.

Vaughan registrou o que viu: "Centenas de jovens atléticos vestidos com o uniforme do seu país entrando nas enfermarias em grupos de dez ou mais. São colocados nos catres até que todos os leitos estejam preenchidos, mas ainda assim grandes grupos continuam a afluir. Os rostos dos homens exibem um matiz azulado e uma tosse aflitiva faz liberar o escarro manchado de sangue."[13]

Quase não havia cuidados médicos. O hospital da base, projetado para 1.200 pessoas, poderia acomodar no máximo — mesmo com uma lotação "além daquela considerada admissível", segundo Welch — 2.500. Abrigava agora um excesso de 6 mil.[14] Fazia muito tempo que todos os leitos tinham sido usados. Cada corredor, cada varanda, cada cômodo disponível estava lotado, abarrotado de catres ocupados por enfermos e moribundos. Não havia nada antisséptico naquela cena. E não havia enfermeiras. Quando Welch chegou, setenta enfermeiras, de um total de duzentas, já estavam doentes e acamadas, sendo que a cada hora outras mais adoeciam. Muitas nem chegavam a se recuperar. O fedor também inundava o hospital. Roupas de cama e vestimentas estavam impregnadas de urina e fezes de homens incapazes de se levantar para se limpar.

Havia sangue por todo lado, nos lençóis, nas roupas, escorrendo da narina e até dos ouvidos de alguns homens, enquanto outros tossiam e cuspiam sangue. Muitos dos soldados, adolescentes ou rapazes na casa dos vinte anos — jovens saudáveis, normalmente corados — estavam ficando azuis. Sua cor se mostraria um indicador fatal.

A cena provocou calafrios até em Welch e seus colegas. Era mais arrepiante ainda ver cadáveres despejados nos corredores em torno do necrotério. Eis um dos relatos de Vaughan: "De manhã, os cadáveres estão amontoados pelo necrotério como uma pilha de lenha."[15] Como recordou Cole, "os corpos ficavam no chão sem qualquer ordem ou sistematização, e tivemos que passar por eles para chegar à sala onde se realizava uma autópsia".[16]

Dentro dessa sala a cena era ainda mais deprimente. Na maca jazia o corpo de um rapaz, um garoto, praticamente. Quando se mexia nele apenas um pouco, um fluido jorrava de suas narinas. Abriram seu tórax, retiraram seus pulmões, examinaram cuidadosamente os outros órgãos. Logo ficou evidente que não se tratava de uma pneumonia comum. Diversas outras autópsias revelaram anormalidades semelhantes.

Cole, Vaughan, Russell e os outros membros dessa equipe de cientistas ficaram confusos e sentiram uma pontada de medo. Procuraram Welch.

Welch estudara com os maiores pesquisadores do mundo quando jovem. Inspirara uma geração de cientistas brilhantes na América. Visitara a China, as Filipinas e o Japão, e lá conhecera doenças desconhecidas nos Estados Unidos. Fazia anos que lia periódicos científicos em diversos idiomas, ouvia rumores dos bastidores de todos os principais laboratórios do mundo. Certamente seria capaz de contar-lhes alguma coisa e ter alguma ideia.

Mas Welch não os tranquilizou. Cole se acomodou perto dele, matutando que nunca o vira demonstrar nervosismo, nem ficar tão agitado como estava. Na realidade, Cole ficou mexido: "Não era de surpreender que nós ficássemos perturbados, mas me chocou descobrir que a situação era demais até para o dr. Welch, ainda que momentaneamente."[17]

Então, Welch disse: "Isso deve ser alguma espécie nova de infecção ou peste."

Welch saiu da sala de autópsia e deu três telefonemas, para Boston, Nova York e Washington. Primeiro entrou em contato com Burt Wolbach, professor de Harvard e patologista-chefe no hospital Brigham de Boston, e lhe pediu para realizar autópsias. Talvez lá se conseguisse uma pista para essa doença estranha.

Porém, Welch também sabia que qualquer tratamento ou prevenção para a doença teria que partir de um laboratório. Do Rockefeller Institute, em Nova York, ele convocou Oswald Avery. Avery não obtivera patente na unidade do exército de Rockefeller por ser canadense, mas se tornara cidadão americano no dia 1º de agosto. Por coincidência, no mesmo dia em que Welch entrou em contato, Avery fora promovido de soldado raso a capitão. Mais importante, ele já havia começado pesquisas que, com o passar do tempo, revolucionariam as ciências biológicas; a gripe confirmaria a pertinência de seu trabalho.

Mais tarde, naquele mesmo dia, Avery e Wolbach se juntaram ao grupo e imediatamente iniciaram suas respectivas tarefas.

O terceiro telefonema de Welch foi para Washington, para Charles Richard, o general-médico em exercício na ausência de Gorgas, que estava na frente de batalha. Welch fez uma descrição detalhada da moléstia e suas expectativas quanto à evolução da mesma em Devens e outros locais. Pois a doença se alastraria. Ele insistia que "todas as bases militares tomassem providências imediatas no sentido de expandir rapidamente as instalações hospitalares".

Richard respondeu no mesmo instante, emitindo ordens para todas as equipes médicas confinarem e colocarem em quarentena todos os casos, além de isolar os soldados do contato com os civis fora das bases: "É importante que a gripe seja mantida fora das bases militares, na medida do possível... A epidemia da doença pode muitas vezes ser evitada, mas, uma vez estabelecida, não poderá ser contida."[18] Contudo, ele reconhecia as dificuldades: "Poucas doenças são tão contagiosas quanto essa... É provável que os pacientes se tornem focos de infecção antes mesmo de aparecerem os sintomas... Nessa guerra, não existe nenhuma doença que o chefe de saúde do exército possa encontrar que atinja de modo mais duro seu julgamento e sua iniciativa."

Também alertou tanto o oficial responsável pela administração do exército quanto o chefe do Estado-Maior do exército: "Sem dúvida mais homens vão contrair a doença. Ao transferir soldados de Camp Devens, uma forma virulenta da doença certamente vai ser transportada para outras bases... Durante a epidemia, novos soldados não devem ser enviados para Camp Devens, assim como nenhum homem deve ser afastado da base."[19]

No dia seguinte, já com relatórios de surtos em outras bases, Richard tentou convencer o chefe do Estado-Maior da letalidade da doença, relatando o que Welch lhe contara: "As mortes em Camp Devens provavelmente vão exceder as 500... É razoável esperar que a experiência em Camp Devens seja replicada em outras grandes instalações militares... Com poucas exceções, são densamente povoadas, uma condição que tende a elevar a chance de contágio por 'contato', assim como a virulência e mortalidade da doença... Pode-se esperar que siga em direção oeste e atinja estações militares sucessivas em seu trajeto." E insistiu que a transferência de pessoal de uma base para outra fosse totalmente eliminada, salvo pelas "necessidades militares mais urgentes".

Gorgas havia travado sua guerra pessoal para evitar que uma doença epidêmica irrompesse nas bases militares. E havia perdido.

No dia 27 de agosto, o mesmo dia em que os primeiros marinheiros em Commonwealth Pier caíram doentes, o navio a vapor *Harold Walker* havia partido de Boston, com destino a Nova Orleans. No trajeto, quinze tripulantes adoeceram; em Nova Orleans o navio descarregou sua carga e deixou três homens em terra. Os três morreram. Naquela altura, o *Harold Walker* já havia seguido para o México.

Em 4 de setembro, médicos do hospital naval de Nova Orleans fizeram o primeiro diagnóstico de gripe em um militar na cidade; o marinheiro havia chegado vindo da região nordeste. Na mesma data, também foi registrado o caso de um segundo paciente com o vírus influenza, um rapaz servindo em Nova Orleans. Quarenta dos 42 pacientes que se internaram no hospital em seguida tinham gripe ou pneumonia.

Em 7 de setembro, trezentos marinheiros de Boston chegaram no estaleiro da marinha na Filadélfia. Muitos deles, misturando-se a centenas de outros marinheiros, foram quase imediatamente transferidos para a base naval em Puget Sound. Outros já tinham partido de Boston para a Great Lakes Naval Training Station [Estação de Treinamento Naval dos Grandes Lagos], ao norte de Chicago, a maior instalação do seu tipo no mundo.

Em 8 de setembro, na Base Naval de Newport, em Rhode Island, relatou-se que a doença atingira mais de cem marinheiros.

O vírus estava atingindo o Sul ao longo do litoral, saltando para o interior até o Meio Oeste, estendendo-se por todo o país até o oceano Pacífico.

Enquanto isso, no Hospital Naval de Chelsea, Rosenau e sua equipe de médicos estavam sobrecarregados — e bastante conscientes das implicações mais sérias. Mesmo antes da chegada de Avery, ele e Keegan tinham começado a primeira tentativa no país, e possivelmente no mundo, de criar um soro imune que funcionasse contra esse novo inimigo mortal. Ao mesmo tempo, Keegan enviou uma descrição da doença para o *Journal of the American Medical Association*, o periódico da Associação Americana de Medicina, alertando que ela "promete se espalhar com rapidez por todo o país, acometendo entre 30 a 40% da população e seguindo um caminho crítico".[20]

Keegan só não estava correto quando limitou sua estimativa ao "país todo". Deveria ter sido "o mundo todo".

O vírus influenza, esse enxame mutante, essa quasispécie, sempre há de reter em si o potencial para matar, o que de fato já fizera. Naquela altura, no mundo inteiro, o vírus tinha atravessado aproximadamente o mesmo número de passagens em seres humanos. No mundo inteiro, ele se adaptava ao homem, atingindo eficiência máxima. E no mundo inteiro, estava se tornando letal.

No outro lado do mundo em relação a Boston, em Bombaim, que, como tantas outras cidades, havia sofrido uma epidemia branda em junho, o vírus letal explodiu quase ao mesmo tempo.[21] Lá, começou a matar muito rápido, com uma taxa mais do que duplicada em relação a uma grave epidemia de peste bubônica em 1900.

■ ■ ■

À medida que o vírus se movimentava, duas batalhas paralelas começaram a ser travadas.

Uma delas abarcava a nação inteira. Em cada cidade, em cada fábrica, em cada família, em cada loja, em cada fazenda, ao longo dos trilhos das vias férreas, ao longo dos rios e estradas, nas profundezas das minas e no alto das cordilheiras, o vírus encontraria seu rumo. Nas semanas seguintes, ele testaria a sociedade como um todo, e cada elemento individual. Seria preciso juntar forças para vencer esse teste, ou então haveria um colapso social.

A outra batalha se circunscrevia a uma compacta comunidade científica. Homens como Welch, Flexner, Cole, Avery, Lewis e Rosenau foram arrastados para uma corrida contra a vontade. Eles sabiam o que era necessário. Sabiam a charada que tinham que resolver. Não estavam desamparados. Tinham alguns instrumentos com os quais trabalhar. Sabiam o custo se falhassem.

Entretanto, o tempo disponível era muito pouco.

■ PARTE V

A EXPLOSÃO

CAPÍTULO DEZESSETE

NO DIA 7 DE SETEMBRO, 300 marinheiros chegaram ao estaleiro da marinha na Filadélfia, vindos de Boston.[1] E o que aconteceu na Filadélfia a partir desse momento se mostraria — com acentuada frequência — um modelo do que aconteceria em outros lugares.

A Filadélfia já era um exemplo por suas experiências de guerra. Todas as cidades recebiam uma multidão de pessoas e, somente na área da construção de navios, haviam entrado na Filadélfia dezenas de milhares de operários. Em poucos meses, um grande pântano se transformara no estaleiro de Hog Island, o maior do mundo, em que 35 mil trabalhadores labutavam entre fornalhas e aço e maquinaria. Perto dali, no estaleiro da New York Shipbuilding, empresa de construção de navios de Nova York, trabalhavam 11.500 homens, e em cada um dos doze outros estaleiros trabalhavam de 3 mil a 5 mil homens. E a cidade transbordava com outros grandes estabelecimentos industriais: diversas fábricas de munição, cada uma empregando milhares de trabalhadores em um único local, a J.G. Brill Company fabricava um bonde por hora e empregava 4 mil pessoas, a Midvale Steel tinha 10 mil funcionários, a Baldwin Locomotive, 20 mil.

Superlotada antes da guerra, com cada vez mais trabalhadores e uma população de 1,75 milhão de habitantes, a Filadélfia literalmente fervilhava de gente. Em 1918, uma publicação nacional voltada para assistentes sociais julgou as condições de moradia nas favelas, onde a maioria dos cortiços tinham anexos abrigando dezenas de famílias,[2] piores do que as do Lower East Side de Nova York. Os negros enfrentavam condições ainda mais degradantes, e a cidade tinha a maior população afro-americana de qualquer cidade do Norte, incluindo Nova York ou Chicago.

A habitação era tão escassa que os escoteiros esquadrinhavam a área procurando quartos para mulheres recém-chegadas que tinham empregos relacionados com a guerra. Duas, três, quatro famílias inteiras se espremiam em apartamentos de dois ou três quartos, com crianças e adolescentes compartilhando uma cama. Em pensões, trabalhadores dividiam não só quartos, mas camas, frequentemente dormindo da mesma forma como trabalhavam — em turnos. Nesses mesmos cortiços, o próprio departamento de saúde da cidade admitira que, durante o inverno de 1917-1918, "a taxa de mortalidade (...) cresceu devido ao alto custo de vida e à escassez de carvão".[3]

A cidade oferecia serviços sociais para os pobres por meio do Hospital da Filadélfia, conhecido como "Blockley", um abrigo para pobres e um hospício. Mas não oferecia nada mais, nem mesmo um orfanato. A elite social e os progressistas administravam quaisquer atividades de caridade que existissem. Mesmo os serviços normais, como escolas, não atendiam a demanda. Das vinte maiores cidades da América do Norte, a Filadélfia, a cidade de Benjamin Franklin e da Universidade da Pensilvânia, gastava menos em educação do que todas as outras, exceto uma. Em todo o sul da Filadélfia, lar de centenas de milhares de italianos e judeus, não haveria escola de ensino médio até 1934.[4]

Tudo isso fazia da cidade um solo fértil para qualquer doença epidêmica. O mesmo pode-se dizer de um governo municipal incapaz de reagir a uma crise. O jornalista investigativo Lincoln Steffens chamou a Filadélfia de "a cidade com o pior governo da América do Norte".[5] É muito provável que tivesse razão.

Até mesmo o uso do poder da Tammany em Nova York fora fortuito comparado ao da máquina política da Filadélfia, que voltara ao poder em 1916 após um único mandato de um reformista no cargo de prefeito. O dono do poder na Filadélfia era o senador republicano Edwin Vare. Ele havia vencido e ridicularizado pessoas que se consideravam superiores, que o desprezavam, pessoas com sobrenomes como Wharton, Biddle e Wanamaker.

Homem de estatura baixa, com peito e barriga roliços — seu apelido era "camaradinha" —, Vare tinha sua base no sul da Filadélfia. Ele crescera naquela região antes da incursão dos imigrantes, em uma fazenda de criação de suínos em uma área então rural chamada "the Neck". Ainda morava lá apesar da enorme fortuna, que vinha da política.

Todos os funcionários da prefeitura doavam uma parte do salário para a máquina política de Vare. Para garantir que ninguém deixasse de pagar, os funcionários recebiam os salários não no lugar onde trabalhavam ou na prefeitura — um edifício vitoriano clássico e grandioso, com quinas arredondadas e janelas lembrando salgueiros-chorões —, mas na sede do partido republicano, que ficava no outro lado da rua. O próprio prefeito dava mil dólares de sua remuneração.

Vare também era o maior empreiteiro da cidade, e seu maior contrato era para a limpeza das ruas, um contrato que já mantinha havia quase vinte anos. Em 1917, uma época em que uma família poderia viver confortavelmente com 3 mil dólares ao ano, Vare recebera mais de 5 milhões para a tarefa. Nem todo esse dinheiro ficava em seu bolso, mas até a parte que saía passava por ali e ele guardava uma taxa. Ainda assim, as ruas eram notoriamente imundas, principalmente na região sul da cidade — onde a carência era maior, onde tudo que não fosse esgoto in natura, e às vezes até mesmo isso, corria pelas sarjetas, e onde a máquina política era mais forte.

Por incrível que pareça, justamente a falta de serviços públicos fortalecia a máquina política, já que ela provia o que a prefeitura não fazia: cestas básicas para os pobres, auxílio com empregos e favores, e ajuda com a polícia — o comissário de polícia e muitos magistrados recebiam dinheiro de Vare. As pessoas pagavam pelos favores com votos, os quais, como um alquimista medieval, Vare transformava em dinheiro.

A máquina política se mostrara tão lucrativa que Edwin Vare e seu irmão William, um congressista, tornaram-se filantropos, doando tanto dinheiro à sua igreja na Moyamensing Avenue com a rua Morris, que ela foi renomeada como Abigail Vare Memorial Methodist Episcopal Church [Igreja Metodista Episcopal em Memória de Abigail Vare], em homenagem à mãe deles. Não existem muitas igrejas cujos nomes homenageiam meros mortais, mas esse era o caso.

No entanto, não havia nada de santo em tudo o que se relacionasse à máquina política. No dia das eleições primárias de 1917, vários funcionários de Vare usaram porretes para constranger dois líderes de um partido da oposição, e depois espancaram até a morte um policial que interveio. O incidente revoltou a cidade. O tenente-chefe de Vare em 1918 era Thomas B. Smith. Durante seu único mandato, Smith seria indiciado, ainda que absolvido, em três acusações sem nenhuma relação uma com as outras, incluindo conspiração pela morte daquele policial. Essa mesma eleição, entretanto, deu a Vare controle absoluto sobre as duas Câmaras que compunham a legislatura da cidade, e vasta influência na legislatura do estado.

O diretor do Department of Public Health and Charities [Departamento de Saúde Pública e Instituições Beneficentes] da Filadélfia, um cargo criado pelo prefeito e que se extinguiria junto com o mandato deste, era o dr. Wilmer Krusen — um político que fora nomeado para agir de acordo com os interesses do prefeito. Krusen era um homem respeitável, cujo filho se tornaria cirurgião na Clínica Mayo. Mas lhe faltava experiência, comprometimento ou entendimento dos assuntos de saúde pública, além de ser, por natureza, uma pessoa que achava que os problemas desapareceriam sozinhos. Não era alguém com ímpeto de resolver as coisas.

Ele não exerceria qualquer pressão na máquina política para investir em saúde pública. Apesar de ser ginecologista, recusou-se até a ajudar o exército em sua grande campanha nacional contra a prostituição. Mesmo Nova Orleans havia sucumbido à pressão para fechar Storyville, onde a prostituição era legalizada, mas não havia pressão na Filadélfia, onde a prostituição continuava ilegal, que inibisse de alguma maneira tal indústria. Por isso, de acordo com um relatório militar, a marinha "tomou efetivo controle dos assuntos da polícia"[6] no lado de fora de suas instalações.

A administração da cidade estava sufocada por corrupção, com linhas de autoridade divididas entre Vare, capitães de polícia-transformados-em-empresários e o prefeito. O governo local não desejava agir, nem conseguiria se quisesse.

Quatro dias após a chegada dos marinheiros de Boston ao estaleiro da marinha, houve o relato de 19 marinheiros doentes com sintomas da gripe.

O capitão-tenente R.W. Plummer, médico e a principal autoridade de saúde do distrito naval da Filadélfia, estava bem consciente do surto epidêmico em Commonwealth Pier e em Devens, e sua disseminação na população civil de Massachusetts. Determinado a conter o surto, ordenou o confinamento imediato dos soldados nos quartéis e a desinfecção meticulosa de qualquer coisa que tivessem tocado.

Na verdade, o vírus já tinha escapado, e não somente para a cidade. No dia anterior, 334 marinheiros haviam deixado a Filadélfia rumo a Puget Sound — e muitos chegariam lá doentes, em uma situação desesperadora.[7]

Plummer também tomou a providência imediata de convocar Paul Lewis.

Lewis estava esperando por aquilo.

Ele amava o laboratório mais do que qualquer coisa ou pessoa, e tinha confiança total em Welch, Theobald Smith e Flexner. Lewis havia obtido a confiança deles por seu extraordinário desempenho como jovem cientista, sob o comando de todos eles, um de cada vez. Já tinha conquistado muita coisa, e prometia ainda mais. Também conhecia o próprio valor, não no sentido de ser presunçoso, mas no de reconhecer sua responsabilidade, tornando suas conquistas prometidas em um dever e uma ambição. Apenas uma oferta para estar à frente da fundação do novo Henry Phipps Institute (Phipps havia arrecadado milhões na U.S. Steel junto com Andrew Carnegie e, assim como este, se tornara um filantropo proeminente), associado à Universidade da Pensilvânia, o atraíra a ponto de largar o Rockefeller Institute e seguir para a Filadélfia. Ele estava projetando o Phipps com o modelo de outro instituto, embora o foco fosse muito mais dirigido para doenças pulmonares, principalmente tuberculose.

Ninguém precisava mostrar a Lewis como a situação demandava urgência. Ele conhecia os detalhes dos marinheiros britânicos que tinham morrido no início de julho, e provavelmente tentara fazer a cultura da bactéria a partir deles e preparar um soro. Logo depois de saber que a gripe tinha aparecido no estaleiro da marinha, Lewis se dirigiu até lá.

Seu papel era assumir o processo, normalmente deliberado e gradual, de rastrear o patógeno e tentar desenvolver um soro ou vacina. E não havia tempo para os procedimentos científicos normais.

No dia seguinte, 87 marinheiros caíram doentes. Em 15 de setembro, enquanto Lewis e seus assistentes trabalhavam nos laboratórios da universidade e no hospital da marinha, o vírus havia acometido 600 marinheiros e fuzileiros navais, deixando-os doentes o suficiente para serem internados, e em poucos minutos mais homens contraíam a doença. O hospital naval ficou sem leitos. A marinha começou a enviar os marinheiros enfermos para o Hospital da Pensilvânia, na confluência das ruas Eighth e Spruce.

Em 17 de setembro, cinco médicos e catorze enfermeiras daquele hospital civil ficaram doentes. Nenhum deles exibira qualquer sintoma anteriormente. Em um minuto estavam se sentindo bem e, no outro, estavam sendo carregados em agonia para os leitos do hospital.

O pessoal da marinha em Boston também fora transferido para outros pontos. Enquanto a Filadélfia experimentava uma explosão da doença, o mesmo acontecia com a Great Lakes Naval Training Station [Estação de Treinamento Naval dos Grandes Lagos], a cerca de 50 quilômetros acima de Chicago. Teddy Roosevelt criara a base em 1905, declarando que ela se tornaria a maior e melhor estação de treinamento naval do mundo. Com 45 mil marinheiros, certamente era a maior, e começava a criar uma história digna de orgulho. Os batalhões de construção da marinha e seus "Seabees" nasceram no local, e durante a guerra o tenente John Philip Sousa criou catorze bandas regimentais na base — algumas vezes todos os 1.500 músicos tocavam em massa em Ross Field, fazendo um espetáculo para dezenas de milhares de espectadores, que se aglomeravam para ouvi-los. Com o vírus da gripe se espalhando por toda a base, não haveria mais multidão, nem para os músicos nem para nada. Ali, a gripe irrompeu pelas casernas como uma explosão.

Robert St. John havia acabado de se integrar à marinha quando se tornou uma das primeiras vítimas. Deitado em uma maca em um galpão de exercícios onde logo milhares de homens ficariam deitados sem atendimento, St. John relatou mais tarde: "Ninguém checava nossas temperaturas, e nunca vi um médico."[8] Ele fez seu primeiro amigo na marinha, um rapaz no leito ao lado, doente demais para conseguir pegar água. O próprio St. John mal tinha forças para ajudá-lo a beber do cantil. Na manhã seguinte, um assistente do hospital declarou o amigo como morto e dois marinheiros colocaram o corpo dele em uma maca e o levaram embora. Naquela altura, o departamento médico já tinha anunciado que "pedira 33 caixões ao Naval Medical Supply Depot [Depósito de Suprimentos Médicos da Marinha]".[9] Logo precisariam de bem mais do que isso.

Uma enfermeira que trabalhou na Base dos Grandes Lagos mais tarde seria assombrada por pesadelos. A enfermaria tinha 42 leitos. Rapazes deitados em macas no chão, esperando que morressem os que ocupavam as camas para ficar em seu lugar. Toda manhã as ambulâncias vinham, e carregadores de macas levavam os marinheiros doentes para dentro e os cadáveres para fora. Ela se lembra de que, no pico da epidemia, as enfermeiras envolviam mais de um paciente vivo em lençóis e colocavam uma etiqueta no dedão do pé esquerdo.[10] Economizava tempo, já que elas estavam exaustas. Eram etiquetas de transporte, listando o nome do marinheiro, sua posição e a cidade natal. Ela se lembrava de corpos "no necrotério, empilhados do chão ao teto, como lenha". Nos seus pesadelos, imaginava "o que sentiria o rapaz que estava na base" daquela pilha.[11]

A epidemia estava se alastrando pelas instalações navais da Filadélfia com violência semelhante ao que acontecera em Boston. Ainda assim, naquela cidade, apesar das notícias sobre Boston, apesar da situação nos Grandes Lagos, apesar dos eventos no próprio estaleiro da marinha, o diretor de saúde pública da Filadélfia, Wilmer Krusen, não fizera absolutamente nada.

Nem todos os responsáveis pela saúde pública na cidade continuavam alheios à ameaça. Um dia depois de o primeiro marinheiro ficar doente, o dr. Howard Anders, um proeminente especialista em saúde pública que menosprezava a máquina política de Vare — na qual não confiava nem um pouco —, escreveu para William Braisted, administrador geral da saúde da marinha, pedindo que "as autoridades (federais) da marinha, diante da ameaça de invasão de gripe, interferissem diretamente no caso e insistissem em proteger seus homens e, com isso, também toda a população da Filadélfia (...)?".[12] (Braisted recusou o pedido.)

Krusen negou publicamente que a gripe oferecesse qualquer risco para a cidade. Ele parecia acreditar nisso, pois não traçou nenhum plano de contingência em caso de emergência, não estocou nenhum suprimento e não compilou nenhuma lista da equipe médica disponível em uma emergência, apesar de 26% dos médicos da Filadélfia e um percentual ainda mais alto de enfermeiras estarem nas forças armadas. Na verdade, mesmo com a pressão crescente de Lewis, de Anders, dos médicos de toda a cidade, do corpo docente da Universidade da Pensilvânia e da Escola de Medicina Thomas Jefferson — que se recusou a liberar seis médicos desejosos de se voluntariar para o serviço militar logo que a epidemia eclodiu —,[13] só em 18 de setembro, uma semana inteira depois da doença aparecer na cidade, Krusen se dignou a agendar uma reunião com Plummer, Lewis, entre outros.

No escritório de Krusen, no quinto andar da prefeitura, eles atualizaram uns aos outros, trocando informações. Em Massachusetts, aproximadamente mil pessoas já haviam morrido, com dezenas de milhares doentes, e o governador do estado acabara de emitir um pedido para médicos e enfermeiras das regiões vizinhas se apresentarem. Na Filadélfia, centenas de marinheiros estavam hospitalizados. Poucos sinais de doença haviam surgido entre civis, mas Lewis relatou que não havia encontrado uma cura com sua pesquisa.

Mesmo que Lewis tivesse sucesso na produção de uma vacina, levaria semanas para ela ser produzida em quantidades suficientes. Dessa forma, somente ações drásticas poderiam conter a propagação da gripe pela cidade. Banir reuniões públicas, fechar escritórios e escolas, impor quarentena absoluta no estaleiro da marinha e nos civis infectados — todas essas providências faziam sentido. Existia um precedente recente. Apenas três anos antes, o antecessor de Krusen — durante o único mandato de um prefeito reformista — havia imposto e executado uma quarentena rigorosa por causa da eclosão de uma epidemia de pólio, uma doença que Lewis conhecia mais do que qualquer outra pessoa no mundo. Ele aconselhava a quarentena.

Mas Plummer era o superior de Lewis. Ele e Krusen preferiam esperar. Ambos temiam que tomar tais passos pudesse causar pânico e interferir nos esforços de guerra. Manter a população tranquila era o objetivo. As restrições por causa da epidemia de pólio foram impostas quando o país não estava em guerra.

A reunião terminou sem nada decidido, a não ser monitorar a evolução dos casos. Krusen prometeu começar uma campanha em massa de publicidade contra tossir, cuspir e espirrar. Mesmo assim, levaria dias para ser organizada. E entraria em conflito com a minimização do perigo por parte de Krusen e das autoridades da marinha.

Em Washington, Gorgas, que provavelmente já ouvira falar de Lewis, não estava satisfeito com esses desenvolvimentos. Naquele momento, a gripe havia irrompido em mais dois acantonamentos, Camp Dix, em Nova Jersey, e Camp Meade, em Maryland, ambos próximos à cidade. Lewis mantinha um contato bem próximo com a Philadelphia Tuberculosis Society [Sociedade de Tuberculose da Filadélfia], e Gorgas lhe pediu para imprimir e distribuir 20 mil grandes cartazes alertando sobre a gripe e recomendando uma precaução simples que poderia ajudar, mesmo em pequena escala: "Quando for obrigado a tossir ou espirrar, sempre coloque um lenço, um guardanapo de papel ou um pedaço de tecido de qualquer tipo diante do rosto."[14]

Enquanto isso, o *Evening Bulletin* assegurou a seus leitores que a gripe não representava nenhum perigo, era tão velha quanto a história e vinha acompanhada de um miasma respeitável, de ar contaminado e de pragas de insetos, três coisas que não estavam acontecendo na Filadélfia. Plummer assegurou aos repórteres que ele e Krusen iriam "confinar essa doença aos limites atuais, e temos certeza do nosso sucesso nessa providência. Não houve nenhum registro de morte entre os homens da marinha. Tanto os médicos do exército e da marinha quanto as autoridades civis não demonstram nenhum traço de preocupação".[15]

No dia seguinte, dois marinheiros morreram de gripe. Krusen liberou o Municipal Hospital for Contagious Diseases [Hospital Municipal de Doenças Contagiosas] para a marinha, e Plummer declarou: "A doença provavelmente atingiu seu pico. Acreditamos que a situação está bem controlada. De agora em diante, os casos vão diminuir."[16]

Krusen insistiu com os jornalistas que as pessoas morreram não por causa de uma epidemia. Disse que elas morreram de gripe, mas que era "a gripe de sempre". No outro dia, 14 marinheiros morreram, assim como o primeiro civil, "um italiano não identificado", no Philadelphia General Hospital [Hospital Geral de Filadélfia], nas ruas 34 South e Pine.

No dia seguinte, mais de vinte vítimas do vírus foram para o necrotério. Uma delas era Emma Snyder, enfermeira que tinha cuidado dos primeiros marinheiros a chegarem ao Hospital da Pensilvânia. Tinha 23 anos de idade.

A face pública de Krusen permanecia tranquilizadora. Ele admitiu "alguns casos na população civil", mas afirmou que os inspetores de saúde buscavam casos entre os civis "para cortar a epidemia pela raiz". Só não disse como.

No sábado, 21 de setembro, a Board of Health [Diretoria de Saúde] tornou a gripe uma doença "notificável", exigindo que médicos reportassem as autoridades de saúde sobre todos os casos que tratavam. A medida forneceria informações sobre sua evolução. Trabalhar em um sábado já era incomum por si só, mas, apesar disso, a Diretoria garantiu à população que estava "convencida de que é correta a declaração emitida pelo diretor Krusen de que não há uma epidemia de gripe se espalhando entre a população civil no presente momento. Além do mais, a Diretoria tem uma forte sensação de que, se o público em geral seguir as recomendações de forma cuidadosa e rigorosa, para evitar contrair a gripe, pode-se evitar uma epidemia com sucesso".

Os conselhos da Diretoria: fiquem aquecidos, mantenham os pés secos e os intestinos abertos — esse último um vestígio da tradição hipocrática. Também houve um alerta para evitar multidões.

Sete dias mais tarde, em 28 de setembro, estava programada uma grande parada denominada Liberty Loan, projetada para vender milhões de dólares em títulos de guerra. O evento consumira semanas de organização, e seria a maior parada da história da Filadélfia, com milhares de pessoas marchando e uma estimativa de centenas de milhares assistindo.

Eram tempos extraordinários, devido à Grande Guerra. Não se pode considerar a pandemia de gripe sem entender o contexto. Wilson tinha compreendido seus objetivos. Os Estados Unidos estavam inteiramente empenhados na guerra.

Dois milhões de soldados americanos já estavam na França. Esperava-se que pelo menos mais dois milhões fossem necessários. Cada elemento da nação, de fazendeiros a professores primários, era recrutado, de bom grado ou não. Para Wilson, para Creel, para todo o governo e, na verdade, tanto para aliados quanto para inimigos, o controle da informação importava. A publicidade estava prestes a emergir como indústria. J. Walter Thompson — cuja agência de publicidade já tinha alcance nacional, e cujo representante se tornou um importante auxiliar de Creel — teorizava que a publicidade podia construir comportamentos. Após a guerra, a indústria iria alegar sua capacidade de "modificar as ideias de populações inteiras",[17] enquanto Herbert Hoover afirmava que "o mundo vive por meio de expressões"[18] e chamava as relações públicas de "uma ciência exata".

O comprometimento total com a guerra exige sacrifícios e o moral elevado torna os sacrifícios aceitáveis e, portanto, possíveis. Os sacrifícios incluíam desconfortos na vida cotidiana. Para contribuir para o esforço de guerra, os cidadãos do país suportavam os "dias sem carne" durante a semana, a "refeição sem trigo" diariamente. Todos esses sacrifícios, é claro, eram voluntários, completamente voluntários — ainda que a Food Administration [Agência de Alimentos] de Hoover pudesse de fato fechar os negócios que não cooperavam "voluntariamente". E se alguém decidisse fazer um passeio no campo em um "domingo sem gasolina", quando o povo "voluntariamente" se abstinha de dirigir, teria seu passeio interrompido na estrada por um policial hostil.

O governo Wilson tencionava fazer a nação aderir. Wilson informou ao chefe dos Escoteiros que vender títulos de guerra forneceria "a cada escoteiro uma oportunidade fantástica em contribuir para o seu país com o slogan: 'Todo Escoteiro Salvando um Soldado'".[19] Os 150 mil integrantes do Four Minute Men de Creel, os porta-vozes que virtualmente abriam todos os eventos públicos, inclusive cinemas e espetáculos de variedades, estimulavam as doações. E quando o estímulo falhasse, outras pressões podiam ser exercidas.

A própria preservação do moral tornou-se um objetivo. Pois, se ele vacilasse, poderia contaminar todo o resto. Então, a liberdade de expressão balançou. Mais do que no período de McCarthy, mais do que na própria Segunda Guerra Mundial, mais do que na Guerra Civil — quando Lincoln era sistematicamente difamado por opositores —, a liberdade de expressão de fato balançou. O governo tinha os 200 mil membros da American Protective League [Liga Protetora Americana], que se reportavam ao novo órgão de segurança interna do Departamento de Justiça, chefiado por J. Edgar Hoover e espionavam vizinhos e colegas de trabalho. A organização de Creel advertia aos cidadãos: "Qualquer um que afirme ter uma 'informação privilegiada' está blefando. Diga que é seu dever patriótico ajudar você a descobrir de onde aquela informação veio. Se encontrar uma pessoa desleal em sua busca, informe o nome dela ao Departamento de Justiça em Washington e onde encontrá-la."[20]

Os socialistas, os alemães e especialmente os sindicalistas radicais do International Workers of the World (IWW) [Trabalhadores Industriais do Mundo] recebiam um tratamento muito pior. O *New York Times* declarou: "Os agitadores do IWW agem como verdadeiros agentes da Alemanha, e talvez o sejam de fato. As autoridades federais devem acabar de vez com esses conspiradores e traidores dos Estados Unidos."[21] O governo fez exatamente isso, invadindo reuniões de sindicatos, condenando quase 200 sindicalistas em tribunais em massa em Illinois, Califórnia e Oregon, aplicando pressão implacável contra todos os oponentes. Na Filadélfia, no mesmo dia em que Krusen pela primeira vez discutiu a gripe com autoridades da marinha, foram presos cinco homens que trabalhavam para o *Tageblatt*, um jornal de língua alemã da cidade.

O que o governo não fazia, os vigilantes se encarregavam de fazer. Houve o caso de 1.200 membros do IWW trancados em vagões fechados no Arizona e abandonados em um ramal no deserto. Houve o caso de Frank Little, membro do IWW, amarrado a um carro e arrastado pelas ruas de Butte, Montana, até as rótulas de seus joelhos ficarem completamente raspadas, e depois enforcado na estrutura elevada de uma estrada de ferro. Houve o caso de Robert Prager, nascido na Alemanha, mas que tentara se alistar na marinha, atacado por uma multidão perto de St. Louis, espancado, despido, enrolado em uma bandeira americana e linchado porque proferiu uma palavra positiva sobre seu país de origem. E, depois que os líderes daquele tumulto foram absolvidos, houve o grito de um jurado: "Acho que agora ninguém pode dizer que não somos leais!"[22] Enquanto isso, um editorial do *Washington Post* comentou: "Apesar de excessos, como linchamentos, vemos um despertar saudável e benéfico no interior do país."[23]

O socialista Eugene Debs, que recebera quase 1 milhão de votos na eleição presidencial de 1912, foi sentenciado a dez anos de prisão por se opor à guerra. Em um julgamento sem conexão com este, o deputado de Wisconsin Victor Berger foi sentenciado a vinte anos pelo mesmo motivo. A Câmara dos Representantes o expulsou e se recusou a empossá-lo quando ele foi reeleito. Tudo para proteger o "estilo de vida americano".

Poucas elites na América desfrutavam de mais luxos do que as da sociedade da Filadélfia, com seus Biddles e Whartons. No entanto, o *Philadelphia Inquirer* noticiou com satisfação o seguinte: "Em um jantar na região de Main Line, com uns dez homens à mesa, teceu-se alguma crítica sobre a forma como o governo estava lidando com as coisas. O anfitrião se levantou e disse: 'Senhores, não compete a mim lhes dizer o que falar, mas há quatro agentes do Serviço Secreto aqui hoje.' Foi uma maneira diplomática de colocar um ponto final a uma conversa pela qual ele não tinha interesse."

Enquanto isso, o Secretário do Tesouro William McAdoo acreditava que, durante a Guerra Civil, o governo tinha cometido um "erro fundamental" em não vender os títulos para os cidadãos comuns: "Qualquer grande guerra deve necessariamente ser um movimento popular. É uma cruzada. E, como todas as cruzadas, carrega uma poderosa carga de romantismo. [Salmon, secretário do Tesouro de Lincoln] Chase não tentou capitalizar as emoções do povo. Nós nos dirigimos ao povo, englobando todo mundo — empresários, operários, fazendeiros, banqueiros, milionários, professores, trabalhadores. Capitalizamos o impulso profundo chamado patriotismo. É a qualidade da adesão que mantém uma nação como única. É uma das mais profundas e poderosas motivações dos seres humanos."[24] Ele foi além e declarou: "Todo aquele que se recusa a contribuir, ou permite que um companheiro se recuse, age como amigo da Alemanha, e eu gostaria muito de dizer isso na cara dele. Um homem que não pode emprestar $1,25 por semana ao seu país, com uma taxa de juros de 4%, não tem o direito de ser cidadão americano."[25]

A campanha de doação conhecida como Liberty Loan arrecadaria milhões de dólares apenas na Filadélfia. A cidade tinha uma cota a alcançar. A parada marcada para 28 de setembro era essencial para isso.

Diversos médicos — médicos na ativa, especialistas em saúde pública em escolas de medicina, especialistas em doenças infecciosas — insistiram com Krusen para cancelar o evento. Howard Anders tentou gerar pressão da opinião pública para não deixá-la acontecer, contando aos jornalistas que o desfile iria espalhar a gripe e provocar mortes. Nenhum jornal publicou seu aviso — afinal de contas, tal comentário poderia afetar o moral dos cidadãos. Então, ele pediu a um editor que publicasse uma advertência de que o evento traria "uma massa inflamável pronta para uma conflagração".[26] O editor se recusou.

A gripe era uma doença que se espalhava em multidões. "Evitem multidões" — era o conselho dado por Krusen e a Diretoria de Saúde da Filadélfia. Para evitar aglomerações, a Philadelphia Rapid Transit Company, a empresa de transportes públicos da cidade na época, apenas limitara o número de passageiros nos bondes.

As bases do exército já estavam tão sobrecarregadas por causa da gripe que, em 26 de setembro, o marechal Enoch Crowder cancelou o chamado para novos alistamentos. Naquele mesmo dia, Samuel McCall, governador de Massachusetts solicitou formalmente ajuda federal, assim como o envio de médicos, enfermeiras e suprimentos dos estados vizinhos.

Se a gripe mal começava seu ataque na Filadélfia, já estava bradando a velocidade máxima em todo o estaleiro da marinha. Por causa dela, 1.400 marinheiros estavam hospitalizados. A Cruz Vermelha estava transformando seu centro (o United Service Center) na confluência das ruas 22 e Walnut em um hospital de 500 leitos para uso exclusivo da marinha. Certamente Krusen via tais relatos e ouvia que queriam cancelar a parada, mas parecia não prestar atenção. Tudo o que fez foi proibir entretenimento dirigidos a soldados ou marinheiros por parte de qualquer organização ou indivíduo da cidade. No entanto, os militares podiam frequentar lojas, viajar em bondes, assistir a espetáculos de variedades ou entrar em cinemas.

Na Filadélfia, em 27 de setembro, um dia antes da parada, os hospitais admitiram mais 200 pessoas acometidas de gripe — sendo 123 civis.

Krusen sofria uma pressão intensa e crescente para cancelar a parada, vinda de colegas médicos, das notícias de Massachusetts, do cancelamento do alistamento. Era provável que a decisão de prosseguir ou não com a parada estivesse inteiramente em suas mãos. Se procurasse uma orientação com o prefeito, não teria conseguido nada. Pois um magistrado havia acabado de emitir um mandado de prisão contra o prefeito, que se encontrava a portas fechadas com o advogado, envolvido em outras preocupações e incomunicável. Anteriormente, para o bem da cidade e o esforço de guerra, fora forjada uma trégua desconfortável entre a máquina política de Vare e a elite da cidade. Mas a sra. Edward Biddle, presidente do Civic Club [Clube Cívico] e casada com um descendente do fundador do Banco dos Estados Unidos, renunciou ao cargo de um conselho para o qual o prefeito a designara, o que fez cessar a trégua e aumentou o caos na prefeitura.

Krusen ouviu também algumas boas notícias. Paul Lewis acreditava estar fazendo progressos na identificação do patógeno, o causador da gripe. Se fosse verdade, a tarefa de criar um soro ou vacina poderia evoluir com rapidez. A imprensa deu manchete para essa boa notícia, embora não acrescentasse que Lewis, cientista cauteloso, não estava seguro quanto às suas descobertas.

Então, declarou que a parada e os eventos relacionados aconteceriam.

Nem uma gota de angústia foi noticiada em qualquer um dos cinco jornais diários da cidade e, se algum jornalista questionou Krusen ou a Board of Health sobre a prudência de manter a parada, nada foi publicado a respeito.

Em 28 de setembro, os participantes da maior parada da história da cidade orgulhosamente marcharam em frente. Desfilaram por pelo menos três quilômetros, três quilômetros de bandas de música, bandeiras, escoteiros, corpo militar feminino, fuzileiros, marinheiros e soldados. Centenas de milhares de pessoas se amontoaram ao longo do trajeto da parada, apertando-se umas contra as outras para conseguir uma visão melhor, as fileiras traseiras gritando palavras de incentivo, por cima de ombros e rostos, para os valorosos jovens. Foi mesmo uma cena grandiosa.

Krusen lhes garantira que não havia perigo.

O período de incubação da gripe é de 24 a 72 horas. Dois dias após a parada, Krusen emitiu uma declaração sombria: "A epidemia agora está presente na população civil, assumindo o mesmo formato encontrado em acantonamentos e estações navais."

Para compreender o real significado da declaração, é preciso compreender exatamente o que ocorria nas bases militares.

CAPÍTULO DEZOITO

Camp Devens foi pego de surpresa. O mesmo não ocorreu em outros acantonamentos e bases navais. O escritório de Gorgas emitira avisos urgentes acerca da doença, e equipes médicas em todo o país ficaram em alerta. Ainda assim, o vírus chegou primeiro e com maior índice de letalidade a esses postos militares, invadindo os agrupamentos fechados de jovens em suas camas de alojamento. Camp Grant quase não foi atingido. Na verdade, à exceção de uma tragédia individual em particular, tudo transcorreu de modo bastante habitual.

A base militar estendia-se por um terreno em sua maior parte plano, mas com algumas ondulações, em Rock River, nos arredores de Rockford, Illinois. O solo era rico e exuberante, e seu primeiro comandante havia plantado na base seiscentos hectares de milho doce e milho de qualidade inferior para ração de porcos, feno, trigo e trigo de inverno, batata e aveia. A maioria dos recrutas vinha do norte de Illinois e de Wisconsin; meninos do campo com cabelos cor de palha e bochechas coradas que sabiam cultivar as plantações e as produziam em grande quantidade.

Era impressionante a organização do local, levando-se em conta a pressa com que fora construído. Havia fileiras de barracas de madeira arrumadas, e fileiras e mais fileiras de grandes tendas, dezoito homens para cada uma delas. Todas as estradas eram sujas e, no final do verão, a poeira pairava no ar, exceto quando a chuva transformava as estradas lamacentas. O hospital ficava localizado na extremidade da base e contava com duas mil camas, embora o maior número de pacientes internados ao mesmo tempo tivesse sido 852; também contavam com várias enfermarias espalhadas.

Em junho de 1918, Welch, Cole, Russell e Richard Pearce do Conselho Nacional de Pesquisa — que raríssimas vezes saíam de Washington, em geral demasiado ocupados com a coordenação dos esforços relativos à pesquisa — inspecionaram a base e voltaram impressionados. De acordo com a avaliação de Welch, o tenente-coronel H. C. Michie, general médico, era "eficiente e enérgico", o laboratório do hospital era "excelente", o patologista era "um bom homem", enquanto Joe Capps, amigo de Cole, era "é claro, um excelente chefe de departamento" no hospital em si.[1] O veterinário, responsável por várias centenas de cavalos e diferentes tipos de gado, também lhes causara boa impressão.

Durante essa visita em junho, todos haviam discutido sobre pneumonia. Capps dera início a experimentos clínicos com um soro desenvolvido por Preston Kyes que era diferente do de Cole. Kyes era um pesquisador promissor da Universidade de Chicago, sobre quem Welch dissera: "Melhor ficarmos de olho nele."[2] Capps e Cole trocaram informações. Capps também mencionou ter observado uma perturbadora tendência a "um tipo diferente de pneumonia (...) clinicamente mais nociva e fatal (...) na autópsia, em geral, grandes áreas de consolidação (...) e também de áreas com hemorragia alveolar".[3]

Então, Capps demonstrou-lhes uma inovação que ele havia testado: o uso de máscaras de gaze por pacientes com doenças respiratórias. Welch considerou a máscara "uma coisa fantástica (...) uma contribuição importante na prevenção da disseminação de infecções".[4] Ele encorajou Capps a escrever um artigo para o *Journal of the American Medical Association* e aconselhou Pearce a conduzir estudos sobre a eficiência das máscaras. Cole concordou: "Trata-se de um assunto muito importante relacionado à prevenção da pneumonia."[5]

Welch também saiu dessa inspeção, a última da viagem, deixando duas recomendações. Aquilo confirmara seu desejo de que os recém-chegados em todas as bases fossem priorizados ao longo de três semanas para construir campos de detenção; esses homens comeriam, dormiriam, treinariam — e ficariam de quarentena — juntos a fim de evitar qualquer contaminação cruzada com os que já estavam instalados na base. Em segundo lugar, queria que o uso das máscaras de Capps fosse obrigatório em todas as bases.

Capps escreveu o artigo para o *JAMA*, no qual relatou ter considerado o uso das máscaras tão bem-sucedido que, menos de três semanas após o início do experimento, abandonara os testes e começara a usá-las como "medida de praxe". Também observou de forma geral que "uma das medidas mais vitais para combater o contágio" era a eliminação de aglomerações.[6] "Aumentar o espaço entre as camas nas barracas, colocar a cabeça dos soldados voltada para o pé dos vizinhos, esticar panos entre as camas e suspender uma cortina no centro da mesa de refeições provaram-se medidas de grande valor."

Para evitar que poucos indivíduos recém-chegados infectassem toda uma base, ele repetiu a recomendação de Welch de isolar as tropas transferidas. Grant tinha uma espécie de "depósito de brigada", alojamentos isolados para quarentena destinados a novos recrutas e soldados transferidos. Suas escadas eram construídas do lado de fora para que guardas pudessem garantir o cumprimento da quarentena. Mas os oficiais não ficaram nesse depósito; apenas os soldados alistados.

O artigo de Capps foi publicado na edição de 10 de agosto de 1918 do *JAMA*.

No dia 8 de agosto, o coronel Charles Hagadorn assumiu o comando de Camp Grant. Oficial de baixa estatura e taciturno, formado em West Point, ainda solteiro aos 51 anos, devotara a vida ao exército e a seus homens. Também havia se preparado a vida toda para a guerra, estudando constantemente e aprendendo não só a partir de experiências, mas também graças a leituras e análises; um relatório "[o] reconhecia como um dos mais brilhantes especialistas nas fileiras do exército regular".[7] Ele lutara contra os espanhóis em Cuba, combatera em guerrilhas nas Filipinas e caçara Pancho Villa no México apenas um ano antes. Às vezes, dava ordens que pareciam impulsivas e até inexplicáveis, embora escondessem uma ponta de razão. Ele estava determinado a ensinar seus soldados a sobreviver e a matar. Não a morrer. Preocupava-se com suas tropas e gostava de estar entre eles.

Um dos problemas que ele enfrentava parecia ter pouco a ver com a guerra. A base estava superlotada. Havia apenas trinta mil militares durante a visita de Welch em junho. Agora a força tinha um excedente de quarenta mil, sem expectativa de diminuição. Muitos homens eram forçados a ficar em tendas, e o inverno — o inverno no norte de Illinois, um ano após o frio ter batido recorde — chegaria em poucas semanas.

Os regulamentos do exército definiam o espaço de cada soldado nas barracas. Esses regulamentos não levavam em conta o conforto, mas consideravam muito a saúde pública. Em meados de setembro, Hagadorn decidiu ignorar as ordens do exército referentes à aglomeração e transferiu ainda mais homens das tendas para os alojamentos. As noites já estavam mais frias, e assim os homens ficariam mais confortáveis.

Mas, àquela altura, o escritório de Gorgas já emitira comunicados referentes à epidemia, e a gripe já chegara ao Great Lakes Naval Training Station [Centro de Treinamento Naval de Great Lakes], a 160 quilômetros de distância.[8] Em Camp Grant, os médicos estavam atentos, aguardando o primeiro caso. Tinham inclusive ideia de onde poderia ocorrer. Dezenas de oficiais haviam acabado de chegar de Devens.

A equipe médica sênior da base enfrentou Hagadorn, contestando seu plano de aumentar as aglomerações. Embora não exista qualquer relatório da reunião, esses médicos eram tidos em alta conta por Welch e Cole, e em suas excepcionais carreiras civis estavam acostumados a dar e não a receber ordens. Não havia como a reunião não ter sido conflituosa. Pelo amor de Deus, devem ter os médicos alertado, esparsos casos de gripe já tinham aparecido em Rockford.

Mas Hagadorn acreditava que a doença podia ser controlada. Além de seu histórico de combates, ele ocupara o cargo de chefe do Estado-Maior na Zona do Canal e vira Gorgas controlar até mesmo doenças tropicais no lugar. Ademais, depositava enorme confiança em sua equipe médica. Confiava mais em seus médicos do que os próprios, talvez lembrando a eles que evitaram até a epidemia de sarampo que assolara tantas bases. No dia 4 de setembro, o próprio epidemiologista da base escrevera um relatório observando: "As doenças epidêmicas nesta base em nenhum momento foram alarmantes (...) Casos de sarampo, pneumonia, febre escarlatina, difteria, meningite e varíola ocorreram esporadicamente. Nenhuma delas, em momento algum, chegou a se tornar uma epidemia."[9]

E aquilo era apenas gripe. Apesar disso, Hagadorn fez algumas concessões. No dia 20 de setembro, deu várias ordens com o objetivo de proteger a saúde da base. Para evitar que a poeira subisse, lubrificariam todas as estradas. Preocupado com a gripe, concordou com a quarentena parcial: "Até segunda ordem desse quartel-general, licenças e permissões para se ausentar da base (...) não serão concedidas a oficiais ou soldados, a não ser que sejam concedidas por esse escritório, e apenas por motivos de extrema urgência."[10]

Entretanto, naquele dia, ele divulgou mais uma ordem. Para Michie e Capps, deve ter sido especialmente exasperante vê-lo usar a autoridade deles para justificá-la: "Deve ser configurada como necessidade militar a aglomeração das tropas. Nessas circunstâncias, o cirurgião da base autoriza a aglomeração nos alojamentos (...) acima da capacidade autorizada (...) Isso deve ser colocado em prática de imediato à medida que recém-chegados forem ocupando as acomodações."[11]

Em 21 de setembro, um dia após Hagadorn ter emitido essa ordem, vários homens da Infantry Central Officers Training School [Escola Central de Treinamento de Oficiais da Infantaria] — a unidade com oficiais de Devens — ficaram doentes. Eles foram imediatamente isolados no hospital da base.

Pouco adiantou. À meia-noite, 108 homens da escola de infantaria e da unidade vizinha deram entrada no hospital. Cada paciente usava máscara de gaze para cobrir a boca e o nariz.

As duas unidades foram isoladas do resto da base, e os homens das unidades, parcialmente isolados um do outro. Ao redor de cada cama, foram pendurados lençóis e, duas vezes por dia, todos os homens eram examinados. Todas as reuniões públicas — sessões de filmes, funcionamento da Associação Cristã de Moços e afins — foram canceladas, e os soldados receberam ordens de não "se misturar, em hipótese alguma, com soldados de outras organizações, em momento algum (...) Serão proibidas visitas na área em questão (...) Qualquer alojamento no qual vários casos forem reportados ficará em quarentena: seus ocupantes não terão permissão para se misturar em hipótese alguma com ocupantes de outros alojamentos da mesma unidade."[12]

Os guardas seguiram as ordens à risca. Mas pessoas infectadas com o vírus influenza podem infectar outras antes de apresentarem qualquer sintoma. Já era tarde demais. Em 48 horas todos os grupos da base tinham sido contaminados.

No dia seguinte, as internações no hospital subiram para 194; no seguinte, 371; no outro, 492. Quatro dias depois do primeiro oficial declarado doente, morreu o primeiro soldado.[13] No dia seguinte, mais dois homens faleceram, e 711 soldados deram entrada no hospital. Em seis dias, a ocupação de leitos do hospital passou de 610 para 4.102, quase cinco vezes mais pacientes do que o hospital já tratara.

Havia pouquíssimas ambulâncias para levar os doentes ao hospital, então mulas puxavam carroças até que, exaustas, paravam de trabalhar. Havia pouquíssimos lençóis para as camas, então a Cruz Vermelha encomendou seis mil de Chicago. O hospital contava com pouquíssimas camas, então milhares de macas amontoavam-se em cada centímetro quadrado de corredor, área de armazenamento, sala de reuniões, escritório e alpendre.

Não foi o suficiente. Os membros do destacamento médico tinham se mudado para tendas, de modo que seus alojamentos fossem transformados em um hospital com quinhentos leitos ou macas. Dez alojamentos espalhados pela base foram também convertidos em hospital. Ainda assim não foi o suficiente.

Todo o treinamento para a guerra, para matar, cessou. Agora os homens lutavam para interromper a matança.

Soldados sadios debilitavam-se atendendo, de uma maneira ou de outra, os doentes. Trezentos e vinte homens foram despachados para o hospital a fim de trabalhar como equipe de apoio; depois, mais 260 chegaram. Outros 250 nada faziam além de encher sacos de palha para fabricar colchões. Outras várias centenas ajudavam na descarga de diversos vagões cheios de suprimentos médicos. Centenas ajudavam a transportar doentes ou cuidavam da roupa suja — lavando lençóis, confeccionando máscaras — ou preparando comida. Enquanto isso, pouco antes de uma ameaçadora tempestade, cem carpinteiros trabalharam para fechar o teto de 39 alpendres com papelão betumado a fim de proteger da chuva centenas de pacientes expostos ao ambiente. As máscaras de gaze de que Capps tanto se orgulhava, as máscaras elogiadas por Welch, não eram mais confeccionadas: Capps ficou sem material e pessoal para fazê-las.

A própria equipe médica estava em colapso por conta do excesso de trabalho — e pela doença. Em cinco dias de epidemia, cinco médicos, 35 enfermeiras e cinquenta assistentes hospitalares ficaram doentes. Esse número aumentaria, e a equipe médica também teria sua taxa de mortalidade.

Em sete dias de epidemia, os soldados que ainda conseguiam trabalhar transformaram mais nove alojamentos em hospitais. Faltava aspirina, atropina, digitálicos, ácido etanoico (um desinfetante), sacos de papel, recipientes para muco e termômetros — e os termômetros disponíveis estavam sendo quebrados por homens em delírio.

Quarenta outras enfermeiras chegaram para trabalhar na emergência, totalizando 383 no hospital. Contudo, ainda precisavam de mais. Todas as visitas à base e, sobretudo, ao hospital já tinham sido proibidas "a não ser em circunstâncias extraordinárias".[14] No momento, as circunstâncias extraordinárias tinham se tornado comuns, e visitas chegavam aos montes, observou Michie, "convocadas por telegramas informando o risco de falecimento (...)" Quatrocentos e trinta e oito telegramas tinham sido entregues no dia anterior.

Esse número ainda subia, e com rapidez. Para entregar o que em breve se transformaria em milhares de telegramas e telefonemas diários, a Cruz Vermelha montou uma ampla tenda, com piso, aquecimento, eletricidade e a própria central telefônica, bem como fileiras de cadeiras, que lembravam um auditório, onde os parentes esperavam para ver soldados gravemente enfermos. Era necessário mais gente para acompanhar as visitas aos leitos dos doentes. Mais gente e mais lavanderias foram necessárias só para lavar jalecos e máscaras usadas por cada visitante.

A equipe do hospital não conseguia acompanhar o ritmo. Incontáveis fileiras de homens tossindo, deitados em lençóis manchados de sangue, rodeados por moscas — a ordem era "adicionar formol em cada recipiente usado para escarro a fim de afastar as moscas"[15] — e os grotescos odores de vômito, urina e fezes deixavam os parentes, de certa forma, mais desesperados que os pacientes. Eles ofereciam propina a qualquer um que parecesse saudável — médico, enfermeira ou assistente — para garantir o cuidado a seus filhos e entes queridos. Na verdade, os visitantes imploravam que aceitassem propinas.

Michie respondia com firmeza: "Devotar cuidado pessoal especial a qualquer paciente cujo estado não seja crítico é proibido, e a equipe do hospital tem instruções para denunciar ao comandante qualquer civil ou outra pessoa que faça solicitações especiais para determinado paciente receber atenção especial."[16]

E havia mais uma coisa, outra coisa ainda pior.

No mesmo dia da morte do primeiro soldado de Camp Grant, 3.108 soldados embarcaram em um trem que ia para Camp Hancock, nos arredores de Augusta, Geórgia.

Partiram quando uma autoridade de saúde civil, a centenas de quilômetros de Camp Grant, solicitou que a base toda entrasse em quarentena, solicitando inclusive que fosse proibido o retorno para casa dos acompanhantes dos mortos.[17] Partiram com a lembrança de trens carregando soldados infectados por sarampo, ainda que Gorgas e Vaughan protestassem em vão alertando que os soldados tinham "distribuído as sementes da doença no aquartelamento e no trem. Nenhum poder no mundo poderia interromper a disseminação do sarampo nessas condições".[18] Partiram depois que o superintendente geral tomara a precaução de cancelar o próximo recrutamento. E partiram ainda que o escritório de Gorgas insistisse que cessasse qualquer movimento de soldados entre bases — infectadas e não infectadas.

O exército emitiu uma ordem para que não houvesse "transferência de ninguém em contato com a gripe" entre as bases e as bases em quarentena. Mas mesmo essa ordem chegou dias depois, em um momento em que cada dia de atraso podia custar, literalmente, milhares de vidas. E a ordem também determinava que "o deslocamento de oficiais e soldados sem contato com doentes seriam realizados de imediato como ordenado".[19] Contudo, os homens podiam parecer saudáveis, ainda que com a doença incubada, e também podiam infectar outros antes de os sintomas aparecerem.

Os homens deixavam Camp Grant naquele trem, amontoados em vagões com pouco espaço para se mover, empilhados e espremidos como se estivessem em um submarino, enquanto atravessavam deliberadamente mais de 1.500 quilômetros. A princípio devem ter se sentido empolgados, pois o deslocamento gera toda uma empolgação, mas depois o tédio se abateria, os minutos arrastados, as horas fundindo a passagem com um mundo paralelo de três metros de largura e dois de altura, cheirando a fumaça de cigarro e suor, com centenas de homens em cada vagão dentro de cabines bem mais apertadas do que em qualquer barraca e com muito menos ventilação.

À medida que o país passava por esses homens, eles devem ter se inclinado pelas janelas para aspirar uma brisa como tragavam cigarros. E então um soldado teve um acesso de tosse, outro ficou banhado de suor, o nariz de um terceiro começou a escorrer sangue. Outros devem ter se encolhido afastando-se deles com medo, e outros ainda devem ter desmaiado ou sido tomados pela febre ou pelo delírio ou começado a sangrar pelo nariz ou, possivelmente, pelas orelhas. O trem deve ter sido tomado pelo pânico. Nas paradas para reabastecimento e água, homens provavelmente se espalharam tentando escapar, misturando-se com trabalhadores ou outros civis, e obedeceram, relutantes, quando os oficiais mandaram que voltassem aos vagões, para dentro do caixão de rodas.

Quando o trem chegou, mais de setecentos homens — quase um quarto de todo o contingente do trem — foram levados direto para o hospital da base, rapidamente seguidos por mais centenas; no total, dos 3.108 soldados, dois mil seriam hospitalizados com gripe.[20] Depois de 143 mortes, as estatísticas se igualaram à dos outros soldados de Camp Hancock — Hancock, para onde esse carregamento de vírus foi enviado — e ficou impossível rastreá-lo. Mas é provável que a taxa de mortalidade tenha se aproximado, e possivelmente excedido, 10% de todos os soldados daquele trem.[21]

Hagadorn se tornara praticamente irrelevante para o funcionamento da base. Passara a ceder em todos os pontos, a fazer tudo o que a equipe médica pedia, viabilizava todos os recursos para eles. Mas parecia que nada nem ao menos retardava o progresso da doença.

Em 4 de outubro, pela primeira vez, mais de cem homens em Camp Grant morreram num único dia. Quase cinco mil estavam doentes, e centenas de outros caíam doentes a cada dia. E o gráfico do contágio ainda apontava subidas.

Em pouco tempo, em um único dia, 1.810 foram declarados doentes. Em outras bases do exército ainda mais soldados colapsariam quase que ao mesmo tempo; de fato, em Camp Custer, nos arredores de Battle Creek, Michigan, 2.800 soldados adoeceriam — em um *único* dia.[22]

Antes da epidemia, Capps tinha começado a testar o soro contra a pneumonia de Preston Kyes, produzido de galinhas. Kyes argumentara que, como elas não eram suscetíveis ao pneumococo, infectá-las com a bactéria altamente virulenta poderia produzir um soro poderosíssimo. Capps tinha programado uma série de experimentos "cuidadosamente controlados".[23] Mas agora, sem mais tempo para testes, ele administrou o soro em todos à medida que chegavam — o suprimento era pequeno. Parecia funcionar. O soro foi ministrado em 234 homens com pneumonia, e apenas 16,7% deles vieram a óbito, enquanto mais da metade dos que não receberam o soro morreram. *Mas era um suprimento pequeno.*[24]

Esforços desesperados vinham sendo empregados para proteger soldados da doença, ou no mínimo evitar complicações.[25] Soluções com germicida eram borrifadas na boca e no nariz dos homens. Soldados recebiam ordens de usar antisséptico bucal e fazer gargarejos duas vezes ao dia. Iodo glicerinado foi experimentado na tentativa de desinfetar bocas. Vaselina contendo mentol era usada nas fossas nasais, bocas eram lavadas com albolene líquido.

Apesar de todos os esforços, a taxa de mortalidade continuou subindo, e aumentou tanto que a equipe foi ficando exausta, exausta da papelada, exausta até de identificar os mortos. Michie foi forçado a dar ordens alertando: "Os corpos devem ser identificados com uma etiqueta adesiva exibindo nome, patente e unidade militar no meio do antebraço esquerdo. É responsabilidade do general médico da enfermaria providenciar que isso seja feito antes que o corpo deixe a unidade (...) Está havendo muita dificuldade na leitura dos nomes nos atestados de óbito (...) Os atestados devem ser datilografados ou (...) escritos de forma legível. Qualquer negligência por parte dos responsáveis será interpretada como negligência no cumprimento do dever."[26]

Michie também passou a seguinte instrução a todos os funcionários: "Parentes e amigos de pessoas falecidas neste hospital não devem ser mandadas para o necrotério do hospital da base (...) A manipulação dos pertences dos mortos se transformou em uma enorme tarefa."[27]

Ao mesmo tempo, nessa importante luta para manter o moral do país, o jornal *Chicago Tribune* trouxe boas notícias de Camp Grant. "Epidemia debelada!", anunciava com estardalhaço a manchete do jornal. "O pequeno exército de profissionais sob o comando do tenente-coronel H. C. Michie lutou contra a epidemia de pneumonia e conseguiu imobilizá-la (...) ocorreram mortes entre pacientes com pneumonia, porém mais de cem combatentes sobreviveram à crise causada pela doença (...) 175 pacientes receberam alta depois de vencer a batalha."[28]

Àquela altura, o número de mortos em Camp Grant chegara a 452. E não havia sinais de diminuição. Na esperança de causar um modesto efeito, na esperança de evitar contaminações cruzadas, Michie e Capps reiteraram a ordem de deixar os pacientes do lado de fora: "A aglomeração de pacientes nas alas hospitalares deve ser reduzida ao mínimo (...) Os alpendres devem ser priorizados."[29]

Talvez isso lembrasse Hagadorn de sua ordem anterior autorizando a superlotação. Talvez também tenha ouvido falar das centenas de jovens mortos no trem rumo à Georgia, que, assim como os alojamentos superlotados, ele tinha ordenado alegando "necessidade militar". Talvez tudo isso tenha lhe causado sofrimento, o que explicaria sua abrupta decisão de ocultar os nomes de todos os soldados mortos pela gripe. Talvez, de algum modo, isso lhe tenha permitido bloquear as mortes em sua mente.

Um dia depois, a taxa de mortalidade da base chegou a quinhentos enquanto outros mil continuavam desesperadoramente doentes. "A extensão da pandemia depende, ao que parece, apenas do material do qual ela pode se alimentar", escreveu um médico do exército. "Ainda é muito cedo para prever o final ou avaliar os prejuízos causados antes que a pandemia desapareça."[30]

Muitos dos mortos ainda eram mais meninos do que homens, com 18 anos, 19 anos, vinte anos, 21 anos, garotos ágeis, cheios de juventude e sorrisos tímidos. Hagadorn, o solteirão, transformara o exército em sua casa; seus soldados, em sua família; os jovens com quem convivia, em sua vida.

Em 8 de outubro, Michie reportou a última taxa de mortalidade ao coronel Hagadorn em seu escritório no quartel-general. O coronel ouviu o relatório, meneou a cabeça e, após um momento constrangedor, Michie levantou-se para sair. Hagadorn pediu que fechasse a porta.

A morte estava por todo lado, nos documentos em sua mesa, nos relatórios ouvidos, literalmente no ar que respirava. Era um envelope no qual ele se encontrava selado.

Ele pegou o telefone e mandou o sargento deixar o prédio levando consigo todo o pessoal da base e aguardar a inspeção lá fora.

Era uma ordem estranha. O sargento passou a informação ao capitão Jisson e ao tenente Rashel. Embora intrigados, obedeceram.

Esperaram meia hora. O tiro de pistola, ainda que dentro do prédio, ecoou como uma notícia em altos brados.

Hagadorn não apareceu como uma das mortes causadas pela epidemia. Tampouco seu sacrifício a interrompeu.

CAPÍTULO DEZENOVE

DOIS DIAS ANTES do Liberty Loan na Filadélfia — um desfile para promover os bônus que ajudaram o governo a financiar as necessidades das tropas aliadas na Primeira Guerra Mundial —, Wilmer Krusen fizera a sombria declaração de que a epidemia na população civil "começava a se assemelhar à encontrada nas bases navais e nos acantonamentos".

De fato, a gripe eclodia na cidade. Setenta e duas horas depois do desfile, todos os leitos de todos os 31 hospitais da cidade estavam ocupados. E as pessoas começaram a morrer. Os hospitais começaram a recusar pacientes — e enfermeiras a rejeitar propinas de 10 mil dólares — sem ordem médica ou da polícia.[1] Contudo, as pessoas faziam filas para entrar. Uma mulher lembrou-se dos vizinhos indo "para o hospital mais perto, o Pennsylvania Hospital, na rua Lombard com a Quinta, mas, lá chegando, encontraram filas e nenhum médico ou remédio disponível.[2] Então os que ainda tinham forças suficientes voltaram para casa".

De qualquer modo, o sistema médico quase não fazia diferença. Mary Tullidge, filha do dr. George Tullidge, morreu 24 horas após apresentar os primeiros sintomas. Alice Wolowitz, estudante de enfermaria no Mount Sinai Hospital, começou seu turno de manhã, sentiu-se mal, e doze horas depois estava morta.

Em 1º de outubro, o terceiro dia depois do desfile, a epidemia matou mais de cem pessoas — 117 — em um único dia. Esse número duplicaria, triplicaria, quadruplicaria, quintuplicaria, sextuplicaria. Logo a taxa de mortalidade diária por gripe excederia sozinha a taxa de mortalidade média *semanal* na cidade por outras causas — somando-se todas as doenças, todos os acidentes, todos os atos criminosos.[3]

Em 3 de outubro, apenas cinco dias depois de ter autorizado o desfile, Krusen proibiu todos os encontros públicos na cidade — incluindo, finalmente, outras comemorações do Liberty Loan — e fechou todas as igrejas, escolas, teatros. Mesmo os funerais foram proibidos. Apenas um lugar público recebeu autorização para permanecer aberto: os bares, onde os eleitores do partido de Vare, republicano da Câmara dos Deputados, se reuniam. No dia seguinte, o Departamento de Saúde do Estado os fechou.

A primeira instalação provisória para cuidar dos doentes foi montada em Holmesburg, um abrigo para pessoas pobres na cidade. Recebeu o nome de "Hospital de Emergência nº 1"; o Departamento de Saúde sabia que outros seriam abertos. Seus quinhentos leitos foram ocupados em apenas um dia. Por fim, outros doze hospitais semelhantes funcionariam graças à ajuda da cidade, três deles localizados em antigos clubes republicanos no sul da Filadélfia. O povo estava acostumado a ir lá em busca de ajuda.

Em dez dias — *dez dias!* — a epidemia explodira, passando de algumas centenas de casos entre civis e uma ou duas mortes por dia para centenas de milhares de doentes e centenas de mortos por dia.

Os tribunais federais, municipais e estaduais fecharam. Cartazes gigantes espalhados por todo lado alertavam o povo a evitar multidões e usar lenços ao assoar o nariz ou tossir. Outros cartazes diziam "Cuspir é igual a morte". Quem cuspia na rua era preso — sessenta em um único dia. Os jornais noticiavam as prisões — apesar de continuarem a minimizar a epidemia. Os próprios médicos estavam morrendo: três em um dia, dois no outro, quatro no seguinte. Os jornais noticiavam essas mortes — nas páginas internas, com os outros obituários — apesar de continuarem a minimizar a epidemia. Os funcionários dos departamentos de saúde e do município usavam máscaras constantemente.

O que devo fazer?, perguntavam as pessoas assustadas. *Quanto tempo vai durar?* Todos os dias descobriam que amigos e vizinhos perfeitamente saudáveis uma semana — ou um dia — antes tinham morrido.

E as autoridades municipais e os jornais continuavam a minimizar o perigo. O *Public Ledger* cometeu o desatino de alegar que o decreto de Krusen banindo todas as manifestações públicas não era "uma medida de saúde pública"; e reiterou: "Não há motivo para pânico ou alarme."

Em 5 de outubro, médicos comunicaram a morte de 254 pessoas, vítimas da epidemia, e os jornais publicaram declarações de autoridades de saúde informando: "O pico da epidemia de gripe foi alcançado." Quando 289 habitantes da Filadélfia morreram no dia seguinte, os jornais publicaram: "Acreditando que o pico da epidemia passou, os profissionais de saúde estão otimistas."

Nos dois dias subsequentes, mais de trezentas pessoas morreram por dia, e Krusen declarou outra vez: "Essas mortes marcam o auge de óbitos, e é razoável acreditar que a partir de hoje e até a epidemia ser debelada, a taxa de falecimentos diminuirá a níveis constantes."

No dia seguinte, 428 pessoas morreram, e a taxa de mortalidade diária continuaria sua escalada por muitos dias ainda — chegando a dobrar esse número.

Krusen disse: "Não se assustem ou entrem em pânico com as informações exageradas."[4]

Mas as palavras tranquilizadoras de Krusen já não tranquilizavam ninguém.

Era impossível ouvir Paul Lewis falar a respeito de qualquer assunto e não perceber a profundidade de seu conhecimento e sua habilidade de enxergar os problemas, prever possíveis soluções e compreender suas ramificações. Outros cientistas da cidade não o acatavam, mas prestavam atenção no que dizia.

Paul Lewis vinha trabalhando nesse problema havia três semanas. Praticamente não saíra do laboratório. Assim como seus assistentes, salvo os que se sentiam mal. Todos os cientistas da Filadélfia passavam cada minuto do tempo acordados em seus laboratórios também.

De qualquer modo, o laboratório era o lugar preferido de Lewis, mais até do que sua casa. Em geral, tudo em seu trabalho lhe dava paz; o laboratório lhe dava paz, inclusive os mistérios que estudava. Dedicava-se a eles como alguém em meio a um nevoeiro impenetrável, um que o fazia se sentir ao mesmo tempo sozinho e parte do mundo.

Mas esse trabalho não lhe dava paz. Não se tratava exatamente da pressão. Mas a pressão mudava seu ritmo, forçava-o a abandonar o processo científico. Ele desenvolvera uma hipótese e se concentrara nela, mas o processo usando atalhos pelo qual chegara à conclusão deixou-o desconfortável.

Assim como ouvir as notícias de falecimentos. A juventude, a vitalidade, a vida promissora dos que morriam o horrorizavam. A perda da promessa de vida o horrorizava. Dedicou-se ainda mais ao trabalho.

Arthur Eissinger, representante e "homenageado" da turma de 1918 da Universidade da Pensilvânia morreu. Dudley Perkins, herói de futebol da Swarthmore, morreu. Quase dois terços dos mortos tinham menos de quarenta anos.

Em 1918, era hábito pendurar uma fita de crepe na porta para marcar um falecimento na casa. Havia crepe por todo lado. "Se fosse alguém jovem, o crepe na porta era branco", lembrou-se Anna Milani. "Se fosse de meia-idade, o crepe era preto, e se fosse um idoso, era cinza. Assim identificavam quem tinha morrido. Éramos crianças e ficávamos animados tentando descobrir quem seria o próximo a morrer; e quando olhávamos as portas, sempre havia mais um crepe e mais uma porta."[5]

Sempre havia mais uma porta. "As pessoas morriam como moscas", relata Clifford Adams.[6] "Na Spring Garden Street, parecia que em todas as casas, tinha uma faixa de crepe na porta. Tinha gente morta lá."

Anna Lavin estava no Hospital Mount Sinai: "Meu tio morreu lá (...) Minha tia morreu primeiro. O filho deles tinha 13 anos (...) E muitos jovens, recém-casados, eles eram os primeiros a morrer."[7]

Contudo, o aspecto mais aterrorizante da epidemia era a pilha de cadáveres. Os funcionários das agências funerárias, também doentes, estavam assoberbados de trabalho. Não tinham mais onde colocar os corpos. Os coveiros ou estavam doentes ou se recusavam a enterrar vítimas da gripe. O diretor da penitenciária local sugeriu que os prisioneiros cavassem sepulturas, mas voltou atrás por não dispor de guardas saudáveis para vigiá-los. Sem coveiros, os corpos não tinham como ser enterrados. Os locais de trabalho dos agentes funerários estavam abarrotados, com caixões empilhados nos corredores, em suas residências — muitos moravam no andar de cima de seu negócio.

E então eles ficaram sem caixões. De repente, o preço dos poucos disponíveis atingiu valores inestimáveis. A família de Michael Donohue era dona de uma agência funerária: "Tínhamos caixões empilhados do lado de fora da casa funerária. Tivemos de contratar guardas porque havia gente furtando os caixões (...) Isso era considerado crime grave."[8]

Em pouquíssimo tempo, já não havia mais caixões para roubar. Louise Apuchase lembra-se nitidamente da falta de caixões: "Um vizinho, um menino de 7 ou 8 anos, morreu. Os agentes funerários enrolavam os corpos em lençóis e os colocavam em camburões. Os pais do menino *imploravam aos gritos*: 'Deixe-nos pegar uma caixa de macarrão' [para usar como caixão] — o macarrão, bem como qualquer outro tipo de massa, costumava vir em caixas com nove quilos do produto — 'por favor, por favor, deixe eu colocar meu filho na caixa de macarrão, não o levem assim (...).'"[9]

Clifford Adams lembra-se dos "corpos empilhados (...) empilhados do lado de fora para serem enterrados (...) Ele não tinham como enterrá-los". As pilhas de corpos aumentavam cada vez mais, guardados nas casas, colocados do lado de fora, nos alpendres.[10]

O necrotério da cidade, com espaço para 36 corpos, acumulava uma pilha com duzentos. O fedor era insuportável; portas e janelas eram escancaradas. Não havia mais espaço. Os corpos ficavam nas casas onde tinham morrido e, quando morriam, muitas vezes fluidos de sangue escorriam de narinas e bocas. As famílias cobriam os corpos com gelo; mesmo assim os cadáveres começavam a apodrecer e a feder. Os cortiços não tinham alpendres; poucos contavam com saída de emergência. As famílias trancavam os cômodos onde jazia o corpo, mas uma porta fechada não podia tapar a consciência e o horror do que jazia por trás dela. Em grande parte da cidade — uma com menos habitações que Nova York —, as pessoas não dispunham de um cômodo que pudesse ficar fechado. Cadáveres embrulhados em lençóis eram empurrados para um canto, onde eram deixados por dias, enquanto tomavam consciência do horror da situação a cada minuto, todos doentes demais para cozinhar, para tomar banho, para tirar o cadáver da cama, deitados com ele na mesma cama. Os mortos ali ficavam dias a fio enquanto os vivos viviam com eles, aterrorizados com eles e — talvez ainda mais aterrorizante — acabavam se acostumando com eles.

Os sintomas eram assustadores. Sangue escorria do nariz, das orelhas, das órbitas oculares; algumas vítimas agonizavam; outras eram acometidas de delírio.

Muitas vezes, duas pessoas da mesma família morriam. Três mortes em uma família não era incomum. Às vezes uma família sofria ainda mais. David Sword morava no número 2.802 da Jackson Street. Em 5 de outubro, o sexto membro de sua família morreu por causa da gripe enquanto o jornal *North American* noticiava que mais três membros internados no hospital "podiam também morrer vitimados pela peste".[11]

A peste. Nas ruas, a palavra era sussurrada. A palavra escapou, de alguma forma, uma vez, por acaso, nesse jornal. A questão "moral", a autocensura, a intenção dos editores de dar notícias dentro do contexto mais positivo possível, tudo levou ao fato de que nenhum outro jornal voltasse a usar essa palavra. Entretanto, ninguém precisava de jornais para falar da peste bubônica. Alguns corpos exibiam uma coloração quase preta. Muitos já tinham visto algum corpo assim; de qualquer modo, tinham deixado de acreditar no que liam. Um jovem estudante de medicina, chamado para tratar de centenas de pacientes, recorda: "A cianose alcançou uma intensidade que nunca mais vi. De fato, correu o boato de que a peste bubônica tinha voltado."[12] Os jornais publicaram as palavras aparentemente sensatas do dr. Raymond Leopold: "Há razões de sobra para esse rumor (...) É verdade que muitos corpos assumiram uma tonalidade escura e exalaram um odor forte após a morte." Porém, garantiu: "A afirmação de que a peste bubônica voltou é falsa."[13]

Claro, ele estava certo. Mas quantos ainda acreditavam nos jornais? E mesmo se a peste bubônica não tivesse chegado, uma peste chegara e, com ela, também o terror.

A guerra tinha vindo para casa.

Muito antes do suicídio de Hagadorn, muito antes dos participantes do desfile percorrerem as ruas da Filadélfia, a gripe tinha sido semeada ao longo das fronteiras da nação.

No dia 4 de setembro alcançara Nova Orleans, com os três marinheiros — que logo morreram — levados ao hospital ao desembarcarem do navio *Harold Walker* que saíra de Boston. Em 7 de setembro, chegou a Great Lakes Naval Training Station [Centro de Treinamento Naval de Great Lakes], levada pelos marujos transferidos de Boston. Nos dias seguintes, os portos e as instalações navais na Costa Atlântica e na Costa do Golfo — em Newport, New London, Norfolk, Mobile e Biloxi — também relataram casos da nova gripe.[14] Em 17 de setembro de 1918, "a extensa predominância de uma doença parecida com a gripe" foi relatada em Petersburg, Virgínia, nos arredores de Camp Lee.[15] No mesmo dia, as várias centenas de marinheiros que tinham embarcado na Filadélfia antes das notícias com destino a Puget Sound chegaram; onze homens precisaram sair do navio carregados em macas para um hospital, levando o novo vírus para o Pacífico.

O vírus havia se espalhado por todo o país, estabelecendo-se no Atlântico, no Golfo, no Pacífico, nos Grande Lagos. Não havia irrompido de imediato em sua forma epidêmica, mas tinha se espalhado. Então as sementes começaram a brotar como flores incandescentes.

O vírus seguiu pelas ferrovias e rios até o interior do continente, de Nova Orleans ao rio Mississippi no coração da nação, de Seattle ao Leste, do centro de treinamento dos Grandes Lagos a Chicago, e de lá, pelas linhas ferroviárias, partiu em várias direções. De cada *locus* original, dedos se estendiam, assimétricos, como faíscas desprendendo-se, em grande parte das vezes pulando de pontos próximos para outros mais distantes — de Boston para Newport, por exemplo, e só então retrocedendo e ocupando Brockton e Providence e outros locais entre as cidades.

Em 28 de setembro, quando ocorreu o desfile de Liberty Loan pelas ruas da Filadélfia, apenas sete casos em Los Angeles e dois em San Francisco tinham sido relatados. Mas, em breve, o vírus chegaria a essas cidades.

Enquanto isso, na Filadélfia, o medo chegou e se instalou. A morte poderia vir de qualquer um a qualquer momento. As pessoas se esquivavam uma das outras nas calçadas, evitavam conversas; caso se falassem, viravam o rosto para evitar a respiração do outro. As pessoas começaram a se isolar, aumentando o pânico.

A impossibilidade de obter ajuda agravou o isolamento. Oitocentos e cinquenta médicos da Filadélfia e um número ainda maior de enfermeiras estavam fora da cidade, servindo às forças militares. Um número ainda maior encontrava-se doente. O Philadelphia General Hospital contava com 126 enfermeiras. Não obstante todas as precauções, não obstante o uso de máscaras e jalecos, oito médicos e 54 enfermeiras — 43% da equipe — precisavam ser hospitalizados. Só nesse hospital, dez enfermeiras morreram. O Departamento de Saúde pediu ajuda a enfermeiras e médicos aposentados caso se lembrassem "ainda que só um pouquinho" de sua profissão.

Quando uma enfermeira ou médico ou policial chegava, usavam suas fantasmagóricas máscaras de cirurgia, e as pessoas fugiam deles. Em cada casa havia uma pessoa doente, todos se perguntavam se ela morreria. E em todas as casas havia sempre alguém doente.

A Filadélfia tinha cinco faculdades de medicina. Todas cancelaram as aulas, e estudantes do terceiro e do quarto ano foram trabalhar nas emergências dos hospitais montadas em escolas e prédios vazios por toda a cidade. A Philadelphia College of Pharmacy também fechou e seus estudantes foram despachados para ajudar os farmacêuticos.

Antes de os estudantes de medicina da Universidade da Pensilvânia irem atender nos hospitais, assistiram a uma palestra de Alfred Stengel, especialista em doenças infecciosas que cuidara da tripulação do navio cargueiro *City of Exeter*, que parecia ter ocorrido havia séculos. Stengel analisou dezenas das ideias que tinham aparecido em publicações médicas. Gargarejos com vários desinfetantes. Remédios. Soro para aumentar a imunidade. Vacina contra o tifo. Antitoxina diftérica. Mas a mensagem de Stengel foi clara: *Isso não funciona. Isso também não. Nada funcionava.*

"Ele tinha visões negativas quanto ao tratamento", lembra-se Isaac Starr, um dos estudantes da universidade, mais tarde um cardiologista de renome internacional. "Não confiava em nenhum dos remédios até então propostos."

Stengel tinha razão. Nada do que faziam funcionava. Starr foi trabalhar no Hospital de Emergência nº 2, localizado na esquina da rua Eighteenth com a Cherry. Ele contou com ajuda, se é que assim se podia chamar a colaboração de um médico idoso que não exercia a profissão havia anos e levou Starr a entrar em contato com o pior da medicina heroica. Starr jamais se esqueceria da experiência, das antigas artes de punção, da venessecção, a antiga arte de abrir a veia de um paciente. Mas, na maior parte do tempo, ele e os outros estudantes ficavam por conta própria, contando com pouca ajuda até das enfermeiras, tão desesperadamente solicitadas que em cada um dos dez hospitais de emergência montados pela Cruz Vermelha havia apenas uma enfermeira diplomada para supervisionar as voluntárias. E, muitas vezes, as voluntárias compareciam para sua função um vez e, por medo ou exaustão, não voltavam.[16]

Starr ficou encarregado de um andar inteiro em um hospital de emergência. A princípio, achou que seus pacientes tinham "o que parecia ser uma doença leve (...) com febre, mas pouco mais que isso. Infelizmente, o quadro clínico de muitos logo sofreu alteração". De novo, o mais impressionante era a cianose, e os pacientes às vezes ficavam quase pretos. "Depois de ofegar horas a fio, eles tinham delírios e incontinência, e muitos morriam lutando para se livrar da espuma manchada de sangue nas vias respiratórias e que jorrava às vezes do nariz e da boca."[17]

Quase um quarto de todos os pacientes no hospital em que ele trabalhava morria *por dia*. Starr ia para casa e, ao voltar no dia seguinte, descobria que entre um quarto e um quinto dos pacientes internados tinham morrido e sido substituídos por outros.

Literalmente centenas de milhares de pessoas na Filadélfia caíam doentes. Todos, sem exceção, assim como seus amigos e parentes, andavam aterrorizados, possuídos pelo medo de que, por mais leves que os sintomas parecessem no início, uma força alienígena agia dentro deles, uma infecção em ebulição que se propagava, uma coisa viva dona de uma imensa vontade que tomava conta de seus corpos — e podia estar agindo para matá-los. E quem cuidava dos doentes temia — tanto pelas vítimas quanto por si mesmo.

A cidade estava paralisada de medo, quase literalmente deserta. Starr morava a cerca de vinte quilômetros do hospital, em Chestnut Hill. No trajeto para casa, as ruas encontravam-se em silêncio, total silêncio. O silêncio era tão absoluto que ele contou os carros que passavam. Uma noite não viu nenhum. Pensou: "A vida na cidade praticamente parou."[18]

PARTE VI
A PESTILÊNCIA

CAPÍTULO VINTE

ERA UMA GRIPE, apenas uma gripe.

Esse novo vírus influenza, como a maioria dos novos vírus influenza, era disseminado de modo rápido e generalizado. Como um epidemiologista contemporâneo já citado observara: *A influenza é uma ocorrência especial entre outras doenças infecciosas. Esse vírus é transmitido com tanta eficiência que exaure o suprimento de hospedeiros vulneráveis.* Isso significava que o vírus contaminara dezenas de milhões de pessoas nos Estados Unidos — em muitas cidades, mais da metade das famílias tinha perdido pelo menos um membro vitimado pela gripe; em San Antonio, o vírus deixou mais da metade da população doente — e centenas de milhões no mundo.

Mas era uma gripe, apenas uma gripe. A maioria esmagadora das vítimas ficou boa. Por vezes, as vítimas sofriam uma crise leve, por outras, uma mais grave, mas se recuperavam.

O vírus se disseminou pela vasta maioria da mesma maneira pela qual os vírus influenza se disseminavam. Os doentes passavam vários dias de extremo desconforto (multiplicado pelo terror da possibilidade de complicações mais sérias) e então se recuperavam em dez dias. Na realidade, o ciclo da doença, nesses milhões de casos, convenceu os profissionais médicos de que não passava de uma gripe.

Mas na minoria de casos, e não apenas em uma ínfima minoria, o vírus se manifestava como uma gripe fora dos padrões normais, diferente de qualquer outra já reportada, cujo ciclo era tão diferente do ciclo normal da doença que o próprio Welch, a princípio, temeu algum novo tipo de infecção ou peste. Se Welch ficou assustado, os que contraíram a doença ficaram aterrorizados.

Em termos gerais, no mundo ocidental, o vírus demonstrou extrema virulência ou levou à pneumonia em 10 a 20% de todos os casos. Nos Estados Unidos, essa porcentagem representou de dois a três milhões de casos. Em outras partes do mundo, principalmente em áreas isoladas onde as pessoas raras vezes tinham sido expostas a diferentes vírus influenza — em povoados esquimós no Alasca, em aldeias na selva da África, em ilhas do Pacífico —, o vírus demonstrou uma virulência extrema em uma proporção bem superior a 20% dos casos. Esses números provavelmente representavam várias centenas de milhões de casos graves em todo o mundo em um planeta cuja população era menos de um terço da atual.

Mas ainda era gripe, apenas gripe. Os sintomas mais comuns, tanto na época quanto hoje, são bem conhecidos. As membranas da mucosa nasal, da faringe e da garganta inflamam. A conjuntiva, a delicada membrana que reveste a parte interna das pálpebras, inflam. As vítimas sofrem de dor de cabeça, dores no corpo, febre, muitas vezes completa prostração e tosse. Conforme um importante clínico observou em 1918, a doença foi "manifestada em dois grupos de sintomas: primeiro as reações costumeiras por uma grave doença febril — dor de cabeça, dor no corpo, calafrios, febre, mal-estar, prostração, anorexia, náusea ou vômitos; e em segundo, sintomas condizentes com uma intensa congestão das membranas mucosas da narina, faringe, laringe, traqueia e trato respiratório superior em geral e da conjuntiva".[1] Outro observou: "A doença começou com uma prostração total e frio, febre, dor de cabeça, conjuntivite, dor nas costas e membros, rosto afogueado (...) Em muitos casos, a tosse era constante. As vias respiratórias superiores ficavam obstruídas." Um terceiro relatou: "Em casos não fatais (...) a temperatura variava de 37,8 graus a 39,4 graus. Os casos não fatais, em geral, se recuperavam em cerca de uma semana."[2]

Mas havia os casos em que o vírus atacava com violência.

Para os que sofriam um ataque violento, em geral havia a dor, uma dor terrível, e ela podia tomar conta de quase todo o corpo. A doença também os isolava, levando-os a um lugar solitário e de alheamento.

Na Filadélfia, Clifford Adams relatou: "Eu não pensava em nada (...) Cheguei a um ponto em que não me importava se morreria ou não. Apenas senti como se minha vida inteira não representasse nada a não ser quando respirava."[3]

Bill Sardo em Washington, D.C., recorda: "Não esperavam que eu sobrevivesse, assim como todos os outros que tinham pegado a doença (...) Você fica muito mal e não está em coma, mas encontra-se em um estado que no auge da crise não pensa direito e não reage normalmente, você entra em uma espécie de delírio."[4]

Em Lincoln, Illinois, William Maxwell sentiu que "o tempo era um borrão enquanto eu estava deitado naquele quartinho no andar de cima e (...) não tinha ideia se era dia ou noite, eu me sentia mal e vazio por dentro e sabia pelas ligações telefônicas da minha tia, sabia o suficiente para ficar alarmado em relação à minha mãe (...) Ouvi quando ela disse 'Ah, não, Will!' e em seguida 'se você quiser que eu...' As lágrimas escorriam pelo seu rosto, e ela não precisou me contar".[5]

Josey Brown passou mal durante seu turno como enfermeira no Great Lakes Naval Training Station [Centro de Treinamento Naval de Great Lakes] e seu "coração batia tão forte e estava tão disparado que parecia que ia pular" do peito; em consequência das febres terríveis, ela "tremia tanto que o gelo chacoalhava e sacudia o prontuário preso no pé da cama".[6]

Harvey Cushing, pupilo de Halsted, já detentor de relativo destaque, ainda que precisasse consolidar sua reputação, serviu na França. Em 8 de outubro de 1918, escreveu em seu diário: "Alguma coisa aconteceu com a parte de trás das minhas pernas e eu tremo como se tivesse tabes" — doença lenta e devastadora, como alguém com AIDS necessitada de uma bengala — "e não consigo sentir o chão quando levanto trêmulo da cama pela manhã (...) Então esta é a sequência da gripe. Talvez possamos agradecer-lhe por nos ter ajudado a ganhar a guerra, caso tenha de fato atingido o exército alemão com essa força [durante a ofensiva]."[7] No caso dele, o que pareciam ser complicações eram, em grande medida, problemas neurológicos. No dia 31 de outubro, após três semanas de cama com dor de cabeça, visão dupla e pernas dormentes, Cushing observou: "É um negócio curioso, sem dúvida ainda em progresso (...) com considerável perda muscular (...) Tenho uma vaga percepção de familiaridade com a sensação — como se a tivesse encontrado em algum lugar em um sonho." Quatro dias depois: "Agora minhas mãos acompanham meus pés — tão dormentes e desastradas que fazer a barba se tornou um perigo e abotoar a roupa exige muito esforço. Quando os nervos periféricos estão assim afetados, o cérebro também fica entorpecido e esquisito."

Cushing nunca se recuperaria totalmente.

Do outro lado da linha de combate, Rudolph Binding, oficial alemão, descreveu sua doença como "algo semelhante à febre tifoide e com horripilantes sintomas de intoxicação intestinal".[8] Durante semanas, ficou "nas garras da febre. Alguns dias me sinto relativamente livre; em seguida, a fraqueza volta a tomar conta de mim e, suando frio, mal consigo me arrastar para a cama e as cobertas. Depois vem a dor, e aí pouco me importo se estou vivo ou morto".

Na época, Katherine Anne Porter trabalhava como repórter no *Rocky Mountain News*. O noivo, um jovem oficial, faleceu. Contraiu a doença enquanto cuidava dela, também condenada à morte. Seus colegas no jornal escreveram seu obituário. Mas ela sobreviveu. Em "Cavalo Pálido, Pálido Cavaleiro", descreveu seu percurso em direção à morte: "Ela jazia em um estreito parapeito à beira de um abismo que sabia não ter fim (...) e palavras suaves, cuidadosamente moldadas, como esquecimento e eternidade, são cortinas penduradas diante do nada absoluto (...) Sua mente cambaleou e escorregou de novo, desprendendo-se da base e girando como uma roda de ferro em uma vala (...) Ela mergulhou em camadas cada vez mais profundas de escuridão até cair como uma pedra no ponto mais distante do final da existência, sabendo estar cega, surda, muda, sem ter mais consciência dos membros do próprio corpo, inteiramente afastada de todas as preocupações humanas, mas ainda assim viva e com lucidez e coerência peculiares; todos os pensamentos da mente, (...) todos os laços de sangue e os desejos do coração dissolvidos e arrancados dela, de quem restava apenas uma minúscula partícula de ser ardendo aguerrida, que sabia estar sozinha, que dependia apenas de si para manter a força; uma partícula não suscetível a qualquer apelo ou estímulo, composta em sua integridade por um único motivo, a obstinada vontade de viver. Essa partícula ardente e imóvel estabeleceu-se, desamparada, para resistir à destruição, para sobreviver e ser, em sua própria loucura de ser, sem outro objetivo e plano além desse único e essencial propósito."[9]

Então, quando subiu à superfície, voltando do abismo profundo: "A dor retornou, uma terrível e imperiosa dor correndo por suas veias como fogo, o fedor da deterioração invadiu suas narinas, o cheiro adocicado e enjoativo de carne em putrefação e de pus; abriu os olhos e viu uma luz pálida através de um pano branco e áspero sobre seu rosto; entendeu que o cheiro de morte emanava do próprio corpo e tentou a duras penas levantar a mão."

Essas vítimas apresentavam uma extraordinária variedade de sintomas, sintomas desconhecidos por completo em gripe ou experimentados, mas com intensidade desconhecida. A princípio, médicos, médicos eficientes, médicos inteligentes que buscavam uma doença que se encaixasse nos indícios apresentados — o que não era o caso da gripe — costumavam diagnosticar equivocadamente a doença.

Os pacientes contorciam-se com dores agonizantes nas articulações. Eram diagnosticados pelos médicos como portadores de dengue, também conhecida como "febre quebra-ossos".

Pacientes sofriam de febre altíssima e fortes calafrios, tremiam, tiritavam, encolhiam-se debaixo das cobertas. Eram diagnosticados pelos médicos como portadores de malária.

O dr. Henry Berg do Willard Parker Hospital, em Nova York, localizado na calçada oposta ao laboratório de William Park, temia que as queixas dos pacientes quanto à "dor que queimava acima do diafragma" fosse um sintoma de cólera.[10] Outro médico observou: "Muitos apresentavam vômitos; outros ficavam com o abdômen sensível, o que indicava uma patologia intra-abdominal."[11]

Em Paris, enquanto alguns médicos também diagnosticavam a doença como cólera ou disenteria, outros interpretavam a intensidade e o local da dor de cabeça como tifo.[12] Embora mergulhados na epidemia, médicos parisienses continuavam relutantes no diagnóstico de gripe. Na Espanha, as autoridades de saúde pública também declararam que as complicações se deviam ao "tifo", que tinha "se espalhado por toda a Espanha".[13]

Mas nem tifo nem cólera, nem dengue nem febre amarela, nem peste nem tuberculose, nem difteria nem desinteria, nada disso podia explicar os outros sintomas. Nenhuma doença conhecida podia.

Em *Proceedings of the Royal Society of Medicine* [Anais da Sociedade Real de Medicina], um médico inglês registrou "algo que nunca tinha visto antes — a saber, a ocorrência de enfisema subcutâneo" — bolhas de ar acumuladas na camada logo abaixo da pele — "começando no pescoço e, por vezes, espalhando-se por todo o corpo".[14]

Essas bolhas de ar vazando pelos pulmões rompidos faziam os pacientes estalarem quando virados de lado. Mais tarde, uma enfermeira da marinha comparou o som a uma tigela de cereal de arroz crocante, e a lembrança do som era tão vívida para ela que, pelo resto da vida, não suportava ficar perto de alguém que estivesse comendo esse cereal.[15]

Dores de ouvido excruciantes eram comuns. Um médico observou nos pacientes que a otite média — inflamação da orelha média que provoca dor, febre e tontura — "se desenvolveu com surpreendente rapidez, e a ruptura da membrana do tímpano ocorria, por vezes, poucas horas após o início da dor".[16] Outro escreveu: "A otite média foi constatada em 41 casos. Os ontologistas de plantão dia e noite realizaram paracentese imediata [inserção de uma agulha para remover o fluido] nos tímpanos inflamados (...)."[17] Outro relatou: "Secreção de pus na orelha externa também foi observada. Nas autópsias, praticamente todos os casos apresentaram otite média com perfuração (...) Essa ação destrutiva no tímpano me parece similar à ação destrutiva nos tecidos do pulmão."[18]

As dores de cabeça latejavam profundamente, e as vítimas tinham a sensação de que a cabeça fosse literalmente rachar, como se uma marreta abrisse uma fenda não na cabeça, mas de dentro para fora dela. A dor concentrava-se, em particular, atrás da órbita ocular e podia ser quase insuportável quando os pacientes mexiam os olhos. Havia áreas de visão cega, áreas em que o campo geral de visão ficava escuro. Paralisias dos músculos oculares eram frequentemente registradas, e a literatura médica alemã observou que os olhos eram afetados com especial frequência, às vezes em 25% dos casos de gripe.[19]

A capacidade do olfato era afetada, às vezes por semanas.[20] Complicações mais raras incluíam falência renal aguda — e mesmo fatal. A síndrome de Reye atacava o fígado. Um relatório do exército mais tarde relatou apenas: "Os sintomas não eram extremos só na variedade, mas também na severidade."[21]

Não apenas a morte, como também esses sintomas disseminavam o terror.

Mas era gripe, apenas gripe. Entretanto, para leigos em casa — a mulher que cuidava do marido, o pai que cuidava do filho, o irmão que cuidava da irmã —, eram aterrorizantes os sintomas diferentes de tudo o que já tinham visto. E os sintomas aterrorizaram um escoteiro que foi entregar comida na casa de uma família incapacitada; aterrorizaram um policial que ao entrar em um apartamento encontrou um inquilino morto ou agonizante; aterrorizaram um homem que ofereceu o carro como ambulância. Os sintomas causavam calafrios nos leigos, calafrios trazidos pelos ventos do medo.

O mundo ficou escuro. A cianose o deixou assim. Os pacientes podiam ter, no início da doença, alguns outros sintomas, mas, se enfermeiras e médicos constatavam cianose, começavam a tratar esses pacientes como terminais, como mortos-vivos. Se a cianose piorasse, a morte era certa. E os casos de cianose eram comuns. Um médico relatou: "A cianose intensa era um fenômeno impressionante. Lábios, orelhas, nariz, bochechas, língua, conjuntivas, dedos e às vezes o corpo inteiro exibiam uma tonalidade escura, plúmbea."[22] E outro descreveu: "Muitos pacientes apresentavam, ao serem internados, cianose intensa, impressionante, percebida sobretudo nos lábios. Não se tratava da palidez arroxeada comum nos casos de pneumonias debilitantes, mas [um] roxo profundo." E um terceiro relatou: "Em caso com lesões bilaterais características da cianose, mesmo uma cor azul-marinho (...) A palidez era indicativa de prognóstico ruim."[23]

Além disso, havia o sangue, o sangue que jorrava do corpo. Ver o sangue escorrer, e em alguns casos esguichar do nariz, da boca e até das orelhas e dos olhos de alguém só podia ser aterrorizante. Por mais assustador que fosse o sangramento, sintomas assim, a princípio não associados com a gripe, embora não significassem a morte, não deixavam de ser desconcertantes — mesmo para aqueles acostumados a pensar no corpo como uma máquina e tentando compreender o processo da doença. Porque, quando o vírus se tornava violento, havia sangue por toda parte.*

Nos acantonamentos do exército norte-americano, de 5 a 15% de todos os homens hospitalizados sofriam de epistaxe — sangramento nasal —, como o que ocorria em viroses hemorrágicas como o Ebola. Houve muitos relatos de que às vezes o sangue esguichava do nariz com tanta força que caía a vários metros de distância. Os médicos não encontravam explicação para esses sintomas. Apenas se limitavam a relatá-los.

* Muitos mecanismos podem causar o sangramento das membranas mucosas, e a maneira exata de atuação do vírus influenza ainda é desconhecida. Alguns vírus também atacam as plaquetas — necessárias para a coagulação — direta ou indiretamente, e elementos do sistema imunológico podem também, inadvertidamente, atacar as plaquetas.[24]

"Quinze por cento dos pacientes foram acometidos de epistaxe (...)."[25] "Em cerca de metade dos casos, um líquido espumoso e manchado de sangue escorria do nariz e da boca quando o doente abaixava a cabeça (...)." "A epistaxe ocorre em um número significativo de casos, em uma das pessoas um litro de sangue vermelho jorrou das narinas (...)."[26] "Uma característica impressionante nos primeiros estágios desses casos era o sangramento de alguma parte do corpo (...) Seis pacientes vomitaram sangue; um deles morreu ao perder sangue por conta disso."[27]

O que era aquilo?

"Uma das mais impressionantes complicações era a hemorragia das membranas da mucosa, em particular do nariz, estômago e intestino. Sangramento das orelhas e hemorragias das petéquias na pele também ocorreram."

Um pesquisador alemão relatou "hemorragias ocorrendo em diferentes pontos da parte interna dos olhos" com grande frequência.[28] Um patologista americano observou: "Cinquenta casos de hemorragia subconjuntival [sangramento no revestimento dos olhos] foram registrados. Doze pacientes tiveram de fato hemoptise, sangue vermelho brilhante sem muco misturado (...) Três apresentaram hemorragia intestinal (...)."[29]

"Pacientes do sexo feminino apresentaram corrimento vaginal hemorrágico que, a princípio, foi confundido com o período menstrual, mas, posteriormente, interpretado como hemorragia da mucosa uterina."[30]

O que era aquilo?

O vírus nunca causava apenas um único sintoma. O chefe de diagnósticos do Departamento de Saúde de Nova York sintetizou:[31] "Casos com dor intensa parecem e reagem como nos casos de dengue (...) hemorragia nasal ou nos brônquios (...) A expectoração é, em geral, copiosa e pode apresentar traços de sangue (...) paresia ou paralisia de origem cerebral ou vertebral (...) o comprometimento de movimentos pode ser grave ou leve, permanente ou temporário (...) depressão física e mental. A prostração intensa e prolongada levou à histeria, à melancolia e à insanidade com tendências suicidas."

O impacto no estado mental das vítimas seria uma das sequelas observadas com mais frequência.

Durante a epidemia, 47% de todas as mortes nos Estados Unidos da América, cerca de metade das mortes em decorrência de todas as causas — câncer, doenças cardíacas, derrame, tuberculose, acidentes, suicídio, assassinato e demais causas — foram provocadas pelo vírus influenza e suas complicações.[32] E a doença matou o bastante para reduzir em mais de dez anos a expectativa média de vida no país.[33]

Algumas das vítimas fatais da gripe e da pneumonia teriam morrido mesmo que não houvesse epidemia. Afinal de contas, a pneumonia era a principal causa de óbito na época. Portanto, o ponto central é, na verdade, o saldo de "mortes em excesso". Atualmente, pesquisadores acreditam que a epidemia de 1918-1919 nos Estados Unidos gerou um saldo de mortes em excesso de cerca de 675 mil pessoas. Na época, a população da nação girava em torno de 105 e 110 milhões enquanto em 2006 se aproximava de 300 milhões. Então, hoje, o número equivalente seria de aproximadamente 1.750.000 mortes.

E além dos números gritantes havia algo mais que conferia à pandemia de gripe de 1918 um imediatismo aterrorizante, que entrou em cada lar, entrou em cada lar onde havia mais vida.

Quase sempre a gripe escolhe os mais fracos da sociedade para matar, ou seja, os muito jovens e os muito velhos. Oportunista, a doença mata como um brutamontes. Quase sempre permite que escapem os mais vigorosos, os mais saudáveis, incluindo os jovens adultos enquanto grupo. A pneumonia era inclusive conhecida como "a amiga dos velhos" por matar, em especial, os idosos e por agir de modo relativamente indolor e pacífico, permitindo até tempo para as despedidas.

Mas a gripe de 1918 não concedia essa graça. Matou os jovens e os fortes. Estudos em todo o mundo chegaram à mesma conclusão. Os jovens adultos, a parcela mais saudável e forte da população, eram os mais propensos a morrer. Aqueles que tinham mais motivos para viver — os robustos, os que estavam em boa forma física, os sadios, os que ainda tinham filhos e filhas pequenos para criar — eram os que morriam.

Nas cidades da África do Sul, a população na faixa etária entre vinte e quarenta anos representava 60% dos óbitos.[34] Em Chicago, as mortes entre os que tinham de vinte a quarenta anos foram em número quase quintuplicado ao dos indivíduos entre 41 e sessenta anos.[35] Um médico suíço "não constatou nenhum caso grave em alguém com mais de cinquenta anos".[36] Na "área de cadastro" dos Estados Unidos — estados e cidades com estatísticas confiáveis —, a população era dividida com cinco anos de intervalo; o maior número de óbitos ocorridos abarcava indivíduos dos sexos masculino e feminino entre os 25 e os 29 anos; a segunda faixa mais atingida incluía pessoas entre 30 e 34 anos; a terceira, entre 20 e 24 anos. E mais pessoas morriam em *cada um* desses grupos do que o total de óbitos entre *todos* com mais de sessenta anos.

Gráficos correlacionando as taxas de mortalidade e a idade nos surtos de gripe sempre — sempre, com exceção do período de 1918–1919 — começam com um pico representando as mortes infantis, caindo depois e se estabilizando, para subir em seguida, com um segundo pico representando as pessoas acima de 65 anos. Com a mortalidade na vertical e a idade na horizontal, um gráfico dos óbitos se assemelharia a um U.

Contudo, em 1918, a situação era diferente. As crianças morreram em grande número, assim como os idosos. Mas, em 1918, o grande pico concentrava-se no meio. Nesse ano, um gráfico de mortes por idade pareceria um W.

É um gráfico que conta a história da mais total e absoluta tragédia. Mesmo no front, na França, Harvey Cushing reconheceu essa tragédia e chamou as vítimas de "duplamente mortas por terem morrido tão jovens".[37]

Considerando-se apenas os militares dos Estados Unidos, as mortes por gripe ultrapassaram o número de americanos mortos em combate no Vietnã. Um em cada 67 soldados do exército morreram por causa da gripe e suas complicações, dos quais quase todos em um período de dez semanas, iniciado em meados de setembro.

Mas a gripe, é claro, não matou apenas militares. Nos Estados Unidos, ela matou quinze vezes mais civis do que militares. E, entre os jovens adultos, outro dado demográfico chamou a atenção. De todas as pessoas, as mais vulneráveis à gripe, as com mais probabilidade de vir a falecer, eram as grávidas. Desde 1557, observadores associavam a gripe ao aborto natural e à morte de grávidas. Em treze estudos referentes a grávidas hospitalizadas durante a pandemia de 1918, a taxa de mortalidade variou entre 23 e 71%.[38] Das gestantes sobreviventes, 26% perderam o bebê.[39] E essas mulheres faziam parte do grupo com mais possibilidade de já ter outros filhos, ou seja, um número desconhecido, mas enorme, de crianças perdeu a mãe.

A palavra mais fértil em ciência é "interessante". O termo sugere algo novo, intrigante e potencialmente significativo. Welch havia pedido a Burt Wolbach, o brilhante patologista-chefe do hospital de Boston, conhecido como "o Brigham", que pesquisasse os casos em Devens. Wolbach referiu-se a eles como "a experiência patológica mais interessante que já tive".[40]

A epidemiologia dessa pandemia era *interessante.* Os sintomas inusitados eram *interessantes.* E as autópsias — e alguns dos sintomas só eram revelados na autópsia — eram *interessantes.* O dano causado pelo vírus e sua epidemiologia apresentavam um profundo mistério. Uma explicação chegaria — mas não por décadas.

Enquanto isso, a referida gripe, pois afinal de contas era apenas uma gripe, não deixou quase nenhum órgão interno ileso. Outro proeminente patologista observou que o cérebro mostrava "hiperemia acentuada" — hemorragia no cérebro, provavelmente causada por uma reação inflamatória fora de controle — acrescentando, "as convulsões cerebrais foram aplanadas e os tecidos do cérebro estavam visivelmente secos".[41]

O vírus inflamava ou afetava o pericárdio — o saco fibro-seroso que protege o coração — e o músculo cardíaco em si, observaram outros. Em geral, o coração também estava "distendido e flácido, mostrando grande contraste com o ventrículo esquerdo, firme e contraído, quase sempre presente *post mortem* em pacientes vítimas fatais de pneumonia lobar".[42]

Os danos causados nos rins variavam, mas algum dano "ocorria em quase todos os casos".[43] Às vezes, o fígado tinha sido lesionado. As glândulas suprarrenais apresentavam "áreas necrosadas, hemorragias evidentes e, ocasionalmente, abcessos (...) Quando não estavam envolvidos no processo hemorrágico, os órgãos costumavam apresentar congestão significativa".[44]

Os músculos na caixa torácica dilaceram-se tanto por processos internos tóxicos quanto pelo esforço externo causado pela tosse; em muitos outros músculos, os patologistas constataram "necrose" ou "degeneração cerosa".

Até os testículos apresentavam "alterações bastante surpreendentes (...) encontradas em quase todos os casos (...) Era difícil entender por que ocorreriam lesões nocivas tão graves no músculo e nos testículos".

E, por fim, os pulmões.

Os médicos tinham vistos pulmões naquele estado. Mas os pulmões analisados não eram de pacientes vítimas de pneumonia. Só uma doença conhecida — uma forma particularmente virulenta de peste bubônica, chamada peste pulmonar, que mata aproximadamente 90% de suas vítimas — despedaçava os pulmões como essa doença o fazia. Assim como armamentos de guerra.

Um médico do exército concluiu: "As únicas constatações comparáveis são com a da peste pulmonar e com aquelas observadas em mortes causadas por gás tóxico."[45]

Setenta anos depois da pandemia, Edwin Kilbourne, cientista muito respeitado que passou grande parte da vida estudando o vírus influenza, confirmou essa observação, declarando que o estado dos pulmões era "raro em todas as outras infecções virais respiratórias e é evocativa de lesões constatadas após a inalação de gás venenoso".[46]

Mas a causa não era o gás venenoso nem a peste pulmonar. Era apenas uma gripe.

CAPÍTULO VINTE E UM

EM 1918, EM PARTICULAR, a gripe atacou de forma tão repentina que muitas vítimas podiam se lembrar do instante exato em que souberam estar doentes; de forma tão repentina, que em todas as partes do mundo eram comuns as notícias de pessoas que caíam do cavalo e entravam em colapso na calçada.

A morte em si podia chegar com a mesma rapidez. Charles-Edward Winslow, um importante epidemiologista e professor na Universidade de Yale, relatou: "Atendemos um grande número de casos em que pessoas com a saúde perfeita morreram em doze horas."[1] O *Journal of the American Medical Association* publicava notícias de óbitos em horas: "Uma pessoa sadia apresentou o primeiro sintoma às 16h e morreu às 10h."[2] Em *Plague of the Spanish Lady: The Influenza Pandemic of 1918-1919*, o escritor Richard Collier narrou o seguinte: no Rio de Janeiro, em um parada de bonde, um homem pediu uma informação com a voz perfeitamente normal a Ciro Vieira da Cunha, estudante de medicina, e em seguida caiu morto; em Cape Town, África do Sul, Charles Lewis pegou um bonde para um percurso de cerca de cinco quilômetros até sua casa; o cobrador caiu morto.[3] Nos cinco quilômetros seguintes, seis pessoas no bonde morreram, inclusive o condutor.

Lewis saltou do bonde e voltou andando para casa.

A princípio, foram os pulmões que chamaram a atenção dos patologistas. Médicos e patologistas tinham visto várias vezes pulmões de vítimas de pneumonia. Muitas das mortes causadas por pneumonia por influenza se assemelhavam às de pneumonias comuns. E quanto mais tempo a vítima demorasse a morrer na epidemia, maior a percentagem de descobrirem, na autópsia, semelhanças com a pneumonia comum, a pneumonia bacteriana.

Os que morriam rapidamente, em um dia ou até menos depois dos primeiros sintomas, contudo, pareciam ter mais probabilidade de terem falecido por uma avassaladora e intensa invasão do próprio vírus. O vírus destruía células o suficiente no pulmão para bloquear a troca de oxigênio. Isso por si só já era raro e intrigante. Mas os pulmões dos homens e das mulheres mortos dois, três, quatro dias após o primeiro sintoma da gripe não apresentavam qualquer semelhança com os das pneumonias comuns. Eram mais raros, mais intrigantes.

Em abril, um patologista de Chicago enviara amostras do tecido pulmonar para o chefe do instituto de pesquisas e solicitara que "observasse o material como uma nova doença".[4] Na França, patologistas britânicos tinham mencionado descobertas estranhas em autópsias na primavera. Capps havia relatado descobertas inusitadas nos pulmões a Welch, Cole e outros membros do grupo de inspeção em junho. Os pulmões que Welch vira na sala de autópsias de Devens o levaram a temer que se tratasse de uma nova doença.

O trato respiratório tem um único propósito: transferir oxigênio do ar para os glóbulos vermelhos do sangue. É possível visualizar o sistema completo como um carvalho invertido. A traqueia — o condutor de ar — leva o ar do mundo exterior para os pulmões e equivale ao tronco da árvore. No final do tronco, ocorre uma bifurcação em dois grandes ramos, chamados "brônquios de primeira ordem", que conduzem o oxigênio para os pulmões direito e esquerdo. Cada um deles se ramifica em brônquios e ramos cada vez menores à medida que penetram nos pulmões até se transformarem em "bronquíolos". (Os brônquios têm cartilagem, o que ajuda a dar ao pulmão uma espécie de estrutura arquitetônica; os bronquíolos não possuem cartilagem.)

Cada pulmão é subdividido em lobos — o direito tem três, e o esquerdo, apenas dois. Os lobos são subdivididos em um total de dezenove cavidades menores. No interior delas, brotando como folhas dos brônquios menores e dos bronquíolos, há cachos de minúsculos sacos denominados alvéolos. Têm a aparência de minúsculos balões porosos; em média, o ser humano possui trezentos milhões delas. Os alvéolos desempenham papel equivalente ao das folhas na fotossíntese. Neles, ocorre a condução do oxigênio para o sangue.

O lado direito do coração bombeia sangue sem oxigênio nos pulmões, onde passa pelos capilares, os menores vasos sanguíneos, tão pequenos que as células individuais de sangue em geral se movem em fila única. Os capilares revestem os alvéolos, e moléculas de oxigênio deslizam através da membrana do tecido alveolar, prendendo-se à hemoglobina dos glóbulos vermelhos do sangue à medida que circulam por eles. Depois de recolher oxigênio, o sangue retorna para o lado esquerdo do coração, onde é bombeado pelas artérias por todo o corpo. (A quantidade completa de sangue do corpo movimenta-se pelos pulmões a cada minuto).

Nas artérias, os glóbulos vermelhos do sangue carregam oxigênio e a cor dela é um vermelho forte; nas veias, como aquelas visíveis no punho, as mesmas células sem oxigênio são azuladas. Quando os pulmões deixam de oxigenar o sangue, parte do corpo e, em alguns casos, o corpo inteiro, fica azulado, causando a cianose. A falta de oxigênio, caso se prolongue, não importa o período, causa danos e em última instância mata outros órgãos do corpo.

O tecido pulmonar sadio é leve, esponjoso e poroso, bem mais leve que a água, e um bom isolador de som. Ao auscultar o peito de um paciente sadio, o médico pouco ouvirá. Quando o tecido pulmonar normal é manipulado, ele "crepita": quando o ar nos alvéolos escapa, faz um estalido similar ao da fricção de cabelos.

O pulmão congestionado tem o som diferente do sadio: tecido sólido conduz sons da respiração para a parede do peito, então, ao auscultá-lo, é possível ouvir "estertores", crepitações ou chiados (embora também possa emitir um som contínuo ou hiper-ressoante). Se a congestão for muito forte e tiver se disseminado, o pulmão fica "consolidado".

Em casos de broncopneumonia, a bactéria — e muitos tipos de bactérias podem agir assim — invadem os alvéolos. As células do sistema imunológico as seguem até lá, assim como anticorpos, fluidos e outras proteínas e enzimas. Um alvéolo infectado fica denso com esse material, o que o impede de conduzir oxigênio para o sangue. A "consolidação" aparece em manchas envolvendo os brônquios e, em geral, a infecção costuma ser localizada.

Na pneumonia lobar, lobos inteiros ficam consolidados e transformam-se em uma massa da mesma consistência do fígado — daí o uso da palavra "hepatização" para descrever o processo. Um lobo com hepatização pode ficar de várias cores, dependendo do estágio da doença; a hepatização cinzenta indica que vários tipos de glóbulos brancos do sangue se infiltraram no pulmão para combater uma infecção. Um pulmão doente também contém os detritos de células dissolvidas, bem como várias proteínas, como a fibrina e o colágeno, que integram parte dos esforços do corpo para reparar as lesões. (Esses esforços de reparação podem, por sua vez, causar problemas específicos. A "fibrose" ocorre quando excessiva fibrina interfere no funcionamento normal do pulmão.)

Aproximadamente dois terços de todas as pneumonias bacterianas e uma porcentagem ainda maior de pneumonia lobar são causadas por um único grupo de bactéria, os vários subtipos do pneumococo. (O pneumococo é também a segunda principal causa da meningite.) Um pneumococo virulento pode se disseminar por um lobo inteiro em questão de horas. Mesmo hoje, em 20 a 30% dos casos de pneumonia lobar, a bactéria também é disseminada através do sangue para infectar outras áreas do corpo, e muitas vítimas da doença ainda falecem. Não é raro alguma cianose na pneumonia lobar, mas grande parte do pulmão costuma ter aparência normal.

Em 1918, patologistas observaram nas autópsias a devastação normal dos pulmões causada pelas broncopneumonias e pneumonias lobares comuns. Mas os pulmões dos que morreram em um curtíssimo espaço de tempo durante a pandemia, os pulmões que tanto confundiram até mesmo Welch, esses pulmões eram diferentes. Um patologista observou: "Os sinais físicos eram desconcertantes. A típica consolidação era encontrada raras vezes."[5] E outro: "A antiga classificação pela distribuição das lesões não se aplicava."[6] E outro: "Basicamente dano tóxico às paredes alveolares e exsudação de sangue e fluido. Pouquíssimas evidências de ação bacteriana podem ser encontradas em alguns desses casos."[7]

Em um debate relatado no *Journal of the American Medical Association*, vários patologistas concordaram: "O quadro patológico era chocante e diferente de qualquer outro tipo de pneumonia comumente observada neste país (...) As lesões pulmonares, complexas e variáveis, surpreenderam por apresentar características bem distintas das encontradas em milhares de autópsias realizadas ao longo dos últimos vinte anos."

Em proteções normais, quando os pulmões são removidos, entram em colapso como balões murchos. Agora ficavam cheios, mas não de ar.

Em pneumonias bacterianas, em geral a infecção alastra-se dentro do alvéolo, no interior dos minúsculos sacos. Em 1918, embora os alvéolos também fossem às vezes invadidos, os espaços entre eles ficavam cheios. Esse espaço, que se constituiu na massa do volume do pulmão, ficava cheio de restos de células destruídas e de todos os elementos do sistema imunológico, de enzimas a glóbulos brancos de sangue. E ficava cheio de sangue.

Outro observador concluiu que a "morte aguda" evidenciada nos pulmões "é uma lesão que não ocorre em outros tipos de infecção pulmonar. Na gripe, ela é a lesão que a caracteriza".[8]

Como resultado, os pulmões das vítimas ficavam dilacerados, na verdade, pelo efeito colateral causado pelo ataque do sistema imunológico ao vírus. Como o trato respiratório deve permitir que o ar passe para os mais profundos recessos do corpo, ele é muitíssimo bem defendido. Os pulmões transformavam-se em um campo de batalha entre os invasores e o sistema imunológico. E, nesse campo de batalha, não ficou pedra sobre pedra.

O sistema imunológico começa sua defesa bem antes de chegar aos pulmões, por meio de enzimas na saliva que destroem alguns patógenos (inclusive o HIV, que faz da maioria dos fluidos corporais sua casa, mas não na saliva, onde as enzimas o matam). Depois, ergue obstáculos físicos, como os pelos nasais que filtram largas partículas e reentrâncias acentuadas na garganta que forçam o ar inalado a colidir com as paredes laterais das vias respiratórias.

A mucosa reveste essas vias e intercepta organismos e irritações. Sob a camada de mucos encontra-se uma manta de "células epiteliais", e de suas superfícies estendem-se "cílios", similares a minúsculos pelos que, como minúsculos remos, fazem uma varredura em movimento contínuo, de mil a 1.500 batidas por minuto. Esse movimento de varredura afasta organismos estranhos de locais onde poderiam alojar-se e desencadear uma infecção, para a laringe. Caso algo se acomode no trato respiratório superior, a primeira reação do corpo é tentar eliminá-lo com mais fluido — daí o típico nariz escorrendo —, expelindo-o depois através de tosse e espirros.

Essas proteções são tão físicas quanto levantar um braço para bloquear um soco e não causam danos aos pulmões. Mesmo que o corpo tenha uma reação excessiva, isso não costuma causar lesões graves, embora um aumento de volume do muco bloqueie as vias respiratórias e dificulte a respiração. (Nas alergias, esses mesmos sintomas ocorrem porque o sistema imunológico reage de modo exagerado.)

Há outras defesas mais agressivas. Macrófagos e células "assassinas naturais" — dois tipos de glóbulos brancos do sangue que buscam e destroem todos os invasores estranhos, ao contrário de outros elementos do sistema imunológico que só atacam uma ameaça específica — patrulham todo o trato respiratório e os pulmões. As células no trato respiratório secretam enzimas que atacam as bactérias e alguns vírus (inclusive o da influenza) ou os impedem de se prender ao tecido abaixo do muco, e essas secreções também convocam mais glóbulos brancos e enzimas antibacterianas para o contra-ataque; se o invasor for um vírus, os glóbulos brancos do sangue também secretam a proteína interferon, que pode bloquear a infecção viral.

Todas essas defesas funcionam tão bem que os próprios pulmões, embora diretamente expostos ao ar do meio ambiente, são normalmente esterilizados.

Mas, quando os pulmões são infectados, outras defesas — letais e violentas — entram em cena, pois o sistema imunológico é, em essência, uma máquina assassina. Ele alveja os organismos infecciosos, ataca com um arsenal de armas complexo — algumas brutais — e neutraliza ou mata o invasor.

Contudo, o equilíbrio entre morte e morte em excesso, reação e reação exagerada, é delicado. O sistema imunológico pode se comportar como um esquadrão da SWAT que mata tanto o refém quanto o criminoso que o mantém, ou o exército que destrói a aldeia para salvá-la.

Em 1918, em especial, essa questão do equilíbrio desempenhou papel crucial na guerra entre o vírus e o sistema imunológico, entre a vida e a morte. O vírus se mostrou, na grande maioria das vezes, tão eficiente em invadir os pulmões que o sistema imunológico precisou organizar uma reação gigantesca contra ele. O que matava jovens adultos poucos dias depois do primeiro sintoma não era o vírus. O assassino era a monstruosa reação imunológica.

O vírus costuma se prender às células epiteliais que revestem todo o trato respiratório como um isolamento em um tubo até os alvéolos. Quinze minutos depois de o vírus influenza invadir o corpo, seus picos de hemaglutinina começam a aderir aos receptores de ácido siálico nessas células. Um depois do outro, esses picos prendem-se aos receptores, cada um deles um gancho que vai prendendo mais e mais o vírus à célula. Em geral, cerca de dez horas depois de o vírus invadir uma célula, ela estoura, liberando entre mil e dez mil vírus capazes de infectar outras células. Mesmo com a mais baixa taxa de reprodução — mil vezes, mil vezes, mil vezes e assim por diante — é fácil compreender como uma vítima pode se sentir plenamente saudável em um momento e entrar em colapso no outro enquanto a quinta ou sexta geração de vírus amadurece e infecta as células.

Enquanto isso, o vírus ataca também o sistema imunológico diretamente, minando a capacidade do corpo de se proteger; o vírus inibe a liberação de interferon, que costuma ser a primeira arma empregada pelo corpo para combater uma infecção viral.[9] Em 1918, a capacidade de inibir o sistema imunológico era tão óbvia que os pesquisadores, apesar de sobrecarregados por conta da pandemia, observaram que, nas vítimas da gripe, as reações do sistema imunológico em resposta a outros estímulos tinham enfraquecido; e usaram testes objetivos para provar a tese.[10]

Mesmo os vírus leves de influenza podem privar por completo o trato respiratório superior das células epiteliais deixando-o descoberto e com a garganta irritada. (O processo de regeneração começa em poucos dias, mas dura semanas.)

Uma vez instalada a infecção, o sistema imunológico responde a princípio com uma inflamação. O sistema imunológico pode inflamar o local da infecção causando vermelhidão, ardência e inchaço ou pode inflamar todo o corpo através da febre, ou ambos.

O verdadeiro processo de inflamação envolve a liberação de proteínas chamadas citocinas por certos glóbulos brancos. Há vários tipos de glóbulos brancos: diversos atacam invadindo os órgãos, enquanto outras células "auxiliares" controlam os ataques, e mais outras produzem anticorpos. Ainda há um número maior de tipos de citocinas. Algumas atacam os invasores diretamente, como o interferon, que ataca os vírus. Outras agem como mensageiras transmitindo ordens. Os macrófagos, por exemplo, liberam "GM CSF" (fator estimulador de colônias de granulócitos-macrófagos); o GM CSF estimula a produção na medula óssea de mais macrófagos e granulócitos, outro tipo de glóbulo branco. Algumas citocinas também levam mensagens a partes do corpo que não costumam ser consideradas parte do sistema imunológico; várias citocinas podem afetar o hipotálamo, que funciona como o termostato do corpo. Quando essas citocinas se unem aos receptores no hipotálamo, a temperatura corporal sobe; todo o corpo fica com inflamação. (A febre faz parte da resposta imunológica; alguns patógenos não se desenvolvem bem em temperaturas altas.) Com o vírus influenza, a febre em geral chega a quase 39,5º C, podendo aumentar ainda mais.

Mas as citocinas em si também trazem efeitos tóxicos. Os sintomas típicos da gripe fora do trato respiratório, como dores de cabeça e no corpo, não são causados pelo vírus, mas pelas citocinas. Um dos efeitos colaterais da estimulação da medula óssea pelas citocinas para produzir mais glóbulos brancos, por exemplo, assemelha-se a dores nos ossos.

As citocinas também podem causar mais danos graves e permanentes. O "fator de necrose tumoral" [sigla em inglês, TNF], para citar um exemplo, é uma citocina cujo nome vem de sua habilidade em matar células cancerosas — tumores expostos ao TNF nos laboratórios simplesmente desaparecem. A citocina também ajuda a aumentar a temperatura corporal e estimula a produção de anticorpos. Mas o TNF é letal ao extremo, não apenas para as células doentes. Ele também pode destruir as sadias. Na verdade, pode matar o corpo inteiro. O TNF é uma toxina e a principal causa da síndrome do choque tóxico. Além do mais, não é a única citocina tóxica.

Normalmente, o corpo combate o vírus influenza antes que ele se estabeleça concretamente nos pulmões. Contudo, em 1918, o vírus quase sempre conseguia infectar as células epiteliais não apenas do trato respiratório superior, mas descia pelo trato respiratório e penetrava nos mais profundos santuários dos pulmões, nas células epiteliais do alvéolo. Essa era a pneumonia viral.

O sistema imunológico seguia o vírus até os pulmões e lá era travada uma guerra. Nela, o sistema imunológico não poupava forças. Usava todas as suas armas. E matava. Matava usando, em particular, as "células T exterminadoras", um glóbulo branco que alveja as próprias células do corpo quando estão infectadas por um vírus e matava com o que, às vezes, é mencionado como uma "tempestade de citocina", um ataque tremendo em que eram usadas todas as armas letais que o corpo possuía.

Os mesmos vasos capilares que moviam o sangue pelos alvéolos proporcionavam esse ataque. Os vasos capilares dilatavam, despejando fluido, glóbulos brancos de cada espécie, anticorpos, outros elementos do sistema imunológico e citocinas no pulmão. Então, essas citocinas e outras enzimas praticamente aniquilavam os vasos capilares. Ainda mais fluido penetrava no pulmão. As células que revestem os alvéolos sofriam lesões permanentes, caso sobrevivessem ao vírus. Membranas cor-de-rosa cristalinas, conhecidas como membranas hialinas, formavam-se na parte interna dos alvéolos. Uma vez formadas, o "surfactante" — uma proteína escorregadia, que reduz a tensão superficial e facilita a transferência do oxigênio para os glóbulos vermelhos — desaparecia dos alvéolos. Mais sangue inundava os pulmões. O corpo começava a produzir tecido conectivo fibroso. Áreas do pulmão ficavam emaranhadas em resíduos de células, fibrina, colágeno e outras matérias. Proteínas e fluido preenchiam o espaço entre as células.

Macfarlane Burnet, prêmio Nobel, descreveu o que acontecia dentro dos pulmões: "aguda injeção inflamatória (...) necrose muito veloz da maioria do revestimento epitelial da árvore brônquica envolvendo, em particular, os bronquíolos menores (...) Dano tóxico essencialmente nas paredes alveolares e exsudação de sangue e fluido (...) [C]ontínua exsudação de fluido em áreas onde ocorreu o bloqueio dos brônquios menores (bronquíolos) produziriam em consequências regiões sem ar."[11]

O sistema imunológico sofre alterações com a idade. Dentre a população, os adultos jovens possuem o sistema imunológico mais forte, mais capaz de suportar uma reação imunológica forte. Portanto, é normal que sejam os elementos mais saudáveis da população. Em certas situações, no entanto, essa força se transforma em fraqueza.

Em 1918, o sistema imunológico dos adultos jovens estabeleceu respostas maciças ao vírus. Essa reação imunológica encheu seus pulmões de fluidos e resíduos, impossibilitando a troca de oxigênio. O sistema imunológico matou.

O surto de gripe em Hong Kong, em 1997, quando um novo vírus passou das galinhas para os seres humanos, matou apenas seis pessoas e não se adaptou ao ser humano. Mais de um milhão de galinhas foram abatidas para evitar que isso acontecesse, e o surto tem sido bastante estudado. Nas autópsias, os patologistas observaram níveis altíssimos de citocina e descobriram até que a medula óssea, o tecido linfático, o baço — todos envolvidos na reação imunológica —, bem como outros órgãos também estavam sob o ataque de um sistema imunológico que se tornou renegado. Eles acreditavam que essa "síndrome não tinha sido previamente descrita como influenza".[12] De fato, pesquisadores em 1918 tinham chegado à mesma conclusão.[13]

Mas ainda era gripe, apenas gripe.

Nos anos 1970, médicos começaram a reconhecer um processo patológico nos pulmões que podia ter muitas causas, mas, uma vez iniciado o processo, pareciam iguais e recebiam o mesmo tratamento. Deram-lhe o nome de SDRA, ou Síndrome do Desconforto Respiratório Agudo. Quase nada que inflija estresse extremo no pulmão pode causar a síndrome: quase afogamento, inalação de fumaça, inalação de fumaça tóxica (ou gás venenoso)... ou pneumonia viral por influenza. Hoje, ao examinar os relatórios dos patologistas em 1918 sobre pulmões, os médicos imediatamente designariam a doença como SDRA.

Um especialista pulmonar descreve a SDRA como "uma queimação nos pulmões". É quase uma queimação do tecido pulmonar. Quando a pneumonia viral causa esse quadro, as toxinas do sistema imunológico designadas para destruir invasores são as que, de fato, fazem com que o pulmão arda, queimando o tecido.

Sejam quais forem as causas da SDRA, até hoje, uma vez iniciado, não há como interromper o processo de desintegração no pulmão. O único cuidado é o de apoio, mantendo o doente vivo até que possa se recuperar. Isso exige toda a tecnologia das modernas unidades de tratamento intensivo. Ainda assim, mesmo com os melhores e mais modernos cuidados, mesmo, por exemplo, com a administração de oxigênio, inigualavelmente mais eficiente e efetiva que em 1918, a taxa de mortalidade dos pacientes com SDRA em diferentes estudos varia de 40 a 60%.[14] Sem tratamento intensivo — e os hospitais têm poucos leitos nas unidades de tratamento intensivo —, a taxa de mortalidade chegaria a 100%.

(Em 2003, um novo coronavírus que causa a SARS, Síndrome Respiratória Aguda Grave, apareceu na China e logo se espalhou pelo mundo. Os coronavírus são responsáveis por aproximadamente de 15 a 30% de todos os resfriados, e como o vírus influenza, infectam as células epiteliais. Quando o coronavírus causador da SARS mata, em geral o faz em consequência da SDRA. No entanto, como o vírus se reproduz de modo bem mais lento que o da influenza, a morte por SDRA pode ocorrer várias semanas depois do surgimento dos primeiros sintomas.)

Na SDRA, a morte pode ocorrer por várias causas. Os órgãos fora dos pulmões sofrem falência por receberem muito pouco oxigênio. Os pulmões podem ficar tão cheios de fluidos que o ventrículo direito do coração não consegue esvaziá-lo, então a vítima sufoca. O esforço tentando bombear sangue para fora do pulmão pode causar falência cardíaca. Ou a vítima pode simplesmente morrer de exaustão: precisa respirar tão rápido para conseguir oxigênio suficiente que os músculos se exaurem. A respiração simplesmente cessa.

A SDRA não é, de modo algum, responsável por todas as mortes de influenza em 1918 e 1919, nem mesmo pela maioria. Apenas explica aqueles que morreram em poucos dias e o porquê de tantos adultos jovens e saudáveis terem morrido. Embora a influenza tenha, quase certamente, matado algumas pessoas por doenças que pouco tinham a vez com os pulmões — por exemplo, os que já tinham o coração fraco podiam não aguentar o esforço adicional para combater a doença —, a esmagadora maioria de mortes não causadas pela SDRA foram consequência de pneumonias bacterianas.

A destruição das células epiteliais eliminou a ação de varredura que tanto limpa o trato respiratório de bactérias, e o vírus lesionou ou causou falência também em outras partes do sistema imunológico. Isso permitiu à flora bacteriana bucal normal livre acesso aos pulmões. Uma pesquisa recente também sugere que a neuraminidase no vírus influenza facilita para algumas bactérias a adesão no tecido pulmonar, criando uma sinergia letal entre o vírus e essas bactérias.[15] E a bactéria começou a se desenvolver nos pulmões.

As pneumonias bacterianas se desenvolvem uma, duas, três semanas depois de alguém ser contaminado, incluindo até casos aparentemente leves de gripe. Na maioria das vezes, as vítimas da gripe pareciam ter se recuperado, e até voltaram a trabalhar, mas em seguida adoeceram de novo com pneumonia bacteriana.

É impossível saber a porcentagem de mortes em consequência da pneumonia viral e quantos foram vítimas fatais da pneumonia bacteriana, que pode evoluir para a SDRA. Em termos gerais, tanto epidemiologistas quanto historiadores que escreveram a respeito dessa pandemia consideraram que a esmagadora maioria das mortes foi causada por invasores secundários, por pneumonias bacterianas que podem ser combatidas com antibióticos.

A conclusão a que chegou a comissão de controle da pneumonia do exército, contudo, é arrepiante em termos das implicações para os dias atuais. Essa comissão, formada por metade dos doze maiores cientistas dos Estados Unidos, realizou autópsias e revisou relatórios patológicos de outros colegas; ela encontrou sinais do que hoje seria chamado de SDRA em quase metade das autópsias.[16] Um estudo separado, limitado à patologia da doença, conduzido por Milton Winternitz, um dos pupilos de Welch e, mais tarde, reitor da Yale Medical School, chegou à mesma conclusão.[17]

Que a proporção de vítimas mortas pela SDRA é exagerada porque o exército apenas estudou as mortes entre soldados, homens jovens e sadios, o grupo mais provável de ter sido morto pelo próprio sistema imunológico. Considerando a população total, as pneumonias virais e a SDRA não representariam uma porcentagem tão alta de mortes. A maioria das mortes, com quase toda certeza, foram causadas por infecções bacterianas secundárias, mas provavelmente não tantas quanto imaginaram. Essas conclusões, contudo, não devem servir de grande conforto para os que se preocupam com a próxima pandemia de gripe.

A pandemia de 1957 foi de longe muito mais branda que a de 1918, mas mesmo então somente 25% dos mortos tiveram apenas pneumonia viral; três quartos dos óbitos foram consequência de complicações, em geral de pneumonia bacteriana, mesmo na época de ouro dos antibióticos.[18] Desde então, a resistência das bactérias passou a ser um grave problema na medicina. Hoje, a taxa de mortalidade por pneumonia bacteriana em consequência da gripe ainda é de, por alto, 7%[19] e, em algumas partes dos Estados Unidos, 35%[20] das infecções pneumocócicas são resistentes ao antibiótico escolhido. Quando o *Staphylococcus aureus*, uma bactéria que se tornou particularmente preocupante em hospitais por sua resistência a antibióticos, é um invasor secundário, a taxa de mortalidade — hoje — chega a 42%. Essa proporção é mais alta que a taxa de mortalidade geral por pneumonias bacterianas em 1918.

■ Parte VII
A CORRIDA

CAPÍTULO VINTE E DOIS

A NATUREZA ESCOLHEU ENFURECER-SE em 1918, e para tanto escolheu a forma do vírus influenza. Isso significou sua infiltração inicial no mundo de modo familiar, quase cômico. Apareceu fantasiada. Depois, retirou a máscara e mostrou sua verdadeira face.

Então, à medida que o patógeno foi se disseminando dos acantonamentos para as cidades, à medida que se espalhou dentro das cidades, à medida que passou da cidade para a aldeia, para o vilarejo e para as fazendas, a ciência da medicina também começou a se mover. Iniciou a própria corrida contra o patógeno, movendo-se com rapidez e propósito jamais vistos.

Cientistas não tinham a pretensão de pensar que conseguiriam ou poderiam controlar essa fúria da natureza. Mas não abandonaram suas pesquisas visando controlar o dano dessa fúria. Ainda continuavam tentando salvar vidas.

A luta e a corrida começaram mundo afora. Nos Estados Unidos, ela seria travada por Welch, Gorgas, Cole e seus colegas, bem como pelas instituições que haviam erigido e pelos homens e mulheres que tinham treinado. Nem essas instituições nem esses homens e mulheres jamais tinham sido submetidos a um teste assim. Nunca imaginaram que isso aconteceria um dia. Mas qualquer possibilidade de afetar o curso da doença repousava em suas mãos.

■ ■ ■

Para salvar vidas, precisavam da resposta de no mínimo uma das três seguintes perguntas. Era possível que até mesmo uma resposta aproximada, mesmo simples e tosca, permitisse-lhes conhecimento suficiente para intervir, para interromper a doença em um estágio crítico. Mas também era possível descobrirem respostas com detalhes para todas as três perguntas e ainda assim continuarem impotentes, absolutamente impotentes.

Primeiro, precisavam compreender a epidemiologia da gripe, como se comportava e se espalhava. Cientistas já tinham aprendido a controlar o cólera, a febre tifoide, a febre amarela, a malária, a peste bubônica e outras doenças, ao entender sua epidemiologia antes mesmo de desenvolverem uma vacina ou a cura.

Em segundo lugar, precisavam aprender sobre sua patologia, os danos causados ao corpo, o exato curso da doença. Isso também lhes possibilitaria intervir de alguma forma que fosse capaz de salvar vidas.

Em terceiro lugar, precisavam saber o que o patógeno era, qual micro-organismo causava a gripe. Isso poderia lhes permitir encontrar um modo de estimular o sistema imunológico para evitar ou curar a doença. Também era possível que, ainda que não conhecessem a causa exata, pudessem desenvolver um soro ou uma vacina.

A pergunta mais fácil de responder dizia respeito à sua epidemiologia. Embora alguns respeitados pesquisadores ainda acreditassem na teoria miasmática — acreditavam que a gripe se espalhava com extrema rapidez pelo contato entre pessoas —, a maioria acreditava, acertadamente, que se tratava de um patógeno transmissível pelo ar. Respirar o vírus podia causar a doença. Eles não sabiam detalhes exatos e precisos como, por exemplo, que quando o vírus paira no ar uma pessoa pode ser infectada uma hora ou um dia após sua exalação (quanto mais baixa a umidade, maior o tempo de sobrevivência do vírus). Mas sabiam que se tratava de uma "doença de multidão", espalhada mais facilmente em aglomerações.

Também estimavam corretamente que alguém com gripe "difunde" o vírus — pode infectar os outros — em geral do terceiro ao sexto dia depois de ter sido infectado.

Também acreditavam, acertadamente, que era possível pegar o vírus influenza não apenas por inalação, mas também pelo contato da mão com a boca ou com o nariz. Achavam com razão que, por exemplo, um doente podia cobrir a boca com a mão ao tossir, e horas depois apertar a mão de alguém, e essa segunda pessoa podia, pensativa, coçar o queixo ou tocar no nariz ou colocar um pedaço de doce na boca e se infectar. Como também um doente podia tossir na mão, tocar em uma superfície dura como, por exemplo, a maçaneta, e contaminar alguém que mexesse na maçaneta e depois levasse a mão ao rosto. (Na verdade, o vírus pode continuar infeccioso em uma superfície dura por dias.)

Conhecer a epidemiologia da gripe, portanto, pouco adiantava. Apenas o isolamento impiedoso e rigoroso e a quarentena poderiam desacelerar seu progresso. Nenhum cientista ou autoridade sanitária tinha poder para tomar essa atitude. Algumas autoridades locais podiam tomar alguma medida, mas nenhuma personalidade nacional poderia. Mesmo no exército, os pedidos urgentes e desesperados de Gorgas para pôr fim à transferência de tropas foram ignorados.

Cientistas também aprendiam bastante a respeito da patologia da doença e seu curso natural. Aprendiam, sobretudo, que não podiam fazer quase nada para intervir em casos graves, naqueles que progrediam para pneumonia viral e SDRA; mesmo administrar oxigênio parecia não surtir qualquer efeito.

Acreditavam, contudo, que talvez fosse possível salvar vidas se pudessem evitar ou tratar as pneumonias mais lentas causadas pelo que corretamente suspeitaram ser invasores secundários. Algumas medidas preventivas incluíam apenas dar instruções seguras, como ficar de repouso depois de infectado, ou prestar cuidados, o que se tornava cada vez mais impossível tendo em vista o aumento do número de doentes enquanto os próprios médicos e enfermeiras sucumbiam.

Mas se pudessem encontrar o patógeno... Eles tinham instrumentos, podiam manipular o sistema imunológico, podiam evitar e curar algumas pneumonias — inclusive as mais comuns. A vitória sobre as pneumonias bacterianas parecia tentadoramente ao alcance da ciência, ao alcance muito próximo dos cientistas — ou pouco além daí. Se ao menos pudessem encontrar o patógeno...

Todas as forças da ciência se ergueram para enfrentar o desafio.

William Welch não se ergueria. De Camp Devens, retornara direto para Baltimore, sem parar em Nova York ou ir ao escritório do general médico em Washington para se reportar. Outros poderiam cumprir esse dever, e ele já tinha dito tudo o que tinha para ser dito por telefone.

Além do mais, Welch não se sentia muito bem. Sem dúvida, tentou dispensar a importância do desconforto. Afinal, tivera uma viagem difícil ao extremo. Pouco antes de ir para Devens, ele, Cole e Vaughan tinham concluído o último turno de inspeções na base e foram relaxar alguns dias em Asheville, Carolina do Norte. Welch chegara a contemplar a ideia de demitir-se do cargo. Então, foram abruptamente convocados para comparecer ao escritório do general médico em um domingo e ido direto para Devens, onde foram informados da terrível doença.

Ou seja, Welch tinha todos os motivos para estar cansado e indisposto. Na certa, deve ter dito algo assim a si mesmo. O sacolejo do trem deve tê-lo incomodado, exacerbando os primeiros sinais de dor de cabeça. De qualquer modo, sendo um homem grande, sempre encontrava dificuldades em sentir-se confortável em trens.

Mas à medida que o trem seguia para o Sul, foi se sentindo cada vez pior, talvez acometido por uma repentina e violenta dor de cabeça e pela tosse seca, sem secreção e na certa uma febre. Teria observado seus sinais, clínica e objetivamente, e feito o diagnóstico certo. Estava com gripe.

Não existe nenhum registro de seu exato progresso clínico. Baltimore e a Costa Leste estavam em chamas por completo. O vírus atacou a própria Hopkins com tanta violência que a universidade fechou o hospital para todos, salvo para a própria equipe e os alunos. Três alunos de medicina da Hopkins, três enfermeiras da Hopkins e três médicos da Hopkins morreriam.[1]

Welch não foi para o hospital. Com quase setenta anos, quarenta anos mais velho do que os que morriam em maior número, tendo deixado pouco tempo antes o horror em Devens e sabendo da enorme tensão e, portanto, dos poucos cuidados oferecidos mesmo nas instalações da Hopkins, ele disse mais tarde: "Nem me passava pela cabeça ir a um hospital naquele instante."[2]

Em vez disso, foi direto para a cama em seus aposentos, e lá ficou.[3] Sabia que não deveria fazer qualquer esforço: esforçar-se depois de infectado com aquela doença poderia, facilmente, abrir caminho para que um invasor secundário levasse à morte. Depois de dez dias de cama em casa, quando se sentiu bem o suficiente para viajar e continuar a recuperação, retirou-se para o querido Hotel Dennis em Atlantic City, o lugar cafona e esquisito que era seu refúgio.

Em meio ao caos reinante por todo lado, Welch retornou àquele lugar familiar que tanto conforto lhe trazia. O que sempre tinha gostado naquela cidade? Talvez a vida barulhenta que emanava dela. Hotéis tranquilos o entediavam: descreveu Mohonk, um resort nas montanhas a quase cinquenta quilômetros acima da cidade de Nova York, como "uma espécie de resort em Twin Lakes com a sra. Dares sentada em uma cadeira de balanço na grande praça, (...) onde parece que nunca vai dar nove horas da noite para que se possa ir dignamente para a cama (...) [G]ravatas coloridas não são permitidas". Mas Atlantic City! e "o mais aterrorizante, milagroso, arrepiante negócio conhecido como montanha-russa em loop[4] (...) recém-construída em um comprido píer acima do oceano (...) [V]ocê desce de uma altura de uns sete metros (...) com a cabeça para baixo e os pés para cima, e cairia do carro se não fosse a fantástica velocidade. Quando passa pelo loop, a sensação é indescritível (...) Um monte de gente fica em volta e dizem que não tentariam aquilo nem por mil dólares".

É, a vida barulhenta de Atlantic City — os rapazes e moças e suas diversões, a sensualidade do suor, do surfe e do sal, a vibração e o movimento dos corpos no mar e no calçadão — tudo isso fazia você sentir que não era alguém que não apenas observava, mas também participava. Mas agora Atlantic City estava calma. Em outubro, fora de estação, os hotéis ficavam vazios. E aqui, como em todos os lugares, havia a gripe. Aqui, como em todos os lugares, havia escassez de médicos, escassez de enfermeiras, escassez de hospitais, escassez de caixões, as escolas fecharam, os locais públicos de diversão fecharam, a montanha-russa em loop deixara de funcionar.

Welch ainda passou várias semanas de cama, em recuperação. A doença, contou ao sobrinho, "parece ter se instalado no meu intestino, e não no trato respiratório, o que provavelmente é uma sorte". Insistiu para que o sobrinho, mais tarde eleito senador nos Estados Unidos, se assegurasse de que caso alguém da família apresentasse qualquer sintoma de gripe deveria ficar em repouso "até a temperatura permanecer normal por três dias".[5]

Planejara comparecer a uma reunião a respeito da doença no Rockefeller Institute, mas quase duas semanas depois de ter chegado em Atlantic City, um mês depois de ter ficado doente pela primeira vez, resolveu cancelar o encontro; ainda não estava totalmente recuperado para comparecer. Não desempenharia qualquer outro papel na ciência da medicina durante a epidemia. Não participaria da busca por uma solução. Claro, havia anos não fazia nenhum trabalho em laboratório, mas provara-se um contato extremamente útil, pois conhecia todos e tudo, era um "agente polinizador", capaz de identificar como o trabalho de um pesquisador poderia complementar o trabalho de outro e, direta ou indiretamente, colocar os dois em contato. Agora não desempenharia sequer esse papel.

Por coincidência, tanto Flexner quanto Gorgas chegaram à Europa para tratar de assuntos distintos, quando a gripe eclodiu nos Estados Unidos. A geração transformadora da medicina americana havia se retirado da corrida. Se havia algo a ser feito em termos de avanços científicos, seus descendentes espirituais cuidariam disso.

Welch deixara Massachusetts quando Burt Wolbach realizava mais autópsias, Milton Rosenau já dera início a testes com voluntários humanos, e Oswald Avery começava suas pesquisas bacteriológicas. Outros renomados cientistas também se dedicavam ao assunto: William Park e Anna Williams em Nova York, Paul Lewis na Filadélfia, Preston Kyes em Chicago e outros. Se o país tivesse sorte, muita sorte mesmo, um deles poderia encontrar uma solução a tempo de ajudar.

Apesar da grande urgência, os pesquisadores não poderiam se permitir entrar em pânico e chegar a uma abordagem desordenada. A desordem não levaria a lugar nenhum. Começaram a partir do que sabiam e com o que podiam fazer.

Eles podiam matar patógenos fora do corpo. Uma variedade de produtos químicos poderia desinfetar cômodos ou roupas, e eles sabiam a quantidade exata de produtos químicos necessários e a duração da exposição necessária para fumegar um cômodo. Sabiam como desinfetar instrumentos e materiais. Sabiam como desenvolver bactérias e como usar o método de coloração bacteriana para enxergá-las no microscópio. Sabiam que o que Ehrlich chamara de "balas mágicas" existiam e podiam matar patógenos infecciosos e tinham, inclusive, começado a trilhar os caminhos certos para encontrá-los.

Contudo, em meio à crise, com a morte por todo lado, nenhum desses conhecimentos era útil. A fumigação e a desinfecção exigiam trabalho demasiado para usar em larga escala, e encontrar a bala mágica implicava na descoberta de mais coisas desconhecidas do que era possível na ocasião. Os pesquisadores não demoraram a reconhecer que não podiam contar com a ajuda de material médico.

Entretanto, a medicina sabia como usar uma ferramenta, embora ainda não a dominasse por completo: o sistema imunológico em si.

Pesquisadores compreendiam os princípios básicos do sistema imunológico. Sabiam como manipular esses princípios para evitar e curar certas doenças. Sabiam como desenvolver, bem como enfraquecer e fortalecer bactérias em laboratório, e como estimular uma reação imunológica em animais. Sabiam como produzir vacinas e também antissoros.

Também compreendiam a especificidade do sistema imunológico. Vacinas e antissoros funcionam apenas contra agentes etiológicos específicos, o patógeno ou a toxina específica causadora da doença. Poucos pesquisadores se importavam com a elegância de seus testes quando amigos, membros da família e colegas ficavam doentes. Mas, para ter esperanças de uma proteção com uma vacina ou a cura com um soro, os pesquisadores precisavam isolar o patógeno. Precisavam de resposta para a primeira pergunta, a mais importante — na verdade, àquela altura, a única pergunta. O que causava a doença?

Richard Pfeiffer acreditou ter encontrado a resposta um quarto de século antes. Um dos mais brilhantes discípulos de Koch, diretor científico do Instituto de Doenças Infecciosas de Berlim e general do exército alemão, tinha sessenta anos em 1918 e, na época, já se tornara um tanto ou quanto imperioso. Durante a carreira, havia tratado alguma das maiores questões da medicina e fora responsável por enormes contribuições. Independentemente dos padrões, ele era um gigante.

Durante e depois da pandemia de gripe de 1889–1890 — a mais grave pandemia de gripe dos últimos três séculos com exceção da ocorrida em 1918-1919 —, ele buscara a causa. Com toda atenção, meticulosamente, isolara de pessoas com gripe bactérias minúsculas, delgadas e em forma de bastão com extremidades arredondadas, embora algumas vezes elas aparecessem em formatos diferentes. Frequentemente, o único organismo presente encontrado era a bactéria, e ele a descobriu em "números surpreendentes".[6]

Sem dúvida, essa bactéria tinha a capacidade de matar, ainda que em animais a doença não apresentasse semelhanças com a gripe humana. Portanto, a evidência não atendeu aos "postulados de Koch". Mas muitas vezes os patógenos humanos ou não adoecem animais ou lhes causam sintomas diferentes, e muitos patógenos são aceitos como a causa de uma doença sem satisfazerem por completo os postulados de Koch.

Pfeiffer estava confiante de ter descoberto a causa da gripe.[7] Inclusive, dera o nome de *Bacillus influenzae* à bactéria. (Hoje, essa bactéria é conhecida como *Hemophilus influenzae*.)

Entre os cientistas, a bactéria logo ficou conhecida como "bacilo de Pfeiffer", e dada sua merecida reputação, poucos duvidaram da validade de sua descoberta.

A certeza gera força. A certeza serve de sustento. A incerteza gera fraqueza. A incerteza faz com que se receiem as tentativas, e passos hesitantes — mesmo quando na direção certa — podem não superar obstáculos significativos.

Ser um cientista exige não apenas inteligência e curiosidade, mas paixão, paciência, criatividade, autossuficiência e coragem. Não a coragem de se aventurar no desconhecido, mas a coragem de aceitar — na verdade, abraçar — a incerteza. Como disse Claude Bernard, o grande fisiologista francês do século XIX: "A ciência nos ensina a duvidar."

Um cientista deve aceitar o fato de que todo o seu trabalho e mesmo suas crenças podem desmoronar sob a ponta afiada de uma única descoberta laboratorial. E assim como Einstein recusou-se a aceitar a própria teoria até suas previsões serem testadas, todos devem buscar essas descobertas. Em última análise, o cientista só pode acreditar no processo de investigação. Agir com determinação e agressividade mesmo quando inseguro exige uma autoconfiança e uma força superiores à coragem física.

Todos os verdadeiros cientistas vivem nessa fronteira. Mesmo o menos ambicioso lida com o desconhecido, ainda que um passo além do conhecido. Os melhores se embrenham profundamente na região selvagem onde quase tudo é desconhecido, onde as próprias ferramentas e técnicas para desobstruir a floresta, ordená-la, não existem. Ali, investigam de modo disciplinado. Ali, um único passo pode levá-los através do espelho para um mundo que parece totalmente diferente e, se estiverem corretos apenas em parte, sua investigação age como um cristal para encontrar ordem no caos, para criar forma, estrutura e direção. Um único passo também pode tirar alguém do precipício.

Na floresta, o cientista precisa criar... *tudo*. É um trabalho árduo, um trabalho tedioso que começa ao se imaginar quais ferramentas são necessárias e em seguida produzi-las. Uma pá pode desenterrar a sujeira, mas não consegue penetrar na rocha. Seria melhor então usar uma picareta ou usar dinamite — ou seria a dinamite indiscriminadamente destrutiva? Se a rocha é impenetrável, se a dinamite destruir o que se busca, existe outra maneira de obter informação acerca do que a rocha contém? Um córrego passa por cima da pedra. Analisar a água depois de ter passado pela rocha revelará algo útil? E como analisá-la?

Em última análise, se o pesquisador for bem-sucedido, vários colegas pavimentarão as estradas pelo caminho aberto, e elas serão ordenadas e retas, levando em minutos um pesquisador ao lugar que o pioneiro levou meses ou anos buscando. E a ferramenta perfeita estará disponível para venda, assim como ratos de laboratório não podem ser comprados em lojas de abastecimento.

Nem todos os pesquisadores científicos lidam bem com a incerteza, e os que lidam podem não ter bastante criatividade para compreender e projetar os experimentos que trarão luz ao assunto — saber onde e como procurar. Outros podem não ter a confiança para persistir. Nem sempre os experimentos dão certo. Independentemente do projeto e da preparação, experimentos — em especial no começo, quando se procede por meio do trabalho de conjecturas inteligentes — raras vezes atingem os resultados desejados. O pesquisador deve fazer com que funcionem. Quanto menos conhecido, mais necessário é manipular e mesmo insistir nos testes para obter respostas.

O que leva a outra pergunta: Como alguém sabe quando sabe? Por sua vez, isso leva a perguntas mais práticas: Como alguém sabe quando continuar a insistir em um experimento? E como alguém sabe quando abandonar um indício por ser uma pista falsa?

Ninguém interessado em qualquer verdade torturará o objeto em si, em hipótese alguma. Mas um cientista pode — e deve — torturar um experimento para obter informação, para obter um resultado, sobretudo quando investiga uma área nova. Um cientista pode — e deve — se valer de qualquer método para obter resposta: se o uso de ratos, porquinhos da índia e coelhos não fornecer respostas satisfatórias, então tente cães, porcos, gatos, macacos. E se algum experimento mostrar uma sombra de resultado, uma mínima saliência em uma linha reta de informação, então o cientista deve projetar o novo experimento para se concentrar nessa saliência, para criar condições mais prováveis de obter um maior número de saliências até que se tornem consistentes e pertinentes ou demonstrem que a saliência inicial não passou de mera variação aleatória sem significado.

Há limites para essa manipulação. Mesmo sob tortura, a natureza não mentirá, não produzirá resultados consistentes e reproduzíveis, a não ser que sejam verdadeiros. Mas se demasiado torturada, a natureza induzirá ao erro: confessará alguma coisa verdadeira sob condições especiais — as condições criadas pelo pesquisador no laboratório. Sua verdade, então, será superficial, um artefato experimental.

O fundamental para a ciência é que o trabalho seja *reproduzível*. Alguém em outro laboratório que faça o mesmo experimento obterá o mesmo resultado. Só então o resultado é confiável e outra pessoa pode desenvolvê-lo. A pior condenação é desconsiderar uma descoberta como "não reproduzível". Isso pode pôr em questão não apenas a habilidade, mas por vezes a ética.

Se uma descoberta reproduzível é obtida torturando-se a natureza, contudo, não é útil. Para ser útil, o resultado deve não apenas ser reproduzível, mas... talvez deva ser chamado de *expansível*. Pode ser passível de ser ampliado, explorado, proporcionar mais aprendizado, ser usado como base para criar estruturas.

Tudo isso é fácil discernir quando se olha em retrospectiva. Mas como saber quando persistir, quando continuar a tentar fazer com que um experimento funcione, quando realizar ajustes — e quando finalmente abandonar uma linha de pensamento e considerá-la errada ou incapaz de solução com as técnicas existentes?

Como saber quando agir de uma forma ou de outra?

Trata-se de discernimento, pois o elemento diferencial em ciência não é a inteligência, mas o discernimento. Ou talvez seja apenas sorte. George Sternberg não deu sequência à sua descoberta do pneumococo, nem foi atrás de sua descoberta de que os glóbulos brancos devoravam bactéria. E agiu assim para não se desviar da malsucedida pesquisa a respeito da febre amarela. Dadas suas habilidades, caso tivesse se concentrado em uma das outras descobertas, seu nome seria lembrado e não esquecido na história da ciência.

O discernimento se mostra algo muito difícil, pois um resultado negativo não significa que uma hipótese esteja errada. Tampouco dez resultados negativos ou cem resultados negativos. Ehrlich acreditou na existência das balas mágicas; compostos químicos poderiam curar uma doença. Seu raciocínio levou-o a tentar certos componentes para combater determinada infecção. Tentou mais de novecentos compostos químicos. Cada experimento foi iniciado com esperança. Todos realizados meticulosamente. Todos falharam. Por fim, encontrou o componente que funcionou. O resultado não foi apenas o primeiro medicamento capaz de curar uma infecção; aquilo confirmou sua linha de raciocínio, que levou milhares de pesquisadores a seguirem o mesmo caminho.

Como alguém sabe que sabe? Quando alguém está no limite, não pode saber. Só pode testar.

Thomas Huxley avisou: "Certamente há um tempo para submeter-se a orientações e outro para seguir o próprio caminho e enfrentar todos os riscos."[8]

Thomas Rivers era um dos jovens da Hopkins que integrava a comissão de pneumonia do exército. Mais tarde — apenas poucos anos depois — ele definiria as diferenças entre vírus e bactéria, se tornaria um dos mais conceituados virologistas do mundo e substituiria Cole na chefia do Rockefeller Institute Hospital. Deu o exemplo da dificuldade de saber quando se sabe quando falou sobre dois colegas do Rockefeller, Albert Sabin e Peter Olitsky. Como Rivers recorda, eles "provaram que o vírus da poliomielite se desenvolve apenas no tecido nervoso. Trabalho requintado, absolutamente convincente. Todos acreditaram nas provas".[9]

Todos acreditaram, exceto John Enders. O vírus no qual Sabin e Olitsky trabalhavam tinha sido usado por tanto tempo no laboratório que sofrera uma mutação. Aquele vírus em particular só se *desenvolveria* em um tecido nervoso. Enders ganhou o prêmio Nobel por cultivar o vírus da pólio em outro tecido, trabalho que resultou diretamente na vacina contra a poliomielite. A carreira de Sabin não chegou a ser arruinada em consequência desse erro; ele deu prosseguimento e desenvolveu a melhor vacina contra a poliomielite. Olitsky também se saiu bem. Mas, se Enders tivesse seguido sua intuição e errasse, grande parte de sua carreira teria sido usada em vão.

Richard Pfeiffer insistiu em ter descoberto a causa, o agente etiológico, da gripe. Sua autoconfiança era tão grande que chegou a chamá-la de *Bacillus influenzae*. Era um homem de imensa estatura profissional, meio patamar abaixo de Pasteur, Koch e Ehrlich. Sem dúvida, sua reputação suplantava a de qualquer outro pesquisador americano antes da guerra. Quem o contestaria?

Sua reputação trouxe à sua descoberta um peso extraordinário. Em todo o mundo, muitos cientistas acreditaram nela. Alguns, na verdade, a aceitaram como um axioma: sem a bactéria não poderia haver influenza. "Nenhum bacilo de influenza foi encontrado em casos aqui", escreveu um pesquisador europeu.[10] Portanto, a doença não era, concluiu, "gripe".

CAPÍTULO VINTE E TRÊS

LABORATÓRIOS DE TODO O MUNDO se voltaram para a gripe. Émile Roux, pupilo de Pasteur, um dos que competiram com os alemães por uma antitoxina contra a difteria, chefiava o trabalho no Pasteur Institute. Na Grã-Bretanha, praticamente todos no laboratório de Almroth Wright trabalhavam naquilo, incluindo Alexander Fleming, cuja posterior descoberta da penicilina ele aplicou pela primeira vez na pesquisa de Pfeiffer do assim chamado "bacilo da gripe". Na Alemanha, na Itália, até mesmo na Rússia devastada pela revolução, pesquisadores desesperados buscavam uma resposta.

No outono de 1918, entretanto, esses laboratórios podiam funcionar apenas em escala reduzida. A pesquisa fora cortada e concentrou-se na guerra, no gás venenoso ou em como se proteger dele, na prevenção de infecções de ferimentos, em maneiras de prevenir doenças que incapacitavam as tropas, como a "febre da trincheira", uma infecção relacionada ao tifo que não era grave em si, mas que tirara mais tropas da linha de frente do que qualquer outra doença. Os animais de laboratório ficaram indisponíveis; os exércitos os utilizavam para testar gás venenoso e outros propósitos desse tipo. A guerra também sugara para si técnicos e jovens pesquisadores.

Laboratórios na Europa e nos Estados Unidos foram afetados, mas os europeus sofreram muito mais, com seu trabalho limitado pela escassez não apenas de pessoal como de tudo o mais, desde carvão para aquecimento a dinheiro para comprar placas de Petri. Ao menos, os americanos tinham esses recursos. E, se os Estados Unidos ainda ficavam atrás da Europa em número de pesquisadores, o mesmo não acontecia em relação à qualidade de seus pesquisadores. O Rockefeller Institute já se tornara indiscutivelmente o melhor instituto de pesquisa do mundo; do punhado de cientistas que ali trabalhavam, um deles já ganhara o prêmio Nobel e outros dois viriam a ganhá-lo. Na área de trabalho mais relevante, a pneumonia, o Rockefeller Institute assumia uma clara liderança em relação ao resto do mundo. E os cientistas do instituto não eram os únicos americanos a realizarem um trabalho de classe mundial.

Welch, Victor Vaughan, de Michigan, Charles Eliot, de Harvard, William Pepper, da Penn e um punhado de colegas que tanto pressionaram pela mudança foram bem-sucedidos. Eles haviam transformado a ciência da medicina americana. Se essa transformação acabara de ocorrer, se apenas recentemente alcançara o nível da Europa, também tinha a vitalidade que advém da conversão recente. E a nação em geral não estava tão exausta quanto a Europa. Não estava nem um pouco exausta.

Enquanto a gripe estendia suas garras por todo o país e começava a esmagar vidas com elas, quase todo cientista médico sério — e muitos médicos comuns com inclinação científica — começaram a procurar uma cura. Estavam determinados a provar que a ciência poderia realmente realizar milagres.

Muitos deles simplesmente não eram bons o bastante para enfrentar o problema com alguma esperança de sucesso. Mas tentaram de qualquer modo. Sua tentativa foi heroica. Exigia não apenas habilidade científica, mas coragem física. Eles andavam entre os mortos e moribundos, esfregavam cotonetes na boca e nas vias nasais dos desesperadamente doentes, mergulhavam em sangue nas salas de autópsia, cavavam fundo nos cadáveres e lutavam para, a partir de cotonetes, sangue e tecido, encontrar a origem do patógeno que matava mais humanos do que qualquer outro na história.

Alguns desses pesquisadores, possivelmente algumas dúzias, eram inteligentes o suficiente, criativos o suficiente, versados o suficiente, talentosos o suficiente e dispunham de recursos suficientes para não entrar em uma busca inútil. Eles poderiam enfrentar aquela doença com ao menos uma esperança de sucesso.

Em Boston, Rosenau e Keegan continuaram a estudar a doença no laboratório. A maior parte da comissão de pneumonia do exército fora enviada para Camp Pike, no Arkansas, onde, mesmo quando Welch chegou a Devens, começaram a pesquisar "uma nova broncopneumonia".[1] A equipe do Rockefeller trazida para Devens por Welch voltou para Nova York, onde foi reforçada por Martha Wollstein, uma respeitada bacteriologista também associada ao Rockefeller Institute e que estudava o bacilo da gripe desde 1905. Em Chicago, no Memorial Institute for Infectious Diseases, Ludwig Hektoen mergulhou no trabalho. E, na Mayo Clinic, E. C. Rosenow fez o mesmo. A única instituição civil de pesquisa do governo, o Laboratório de Higiene do Serviço Público de Saúde, e seu diretor, George McCoy, se uniram a eles.

Entretanto, de todos os que trabalhavam nos Estados Unidos, talvez os mais importantes fossem Oswald Avery, no Rockefeller, William Park e Anna Williams, no Departamento de Saúde Pública de Nova York, e Paul Lewis, na Filadélfia.

Cada um deles trouxe um estilo diferente para o problema, um método diferente de fazer ciência. Para Park e Williams, o trabalho chegava tão perto da rotina quanto algo poderia chegar em meio a uma crise extrema como aquela; seus esforços não teriam impacto algum nas próprias vidas em nenhum sentido pessoal, embora ajudassem a colocar a pesquisa sobre a gripe em um caminho que acabaria levando à resposta certa. Para Avery, o trabalho o colocaria em uma direção que ele seguiria por décadas, décadas antes de uma enorme frustração, mas também de uma descoberta crucial — na verdade, uma descoberta que abriu a porta para um universo inteiro que mesmo agora está só começando a ser explorado. Para Lewis, embora ele não tivesse como saber, seu trabalho sobre a gripe marcaria um momento decisivo em sua vida, que levaria a uma grande tragédia, para a ciência, para sua família e para si mesmo.

Não era um bom momento para enfrentar uma nova grande ameaça na Secretaria de Laboratórios do Departamento de Saúde Pública de Nova York, divisão que Park administrava e na qual Williams trabalhava. Eles tinham um problema especial: a política da cidade de Nova York.

Em 1º de janeiro de 1918, a Tammany Hall recuperou o controle da cidade. O apadrinhamento veio primeiro. Hermann Biggs, o pioneiro que construíra o departamento, saíra um ano antes para se tornar representante de saúde do estado; Biggs permaneceu intocável porque tratara de um dos principais líderes da Tammany, que protegera todo o departamento durante as administrações anteriores da Tammany. Seu sucessor não era intocável. O prefeito John Hylan o substituiu duas semanas após assumir o controle. Contudo, muitos cargos no Departamento de Saúde não eram posições de apadrinhamento, então, para criar vagas, a Tammany começou a prejudicar o melhor departamento de saúde municipal do mundo. Logo Hylan exigiu a demissão de chefes de divisão e a remoção de médicos altamente respeitados na junta de assessoria.

Até mesmo o novo representante de saúde indicado pela Tammany recusou-se a concordar com isso e renunciou, deixando o departamento sem liderança. O prefeito estava de pé na calçada do lado de fora da prefeitura quando um camarada lhe apresentou Royal Copeland, disse que era um homem leal à Tammany e sugeriu que o prefeito o nomeasse como novo representante de saúde. Mas Copeland, decano de uma faculdade de medicina homeopática, não tinha nem mestrado em medicina.

No entanto, o prefeito concordou em indicá-lo. Os três homens subiram os degraus até seu escritório e Copeland foi empossado.[2]

O melhor departamento municipal de saúde pública do mundo agora era dirigido por alguém que não acreditava na medicina científica moderna e cujas ambições não estavam na saúde pública, mas na política. Se a Tammany queria que as vagas fossem preenchidas com partidários leais, era isso que ele lhe daria. (Certa vez, Copeland explicou sua lealdade à Tammany em termos simples: "O homem é um animal social e não pode trabalhar sem cooperação. A organização é uma necessidade, e a minha organização é a Tammany."[3] Alguns anos depois, a Tammany retribuiria sua lealdade alçando-o ao Senado dos Estados Unidos.) Então, ele deu continuidade aos esforços da máquina para desmontar o departamento. Um dos melhores chefes de divisão foi ameaçado com acusações criminais e, quando isso não deu certo, foi levado a uma audiência do serviço público civil sob a acusação de "negligência no cumprimento do dever, ineficiência e incompetência".

Park dirigia a divisão de laboratórios do departamento desde 1893, nunca se envolvera em política e era intocável. Ele continuou a fazer ciência de alta qualidade em meio a essa turbulência; logo depois de Avery e Cole e outros membros do Rockefeller desenvolverem seu soro contra o pneumococo dos tipos I e II, Park desenvolveu um procedimento tão simples para "classificar" o pneumococo que qualquer laboratório decente poderia realizá-lo em trinta minutos, permitindo o uso quase imediato do soro certo para tratamento.[4]

Agora, porém, ele precisava defender o departamento. Ele ajudou a organizar uma defesa, e esta se tornou nacional. As críticas choveram sobre a Tammany, vindas da cidade, do estado, de Baltimore, de Boston e de Washington. Welch e quase todas as figuras importantes da medicina atacaram a Tammany. Rupert Blue, chefe do Serviço de Saúde Pública dos Estados Unidos, pediu publicamente que o prefeito renunciasse.

A Tammany recuou, e Copeland embarcou em uma campanha de relações públicas para reparar os danos a si e à sua "organização", fiando-se no patriotismo para reprimir as críticas. Ao fim do verão, o frenesi desaparecera, mas aquele que fora o melhor departamento de saúde pública do mundo estava desmoralizado. O diretor internacionalmente respeitado da Secretaria de Educação de Saúde Pública renunciou. O vice-representante de saúde, que ocupava o cargo havia vinte anos, renunciou, e o prefeito o substituiu por seu médico pessoal.

Em 15 de setembro, ocorreu a primeira morte por gripe na cidade de Nova York. A essa altura, havia muito que a doença começara a se espalhar das bases do exército e da marinha para a população civil de Massachusetts.

Em duas epidemias de poliomielite na década anterior, as autoridades de saúde pública praticamente fecharam a cidade. Mas, naquele momento, Copeland não fez nada. Três dias depois, quando os hospitais começaram a se encher de casos de gripe, ele relatou doenças relacionadas à gripe e à pneumonia ao mesmo tempo em que afirmava que "outras doenças brônquicas e não a chamada gripe espanhola são responsáveis pela doença da maioria das pessoas que foram declaradas doentes com tal gripe..."[5]

Mais alguns dias, e nem mesmo Copeland era capaz de negar a realidade. As pessoas podiam ver a doença ao seu redor. Finalmente, ele alertou: "O departamento de saúde está preparado para obrigar os pacientes que podem ser uma ameaça à comunidade a serem hospitalizados."[6] Ele também garantiu a todos os envolvidos "que a doença não está saindo do controle do departamento de saúde, e está diminuindo".

Park sabia mais. Quando estudante em Viena, em 1890, ele testemunhara aquela pandemia de gripe matar um de seus professores e escreveu: "Lamentamos por ele e por nós mesmos."[7] E agora, ele e outros em seu laboratório acompanhavam o progresso da doença havia vários meses. Ele estava bem ciente da transformação do *City of Exter* em um necrotério flutuante, assim como de casos graves em julho e agosto em navios que chegavam ao porto de Nova York. Esses casos trouxeram algo de positivo: aliviaram o laboratório da pressão política e permitiram que ele se concentrasse no trabalho.

Ao fim de agosto, ele e Anna Williams começaram a se dedicar por completo à doença. Em meados de setembro, foram chamados até Camp Upton, em Long Island. A doença acabara de chegar por lá, e poucas mortes haviam ocorrido — ainda —, mas, em um único alojamento, repleto de soldados de Massachusetts, já havia dois mil casos.

Àquela altura, Park e Williams trabalhavam juntos havia um quarto de século e se complementavam perfeitamente. Ele era um homem tranquilo, de olhos castanhos, uma postura um tanto reservada, até aristocrática. Ele tinha direito de fazer parte da elite social; os antepassados de seu pai chegaram aos Estados Unidos em 1630; os de sua mãe em 1640. Ele também sentira o chamado. Três tias-avós haviam sido missionárias e foram enterradas no Ceilão, um primo de quem ele era muito próximo tornara-se pastor, e o próprio Park chegou a pensar em se tornar um médico missionário.

Ele tinha um propósito sério e não era a curiosidade por si só que movia esse propósito. Sua busca pelo conhecimento no laboratório servia ao seu propósito apenas na medida em que, como ele o via, este servisse ao propósito de Deus. Park doava seu salário como professor de bacteriologia na Universidade de Nova York para o laboratório, ou ao menos o entregava para alguns de seus profissionais que lutavam com os salários pagos pela cidade. Ele também se envolveu diretamente com os pacientes, muitas vezes trabalhando nas alas de difteria do Willard Parker Hospital, administrado pela cidade, que ficava do outro lado da rua, em frente ao seu laboratório. O hospital era um lugar novo e reluzente, 35 estrados de ferro para cada ala, com lavabos e banheiras de mármore com forro de porcelana, o piso de madeira polida era lavado todas as manhãs com uma solução de 1:1.000 de bicloreto de mercúrio, a mesma solução em que os próprios pacientes eram lavados em sua admissão e ao receberem alta.

Metódico, um tanto obstinado, ele era um mestre burocrata no melhor sentido da palavra; ele dirigia a Secretaria de Laboratórios do Departamento de Saúde havia décadas e sempre procurou maneiras de fazer o sistema funcionar. O que o motivava era o desejo de levar as pesquisas de laboratório aos pacientes. Ele era um pragmático. Goethe observou que se procura onde há luz. Alguns cientistas tentam criar uma nova luz para iluminar os problemas. Park não era um desses; seu forte era fazer explorações exaustivas com a luz existente.

Foi seu trabalho e o de Williams que levou à produção em massa de uma antitoxina barata contra a difteria. Foi seu trabalho que marcou a aceitação dos Estados Unidos como um igual científico da Europa, quando a conferência internacional endossou seus pontos de vista sobre tuberculose em detrimento dos de Koch. Seus trabalhos científicos eram exatos, se não bastante elegantes, e ele combinava sua precisão com uma mente profundamente investigativa e cuidadosa.

Foi essa precisão e o senso de certo e errado de missionário que, alguns anos antes, o levaram à sua disputa pública com Simon Flexner e o Rockefeller Institute por causa do soro de meningite. Em 1911, Park criara o Laboratório de Terapia e Pesquisas Especiais, ao menos em parte para rivalizar com o Rockefeller Institute. Ele estava alguns anos mais velho agora, embora não mais dócil. Ele e Flexner permaneceram "bastante ácidos" um com o outro, notou um cientista que os conhecia bem, com "nenhuma afeição entre si", mas, apesar da animosidade, ambos cooperaram um com o outro sempre que necessário, e nenhum deles omitia informações.[8]

(Essa abertura estava muito longe da atmosfera de alguns outros laboratórios, incluindo o Pasteur Institute. O próprio Pasteur uma vez aconselhara um pupilo a não compartilhar informações com pessoas de fora, dizendo: "Mantenha seus cadáveres para si mesmo." Quando Anna Williams visitou o lugar, foi-lhe recusado qualquer informação sobre um antissoro para pneumonia até sua publicação, e ela também precisou prometer que, depois que partisse, não diria nada do que vira até a publicação. Biggs escreveu para Park: "Marmorek ensinou-a como é feito — é secreto, obviamente. Como sempre, omitiu o essencial em seu artigo.")[9]

Se Park era quase estagnado, Anna Williams injetou alguma selvageria e criatividade no laboratório. Ela adorava andar de avião com pilotos de acrobacias — um ato imprudente nos aviões anteriores à Primeira Guerra Mundial — e adorava viradas rápidas repentinas e descidas descontroladas. Ela adorava dirigir e estava sempre em alta velocidade; quando o tráfego estava parado, ela simplesmente seguia pela contramão, e havia uma série de multas de trânsito para provar isso. Certa vez, ela fez um curso de mecânica e decidiu desmontar o motor de seu Buick — mas não conseguiu montá-lo outra vez. Em seu diário, escreveu: "Desde pequena, eu gostava de ir a lugares.[10] Quando não podia ir, sonhava em ir. E esses sonhos selvagens raramente eram concebidos por qualquer outra criança."

Apesar de — ou, mais provavelmente, por causa de — sua natureza selvagem, ela se estabeleceu como a principal cientista médica dos Estados Unidos. Mas sua conquista teve um preço.

Ela era infeliz. E também solitária. Aos 45 anos, escreveu: "Disseram-me hoje que era bastante patético eu não ter um amigo em particular."[11] Ela e Park trabalhavam juntos havia décadas, mas mantinham uma distância cuidadosa. Para seu diário, ela confidenciou: "Há graus para tudo, inclusive para a amizades (...) Não há sentimentalismo em relação às minhas amizades e muito pouco sentimento."[12] A religião não lhe trazia alívio algum. Ela esperara muito desse campo. Dissera para si mesma que Jesus sabia que a angústia dele era momentânea e que, em troca, salvaria o mundo. "Esse conhecimento (...) se tivéssemos certeza, ah! o que não estaríamos dispostos a sofrer."[13] Claro que ela não tinha esse conhecimento. Ela só conseguia se lembrar de "todas as coisas boas que me ensinaram (...) [e] a agir como se fossem verdadeiras".

No entanto, no final, embora invejando aqueles que viviam uma vida normal, ela ainda preferia "o descontentamento do que a felicidade através da falta de conhecimento".[14] Em vez disso, contentou-se com o fato de que "tive minhas fortes emoções".[15] Analisando a si mesma, confidenciou no diário que o que mais lhe importava era "o amor pelo conhecimento", "o amor pela apreciação", "o amor pela vitória", "o medo do ridículo" e "o poder de fazer e pensar coisas novas".

Essas não eram as motivações de Park, mas ela e Park formavam uma combinação poderosa. Ao menos na ciência, ela realmente teve muitas emoções.

Em 1918, ela estava com 55 anos. Park tinha a mesma idade. A emoção não tinha lugar durante a longa viagem pelas estradas irregulares de Manhattan até Camp Upton, apesar de Park ter cedido e permitido que ela dirigisse. No acampamento, os médicos militares, sabendo do que acontecia em Devens, imploravam por conselhos.

Park e Williams eram especialistas em terapia de vacina. Mesmo durante as epidemias de poliomielite, realizaram um excelente trabalho científico, mesmo que apenas para provar o contrário; Park tentara desenvolver diversos tratamentos, mas em vez disso conseguiu apenas provar a ineficácia deles. Dessa vez, eles se sentiam esperançosos; seu trabalho com estreptococos e pneumococos, como aquele do Rockefeller Institute, era promissor. Mas Park e Williams ainda não tinham conselhos para dar; podiam apenas tirar amostras de gargantas e vias nasais dos doentes em Upton, retornar ao laboratório e prosseguir dali em diante.[16]

Eles também obtiveram material de outra fonte, que Williams nunca esqueceu. Foi sua primeira autópsia de gripe; como escreveu mais tarde, o corpo era de "um jovem bonito do Texas" que compartilhava seu sobrenome. Ela ficou olhando os traços delicados do rapaz, conjecturando sobre ele, imaginando se não seria algum parente distante e observando: "A morte ocorria tão rapidamente que deixava pouca ou nenhuma marca da doença em qualquer outro lugar, exceto nos pulmões."[17]

Ela não conseguia olhar para a forma perfeita do jovem — perfeita, a não ser pela morte — sem se perguntar o que o país estava prestes a enfrentar. No caminho de volta a Nova York, com o carro repleto de cotonetes com amostras de membranas mucosas, escarro e amostras de tecidos de uma doença misteriosa e letal, provavelmente alternavam entre a conversa intensa e o silêncio; conversando enquanto planejavam seus experimentos e silêncio ao pensarem no silêncio do laboratório que os aguardava.

De fato, não havia nada no mundo parecido com o laboratório de Park. Da rua, Park podia olhar com orgulho para o prédio de seis andares, os andares de laboratórios, sabendo que fora construído por seus sucessos. Inteiramente dedicado a testes de diagnóstico, pesquisas médicas e produção de soros e antitoxinas, sua criação se situava ao pé da East Sixteenth Street com o lotado cais do East River logo adiante.

Bondes, carruagens puxadas por cavalo e automóveis passavam, e o cheiro de estrume ainda se misturava ao de gasolina e óleo. Pairava ali todo o suor, ambição, fracasso, coragem e dinheiro de Nova York, tudo o que fazia a cidade ser o que era.

Dentro do prédio, Park supervisionava uma indústria virtual. Mais de duzentos trabalhadores se reportavam a ele, quase metade desse pessoal cientistas ou técnicos de um laboratório ou de outro, cada um com suas mesas de laboratório dispostas em fileiras horizontais, queimadores a gás em uso quase constante em cada mesa, utensílios de vidro empilhados nas prateleiras acima das mesas e das paredes, as salas muitas vezes assobiando com vapor e umidade das autoclaves utilizadas para a esterilização.

Nenhum outro laboratório em qualquer lugar, em nenhum instituto, em nenhuma universidade, que não fosse patrocinado por nenhum governo, que não fosse administrado por nenhuma empresa farmacêutica, tinha a combinação de competência científica, conhecimento epidemiológico e de saúde pública e capacidade de realizar pesquisas direcionadas — voltar todos os recursos para uma questão e não se desviar dessa pesquisa, independentemente de quão atraente ou importante pudesse vir a ser uma descoberta — concentradas em resultados práticos imediatos.

Seu laboratório também poderia funcionar em crise extrema. Já tinha acontecido antes: prevenindo surtos de cólera e febre tifoide, triunfando sobre a difteria, ajudando em epidemias de meningite. Isso ocorrera não apenas em Nova York, mas em todo o país; quando solicitado, Park enviava equipes para combater surtos de doenças em outros lugares.

Outra habilidade também tornava o departamento único. Se uma solução fosse encontrada, o laboratório era capaz de produzir soro e vacinas em quantidades industriais tão rapidamente quanto — e de melhor qualidade que — qualquer fabricante de medicamentos do mundo. De fato, foi tão bem-sucedido na produção de antitoxinas que os fabricantes de drogas e os médicos da cidade se uniram para usar todo seu poder político a fim de limitar essa produção. Mas, agora, Park podia reagir com rapidez. Devido a seu compromisso de produzir soro para o exército, ele acabara de quadruplicar o número de cavalos que poderia infectar e, então, sangrar.[18]

Portanto, não surpreende que, logo após Park voltar de Camp Upton, ele tenha recebido um telegrama de Richard Pearce, chefe da seção de medicina do Conselho Nacional de Pesquisa. Pearce estava se agarrando a qualquer informação que pudesse obter dos franceses, dos ingleses e até mesmo dos alemães e distribuindo-a para pesquisadores em toda parte. Ele também estava dividindo as perguntas sobre a gripe em pedaços e pedindo a cada um dos poucos pesquisadores que se concentrasse em uma única parte. De Park, ele queria saber "a natureza do agente causador da chamada gripe espanhola (...) [e] culturas puras do organismo causador se possível (...) Será que seu laboratório poderia realizar os estudos bacteriológicos necessários e se reportar o mais rapidamente possível ao signatário?"[19]

Imediatamente, Park telegrafou em resposta: "Faremos o trabalho."[20]

■ ■ ■

Era como se o laboratório tivesse entrado em guerra, e Park estava confiante na vitória. Ao revisar todos os fragmentos de dados sobre a doença publicados e não publicados por laboratórios de todo o mundo, ele não se impressionou e descartou a maioria quase com desprezo.[21] Convencido de que seu laboratório poderia fazer melhor e acreditando que a negligência de outras pessoas contribuía ao menos em parte para a incapacidade delas de entender a doença, ele estabeleceu planos extraordinariamente ambiciosos. Além de encontrar o patógeno, além de encontrar uma vacina, soro ou ambos, além de produzir esse medicamento em grandes quantidades, além de comunicar aos outros sobre os procedimentos precisos a serem seguidos para que pudessem produzi-los, ele pretendia ainda mais. Ele pretendia realizar o estudo mais completo de um surto de doença nunca feito, selecionando uma grande amostragem de pessoas e, como muitas delas inevitavelmente adoeciam, monitorando-as através dos meios laboratoriais e epidemiológicos mais sofisticados possíveis. A carga de trabalho seria enorme, mas ele acreditava que seu departamento poderia lidar com isso.

Entretanto, após alguns dias, quase algumas horas, a doença começou a sobrecarregar o departamento. Park já compensara a perda de força de trabalho para a guerra, analisando todos os sistemas e maximizando a eficiência (instalando, por exemplo, uma bomba de vácuo que em quinze minutos poderia encher três mil tubos com doses individuais de vacina) e até mudando os métodos contábeis.[22] Agora, porém, conforme a gripe atingia primeiro um zelador ou técnico ou cientista de cada vez, então quatro de cada vez, depois quinze de cada vez, o laboratório ficou abalado. Não muito tempo antes, quando o Departamento de Saúde rastreara um surto de tifo até a origem, quatro de seus funcionários morreram de tifo — provavelmente por infecção em laboratório. Agora, as pessoas no laboratório de Park estavam novamente doentes, algumas morrendo.

A gripe o humilhara, e com rapidez. Ele abandonou a arrogância quanto ao trabalho de outras pessoas e os próprios planos ambiciosos. Agora ele estava tentando entender apenas uma coisa, a coisa importante. *Qual era o patógeno?*

Enquanto isso, o mundo parecia tremer sob seus pés. Para Park e Williams e para outras pessoas em outros laboratórios que corriam para encontrar uma resposta, deveria ter parecido que viam essa grande catástrofe se aproximando, mas tinham que permanecer congelados no lugar, quase incapazes de fazer qualquer coisa para derrotá-la ou evitá-la. Era quase como se alguém tivesse o pé preso sob pedras em uma poça de maré enquanto a maré subia — a água chegando até os joelhos, até a cintura, a pessoa respirando profundamente e depois se curvando para tentar soltar o pé, então se erguendo e sentindo a água no pescoço, o borrifo de uma onda passando sobre sua cabeça...

Nova York estava em pânico, aterrorizada.

Copeland tentava tranquilizar o povo anunciando uma quarentena total, embora nenhuma quarentena fosse de fato implementada. Havia literalmente centenas de milhares de pessoas doentes ao mesmo tempo, muitas delas desesperadamente doentes. O número de mortos chegara a 33 mil somente na cidade de Nova York, e esse cálculo subestimava o número de modo considerável, já que, mais tarde, os estatísticos pararam arbitrariamente de contar pessoas como vítimas da epidemia, mesmo que elas ainda estivessem morrendo da doença em taxas epidêmicas — ainda morrendo meses depois e em taxas mais altas do que em qualquer outro lugar do país.[23]

Era impossível conseguir um médico, e talvez ainda mais impossível conseguir uma enfermeira. Chegavam relatos de que enfermeiras estavam sendo mantidas à força nas casas de pacientes assustados e desesperados demais para permitirem que elas fossem embora. Enfermeiras estavam sendo literalmente sequestradas.[24] Não parecia haver possibilidade de se colocar mais pressão no laboratório. Contudo, mais pressão veio.

A pressão levou Park a abandonar mais do que seus planos ambiciosos. Ele sempre fora meticuloso, nunca se comprometera, construíra grande parte de sua reputação científica ao expor o trabalho defeituoso de outras pessoas, sempre avançando com cuidado, baseando seus próprios experimentos em premissas bem estabelecidas e com o mínimo possível de suposições. "Com base em fatos experimentais", ele sempre dizia, "nos fundamentamos em..."[25]

Agora Park não tinha tempo para se fundamentar. Se ele pretendia causar algum impacto no curso da epidemia, precisaria adivinhar — e adivinhar certo. Portanto, aqueles em seu laboratório, como registrou, "estudariam de perto apenas os tipos mais dominantes que foram demonstrados por nosso procedimento (...) Reconhecemos que nossos métodos (...) não levaram em conta (...) até agora, organismos não descritos que poderiam ter uma relação etiológica com essas infecções."[26]

O laboratório tinha apenas duas constantes. Uma era um suprimento infinito de amostras de cotonetes, de sangue, de escarro e de urina de pacientes vivos e órgãos dos mortos. "Lamento dizer que tínhamos muito material", observou Williams laconicamente.[27]

E eles tinham sua rotina. Apenas a necessidade de manter a disciplina salvou o laboratório do caos total. Não havia nada de empolgante naquele trabalho; era puro tédio e pura monotonia. E, no entanto, cada passo envolvia contato com algo que poderia matar, e cada passo envolvia paixão. Os técnicos coletavam amostras de escarro de pacientes no hospital e imediatamente — não podiam esperar nem mesmo uma hora, ou bactérias da boca do paciente podiam penetrar no escarro e contaminá-lo — começavam a trabalhar com aquilo. As etapas começavam com a "lavagem": colocar cada pequena bolota de muco em uma garrafa de água estéril, removendo-o e repetindo o processo cinco vezes, então rompendo o muco, lavando-o mais, passando-o por um aro de platina — um círculo fino de platina, como aqueles usados para fazer bolhas de sabão — a fim de transferi-lo para um tubo de ensaio, pegando outro aro e repetindo a etapa meia dúzia de vezes. Cada etapa levava tempo, tempo em que as pessoas morriam, mas eles não tinham escolha. Precisavam de cada passo, precisavam diluir a bactéria para impedir que muitas colônias crescessem no mesmo meio de cultura. Depois, levavam mais tempo, mais etapas, isolando cada uma dessas culturas.

Tudo era importante. As tarefas mais tediosas eram importantes. A lavagem dos vidros era importante. Utensílios de vidro contaminados podiam arruinar um experimento, ser um desperdício de tempo e custar vidas. No decorrer desse trabalho, 220.488 tubos de ensaio, garrafas e frascos seriam esterilizados.[28] Tudo era importante, e, no entanto, ninguém sabia quem viria ao trabalho a cada dia, quem não viria — e quem seria transportado de repente para o hospital do outro lado da rua — e, se alguém deixasse de vir ao trabalho, era quase impossível realizar tarefas simples como remover culturas em crescimento das incubadoras.

Havia dezenas de maneiras de cultivar bactérias, mas em geral apenas uma maneira de cultivar um tipo específico. Algumas crescem sem oxigênio, outras apenas com um suprimento abundante dele. Algumas requerem meios alcalinos, outras, ácidos. Algumas são extremamente delicadas, outras, estáveis.

Cada passo, cada tentativa de cultivar o patógeno significava esforço, e esforço significava tempo. Cada hora incubando uma cultura significava tempo. E eles não tinham tempo.

Quatro dias depois de aceitar a tarefa de Pearce, Park telegrafou: "Os únicos resultados até agora que são de real importância foram obtidos em dois casos fatais, um homem vindo do estaleiro do Brooklyn e um médico do hospital da marinha em Boston. Ambos desenvolveram uma pneumonia séptica aguda e morreram em uma semana após o início da primeira infecção. Nos dois casos, os pulmões apresentaram uma pneumonia inicial e, em amostras, estreptococos muito abundantes (...) Não havia absolutamente nenhum bacilo de gripe em nenhum dos pulmões."[29]

O fracasso em encontrar o "bacilo da gripe" enlouquecia Park. Sua melhor esperança de produzir uma vacina ou soro seria encontrar um patógeno conhecido, e o suspeito mais provável era aquele que Pfeiffer chamara de *Bacillus influenzae*. Pfeiffer ficara e ainda estava confiante de que aquilo causava a doença. Park não hesitaria em excluir a *B. influenzae* se não encontrasse boas evidências para isso, mas tinha grande respeito por Pfeiffer. Trabalhando nessas circunstâncias desesperadoras, ele queria confirmar o trabalho de Pfeiffer, em vez de rejeitá-lo. Ele queria que a resposta fosse o bacilo de Pfeiffer. Isso lhes daria uma chance, uma chance de produzir algo que salvaria milhares de vidas.

A *B. influenzae* é uma bactéria particularmente difícil de isolar. É pequena, mesmo para os padrões das bactérias, e em geral ocorre isoladamente ou em pares, não em grandes grupos. Requer fatores específicos, incluindo sangue no meio de cultura para que a mesma cresça. Ela se desenvolve apenas dentro de uma faixa muito estreita de temperaturas e suas colônias são mínimas, transparentes e sem estrutura. (A maioria das bactérias formam colônias distintas com forma e cor específicas, o suficiente para que possam ser identificadas às vezes só de olhá-las, da mesma maneira que algumas espécies de formigas podem ser identificadas pela forma do formigueiro.) A *B. influenzae* cresce apenas na superfície do meio de cultura, pois depende muito de oxigênio. Também é difícil de tingir, portanto difícil de ver no microscópio. É um alvo fácil de errar, a menos que você o esteja procurando especificamente e a menos que use uma técnica excelente.

Enquanto outras pessoas no laboratório procuravam diversos organismos, Park pediu a Anna Williams que se concentrasse em encontrar o de Pfeiffer. Anna Williams encontrou. Ela os encontrava constantemente. Em última análise, uma vez aperfeiçoada sua técnica, ela os encontraria em 80% de todas as amostras do Willard Parker Hospital, em todas as amostras do Hospital da Marinha e em 98% das amostras do Home for Children.[30]

Por mais que ele quisesse que Williams estivesse certa, não deixaria seu desejo corromper sua ciência. Ele deu um passo adiante, para "o teste mais delicado de identidade (...) a aglutinação". [31]

"Aglutinação" refere-se a um fenômeno no qual os anticorpos em um tubo de ensaio se ligam ao antígeno da bactéria e formam aglomerados, em geral grandes o suficiente para serem visíveis a olho nu.

Como a ligação de anticorpos a um antígeno é *específica*, uma vez que os anticorpos para o bacilo da gripe se ligam apenas a essa bactéria e a nenhuma outra, é uma confirmação precisa de sua identidade. Os testes de aglutinação provaram, sem dúvida, que Williams havia encontrado o bacilo da gripe de Pfeiffer.

Menos de uma semana depois de relatar seu fracasso em encontrá-lo, Park mandou um telegrama para Pearce dizendo que o *B. influenzae* "parece ser o ponto de partida da doença".[32] Mas ele sabia muito bem que seus métodos tinham sido menos do que completos, acrescentando: "É claro que existe a possibilidade de que alguns vírus filtráveis desconhecidos possam ser o ponto de partida."

O relatório teve consequências. O laboratório de Park começou a luta para produzir um antissoro e uma vacina contra o bacilo de Pfeiffer. Logo, cultivavam litros e litros de bactérias, transportando-os para o Norte e injetando-os nos cavalos da fazenda de 71 hectares do Departamento de Saúde, cem quilômetros ao norte da cidade.

Mas a única maneira de saber com certeza que o *B. influenzae* causava a doença era seguir os postulados de Koch: isolar o patógeno, usá-lo para recriar a doença em um animal experimental e, depois, voltar a isolar o patógeno do animal. O bacilo matou ratos de laboratório. Mas seus sintomas não se assemelhavam aos da gripe.

Os resultados, por mais sugestivos que fossem, não satisfaziam totalmente os postulados de Koch. Nesse caso, o animal experimental necessário era o homem.

Os experimentos com humanos haviam sido iniciados. Em Boston, Rosenau e Keegan já tentavam transmitir a doença a voluntários de uma brigada da marinha.

Nenhum deles ainda adoecera. Um dos médicos que conduziram o estudo sim. Na verdade, morreu de gripe. No entanto, em termos científicos, sua morte não demonstrou nada.

CAPÍTULO VINTE E QUATRO

Enquanto Park tentava produzir um antissoro ou vacina contra a doença em Nova York, a Filadélfia já se aproximava do colapso. Sua experiência logo ecoaria em muitas cidades do país.

Lá, Paul Lewis também procurava a resposta. Poucos, incluindo Park, eram mais propensos a encontrá-la. Filho de um médico, Lewis cresceu em Milwaukee, foi para a Universidade de Wisconsin e terminou sua preparação médica em Penn em 1904. Mesmo antes de sair da faculdade de medicina, ele sabia que pretendia passar a vida no laboratório e rapidamente adquiriu distinção e merecida reputação. Ele começou como pesquisador júnior, trabalhando com pneumonia sob Welch, Osler, Biggs e vários outros que compunham o Conselho de Consultores Científicos do Rockefeller Institute. Lewis deixou todos impressionados. Quem mais ficou assim foi Theobald Smith, um dos principais bacteriologistas do mundo, para quem Lewis trabalhara em Boston. Mais tarde, Smith recomendou Lewis a Simon Flexner, dizendo que Harvard carecia dos recursos para permitir que Lewis se desenvolvesse por completo e que "seu coração está na pesquisa".[1]

Vindo de Smith, não poderia haver maior elogio. Lewis o merecia. Parecia ter nascido para o laboratório. Ao menos esse era o único lugar em que era feliz; ele amava não apenas o trabalho em si, mas o ambiente do laboratório, adorava desaparecer ali dentro e mergulhar em pensamentos. "Amor" não era uma palavra forte o bastante; suas paixões estavam no laboratório. No Rockefeller, Lewis começou a perseguir as próprias ideias, mas, quando eclodiu uma epidemia de poliomielite, Flexner pediu que Lewis trabalhasse com ele. Lewis concordou. Era uma união perfeita. Seu trabalho com a pólio era um exemplo de combinação entre velocidade e boa ciência. Eles não apenas provaram que a poliomielite era uma doença viral, o que ainda hoje é considerada uma descoberta marcante na virologia, mas também desenvolveram uma vacina que protegia macacos da poliomielite em 100% dos casos. Levaria quase meio século para desenvolverem uma vacina contra a poliomielite para humanos. No curso dessa pesquisa, Lewis se tornou um dos principais especialistas em vírus do mundo.

Flexner declarou Lewis "um dos melhores homens do país, (...) um sujeito muito talentoso".[2] Isso pode ter sido um eufemismo. Richard Shope trabalhou em estreita colaboração com ele na década de 1920, conhecia muitos dos melhores cientistas do mundo (incluindo Flexner, Welch, Park, Williams e diversos ganhadores do Nobel) e ele próprio se tornara membro da Academia Nacional de Ciências. Ele afirmou que Lewis era o homem mais inteligente que já conhecera.[3] Joseph Aronson, um cientista premiado da Universidade da Pensilvânia e que também fizera pesquisa no Pasteur Institute, batizou o filho em homenagem a Lewis e, assim como Shope, disse que aquele era o homem mais brilhante que já conhecera.

Quando a guerra começou, Pearce, oficial do Conselho Nacional de Pesquisa, disse a Lewis o que ele falou para apenas quatro ou cinco outros cientistas do país: esperar ser solicitado "por serviços especiais relacionados a doenças epidêmicas".[4]

Lewis estava preparado. Ele recebeu uma comissão da marinha e disse a Flexner que "não tinha tarefas rotineiras onerosas".[5] Suas habilidades no laboratório eram muito mais importantes. Ele ainda estava cooperando com Cole e Avery no desenvolvimento de um soro para a pneumonia, além de estar, como disse para Flexner, fazendo experimentos com corantes "no que diz respeito à capacidade de inibir o crescimento" da bactéria causadora da tuberculose.[6] A ideia de que corantes poderiam matar bactérias não era original, mas ele fazia um trabalho de classe mundial na área e seus instintos estavam certos quanto à sua importância. Vinte anos depois, Gerhard Domagk ganharia um Nobel por transformar um corante no primeiro antibiótico, o primeiro dos medicamentos à base de sulfonamida.

Agora, porém, a cidade não precisava de descobertas laboratoriais que aprofundassem a compreensão. Precisava de sucessos instantâneos. Lewis chegara às suas conclusões sobre poliomielite com uma velocidade tremenda — aproximadamente um ano, e as duas foram sólidas e pioneiras. Agora, porém, ele tinha apenas semanas, talvez dias. Agora, ele observava corpos literalmente empilhados no necrotério do hospital do estaleiro da marinha, nos necrotérios de hospitais civis, em agências funerárias, nas casas.

Ele se lembrou do trabalho de Flexner sobre meningite durante uma epidemia dessa doença. Flexner resolvera aquele problema e seu sucesso dera a reputação do Rockefeller Institute. Saber que Flexner fora bem-sucedido fazia parecer possível uma solução para aquilo. Talvez Lewis pudesse fazer o mesmo.

Ele considerou se a gripe era causada por algum organismo que atravessasse um filtro. Contudo, para procurar um vírus, Lewis teria de procurar no escuro. Aquilo era ciência, o que a ciência tinha de melhor — ao menos procurar na penumbra era —, mas ele não estava envolvido apenas com ciência. Agora não. *Agora*, ele estava tentando salvar vidas.

Ele tinha de olhar para onde havia luz.

Primeiro, a luz brilhou sobre uma espécie de uso traumático do sistema imunológico. Mesmo que eles não encontrassem o patógeno, mesmo que não pudessem seguir os procedimentos normais e infectar os cavalos com o patógeno para depois preparar seu sangue, havia um animal que estava sofrendo com aquela doença que devastava o planeta. Aquele animal era o homem.

A maioria das pessoas que contraíram a doença sobreviveram. Até mesmo a maioria das que contraíram pneumonia sobreviveram. Era bem possível que o sangue e o soro delas contivessem anticorpos que curariam ou preveniriam a doença em outros. Lewis e Flexner obtiveram algum sucesso ao usar essa abordagem com a poliomielite em 1910. Em Boston, o dr. W. R. Redden, no Hospital da Marinha, também lembrou "das evidências experimentais apresentadas por Flexner e Lewis com soro convalescente da poliomielite", conforme relatou. Naquele momento, Redden e um colega coletaram sangue dos que sobreviveram a um ataque da gripe, extraíram o soro e injetaram em 36 pacientes com pneumonia começando em 1º de outubro. Aquele não era um experimento científico com controle e, cientificamente falando, os resultados não provaram nada. Contudo, quando relataram os resultados no *JAMA* de 19 de outubro, trinta pacientes haviam se recuperado, cinco ainda estavam em tratamento e apenas um morrera.[7]

Os experimentos começaram na Filadélfia usando tanto o sangue integral quanto o soro de sobreviventes da gripe. Essas também não eram experiências científicas; eram tentativas desesperadas de salvar vidas. Se houvesse algum sinal de que o procedimento funcionava, a ciência poderia vir mais tarde.

Lewis deixou que outros conduzissem esse trabalho braçal. Não exigia habilidades muito especiais e outros poderiam realizá-lo tão bem quanto ele. Ele dedicou seu tempo a quatro coisas. E não seguiu uma sequência. Ele as fez simultaneamente, percorrendo caminhos diferentes — montando experimentos para testar cada hipótese — ao mesmo tempo.

Primeiro, tentou desenvolver uma vacina contra a gripe usando os mesmos métodos utilizados contra a poliomielite. Esta era uma versão mais sofisticada da abordagem traumática da transfusão de sangue ou soro de sobreviventes de gripe, pois ele ao menos suspeitava que um vírus pudesse causar a gripe.[8]

Segundo, ele ficou no laboratório seguindo um vislumbre de luz. Como Park raciocinara, Lewis também raciocinou. A pesquisa poderia encontrar bactérias. Pfeiffer já apontara um dedo acusador para um bacilo. Lewis e todos em seus laboratórios trabalhavam horas e dias sem descanso, tirando apenas algumas horas para dormir, executando um procedimento após o outro — aglutinação, filtragem, transferência de crescimentos de culturas, injeção em animais de laboratório. Sua equipe também procurou por bactérias. Eles tiraram mais amostras da garganta e do nariz das primeiras vítimas, expuseram-nas ao meio de cultura e esperaram. Eles trabalharam intensamente, 24 horas por dia em turnos, e depois esperaram, frustrados pelo tempo que as bactérias levavam para crescer nas culturas, frustrados pelo número de culturas que foram contaminadas, frustrados por tudo que interferisse em seu progresso.

Nos primeiros quinze casos, Lewis não encontrou *B. influenzae*. Ironicamente, a doença explodira com tanta rapidez, espalhando-se pela equipe do hospital, que Lewis tinha pouco para trabalhar afora amostras de escarro: "Os hospitais estavam tão esgotados [de equipe] (...) que eu não tinha material de autópsia", exceto por quatro cadáveres "gravemente decompostos", quase certamente mortos havia muito para serem úteis.[9]

Então, como Park e Williams, Lewis ajustou suas técnicas e começou a encontrar o bacilo regularmente. Ele passou essa informação a Krusen, o representante de saúde. O *Inquirer* e outros jornais, desesperados para noticiar algo positivo, declararam que ele encontrara a causa da gripe e "armara a profissão médica com conhecimento absoluto sobre o qual basear sua campanha contra a doença".[10]

Lewis não tinha esse conhecimento absoluto nem acreditava ter. É verdade que ele isolara o *B. influenzae*. Mas ele também isolara um pneumococo e um estreptococo hemolítico. Alguma intuição apontava em outra direção. Ele iniciou a terceira e depois a quarta linha de investigação. A terceira envolvia mudar seus experimentos com corantes: em vez de tentar matar as bactérias da tuberculose, tentar matar os pneumococos.

Mas a morte o cercou, o envolveu. Ele voltou a atenção para ajudar a produzir a única coisa que poderia funcionar *agora*. Após a emergência, se alguma coisa parecesse funcionar, ele sempre podia voltar ao laboratório e fazer experimentos cuidadosos e deliberados para entendê-la e provar sua eficácia.

Então, ele escolheu como alvo as bactérias que ele e outros haviam encontrado. Desde o primeiro instante em que viu os marinheiros moribundos, soube que teria que começar a trabalhar naquilo *imediatamente*. Mesmo que seu palpite estivesse certo, mesmo que o que ele estivesse fazendo pudesse ter sucesso, levaria tempo para isso. Assim, em seu laboratório e em outros da cidade, os pesquisadores não pesquisavam mais. Eles simplesmente tentavam produzir. Não havia certeza de que qualquer coisa que produzissem funcionaria. Havia apenas esperança.

Ele começou preparando meios de cultura usando peptona de caldo de carne com adição de sangue e então cultivando culturas dos patógenos que eles isolaram dos casos — *B. influenzae*, tipos I e II do pneumococo e estreptococo hemolítico. Ele mesmo preparou pequenos lotes de vacina, incluindo esses organismos, e os ministrou em sessenta pessoas. Dessas sessenta, apenas três desenvolveram pneumonia e nenhuma morreu.[11] Um grupo de controle apresentou dez pneumonias e três mortes.

Aquilo parecia mais do que apenas promissor. Não era prova. Muitos fatores podiam explicar os resultados, incluindo o acaso. Mas ele não podia esperar por explicações.

Seu laboratório não tinha capacidade de produzir as imensas quantidades de vacina necessárias. Aquilo exigia uma operação industrial. Eles precisavam de tonéis para cultivar aquelas coisas, não placas de Petri ou frascos de laboratório. Eles precisavam de tonéis como os de uma cervejaria.

Ele entregou essa tarefa a outras pessoas da cidade, inclusive àquelas que administravam o laboratório municipal. Levaria tempo para cultivar o suficiente para dezenas de milhares de pessoas.

Todo o processo, mesmo em seu estado mais acelerado, levaria ao menos três semanas. E, uma vez produzida a vacina, levaria tempo para administrá-la a milhares e milhares de pessoas em uma série de injeções de doses crescentes, espaçadas por vários dias. Durante todo esse tempo, a doença estaria matando.

Enquanto isso, Lewis começou a trabalhar em uma quinta linha de pesquisa, criando um soro que pudesse curar a doença. Este trabalho era mais complicado. Eles poderiam fazer uma vacina com uma abordagem indiscriminada e aleatória, combinando diversos organismos e protegendo contra todos eles. (Atualmente, as vacinas contra difteria, coqueluche — tosse convulsiva — e tétano são combinadas em uma única aplicação; é rotineiramente administrada às crianças uma única aplicação para proteger contra o sarampo, a caxumba e a rubéola; e as vacinas atuais contra gripe contêm vacinas contra os diversos subtipos de vírus influenza enquanto a vacina pneumocócica é descendente direta do trabalho realizado no Rockefeller Institute em 1917.)

Um soro precisava visar apenas um alvo específico; se desse certo, funcionaria apenas contra um único organismo. Para fazer um soro que funcionasse, Lewis teria de escolher um único alvo. Se ele tivesse que mirar em um único alvo, teria de escolher o bacilo que Pfeiffer descobrira, o *B. influenzae*. Ainda era de longe a causa mais provável da doença.

Desenvolver um soro contra aquele organismo provavelmente seria difícil. Enquanto Lewis ainda estava no Rockefeller Institute, o próprio Flexner tentou fazer isso em colaboração com Martha Wollstein. Wollstein — uma excelente cientista, embora Flexner nunca a tenha tratado com o respeito que dedicava aos outros — vinha fazendo experimentos com o *B. influenzae* quase continuamente desde 1906. Mas Flexner e ela não fizeram nenhum progresso. Eles não apenas falharam no desenvolvimento de um soro que pudesse ajudar o homem; eles não conseguiram curar nenhum animal de laboratório.[12]

Lewis nunca entendeu exatamente onde Flexner errara nessa tentativa, embora certamente tivesse sido objeto de muitas conversas no famoso refeitório, onde foram sugeridas soluções para tantos problemas científicos. Agora, ele não tinha oportunidade de se aprofundar no problema, analisá-la por completo, apresentar uma hipótese com poder explicativo e testá-la.

Lewis só podia esperar que Flexner tivesse fracassado por sua técnica ser precária. Era bem possível. Às vezes, Flexner era um pouco desleixado no laboratório. Uma vez, admitira: "Tecnicamente, não sou bem treinado no sentido de precisão meticulosa e completa."[13]

Então, agora, Lewis esperava que algum erro técnico — talvez na preparação do meio de cultura, talvez em um uso muito grosseiro das bactérias mortas, talvez alguma outra coisa — fosse responsável pelos problemas de Flexner. Devia ser isso. Por exemplo, muitos anos depois, um jovem estudante de pós-graduação entrou em um laboratório e viu um renomado professor de Harvard lavando utensílios de vidro na pia enquanto seu técnico realizava uma tarefa complexa na bancada de trabalho. O aluno perguntou por que o técnico não estava lavando os vidros. "Porque", respondeu o professor, "eu sempre realizo a parte mais importante do experimento e, nesse experimento, o mais importante é a limpeza dos utensílios de vidro."[14]

Lewis voltou toda a sua atenção para a limpeza dos utensílios de vidro, para as tarefas mais mundanas, garantindo que não houvesse erros no trabalho em si e ao mesmo tempo aplicando qualquer conhecimento sobre o bacilo de Pfeiffer que fora aprendido desde o fracasso de Flexner.

Lewis sabia muito bem que pouco do que ele estava fazendo era boa ciência. Era tudo, ou quase tudo, baseado em suposições informadas. Ele apenas trabalhou com mais afinco.

Enquanto trabalhava, a sociedade a seu redor oscilava à beira do colapso.

CAPÍTULO VINTE E CINCO

Quando Welch viu as autópsias das vítimas em Devens pela primeira vez, ele saiu do necrotério e fez três ligações: para um patologista de Harvard, pedindo-lhe para realizar novas autópsias; para o escritório de Gorgas, alertando para a chegada de uma epidemia; e para Oswald Avery, no Rockefeller Institute, pedindo que ele pegasse o próximo trem de Nova York. Ele esperava que Avery pudesse identificar o patógeno que matara os homens em Devens.

Avery deixou seu laboratório na mesma hora, caminhou alguns quarteirões até sua casa para trocar de roupa e então foi até a Estação Grand Central, aquele edifício magnífico e inspirador. Durante toda a viagem de trem pelo interior de Connecticut, pelas estações de trens lotadas de New Haven, Providence e Boston, até Devens, ele começou a se preparar, revisando as melhores abordagens para aquele problema.

Welch lhe dissera que, apesar dos sintomas clínicos parecerem com os da gripe, aquela poderia ser uma nova doença. O primeiro passo de Avery ainda seria procurar a presença de *B. influenzae*, aquele que todos consideravam o principal suspeito como causa da gripe. Avery sabia um bocado sobre o bacilo de Pfeiffer, incluindo que era excepcionalmente difícil de cultivar e que sua química dificultava a coloração e, portanto, sua visualização sob o microscópio. A química e o metabolismo das bactérias o interessavam. Ele se perguntava como fazê-las crescer melhor, como facilitar sua localização, como facilitar sua identificação. Ele sempre fazia tudo, até lavar os objetos de vidro, com precisão e disciplina.

No fim daquela tarde, Avery chegou ao acampamento e imediatamente começou a fazer exames laboratoriais. Ele era praticamente imune ao caos a seu redor, imune aos cadáveres nus de homens jovens ou embrulhados em lençóis ensanguentados pelos quais — assim como Welch, Cole, Vaughan, Russell e os outros membros do grupo — ele teve de passar por cima para chegar à sala de autópsia.

Desde o primeiro momento, Avery encontrou dificuldades, obtendo resultados intrigantes com o teste de Gram. Nesse teste, as bactérias são tingidas com violeta de genciana, tratadas com iodo, lavadas com álcool e depois novamente tingidas com um corante contrastante. As bactérias que retêm a cor violeta são chamadas de "gram-positivas". As que não retêm são "gram-negativas". O resultado do teste de Gram é comparável a uma testemunha que identifica um agressor como branco ou negro; a resposta simplesmente elimina alguns possíveis suspeitos.

Ao contrário de outros pesquisadores, Avery não encontrou bactérias gram-negativas. A *B. influenzae* é gram-negativa. O teste eliminou a *B. influenzae* como uma possibilidade. Eliminou todas as bactérias gram--negativas como possibilidades. Ele repetiu o experimento; mais uma vez, não encontrou nenhuma bactéria gram-negativa.

Avery logo solucionou esse quebra-cabeça em particular. Ele descobriu que todo o líquido nos frascos do laboratório rotulados como "álcool" na verdade estavam cheios d'água. Aparentemente, os soldados haviam bebido o álcool e o substituído por água. Quando ele usou álcool, os resultados do teste foram o esperado. Ele encontrou bactérias gram-negativas.

Então, começou sua caçada a sério. Ele começou com os cadáveres dos mortos mais recentes, alguns dos quais tão recentes que os corpos ainda estavam quentes ao toque. Com as mãos enluvadas, sentiu a esponja encharcada dos pulmões e do trato respiratório ainda quentes, buscando áreas de infecção mais óbvias para cortar amostras de tecido, mergulhando em bolsas de pus, procurando o organismo responsável pela morte. Talvez aquele homenzinho cercado por jovens soldados mortos estivesse um pouco amedrontado, mas ele tinha coragem e não estava lidando com conjecturas. Não tinha o menor interesse nelas.

As amostras revelaram diversos patógenos possíveis, todos assassinos potenciais. Ele precisava saber qual deles era responsável pela matança.

Ele ficou em Devens tempo suficiente para fazer culturas de bactérias. Assim como Park e Lewis, Avery teve dificuldades iniciais, mas começou a encontrar o bacilo de Pfeiffer. Ele o descobriu em 22 dos trinta soldados mortos e entregou os resultados para Welch. Enquanto isso, Burt Wolbach, o patologista de Harvard, a quem Welch também havia pedido ajuda em Devens, fez uma declaração mais forte: "Todos os casos mostram o bacilo da gripe, em muitos exemplos, culturas puras de um ou mais lobos (...) Culturas mistas, em geral pneumococos, em que a dilatação brônquica era acentuada (...) Culturas puras do bacilo da gripe nos estágios mais recentes e, portanto, em geral nos lobos superiores."[1] Em um artigo na *Science*, outro pesquisador respeitado também escreveu: "Acredita-se que o agente causador seja o bacilo de Pfeiffer."[2]

Em 27 de setembro, Welch, Cole e Victor Vaughan telegrafaram para o general médico de Devens: "Está estabelecido que a gripe em Camp Devens é causada pelo bacilo de Pfeiffer."[3]

Mas não estava assim tão estabelecido, não para Avery, pelo menos. Embora respeitasse Wolbach, sem mencionar Park, Williams e Lewis, todos chegando à mesma conclusão quase ao mesmo tempo, ele baseou suas conclusões apenas em nas próprias descobertas. E suas descobertas ainda não o tinham convencido. Em sete das autópsias, ele não encontrou nenhum sinal de invasão bacteriana, apesar da devastação dos pulmões. Além disso, embora tenha encontrado bactérias potencialmente letais sem nenhum sinal do bacilo de Pfeiffer em um único exemplo, em quase metade dos casos ele estava encontrando tanto Pfeiffer quanto outros organismos, incluindo pneumococos, estreptococos hemolíticos e estafilococos aureus, que, embora fosse um organismo letal, raramente causava pneumonia.

Ele poderia interpretar essas descobertas de várias maneiras. Podiam significar que a *B. influenzae* de Pfeiffer não causava a doença. Mas essa era apenas uma conclusão possível. O bacilo de Pfeiffer podia muito bem ser a causa da doença e, depois de infectar a vítima, outras bactérias se aproveitariam de um sistema imunológico enfraquecido. Não seria incomum. O fato de ter encontrado diversos patógenos poderia até mesmo fortalecer o argumento do bacilo de Pfeiffer. Este crescia pouco em culturas de laboratório sempre que outras bactérias, em especial o pneumococo ou estreptococo hemolítico, também estavam presentes. Portanto, sua existência em culturas com esses outros organismos podia indicar que a *B. influenzae* estava presente em grande número na vítima.

Metodicamente, ele revisou tudo isso em sua mente. No início de outubro, estava de volta ao Rockefeller ouvindo relatos de dezenas de outros pesquisadores de todo o país e do mundo informando que eles também estavam achando o bacilo da gripe. Mas também houve relatos de falhas em encontrar o *B. influenzae*. Seria fácil descartar as falhas e considerá-las como falhas técnicas; afinal, o bacilo de Pfeiffer era um dos organismos mais difíceis de cultivar. Ainda assim, as próprias descobertas de Avery deixaram muitas perguntas sem resposta para ele chegar a uma conclusão, estando em crise ou não. Ao contrário de Park, Williams e Lewis, Avery não estava pronto para chegar nem a uma conclusão provisória. Sim, o bacilo de Pfeiffer podia causar a gripe. Ah sim, podia. Mas ele não estava convencido. Avery não enviou nenhum relatório de descoberta da causa da gripe, nem telefonemas ou telegramas dizendo que estava enviando culturas para infectar cavalos e produzir soro ou vacina.

Ele estava se esforçando mais do que nunca em Devens — e ele sempre se esforçava. Ele comia no laboratório, realizava dezenas de experiências simultaneamente, mal dormia, transmitia ideias por telefone para Rosenau e outros. Ele escrutinava suas experiências, separando-as e examinando seus dados em cada detalhe em busca de uma pista. Contudo, embora se esforçasse, não chegava a qualquer conclusão.

Ele não estava convencido.

Oswald Avery era diferente. Sentia-se menos incomodado quando pressionado do que quando precisava forçar a direção de seu trabalho e não podia seguir a trilha aonde quer que esta o levasse, não podia se mover no próprio ritmo, não podia usar seu tempo *pensando*. Soluções de emergência eram estranhas à sua natureza. Ele trabalhava na vertical. Mergulhava fundo em algo, até as profundezas, seguindo os caminhos mais estreitos e as menores aberturas, sem deixar pontas soltas. De todos os modos, sua vida era vertical, focada, estreita, controlada.

Ele preparava... *tudo*, desejando controlar todos os efeitos. Até os rascunhos de suas raras palestras mostram marcas que indicam quais palavras enfatizar, onde mudar o tom de voz, onde usar nuances. Mesmo em conversas informais, às vezes parecia que cada palavra, na verdade, cada hesitação, era cuidadosamente preparada, pesada e talvez encenada. Seu escritório pessoal, adjacente ao laboratório, também refletia sua concentração. René Dubos, um importante cientista, chamou o lugar de "pequeno e vazio, o mais vazio possível, sem fotos, lembranças, gravuras, livros não lidos e outros itens amigáveis que geralmente adornam e atulham um local de trabalho. A austeridade simbolizava o quanto ele desistira de todos os aspectos de sua vida por uma questão de total concentração em alguns objetivos escolhidos".[4]

Ao cavar fundo, Avery não queria ser perturbado. Ele não era grosseiro, indelicado ou mesquinho. Longe disso. Todos os jovens pesquisadores que trabalhavam para ele se tornaram seus mais leais admiradores. Mas ele se aprofundou cada vez mais no mundo da própria criação, um mundo — embora estreito — que ele pudesse definir e sobre o qual exercesse algum controle.

Entretanto, estreito não significa pequeno. Não havia nada de pequeno em seu pensamento. Ele usava informações como um trampolim, um ponto de partida que permitia que sua mente vagasse livremente, na verdade, corresse livremente — mesmo de forma descuidada — para especular. Assim como Dubos, Colin MacLeod, um brilhante pupilo de Avery, disse que sempre que um experimento gerava informações inesperadas "a imaginação de Avery era acionada (...) Ele explorava exaustivamente as implicações teóricas".[5]

Dubos colocava de outra maneira. Ele acreditava que Avery sentia-se desconfortável e possivelmente incapaz de lidar com o caos da interação social. Mas ele acreditava que Avery se sentia à vontade e capaz de enfrentar o caos da natureza. Avery poderia fazê-lo por causa de seu "estranho senso daquilo que era verdadeiramente importante" e sua "visão imaginativa da realidade (...) Ele tinha o impulso criativo de compor esses fatos em estruturas significativas e elegantes (...) Suas composições científicas tinham, de fato, muito em comum com criações artísticas que não imitam, mas transcendem e iluminam a realidade".[6]

Anos após a pandemia, o colega e amigo de Avery, Alphonse Dochez, recebeu a Medalha Kober, um prêmio que o próprio Avery já tinha recebido antes. Em uma homenagem, Avery descreveu a ética de trabalho de Dochez. Ele poderia estar descrevendo a própria: "Resultados (...) não são produtos casuais de observações aleatórias. São frutos de anos de sábia reflexão, pensamento objetivo e experimentação ponderada. Nunca vi sua mesa de laboratório com pilhas de placas de Petri, repleta de tubos de ensaio como uma floresta em que a trilha termina e o pesquisador se perde em densos emaranhados de pensamentos confusos (...) Nunca o vi se envolver em rivalidades sem propósito ou pesquisa competitiva.

Mas muitas vezes o vi sentado calmamente, perdido em pensamentos, enquanto a seu redor outros com uma grande demonstração de atividade esvoaçavam como partículas no movimento browniano; então, eu o via levantar, caminhar alegremente até sua mesa, juntar algumas pipetas, pegar emprestados alguns tubos de meio de cultura, talvez um pote de gelo, e depois fazer um experimento simples que respondia à pergunta."[7]

Agora, porém, em meio a uma epidemia mortal, tudo e todos à sua volta — incluindo até a pressão de Welch — colocaram o pensamento de lado, afastaram a perspectiva e a preparação e os substituíram pelo que Avery tanto desprezava: o movimento browniano — o movimento aleatório de partículas em um fluido. Outros odiavam a gripe pela morte que ela provocava. Avery a odiava por isso, mas também por um ataque mais pessoal, um ataque à sua integridade. Ele não cederia àquilo.

Segundo um colega, quando Avery conduzia experimentos: "Sua atitude era muito semelhante à do caçador em busca de sua presa. Para o caçador, todos os componentes — as pedras, a vegetação, o céu — estão repletos de informações e significados que permitem que ele se torne parte do mundo íntimo de sua presa."[8] Avery tinha a paciência de um caçador. Ele podia esperar por uma hora, um dia, uma semana, um mês, uma temporada. Se a presa fosse importante o suficiente, ele poderia esperar uma temporada inteira, depois outra e então mais outra. Mas ele não esperou simplesmente; ele não perdeu uma hora sequer: ele planejou, observou, aprendeu. Ele aprendeu as rotas de fuga de sua presa e as bloqueou; ele encontrou pontos de vista cada vez melhores; ele colocou barreiras no campo pelo qual a presa passava e continuou estreitando-o até que, finalmente, a presa tinha de passar por um cerco. E ele lançava armadilhas: estudando pneumococos arranhando-os na pele, por exemplo, onde o sistema imunológico podia controlar facilmente a infecção, mas ainda lhe dava a oportunidade de experimentar as bactérias fora de um tubo de ensaio. Ele aconselhou: "Sempre que cair, pegue alguma coisa do chão." E ele costumava dizer: "Decepção é o meu pão de cada dia. Eu prospero com ele."[9]

Ele não se apressaria. Havia pressão sobre ele, pressão sobre todos. Mas ele não se apressaria. No Rockefeller, ele não era o único a dedicar todas as suas energias à gripe. Martha Wollstein, que anos antes colaborara com Flexner em um esforço malsucedido para desenvolver um soro para o bacilo de Pfeiffer, procurava anticorpos no sangue de pacientes recuperados.

Dochez realizava um estudo intensivo de gargantas. Muitos outros trabalhavam em cima da doença. Mas faziam pouco progresso. Rufus Cole informou ao escritório de Gorgas em meados de outubro: "Fomos obrigados a cuidar dos casos de gripe que estão surgindo no Hospital e no instituto e esses pacientes ocuparam todo o nosso espaço."[10] Devido ao tempo que demorava o tratamento dos doentes, ele acrescentou: "Não creio que, até o momento, possamos acrescentar muito ao conhecimento sobre a doença."

Em toda parte, a pressão era intensa. Eugene Opie, outro produto da Hopkins que agora era tenente-coronel da comissão de pneumonia do exército, estivera em Camp Pike, no Arkansas, quando a epidemia eclodiu. Ele foi para lá porque, durante a epidemia de sarampo, Pike teve a maior taxa de pneumonia de qualquer base militar do país.[11] Agora, é claro, suas ordens eram voltar o trabalho apenas para a gripe. Frederick Russell, falando em nome de Gorgas, exigiu "diariamente (...) um relatório de suas descobertas, conforme você as interpreta".[12] Ele deveria passar um relatório todos os *dias*. Se ele encontrasse algo que indicasse o menor indício de progresso, Gorgas queria saber — instantaneamente — para que aquilo pudesse ser compartilhado. Opie não encontraria escassez de material experimental. Camp Pike abrigava sessenta mil soldados. No auge da epidemia, treze mil deles seriam hospitalizados ao mesmo tempo.[13]

Os pesquisadores lutavam para encontrar algo — qualquer coisa — que pudesse ajudar, que pudesse conter a explosão. Embora ninguém tivesse encontrado nada certo, na Filadélfia seguindo os métodos de Lewis, em Nova York seguindo os de Park, em Chicago seguindo os desenvolvidos na Mayo Clinic, os laboratórios estavam produzindo vacinas e soro suficientes para centenas de milhares e talvez milhões de pessoas enquanto uma enorme e muito divulgada remessa de vacinas foi transportada às pressas através do país, de Boston até San Francisco. Em 3 de outubro, o escritório de Gorgas em Washington ofereceu a todos os funcionários da sede a vacina antipneumocócica, na qual Cole e Avery depositavam tantas esperanças, a única vacina que fora testada — e com tanto sucesso — naquela primavera, em Camp Upton.[14]

Mesmo em meio a tanta morte, tanta pressão, Avery não se apressaria. Mais e mais relatórios surgiram indicando que pesquisadores de todo o mundo não conseguiram encontrar o bacilo da gripe. Isso por si só não provava nada. Era quase um teste de habilidade para um bacteriologista cultivar o bacilo de Pfeiffer em laboratório. Em Camp Dodge, Iowa, por exemplo, os bacteriologistas encontraram o *B. influenzae* de Pfeiffer em apenas 9,6% dos casos que tinham passado pela autópsia. Um relatório oficial do exército os culpava: "A baixa incidência foi indubitavelmente devido à má técnica no manejo das culturas (...) os métodos bacteriológicos (...) naquele campo (...) não eram confiáveis."[15] O chefe de laboratório de Camp Grant, a quem o próprio Welch declarou como "excelente" apenas três meses antes da epidemia, encontrou o bacilo de Pfeiffer em apenas seis das 198 necrópsias.[16] Mesmo assim, seu próprio relatório informava: "Estamos inclinados a defender que este estudo não prova a falta de associação entre o bacilo de Pfeiffer e a epidemia devido à técnica irregular adotada."[17]

Talvez tenha sido esse o caso, talvez erros técnicos tenham impedido que aqueles em Camp Dodge, Camp Grant e em outros lugares identificassem o bacilo. Ou talvez o bacilo de Pfeiffer não estivesse presente para ser identificado.

Em sua maneira metódica de sempre, Avery deu o passo mais provável para resolver a questão. Não houve drama nessa etapa. Ele investiu suas energias no aperfeiçoamento da ferramenta, para encontrar maneiras de facilitar o crescimento do *B. influenzae*. Se ele conseguisse, todos poderiam enfim saber se a incapacidade de encontrar o bacilo se devia à incompetência de alguns ou à ausência da bactéria.

Ele encheu seu laboratório com placas de Petri, preparou os meios de cultura de dezenas de maneiras diversas, isolou os fatores diferentes e observou em quais placas a bactéria parecia crescer melhor. Então estimulou cada elemento que parecia incentivar o crescimento. Havia uma hipótese por trás de cada experimento individual. Ele aprendera, por exemplo, que o pneumococo inibia o crescimento do bacilo de Pfeiffer. Então, ele queria impedir o crescimento de qualquer pneumococo. Ele já sabia tanto sobre a química e o metabolismo dele quanto qualquer um. Avery adicionou um produto químico, oleato de sódio, ao meio de cultura para bloquear o crescimento pneumocócico. Funcionou. Nas culturas com oleato de sódio, o pneumococo não cresceu e o bacilo de Pfeiffer se desenvolveu melhor.

Durante um período de semanas, ele fez progressos significativos. O bacilo de Pfeiffer também exigia sangue no meio de cultura para crescer, o que não era tão incomum. Mas o soro sanguíneo anulava o oleato de sódio. Então, ele centrifugou apenas os glóbulos vermelhos e os usou. E seus experimentos sugeriram que o sangue adicionado à cultura à temperatura corporal aproximadamente inibia seu crescimento. Avery descobriu que sangue *aquecido* acrescentado ao meio de cultura a 90ºC permitia que o *B. influenzae* se desenvolvesse.

Ele prontamente publicou a fórmula de seu preparo, que ficou conhecida como "ágar de chocolate", no *Journal of American Medical Association*, dizendo: "É possível que dificuldades técnicas no isolamento e no crescimento desse micro-organismo sejam em parte responsáveis pelos resultados discordantes obtidos em diferentes laboratórios (...). O uso deste meio levou a um aumento nos achados positivos de *B. influenzae* em casos reais da doença e em convalescentes."[18]

Com essa informação, qualquer cientista razoavelmente competente poderia cultivar e identificar a bactéria. Ao menos agora eles saberiam que, se o bacilo de Pfeiffer não fosse encontrado, era porque não estava lá.

O próprio Avery não se apressaria ainda, não discutiria uma conclusão que ele ainda não estava pronto para respaldar. Entretanto, com base no trabalho de Avery, Cole disse para Russell: "Sinto-me cada vez menos inclinado a atribuir a infecção primária aos bacilos da gripe — embora essa possibilidade não possa ser excluída até que a real causa da infecção seja demonstrada (...) Estou muito esperançoso de que a vacinação antipneumocócica possa ser implementada rapidamente. Embora a vacinação antigripal" — com isso ele quis dizer a vacina contra o *B. influenzae* — "me pareça duvidosa, temos evidências muito boas de que a vacinação antipneumocócica será de grande ajuda."[19] E acrescentou: "Parece-me que a epidemia de gripe oferece uma oportunidade para desenvolver isso de um modo que não poderia ter sido feito de outra forma."

Fazer o soro antipneumocócico, que nos testes curara 28 dos 29 pacientes com infecção por pneumococo tipo I, ou a vacina, não era tarefa fácil.[20] Levou-se dois meses para preparar a vacina adequadamente, dois meses de um processo difícil: fabricar lotes de trezentos litros de um caldo nutritivo — muito frequentemente os pneumococos se dissolviam em qualquer tipo de caldo, o que significava adicionar produtos químicos que mais tarde precisavam ser removidos — concentrando-o, precipitando parte dele com álcool, separando os aditivos, padronizando-o.[21] Avery e outros pesquisadores do Rockefeller fizeram um avanço importante na produção: ao ajustar a quantidade de glicose no meio de cultura, aumentaram seu rendimento em dez vezes. Mas eles ainda só podiam produzir 25 litros por dia através de centrífugas, o que estava longe do necessário.[22]

Enquanto isso, a matança continuava.

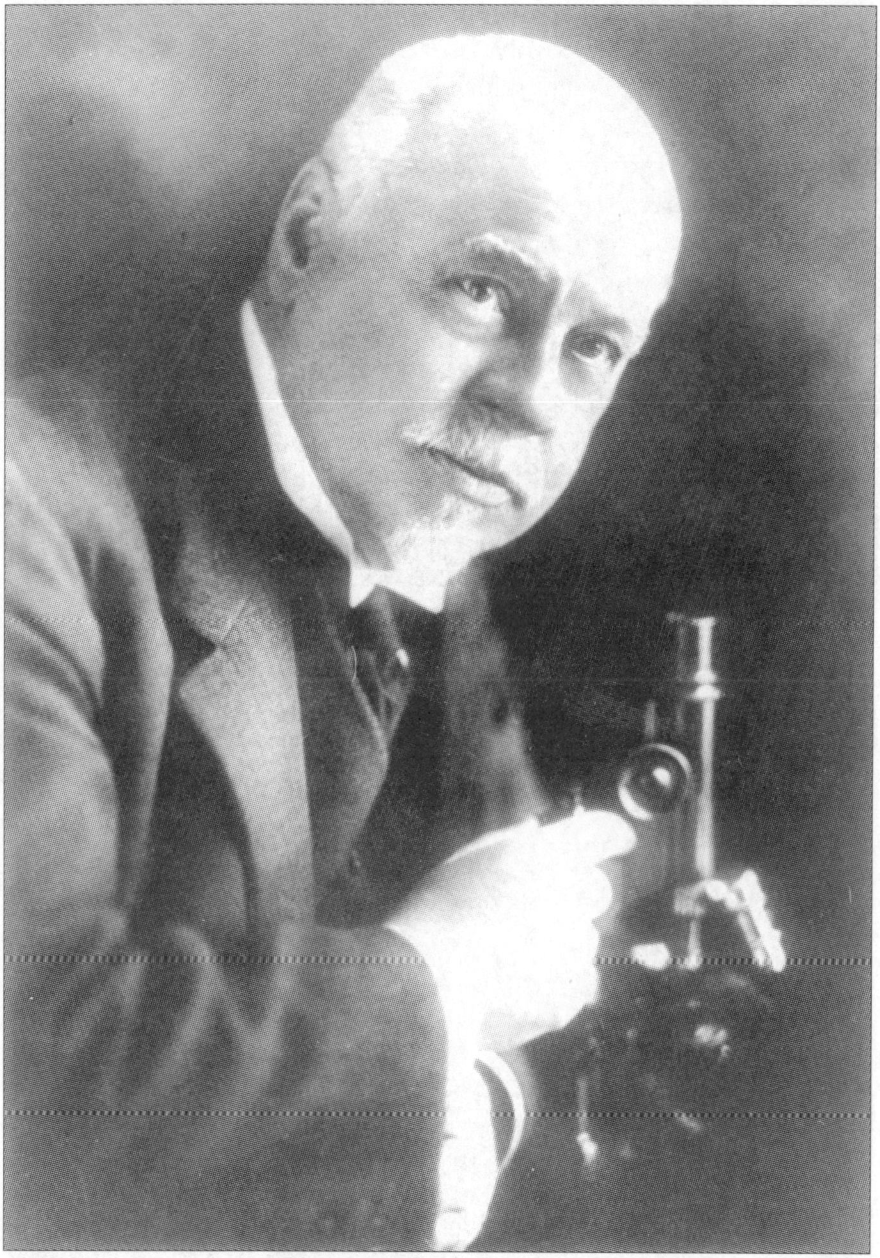

1. William Henry Welch, o indivíduo mais poderoso da história da medicina americana e um dos mais experientes. Um colega cauteloso disse que ele podia "transformar a vida dos homens com um movimento de seu pulso". Quando Welch pela primeira vez presenciou autópsias de vítimas da gripe, ficou preocupado: "Este deve ser um novo tipo de infecção ou peste."

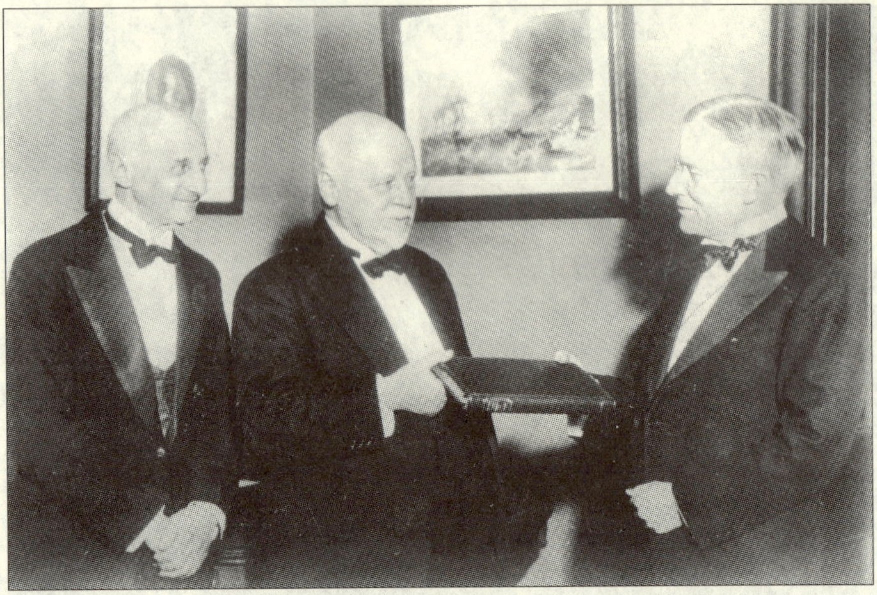

2. Welch e John D. Rockefeller Jr. (à direita) criaram o Rockefeller Institute for Medical Research [Instituto Rockefeller para Pesquisa Médica], sem dúvida a melhor instituição de pesquisa científica do mundo. Simon Flexner (à esquerda), um pupilo de Welch, foi o primeiro chefe do instituto; ele disse certa vez que ninguém poderia administrar uma instituição a menos que tivesse a capacidade de ser cruel.

3. Em 1910, sem usar antibióticos, Flexner reduziu para 18% a taxa de mortalidade das meningites bacterianas mais comuns. Hoje, com antibióticos, a taxa de mortalidade é de 25%.

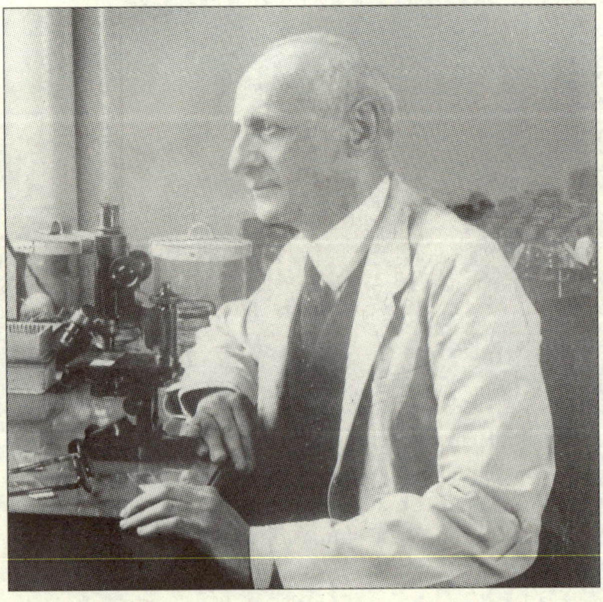

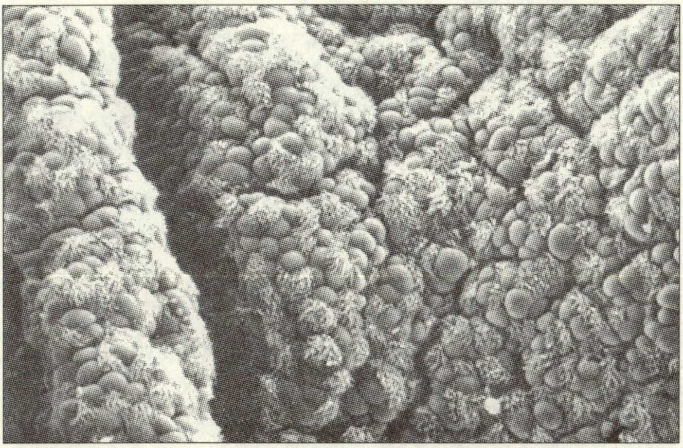

4. Um denso crescimento de células epiteliais em forma de floresta cobre uma traqueia de camundongo saudável.

5. Apenas 72 horas após a infecção, o vírus da gripe transforma a mesma área em um deserto árido e sem vida.
Os glóbulos brancos patrulham a área, tarde demais.

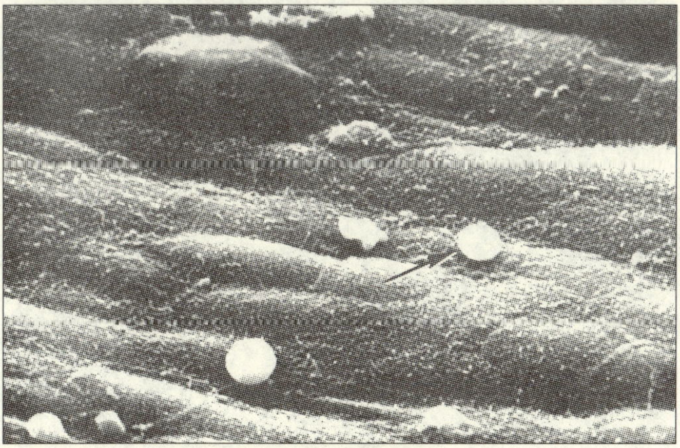

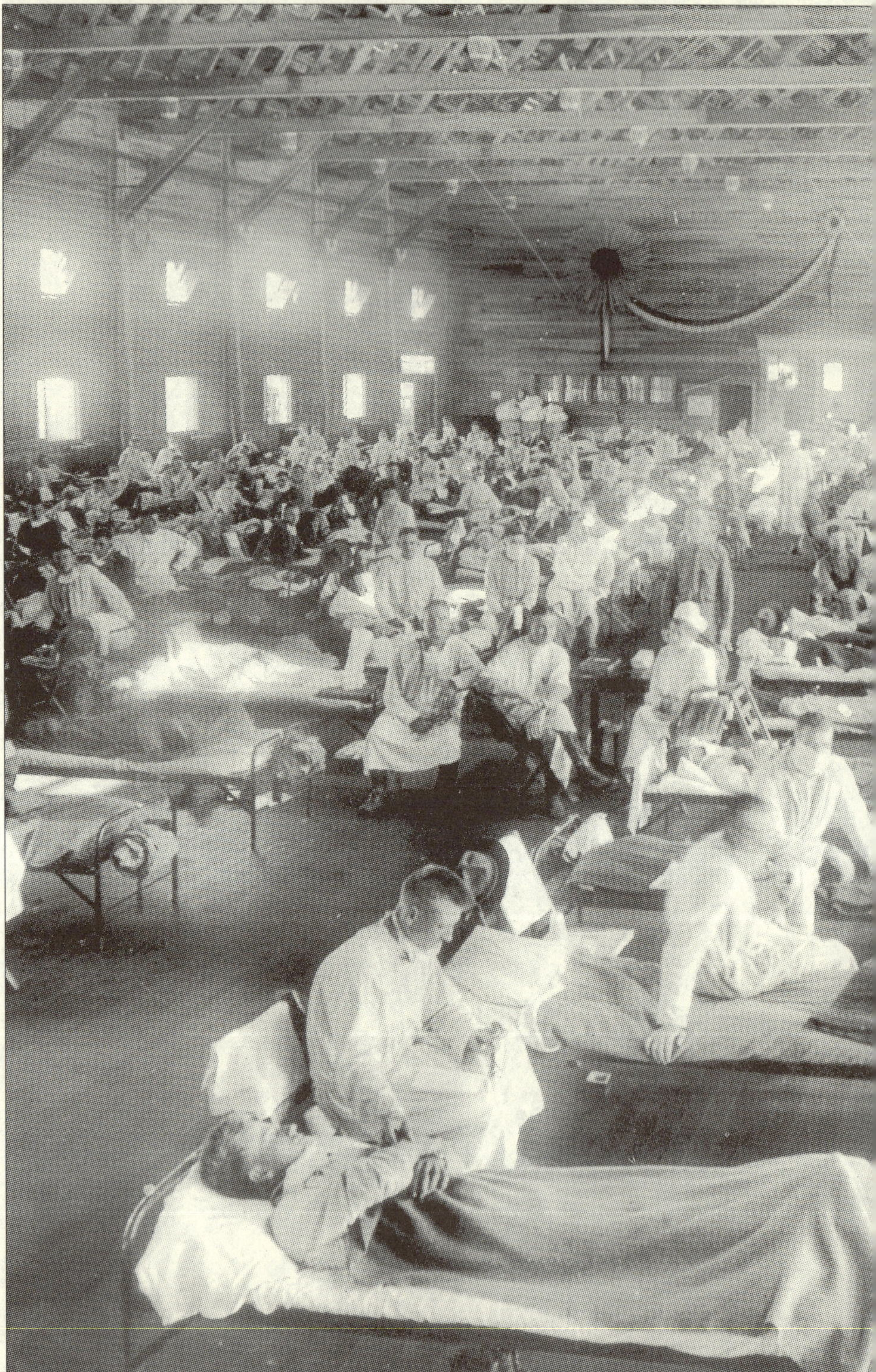

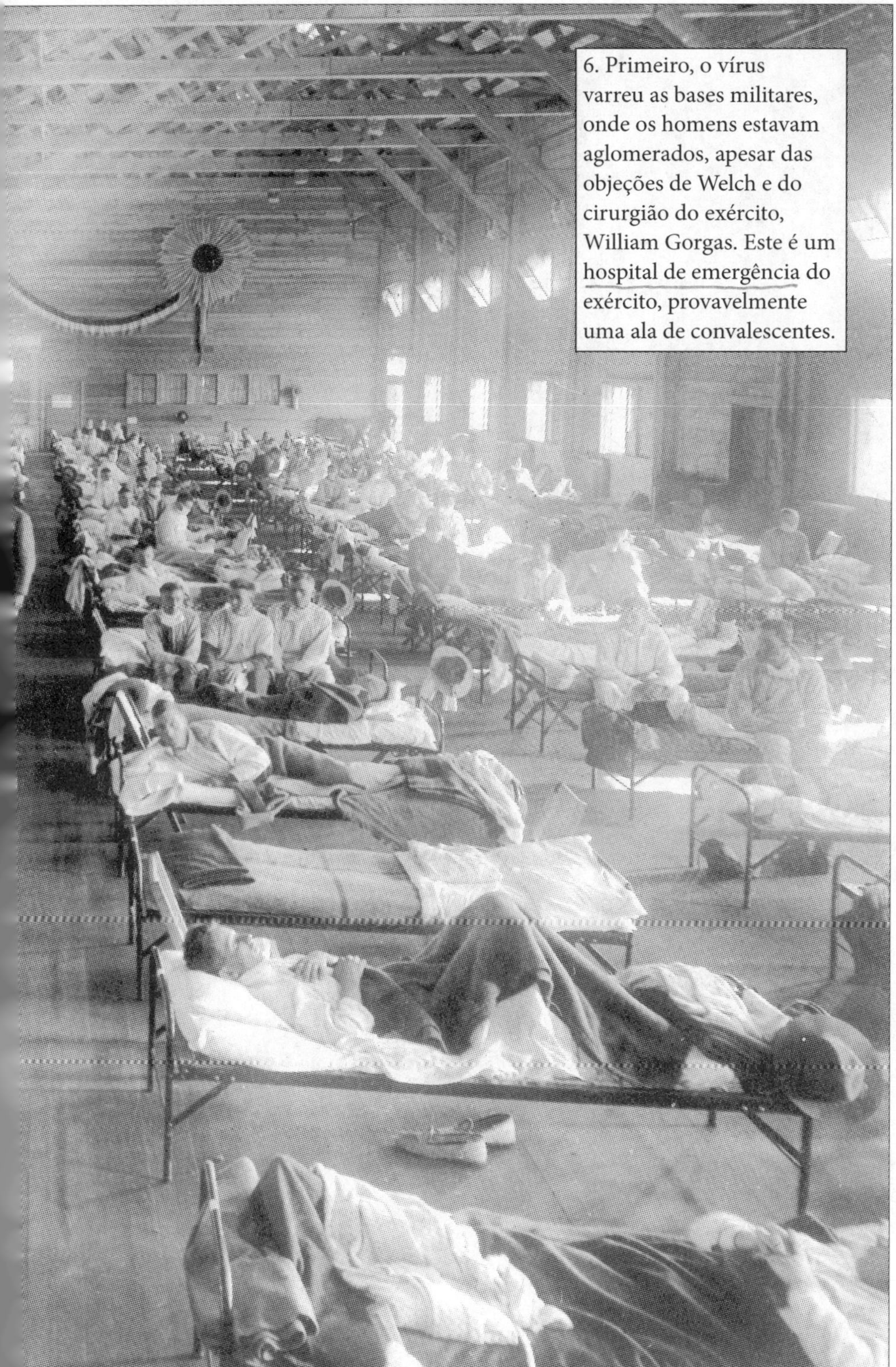

6. Primeiro, o vírus varreu as bases militares, onde os homens estavam aglomerados, apesar das objeções de Welch e do cirurgião do exército, William Gorgas. Este é um hospital de emergência do exército, provavelmente uma ala de convalescentes.

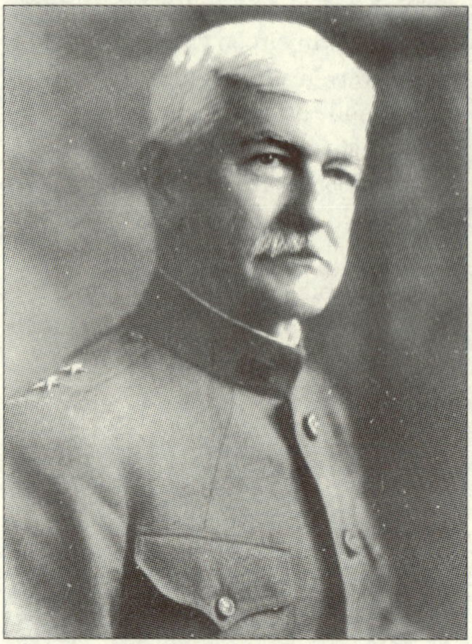

7. O cirurgião do exército, general William Gorgas, estava decidido que aquela seria a primeira guerra em que morreriam menos soldados americanos de doença do que em combate.

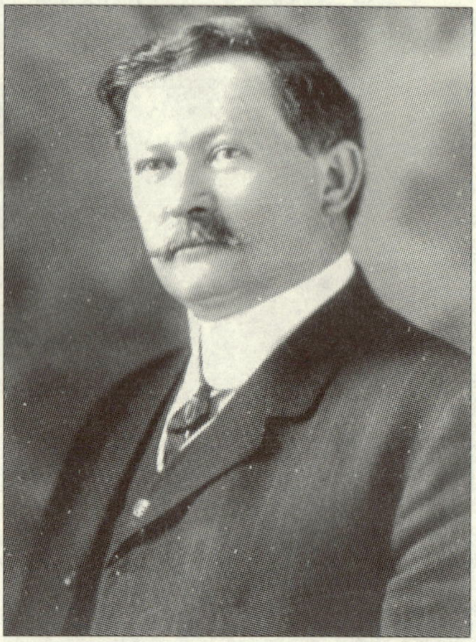

8. Rupert Blue, o cirurgião geral civil e chefe do Serviço de Saúde Pública dos EUA, era um mestre burocrata, mas não foi capaz de advertir, buscar informações antecipadas a respeito ou se preparar para a epidemia.

9. Massachusetts foi o primeiro estado a sofrer um grande número de mortes de civis. Este é um hospital em Lawrence.

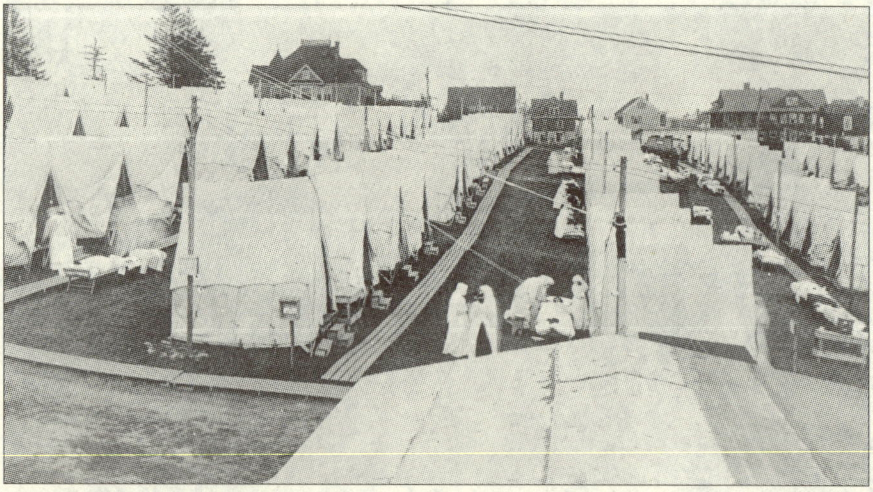

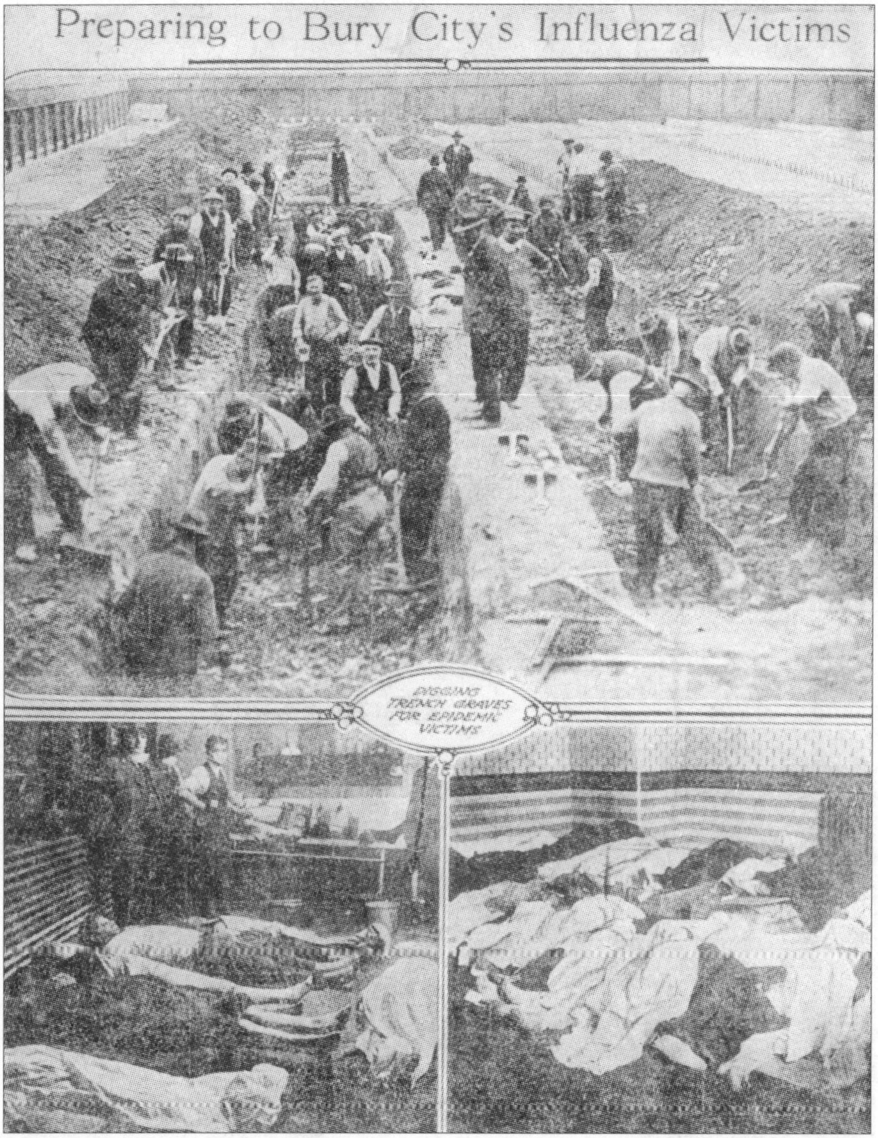
Preparing to Bury City's Influenza Victims
DIGGING TRENCH GRAVES FOR EPIDEMIC VICTIMS

10. Na Filadélfia, o número de mortos rapidamente superou a capacidade da cidade de lidar com os cadáveres. As vítimas passaram a ser enterradas sem caixões, em valas comuns. Logo começaram a usar máquinas a vapor para cavar as valas.

11.

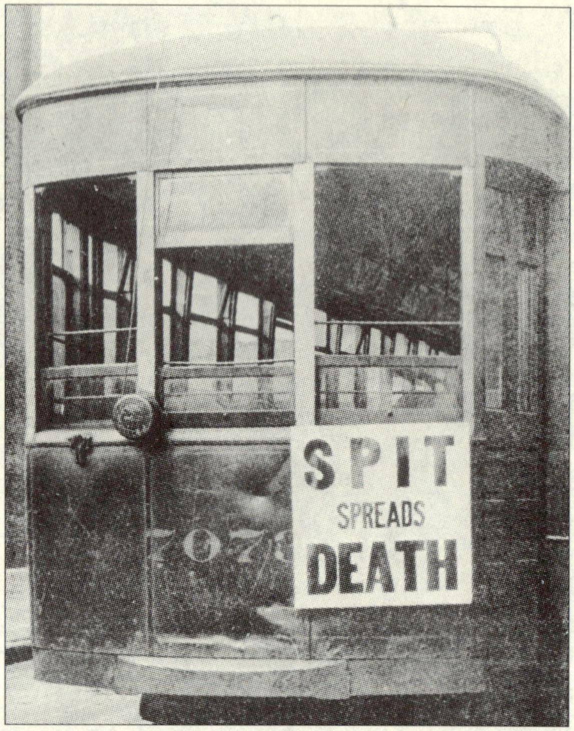
SPIT
SPREADS
DEATH

Cartazes e folhetos espalhavam avisos e conselhos. Também espalhavam o terror.

12.

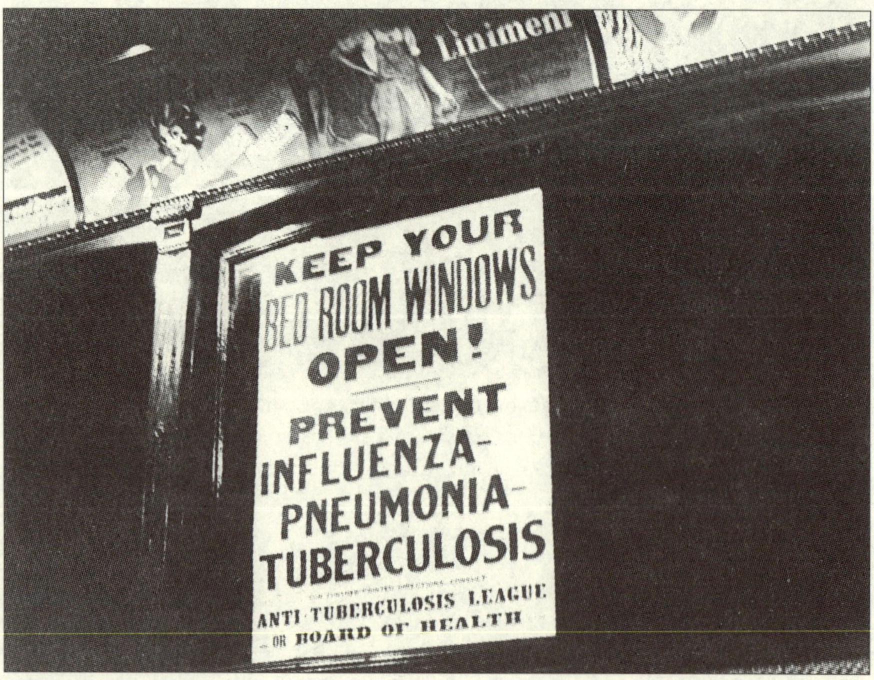
KEEP YOUR
BED ROOM WINDOWS
OPEN!
PREVENT
INFLUENZA-
PNEUMONIA-
TUBERCULOSIS
ANTI-TUBERCULOSIS LEAGUE
OR BOARD OF HEALTH

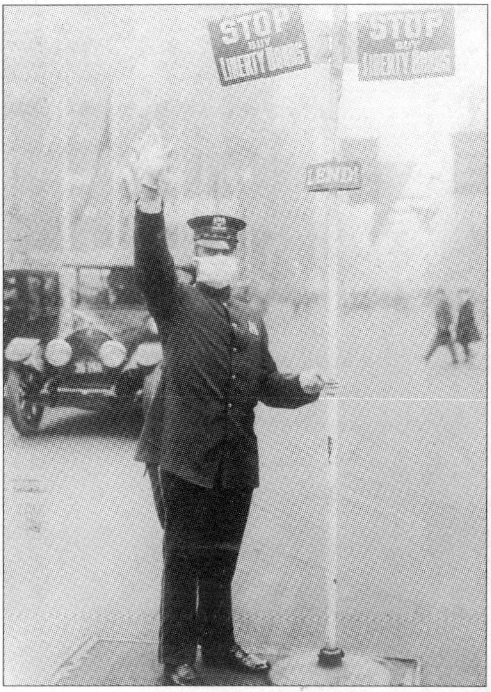

13. As duas mensagens nesta fotografia — a máscara protetora e o patriotismo do policial — expõem um conflito de interesses entre funcionários públicos.

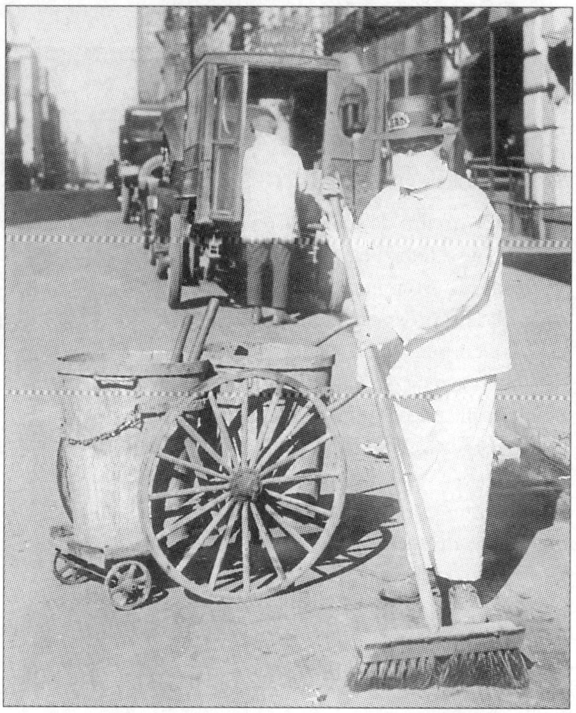

14. Todos os trabalhadores da cidade de Nova York usavam máscaras. Observe a ausência de tráfego na rua e de pedestres na calçada. As mesmas ruas silenciosas foram vistas em toda parte. Na Filadélfia, um médico disse: "A vida da cidade quase parou."

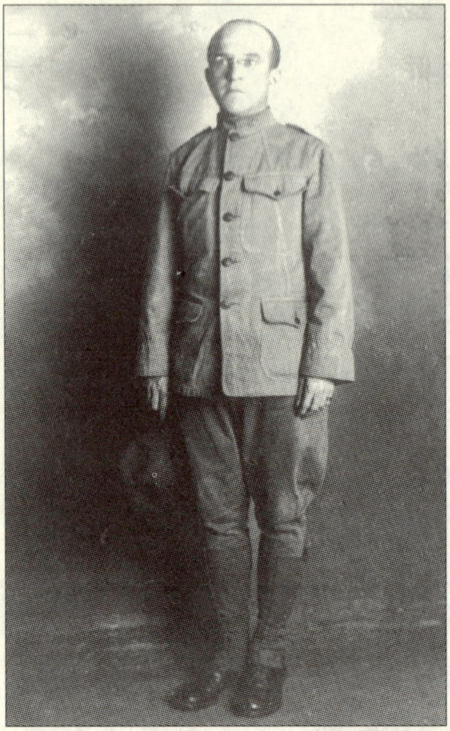

15. Oswald T. Avery como soldado, quando o Rockefeller Institute se tornou o Laboratório Auxiliar Número Um do exército.

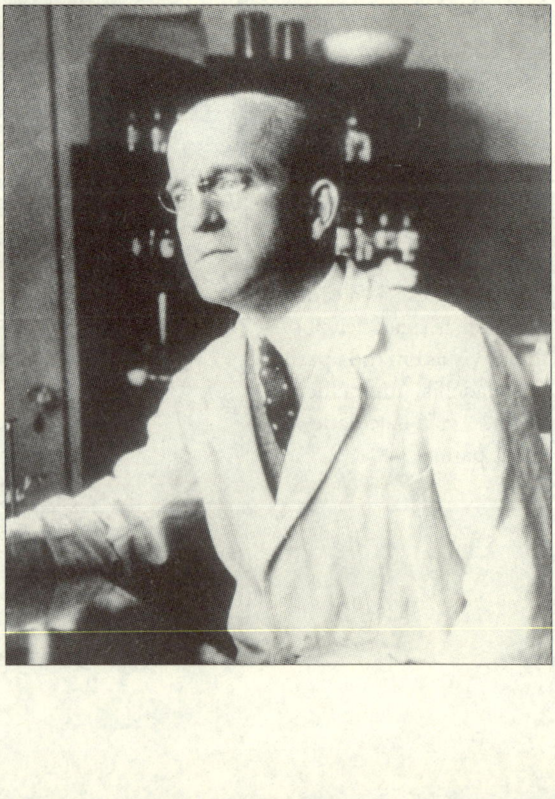

16. Avery no fim da vida. Persistente e tenaz, ele disse: “A decepção é o meu pão de cada dia. Eu prospero com ela.” Welch pediu que Avery descobrisse a causa da gripe. Seu trabalho sobre a gripe e a pneumonia acabaria por levá-lo a uma das mais importantes descobertas científicas do século XX.

17. William Park transformou os laboratórios municipais de Nova York em instituições de pesquisa de primeira categoria. Sua rigorosa disciplina científica, quando combinada com o temperamento mais criativo de Anna Williams [abaixo], levou a avanços dramáticos, incluindo o desenvolvimento de uma antitoxina da difteria, ainda em uso. A Academia Nacional de Ciências esperava que eles pudessem desenvolver um soro ou vacina contra a gripe.

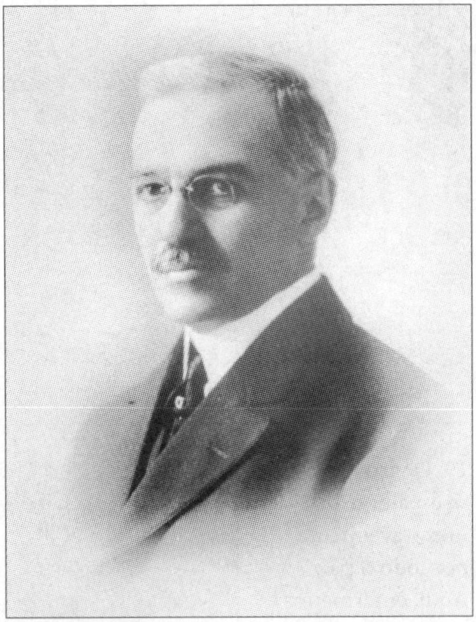

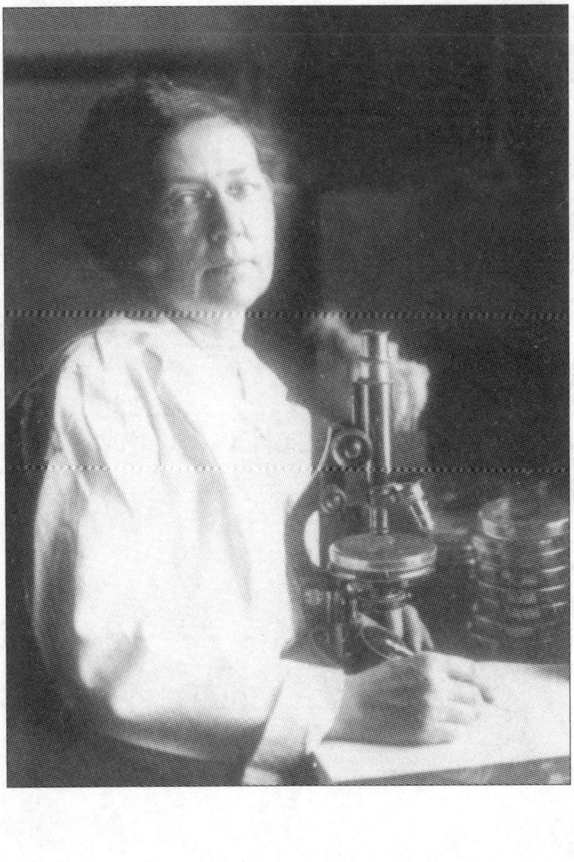

18. Anna Wessel Williams foi provavelmente a principal bacteriologista do mundo. Era uma mulher solitária que nunca se casou e que dizia para si mesma que preferia "o descontentamento à felicidade por falta de conhecimento" e se perguntava "se valeria a pena fazer um esforço para ter amigos e, nesse caso, como fazê-los?" Desde pequena, ela sonhava "em ir a lugares. E esses [...] sonhos selvagens raramente eram concebidos por qualquer outra criança."

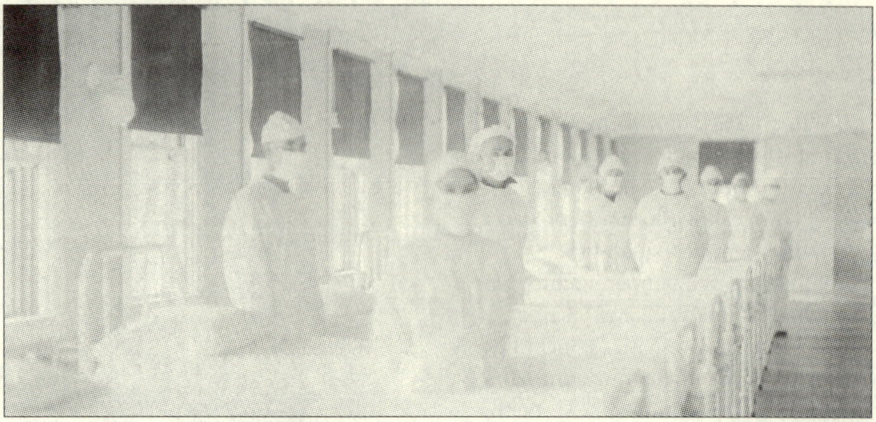

19. O vírus se espalhou inexoravelmente por todo o país. Aqui, enfermeiros e médicos da marinha aguardam o ataque.

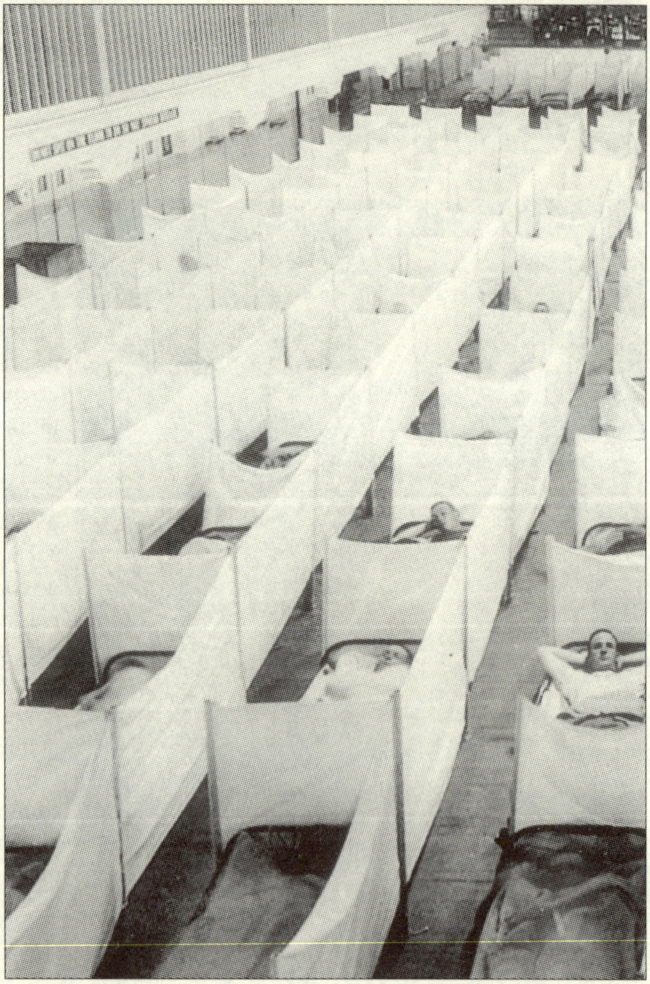

20. Os comandantes militares tentaram proteger os homens saudáveis; na ilha de Mare, em San Francisco, lençóis eram pendurados nos quartéis para proteger os homens da respiração uns dos outros.

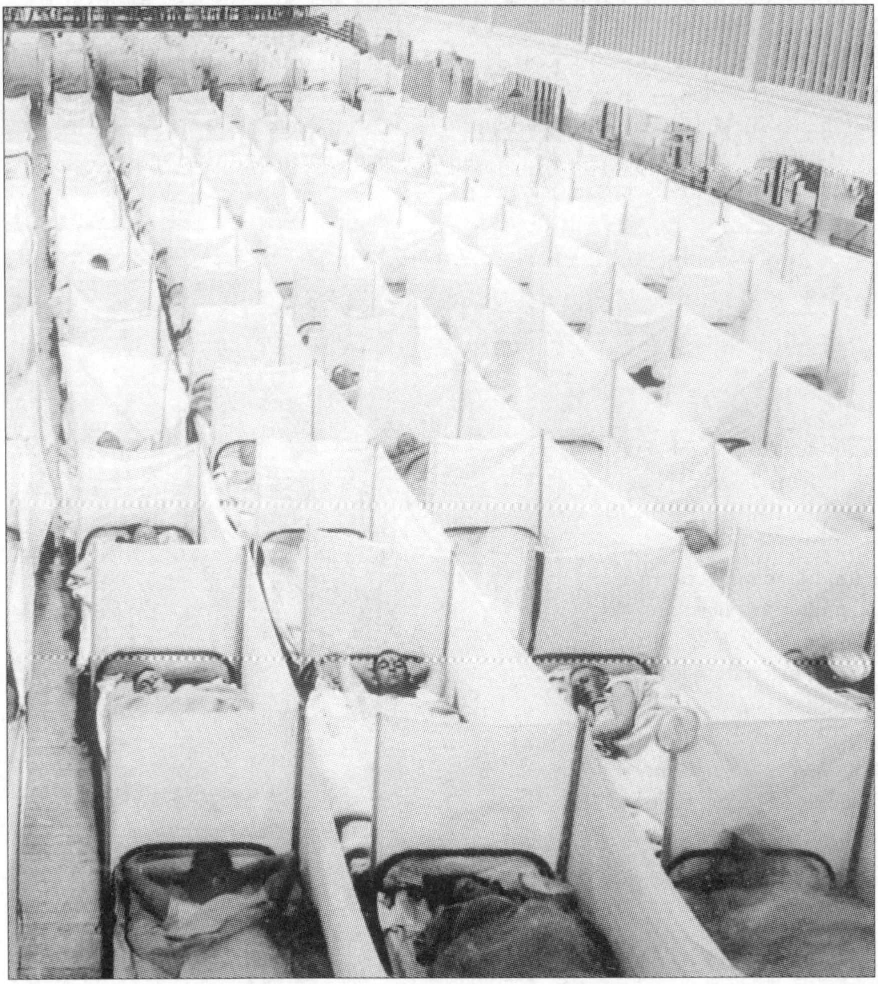

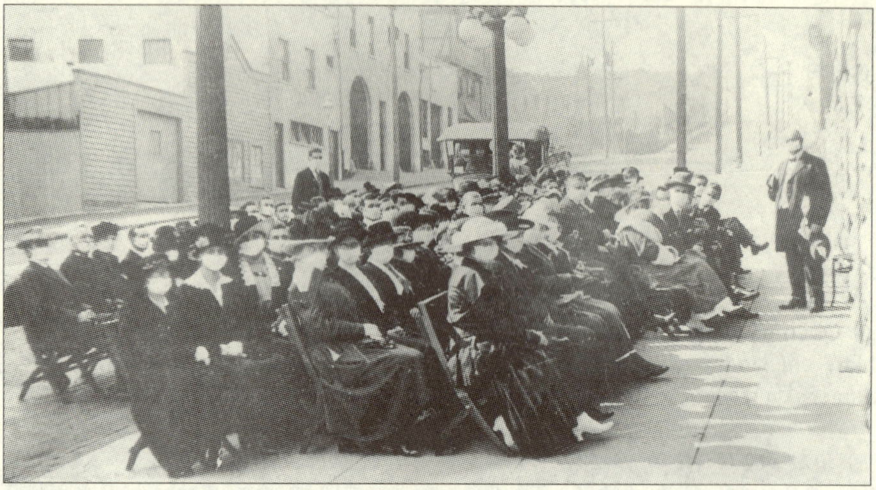

21. Na maioria das cidades, todas as aglomerações foram proibidas e todos os locais públicos de reunião — igrejas, escolas, teatros e bares — foram fechados. A maioria das igrejas simplesmente cancelou os serviços, mas esta, na Califórnia, se reuniu ao ar livre, uma violação técnica da ordem de isolamento, mas uma resposta à necessidade de orar da congregação.

22. Rufus Cole, cientista do Rockefeller Institute, que liderou o bem-sucedido esforço para desenvolver uma vacina e um tratamento contra a pneumonia pouco antes do início da epidemia. Ele também fez do Hospital do Rockefeller Institute um modelo de como a pesquisa clínica deve ser conduzida, inclusive nos Institutos Nacionais de Saúde.

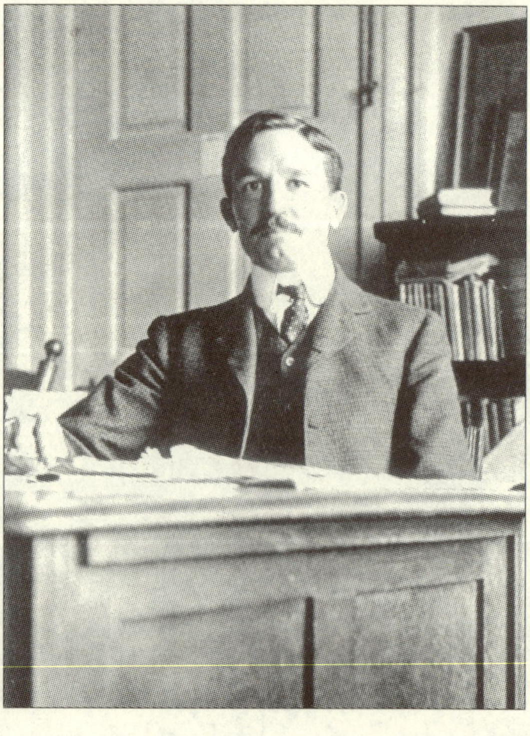

23. 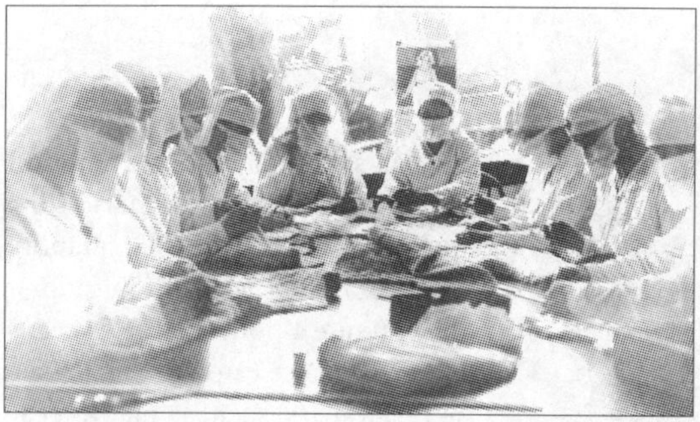

Assim como vários outros lugares, Seattle tornou-se uma cidade mascarada. Voluntários da Cruz Vermelha confeccionaram dezenas de milhares de máscaras. Todos os policiais as usavam. Soldados marchavam mascarados pelo centro da cidade.

24. 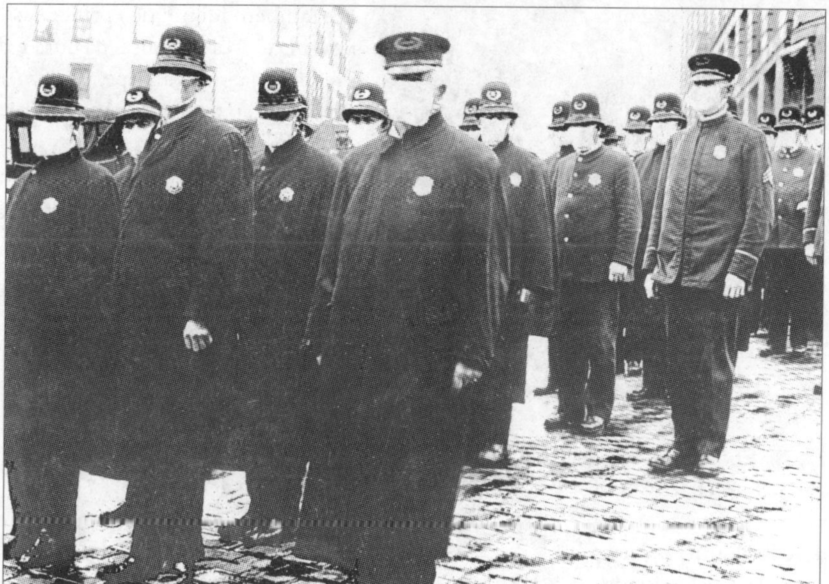

25. 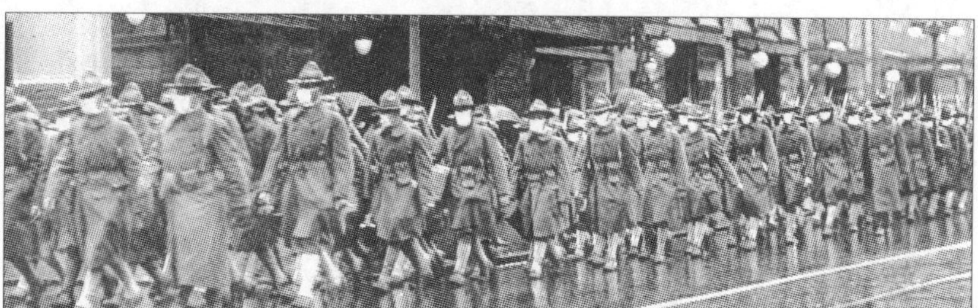

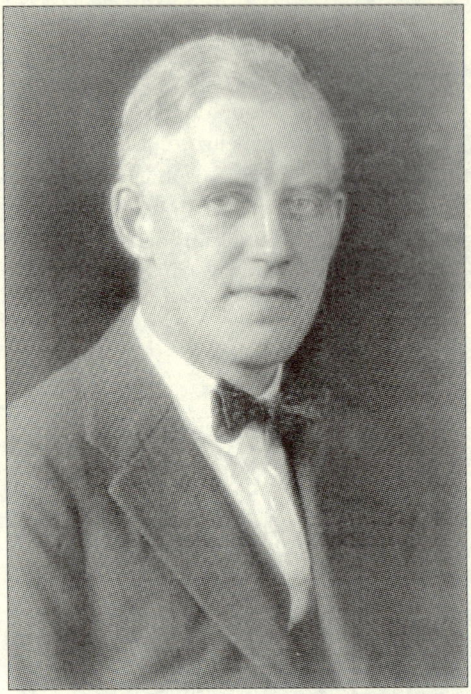

26. Mais de um cientista chamou Paul A. Lewis de "o homem mais brilhante que já conheci". Em 1908, quando ainda era um jovem pesquisador, ele provou que a poliomielite era causada por um vírus e criou uma vacina que se revelou 100% eficaz na proteção de macacos. Passaria meio século até que uma vacina contra a poliomielite pudesse proteger o ser humano. Ele também foi um dos principais pesquisadores da causa, da cura e da prevenção contra a gripe. Por fim, sua ambição de investigar doenças custaria-lhe a vida.

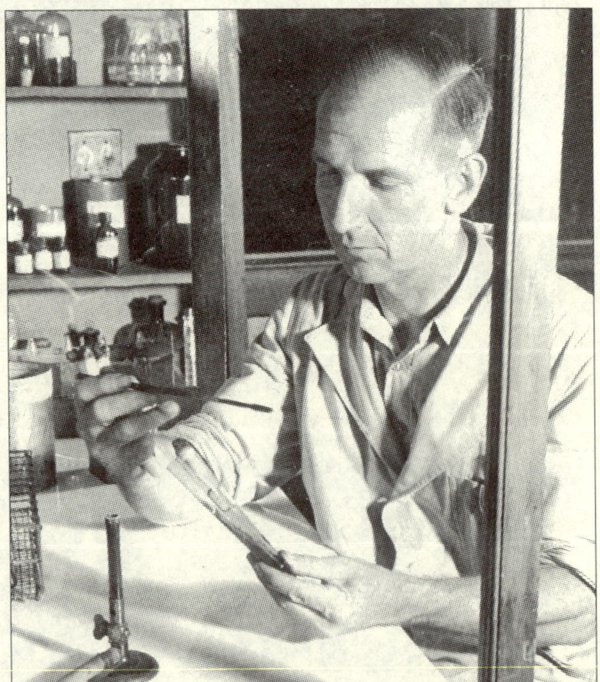

27. No final da década de 1920, Richard Shope, pupilo de Lewis, descobriu uma pista crucial na pesquisa da causa da gripe. Enquanto Lewis estava nas florestas brasileiras para investigar a febre amarela, Shope continuou a sua pesquisa sobre a gripe. Ele foi o primeiro a provar que um vírus causava a doença.

■ PARTE VIII

O DOBRAR DO SINO

CAPÍTULO VINTE E SEIS

Enquanto a ciência confrontava a natureza, a sociedade começava a confrontar os efeitos da natureza. Isso foi além da capacidade de resposta de qualquer indivíduo ou grupo. Qualquer possibilidade de aliviar a devastação da epidemia exigia organização, coordenação e implementação. Exigia liderança e que as instituições a seguissem.

As instituições são um mistura estranha da massa e do indivíduo. Elas extraem tudo. Comportam-se de acordo com um conjunto de regras que substitui tanto os julgamentos individuais quanto as respostas emocionais que ocorrem sempre que os indivíduos interagem. O ato de criar uma instituição a desumaniza, cria uma barreira arbitrária entre os indivíduos.

Todavia, as instituições também são humanas. Refletem as personalidades acumuladas daqueles que fazem parte dela, em especial a liderança. Infelizmente, elas tendem a espelhar menos os traços humanos admiráveis, desenvolvendo e protegendo o interesse próprio e até a ambição. As instituições quase nunca se sacrificam. Como vivem de acordo com regras, carecem de espontaneidade. Tentam ordenar o caos não como um cientista ou um artista faz, por meio de uma visão definidora que gera estrutura e disciplina, mas por se fecharem e isolarem daquilo que não se encaixa. Elas se tornam burocráticas.

As melhores instituições evitam os piores aspectos da burocracia de duas maneiras. Algumas não são uma instituição de fato. São apenas uma confederação frouxa de indivíduos, cada um permanecendo amplamente como um agente livre cujas conquistas são independentes da instituição, mas que também compartilha a associação com os outros e se beneficia dela. Nesses casos, a instituição simplesmente oferece uma infraestrutura que apoia o indivíduo, permitindo que ele prospere de modo que o todo em geral supere a soma das partes. (O Rockefeller Institute era uma instituição desse tipo.) Outras instituições evitam os piores elementos da burocracia ao se concentrarem em um propósito claramente definido. Suas regras têm pouco a ver com questões procedimentais como uma cadeia de comando; em vez disso, concentram-se em como alcançar determinado resultado, oferecendo, de fato, orientação com base na experiência. Esse tipo de instituição, mesmo no que tem de melhor, pode neutralizar a criatividade, mas também pode executar, fazer algo rotineiro de maneira eficiente. Essas instituições lembram profissionais que tentam fazer seu trabalho e assumir seus deveres; elas cumprem as tarefas.

Em 1918, a instituição do governo federal tinha mais força do que nunca — e, de alguma forma, mais força do que tem desde então. Entretanto, mirava toda essa força, toda a sua energia vital, em outra direção.

Os Estados Unidos entraram na guerra em abril de 1917 com pouca preparação, e mobilizar o país levou tempo. No verão de 1918, no entanto, Wilson introjetara o governo em cada faceta da vida nacional e criara grandes mecanismos burocráticos para concentrar na guerra toda a atenção e o objetivo da nação.

Ele criara a agência Food Administration para controlar e distribuir comida, a Fuel Administration para distribuir carvão e combustível, a War Industries Board para supervisionar toda a economia. Ele assumiu todo o controle, exceto o físico, das ferrovias e criou uma linha de barcaças patrocinada pelo governo federal para revitalizar o comércio no rio Mississippi, comércio que havia sido liquidado pela concorrência com as ferrovias. Construiu dezenas de instalações militares, cada uma delas comportando, pelo menos, dezenas de milhares de soldados e marinheiros. Criou indústrias que lotaram os estaleiros dos Estados Unidos com milhares de operários construindo centenas de navios; escavara novas minas de carvão a fim de produzi-lo para as fábricas que acabaram afastando as forças armadas americanas das armas e munições francesas e britânicas — uma vez que, diferentemente da Segunda Guerra Mundial, os Estados Unidos não eram um arsenal de democracia.

Criou uma vasta máquina propagandística, uma rede de espionagem interna, um aparato de venda de títulos de guerra chegaria aos quarteirões residenciais da cidade. Ele até foi bem-sucedido no discurso opressor no verão de 1918, detendo e prendendo — algumas penas ultrapassaram dez anos de prisão — não só líderes operários radicais e editores de jornais alemães como também homens poderosos, inclusive um membro do congresso americano.

Wilson introjetou o governo na vida dos americanos de uma forma nunca vista na história da nação. E a ampliação final do poder federal surgiu apenas na primavera de 1918, após a primeira onda da gripe começar a assolar uma base militar após a outra, quando o governo expandiu o serviço militar obrigatório dos homens da faixa etária de 21 a trinta anos para dezoito a 45 anos. Apenas em 23 de maio de 1918, o major-general Enoch Crowder, responsável pelo recrutamento, emitiu uma ordem para "trabalhar ou combater", alegando que qualquer um que não estivesse empregado em um setor essencial deveria se alistar — ordem esta que fez com que a liga principal de beisebol encurtasse a temporada e enviasse muitos jogadores em busca de empregos que eram "essenciais" — e prometendo que "todos os homens nessa faixa etária ampliada seriam chamados em um ano". *Todos* os homens, dissera o governo, com ordens para um recrutamento estimado em treze milhões até 12 de setembro. Crowder se vangloriou de fazer em "um dia o que a autocracia prussiana passara quase cinquenta anos fazendo até aprimorar".[1]

Todo esse enorme ímpeto focado não teria um retorno rápido.

Nem mesmo com a perspectiva de paz. Em meados de agosto, à medida que a onda letal da epidemia ganhava força, a Áustria já tinha indagado sobre os termos de paz, um pedido que Wilson recusou por completo. E quando a epidemia atingiu o auge, a paz estava por vir em apenas algumas semanas. A Bulgária assinou o armistício em 29 de setembro. Em 30 de setembro, o kaiser Guilherme II concedeu o governo parlamentar à nação da Alemanha; no mesmo dia, Ludendorff alertara seu governo de que a Alemanha deveria oferecer um acordo de paz, caso contrário, o desastre — que seria imediato — viria. Os diplomatas alemães sinalizaram sobre o acordo. Wilson os ignorou. As Potências Centrais, a Alemanha e seus aliados, foram ao mesmo tempo se separando uns dos outros e também se desintegrando internamente. Na primeira semana de outubro, a

Áustria e a Alemanha enviaram separadamente acordos de paz para os Aliados e, em 7 de outubro, a Áustria enviou uma nota diplomática ao presidente dos Estados Unidos formalmente pedindo paz de acordo com qualquer condição imposta por Wilson. Dez dias depois — dias de batalha e mortes — a nota da Áustria ainda permanecia sem resposta.

Mais cedo, Wilson mencionara "paz sem vitória", acreditando que apenas esse tipo de paz pudesse perdurar. Mas até então ele não dera indicação de que a guerra terminaria logo. Embora boatos de que a guerra terminara tivesse animado a nação, Wilson logo negou os boatos. Tampouco cederia. Ele agora lutava até a morte; lutava apenas para matar. *Para lutar, é preciso ser brutal e impiedoso*, disse ele. *Forcem!*, ele exigira. *Forcem ao máximo. Forcem sem restrição ou limite! A Força justa e triunfante que deve tornar a lei do mundo Correta e pulverizar qualquer domínio egoísta.*

Refletindo a vontade dele, não houve nenhum recuo na ferocidade e ira das reuniões da cobrança de títulos de guerra, nenhum recuo na pressão frenética para produzir carvão nas minas e estaleiros, nenhum recuo entre os editoriais e, por falar nisso, as notícias estimulavam o povo a insistir na rendição da Alemanha. Em especial dentro do próprio governo, não havia recuo algum. Em vez disso, Wilson pressionava com toda a força — e isso significava a força de todo o povo — pela vitória esmagadora.

Se Wilson e seu governo não desistiriam do objetivo mesmo com a perspectiva de paz, dificilmente recuariam por causa de um vírus. E a relutância, a incapacidade ou a recusa total do governo americano de mudar o foco contribuiriam para as mortes. Wilson não fez nenhum pronunciamento público sobre a doença, e o propósito do governo não foi alterado. O esforço para aliviar as vítimas da gripe não teria respaldo na Food Administration, na Fuel Administration ou na Railroad Administration. A Casa Branca ou qualquer outra autoridade não mostrou qualquer tipo de liderança, qualquer tentativa de estabelecer prioridades, de coordenar atividades ou de prover recursos.

As forças armadas, em especial o exército, confrontariam o vírus de frente. Gorgas fez tudo a seu alcance, tudo que alguém poderia fazer: preparou-se para uma emergência. No entanto, os militares não ajudariam os civis; pelo contrário, extrairiam mais recursos deles.

No mesmo dia em que Welch saiu da sala de autópsia em Devens e ligou para o escritório de Gorgas, seu alerta foi repassado para o chefe de Estado-Maior do exército, recomendando que todas as transferências fossem paralisadas, a menos que absolutamente necessárias, e que, sob nenhuma circunstância, fossem realizadas transferências de bases infectadas: *As mortes em Camp Devens provavelmente passarão de quinhentas (...) É muito provável que a experiência em Camp Devens ocorra em outros acantonamentos (...) Os recém-chegados com certeza contrairão a doença.*

Os superiores de Gorgas ignoraram o alerta. Não houve interrupção do movimento entre bases. Só algumas semanas depois, com a paralisação delas e, literalmente, com dezenas de milhares de soldados mortos ou à beira da morte, o exército fez alguns ajustes.

Um homem, no entanto, tomou uma atitude. Em 26 de setembro, embora ainda não houvesse caso algum de gripe em diversas bases de treinamento, o major-general Enoch Crowder cancelou o recrutamento seguinte (ele também cancelaria o posterior a esse). O plano anterior era enviar 142 mil homens para os acantonamentos.

Foi uma atitude ousada, tomada apesar do apetite insaciável do general John J. Pershing — responsável pela Força Expedicionária Americana — por soldados. Na França, Pershing pressionava o avanço, lançando mais cedo naquele mesmo dia uma grande ofensiva na região de Meuse-Argonne. Quando os americanos saíram rapidamente das trincheiras, os alemães liquidaram os soldados. O general Max von Gallwitz, o comandante à frente, pôs em seu registro oficial: "Não [temos] mais preocupações."[2]

Apesar disso, Crowder agiu de imediato e provavelmente salvou milhares de vidas, mas não cancelou o recrutamento para salvar vidas. Ele fez isso porque reconheceu que a doença era de fato devastadora e estava gerando um verdadeiro caos nos acantonamentos. Não poderia haver treinamento até passar a doença. Ele acreditava que enviar mais recrutas aumentaria o caos e adiaria a restauração da ordem e da produção de soldados. Em *Assassínio na catedral*, T. S. Eliot chamaria isso de "a maior traição: fazer a coisa certa por razões erradas". Os homens que sobreviveram por causa de Crowder talvez discordem do poeta.

No entanto, a decisão dele e os esforços do corpo médico do exército liderado por Gorgas seriam os únicos pontos positivos na resposta do governo federal. Outras decisões do exército não se mostraram tão boas. Pershing ainda exigia tropas novas, para substituir os soldados mortos ou feridos na batalha, tropas para substituir quem morreu por causa da gripe ou quem se recuperava dela, tropas para substituir aqueles que simplesmente precisavam de um descanso da frente de batalha. Todas as potências aliadas estavam ávidas por novatos americanos.

O exército teve que decidir se continuaria transportando soldados para a França durante a epidemia. Estava informado sobre os custos. O exército sabia muito bem dos custos.

Em 19 de setembro, Charles Richard, general médico interino do exército — Gorgas estava na Europa —, escreveu para o general Peyton March, o comandante do exército, solicitando que "as organizações conhecidamente infectadas ou expostas à doença não tivessem permissão para embarcar em serviços além-mar até que a doença tivesse se encerrado na organização".[3]

March reconheceu o alerta do representante de Gorgas, mas não fez nada. O superintendente médico no porto de embarque em Newport News, na Virgínia, reformulou — com mais ênfase — o mesmo alerta: "A condição [de um navio de tropas] é quase aquela de um armazém de pólvora com tropas desprotegidas pelo ataque anterior [da gripe].[4] A fagulha vai acender mais cedo ou mais tarde. Por outro lado, com as tropas protegidas pelo ataque anterior, a pólvora foi removida." Ele também foi ignorado. O gabinete de Gorgas exigiu que as tropas a serem enviadas a além-mar ficassem em quarentena por uma semana antes de partir ou que a aglomeração a bordo fosse eliminada. March não fez nada.[5]

Enquanto isso, o *Leviathan* embarcava tropas. O navio que fora o orgulho da frota de passageiros da Alemanha, construído com o nome de *Vaterland*, era o maior do mundo e estava entre os mais rápidos de sua classe. A embarcação estava em Nova York quando os Estados Unidos entraram na guerra, e o capitão não podia sabotá-lo ou afundá-lo. Apenas essa embarcação entre todas aquelas alemãs confiscadas pelos Estados Unidos foi tomada sem danos. Em meados de setembro, na viagem de volta da França, o navio lançou ao mar os corpos de alguns membros da tripulação e de passageiros mortos pela gripe. Outros chegaram doentes a Nova York, incluindo o secretário-assistente da marinha Franklin Roosevelt, que desembarcou do navio em uma maca e depois foi levado de ambulância para a casa da mãe na East 65 Street, onde ficou por semanas tão enfermo que nem conseguia conversar com o próprio conselheiro, Louis Howe, que se mantinha em contato com os médicos de Roosevelt quase de hora em hora.[6]

O *Leviathan* e, ao longo das semanas seguintes, outros navios de tropas levariam cerca de cem mil tropas para a Europa. As cruzadas mais pareciam a travessia do trem que carregou 3.100 soldados de Camp Grant a Camp Hancock. As embarcações se tornaram navios da morte.

Embora o exército tenha ignorado a maioria das súplicas do próprio corpo médico, todos os homens com sintomas de gripe foram removidos antes do embarque. E para conter a gripe a bordo, as tropas ficaram em quarentena. Policiais militares, munidos de pistolas, forçaram a quarentena — a bordo do *Leviathan*, 432 policiais ficaram responsáveis por isso —, isolando os soldados em áreas separadas do navio atrás de portas herméticas, deixando-os confinados em alojamentos apertados onde só restava deitar em beliches ou conversar ou jogar pôquer por entre as frestas de espaço disponíveis. O medo de submarinos obrigava o fechamento das portinholas à noite, mas, mesmo durante o dia, as portas fechadas e a aglomeração excessiva impossibilitavam o funcionamento adequado do sistema de ventilação. O acesso aos deques e ao espaço ao ar livre era limitado. O suor e odor de centenas de homens — cada recinto em geral abrigava até quatrocentos deles — em alojamentos fechados logo se transformaram em fedor. O som ecoava dos beliches de aço, do chão de aço, das paredes de aço, do teto de aço. Vivendo quase como animais enjaulados, foram ficando cada vez mais claustrofóbicos e tensos. Ao menos estavam seguros, pensavam.

No entanto, o plano de manter os homens em quarentena em grupos isolados tinha uma falha. Eles precisavam comer. Eles se alimentavam em grupos, um grupo de cada vez, mas respiravam o mesmo ar; as mãos iam da boca para as mesmas mesas e portas que os outros soldados haviam acabado de tocar minutos antes.

Apesar da remoção de homens com sintomas da gripe antes da partida do navio, 48 horas após deixar o porto, soldados e marinheiros baqueados pela gripe lotaram a ala de doentes, empilhados um em cima do outro em beliches, congestionando todos os locais possíveis, tossindo, sangrando, delirando, desalojando um saudável atrás do outro dos espaços maiores. Enfermeiros também ficaram doentes. O horror então começou.

O coronel Gibson, comandante do 57º regimento de Vermont, escreveu sobre a experiência de seus homens no *Leviathan*: "O navio estava lotado (...) [A]s condições eram tais que a gripe podia se propagar e se multiplicar com uma rapidez extraordinária (...) O número de doentes aumentou rapidamente, Washington sabia da situação, mas a exigência de soldados para os exércitos dos Aliados foi tão grande que devemos continuar a todo custo (...) Médicos e enfermeiros foram afetados pela doença. Todo médico e enfermeiro trabalhou no limite. Quem não presenciou as condições à noite não pode sequer imaginar a situação (...) [G] emidos e choros dos aterrorizados somavam-se aos apelos por tratamento, e o verdadeiro inferno reinava supremo."[7]

Aconteceu o mesmo em outros navios. Poças de sangue de pacientes com hemorragia espalhavam-se pelo chão, e os saudáveis espalhavam pegadas sangrentas pelo navio, fazendo com que os deques ficassem molhados e escorregadios.[8] Por fim, sem espaço tanto na enfermaria para os doentes como nas alas adaptadas para servirem de enfermaria, médicos e enfermeiros começaram a colocar os homens deitados nos deques do lado de fora por dias. Robert Wallace, a bordo do *Briton*, lembra-se de estar deitado no deque quando veio uma tempestade, o navio adernando, o oceano invadindo os embornais e encharcando ele e os outros, suas roupas, seus cobertores, fazendo todos tossirem e escarrarem. E toda manhã os serventes carregavam mais corpos.[9]

No início havia um intervalo de algumas horas entre as mortes: o registro do *Leviathan* mostrou: "12:45, Thompson, Earl, Pvt 4252473, corporação desconhecida, morreu a bordo (...) 15:35 Pvt O Reeder morreu a bordo de pneumonia lobar (...)." No entanto, uma semana após deixar Nova York, o oficial responsável do dia não estava mais preocupado em registrar "morreu a bordo", em identificar a organização militar à qual pertencia o morto, em anotar a causa da morte; ele escrevia apenas o nome e a hora: dois nomes às 2 da manhã, outro às 2:02, mais dois às 2:15 e assim sucessivamente ao longo da madrugada, cada anotação no registro sendo uma simples menção da morte. De manhã, houve uma às 7:26, depois às 8:10 e outra às 8:25.[10]

Os funerais no mar começaram. Logo passaram a ser mais uma necessidade sanitária do que um funeral. Com os corpos alinhados um ao lado do outro no deque, proferiam-se algumas palavras e um nome e então, um a um, lançavam-se os corpos ao mar. Um soldado a bordo do *Wilhelmina* observou em meio às ondas os corpos jogados no mar de outro navio de seu comboio, o *Grant*: "Confesso que eu estava à beira das lágrimas e com um nó na garganta. Era a morte, a morte em uma de suas piores formas, a ser confiada ao mar de forma anônima."[11]

■ ■ ■

Os navios passaram a ser caixões flutuantes. Enquanto isso, na França, a situação era diferente daquela dos Estados Unidos, com exceção dos acantonamentos americanos, uma vez que a gripe devastava as tropas. Na segunda metade de outubro, durante a ofensiva de Meuse-Argonne, a maior dos Estados Unidos na guerra, foi afastado da linha de frente um número maior de infectados pela gripe do que de feridos das tropas da Terceira Divisão.[12] (Aproximadamente, o mesmo número de tropas estava nos Estados Unidos e na Europa, mas as mortes causadas pela gripe no continente europeu foram apenas metade daquelas registradas nos Estados Unidos. A explicação provável é a de que os soldados na frente de combate tinham sido expostos à primeira onda leve da gripe, que ocorrera antes, e acabaram adquirindo imunidade à doença.) Um cirurgião do exército escreveu em seu diário no dia 17 de outubro que, por causa da epidemia, "alguns hospitais não estão sequer funcionando. A evacuação 114 não tinha responsável médico, mas centenas de pneumonias, (...) mortes aos montes."[13]

Enviar de navio mais homens que precisavam de cuidado médico para esse turbilhão não fazia muito sentido. É impossível afirmar quantos soldados as viagens marítimas mataram, em especial quando se levam em consideração os infectados a bordo que morreram depois em terra firme. No entanto, para cada morte, pelo menos quatro ou cinco homens apresentavam-se muito doentes, ficando incapacitados por semanas. Na Europa, em vez de auxílio, esses homens eram um fardo.

Wilson não fez um pronunciamento público sobre a gripe. Ele não mudaria o foco, nem por um instante. No entanto, pessoas de confiança do presidente falavam para ele sobre a doença, principalmente sobre mortes sem necessidade nos navios. A principal delas era certamente o dr. Cary Grayson, um almirante da marinha e médico particular de Wilson, assim como de Teddy Roosevelt e William Howard Taft quando foram presidentes. Altamente competente e organizado, Grayson tornara-se um confidente de Wilson que passou a assumir o papel de conselheiro. (Após o derrame de Wilson em 1919, Grayson seria acusado de praticamente controlar o país junto com a esposa de Wilson.) Ele também tinha a confiança de Gorgas e Welch e uma excelente relação com os dois. É provável que o corpo médico do exército tenha conversado com

Grayson e que ele tenha solicitado ao chefe do Estado-Maior do exército, general Peyton March, que parasse de movimentar as tropas na Europa.[14] March recusara.

Grayson convenceu Wilson a convocar March até a Casa Branca no dia 7 de outubro para discutir o problema. Tarde da noite naquele dia, Wilson e March se encontraram. Wilson disse: "General March, tenho representações enviadas a mim por homens cujos patriotismo e habilidade são inquestionáveis para que eu interrompa o envio de homens para a França até que a epidemia da gripe esteja sob controle (...) [Você] se recusa a interromper essa expedição."[15]

March não fez menção a qualquer conselho que recebera do gabinete de Gorgas. Ele insistiu que todas as precauções possíveis estavam sendo tomadas. As tropas passavam por uma triagem antes de embarcar, e os doentes eram separados. Alguns navios até desembarcaram os gravemente doentes em Halifax, Nova Escócia, antes de começar a travessia do Atlântico. Se as divisões americanas parassem de chegar à França, pelo motivo que fosse, a Alemanha poderia se fortalecer. É verdade que alguns homens morreram a bordo, mas March disse: "Cada soldado que morreu certamente cumpriu seu papel, assim como seus camaradas que morreram na França."[16]

A guerra terminaria em pouco mais de um mês. A epidemia já tinha tornado praticamente impossível qualquer tipo de treinamento nos acantonamentos. Um parlamento — não o kaiser — já assumira o governo alemão e enviado pedidos de paz enquanto os aliados da Alemanha já tinham desmoronado, se rendido ou, no caso da Áustria, implorado por paz sob qualquer condição imposta por Wilson. No entanto, March insistia: "O envio de tropas não deve parar por nada."

March escreveu mais tarde que Wilson virou a cadeira, olhou pela janela com uma expressão muito triste e então soltou um suspiro débil. No fim, apenas uma atividade militar continuaria sem ser afetada pela epidemia. O exército prosseguiu com as viagens das tropas para além-mar.[17]

Se Wilson não fez nada em relação à gripe nas forças armadas, a não ser mostrar-se preocupado com o envio de tropas para a Europa, ele fez menos ainda pelos civis. Continuou a não se pronunciar publicamente. Não há indicação de que tenha dito qualquer coisa de forma privada, de que tenha exigido esforços de alguém na ala civil do governo no combate à doença.

Wilson nomeara em sua administração homens fortes, poderosos, e eles apresentaram ações decisivas. Dominavam o pensamento e a economia da nação. No entanto, nenhum deles tinha qualquer responsabilidade no que dizia respeito à saúde. O administrador geral de saúde Rupert Blue, chefe do Serviço de Saúde Pública dos Estados Unidos, tinha. E ele não era um homem forte.

Um homem de rosto quadrado e corpo atlético, boxeador amador, Blue era fisicamente forte, até o final da meia-idade. Mas não era forte nas questões que importavam, em liderança. Em uma área que era basicamente nova quando ele ingressou, um campo em que os colegas abriam novos caminhos em meio ao desconhecido em dezenas de direções, ele não foi inovador, não demonstrou coragem profissional, nem exibiu alguma paixão de verdade. Se de forma alguma faltava-lhe inteligência, por outro lado carecia de rigor intelectual ou criatividade para fazer perguntas importantes e nunca manifestara quaisquer talentos especiais ou visões a respeito da saúde pública.

Do ponto de vista da saúde pública científica, os verdadeiros líderes da profissão médica o consideravam peso-leve. Welch e Vaughan não confiavam nele nem para nomear um representante do Serviço de Saúde Pública [da sigla em inglês PHS] no Conselho Nacional de Pesquisa, então eles próprios escolheram um cientista do PHS que respeitavam.[18] Cary Grayson tinha Blue em tão baixa conta que começou a montar uma organização nacional de saúde pública alternativa. (Ele abandonou esse esforço quando Tammany assumiu o Departamento de Saúde de Nova York.)[19] Blue passou a ser responsável pela administração da saúde pública nos Estados Unidos simplesmente porque conduzia bem as tarefas que lhe eram passadas, mostrava-se um exímio manobrista diplomático e conseguiu aproveitar sua principal oportunidade. Era só isso.

Após terminar os estudos em medicina em 1892, Blue juntou-se imediatamente ao Serviço de Saúde Pública e passou toda sua vida profissional lá. Suas missões faziam com que ele se deslocasse de porto em porto, para Baltimore, Galveston, Nova Orleans, Portland, Nova York, Norfolk, onde trabalhava em hospitais e em estações de quarentena e ficava responsável por questões de saneamento. Sua oportunidade surgiu com um surto de peste bubônica em San Francisco em 1903. Outro funcionário do PHS, um cientista altamente gabaritado, entrou em uma batalha contra o governo local e os líderes do ramo empresarial, que negaram que a peste existia na cidade. Blue não comprovou que ela existia — Simon Flexner fez isso, demonstrando o bacilo da peste em laboratório, quando parte de uma equipe científica foi chamada para esclarecer a questão —, mas recebeu uma cooperação relutante das autoridades locais para controlar a doença. Não foi tarefa fácil, e ele supervisionou a matança de ratos e manteve, de acordo com um relatório laudatório, "todos os interesses no Estado (...) harmonizados".[20]

Esse sucesso rendeu-lhe amigos poderosos. (Ele não foi tão bem-sucedido, entretanto, na tentativa de prevenir a propagação da peste dos ratos para as populações de roedores selvagens; hoje a peste existe em esquilos, marmotas e outros animais em grande parte da Costa do Pacífico e interior do Arizona, Novo México e Colorado.) Quando a peste ressurgiu em San Francisco em 1907, ele foi cobrado. Outro sucesso rendeu-lhe mais amigos poderosos. Em 1912, Blue passou a administrar a saúde pública no país. Naquele mesmo ano, o congresso expandiu o poder do PHS. Já no cargo, Blue insistiu para que houvesse um seguro de saúde nacional, que depois foi defendido pelos médicos e, em 1916, se tornou presidente da Associação Médica Americana. Em seu discurso de posse da associação, declarou: "Há sinais inequívocos de que o seguro de saúde será o próximo grande passo na legislação social."[21]

Wilson não se preocupou em escolher um novo responsável pela administração da saúde pública nos Estados Unidos, mas, quando a guerra começou, ele tornou o Serviço de Saúde Pública parte das forças armadas. O serviço consistia principalmente em diversas estações de quarentena que inspecionavam navios de chegada, no Marine Hospital Service, que cuidava dos homens da marinha mercante e de alguns funcionários federais, e no Laboratório de Higiene. Agora o serviço também era responsável por proteger a saúde do povo, e assim a nação poderia produzir mais equipamento de guerra. Blue não cresceu depois de assumir o posto.

No avanço da epidemia, Gorgas usara todos os meios possíveis para proteger milhões de soldados da doença. Seu equivalente, o general médico da marinha, William Braisted, fez pouco para se alinhar a Gorgas, mas apoiava o trabalho de homens como Rosenau, em Boston, e Lewis, na Filadélfia.

Por outro lado, Blue fez literalmente menos do que nada. Ele paralisou pesquisas relevantes. Em 28 de julho de 1918, Blue rejeitou uma solicitação de George McCoy, diretor do Laboratório de Higiene, pedindo 10 mil dólares para uma pesquisa sobre pneumonia cujo objetivo era complementar os esforços do Rockefeller Institute. Embora o Congresso em 1912 tivesse conferido à agência autoridade para estudar "doenças humanas e condições que afetavam sua propagação", Blue alegou que a pesquisa de McCoy "não é imediatamente necessária para fazer cumprir a lei".[22]

Blue sabia sobre a possibilidade da gripe chegar aos Estados Unidos. Em 1º de agosto, o *Memphis Medical Montlhy* publicou comentários de Blue alertando sobre o vírus. No entanto, ele não tomou nenhuma providência para tentar conter a gripe. Mesmo após ter começado a mostrar evidências de letalidade, mesmo após Rufus Cole ter incitado o gabinete de Blue a coletar dados, nem ele nem seu gabinete tentaram colher informações sobre a doença no exterior. E ele nem sequer se esforçou para preparar o Serviço de Saúde Pública para uma crise.

Muitos abaixo dele na hierarquia não eram melhores que ele. O surto no Commonwealth Pier começou no fim de agosto e, em 9 de setembro, os jornais noticiaram que as vítimas da gripe "ocupavam todos os leitos de hospital nos fortes dos portos de Boston", Camp Devens tinha 3.500 casos de gripe e os hospitais de Massachusetts estavam ficando lotados de civis. Mesmo assim, o representante do Serviço de Saúde Pública local insistiu: "Este representante teve o conhecimento da existência da doença pela primeira vez em 10 de setembro."

O vírus atingiu Nova Orleans em 4 de setembro; a estação de treinamento naval dos Grandes Lagos, em 7 de setembro; New London, em Connecticut, em 12 de setembro.

Foi só a partir de 13 de setembro que o Serviço de Saúde Pública fez uma declaração pública: "Devido à situação de desordem dos países da Europa, o departamento não tem nenhuma informação oficial sobre a natureza ou prevalência da doença."[23] No mesmo dia, Blue emitiu uma circular pedindo que todas as estações de quarentena inspecionassem os navios que chegavam aos portos quanto à presença do vírus influenza. Mas até mesmo essa ordem aconselhava o atraso de embarcações infectadas só até que "as autoridades locais de saúde fossem notificadas".[24]

Depois, Blue se defendeu por não tomar medidas mais agressivas. *Era uma gripe, apenas uma gripe*, ele parecia dizer: "Seria obviamente injustificável forçar uma quarentena rígida contra (...) uma gripe."[25]

Nenhuma quarentena das embarcações poderia ter sido bem-sucedida de qualquer forma. O vírus já estava lá; entretanto, a circular de Blue indicava o quanto seu esforço era pequeno — na verdade, nulo — para preparar o Serviço de Saúde Pública, que dirá o país, para qualquer ataque.

O vírus atingiu a enseada de Puget Sound em 17 de setembro.

Até 18 de setembro, Blue nem havia procurado saber quais regiões dos Estados Unidos haviam sido afetadas pela doença.

No sábado, 21 de setembro, a primeira morte por gripe ocorreu em Washington, D.C.[26] A vítima era John Ciore, um guarda-freios que tinha sido exposto à doença quatro dias antes em Nova York. Naquele mesmo dia, Camp Lee, nos arredores de Petersburg, na Virgínia, registrou seis mortes, enquanto Camp Dix, em Nova Jersey contou a morte de treze soldados e de uma enfermeira.

Mesmo assim, Blue não fez quase nada. No domingo, 22 de setembro, os jornais de Washington noticiaram que Camp Humpherys (agora Fort Belvoir), próximo à cidade, tinha 65 casos.

Em um quadro imediatamente adjacente a essas reportagens, os jornais locais publicaram, enfim, o primeiro alerta do governo sobre a doença:

Conselho do administrador geral de saúde dos Estados Unidos

Evite aglomerações desnecessárias (...)
Proteja-se quando tossir ou espirrar (...)
Use o nariz, e não a boca, para respirar (...)
Lembre-se dos três Ls, limpe a boca, limpe a pele e limpe as roupas (...)
A alimentação vencerá a guerra (...) [A]jude ao escolher e mastigar bem os alimentos (...)
Lave as mãos antes de comer (...)
Não deixe as fezes acumularem no local (...)
Evite roupas, sapatos e luvas apertados — busque fazer da natureza sua aliada e não sua prisioneira (...)
Quando o ar estiver puro, inspire o máximo que puder — respire profundamente.[27]

Essas generalizações quase não tranquilizaram um público que sabia que a doença marchava de uma base militar a outra, matando uma grande quantidade de soldados. Três dias depois, ocorreu a segunda morte por gripe em Washington: John Janes, assim como a primeira vítima da cidade, contraíra a doença em Nova York. Naquele mesmo dia, as equipes médicas veteranas do exército, da marinha e da Cruz Vermelha se reuniram em Washington para tentar descobrir como poderiam auxiliar os estados individuais. Nem Blue nem um representante do Serviço de Saúde Pública compareceram à reunião. Vinte e seis estados reportavam casos de gripe na época.

Blue ainda não tinha estabelecido planos para que uma organização combatesse a doença. Ele tomou apenas duas medidas: publicou os conselhos sobre como evitar a doença e pediu que a Academia Nacional de Ciências dos Estados Unidos identificasse o patógeno ao escrever: "Em face da importância que os surtos de gripe terão sobre a produção da guerra, o departamento deseja que nada seja deixado por fazer (...) O departamento apreciaria se o Conselho de Pesquisa se organizasse para realizar estudos laboratoriais apropriados (...) no que diz respeito à natureza do organismo infectante."[28]

Crowder cancelou o recrutamento. Blue ainda não tinha articulado uma resposta para a situação de emergência. Em vez disso, o funcionário sênior responsável pelo Serviço de Saúde Pública de Washington reiterou à imprensa que não havia motivo para alarde.

Talvez Blue tenha considerado qualquer outra ação fora da alçada da autoridade do Serviço de Saúde Pública. Abaixo dele, o serviço era uma instituição meramente burocrática, no pior sentido da palavra. Apenas uma década antes ele se estabelecera em Nova Orleans, quando a última epidemia de febre amarela a assolar os Estados Unidos chegou lá, e o Serviço de Saúde Pública exigiu que a cidade pagasse 250 mil dólares — adiantados — para cobrir as despesas do governo federal na ajuda ao combate contra aquela epidemia.[29] Apenas algumas semanas antes, ele rejeitara o pedido de auxílio financeiro do principal cientista do serviço para a realização de pesquisas sobre pneumonia em colaboração com Cole e Avery no Rockefeller Institute.

Todavia, governadores e prefeitos exigiam ajuda e buscavam qualquer um em Washington para ajudar. Os representantes de Massachusetts, em especial, imploravam por auxílio de fora do estado, por médicos de fora, por enfermeiras de fora, por assistência laboratorial de fora. O número de mortos subira para milhares. O governador Samuel McCall ligara para outros governadores para pedir qualquer auxílio que pudessem oferecer. Em 26 de setembro, ele pediu ajuda formalmente ao governo federal.

Precisava-se de médicos e enfermeiras. Em especial, de enfermeiras. À medida que a doença se espalhava, com os alertas de Welch, Vaughan, Gorgas, dezenas de médicos particulares e, enfim, Blue, o Congresso agiu. Sem as delongas das audiências ou dos debates, o Congresso destinou 1 milhão de dólares para o Serviço de Saúde Pública. O dinheiro era o suficiente para Blue contratar cinco mil médicos para trabalhar na emergência por um mês — se ele conseguisse encontrar de alguma forma cinco mil médicos para contratar.

Cada dia — na verdade, cada hora — mostrava a disseminação crescente do vírus e sua letalidade. Blue, como se tivesse ficado assustado de repente, agora considerava a quantia insuficiente. Ele não reclamara sobre a quantia junto ao Congresso; não há registros de que tenha pedido mais. No entanto, no mesmo dia em que o congresso aprovou a verba extraordinária, ele apelou de forma privada ao Conselho de Guerra da Cruz Vermelha para pedir mais dinheiro e ajuda.[30]

A Cruz Vermelha não recebia fundos ou orientação do governo, embora ambos trabalhassem bem próximos. Também não era função da organização cuidar da saúde pública. No entanto, mesmo antes do pedido de Blue, a Cruz Vermelha já tinha destinado ajuda financeira para combater a epidemia e começado a organizar o próprio esforço para isso — e em escala maciça. O departamento de enfermagem já tinha começado a mobilizar "Home Defense Nurses" [Enfermeiras de Defesa Nacional], enfermeiras profissionais, todas mulheres, que não poderiam servir nas forças armadas devido a fatores como idade, incapacidade ou casamento. A Cruz Vermelha separara o país em treze divisões, e a chefe do comitê de enfermagem de cada uma já tinha sido avisada para buscar pessoas com qualquer tipo de treinamento em enfermagem, não só profissionais, mas também aquelas que tinham desistido do curso, uma vez que a Cruz Vermelha já verificara com as faculdades de enfermagem, e até qualquer uma que já tivesse feito um curso na Cruz Vermelha para tratar de doentes em casa. Cada divisão já tinha sido instruída a formar pelo menos uma força-tarefa móvel de enfermeiras preparada para ir até as áreas mais necessitadas. E, antes de qualquer representante do governo buscar ajuda, o Conselho de Guerra da Cruz Vermelha designara um "fundo contingencial visando atender às necessidades atuais para lidar com a epidemia da gripe espanhola".[31] O conselho concordou instantaneamente em autorizar os gastos muito maiores do que o fundo contingencial.

Por fim, Blue começou a organizar o Serviço de Saúde Pública também. Precisava-se de médicos e enfermeiras. No entanto, o vírus havia tomado o país, estabelecendo-se no perímetro, nas costas leste e oeste, e avançando para o interior, rumo a Denver, Omaha, Minneapolis, Boise. Entrava no Alasca. Cruzou o Pacífico para o Havaí. Passou por Porto Rico. Estava prestes a explodir pela Europa Ocidental, Índia, China e África também.

O *Science*, desde então um periódico escrito por cientistas para seus colegas, alertou: "A epidemia atual aparece com uma rapidez avassaladora, agindo como ondas poderosas e incontroláveis, gerando efeitos violentos e incomuns.[32] A doença nunca se espalha devagar e de forma insidiosa. Quando ocorre, sua presença é espantosa."

Outubro, não abril, seria o mês mais cruel.

CAPÍTULO VINTE E SETE

NADA PODERIA TER detido a gripe que varria os Estados Unidos ou o resto do mundo — mas uma intervenção implacável e quarentenas poderiam ter interrompido o progresso e criado ocasionais lacunas.

Ações implacáveis como aquelas tomadas em 2003 para conter o surto de uma nova doença chamada síndrome respiratória aguda grave, SARS, poderiam ter dado resultado.* A gripe não poderia ter sido contida como ocorreu com a SARS — por ser mais contagiosa. Mas qualquer interrupção na disseminação da gripe teria um impacto significativo, pois o vírus iria enfraquecendo ao longo do tempo. Apenas retardar sua chegada em uma comunidade ou desacelerar a disseminação uma vez que estivesse lá — apenas pequenas ações bem-sucedidas — teriam salvado milhares e milhares de vidas.

Havia precedentes para uma ação enérgica. Apenas dois anos antes, as cidades da costa leste lutaram contra um surto de poliomielite adotando medidas mais rigorosas. As autoridades públicas trabalharam incansavelmente onde quer que houvesse ameaça de poliomielite. Mas isso foi antes de os Estados Unidos entrarem na guerra. Não haveria um esforço comparável para a gripe. Blue nem sequer tentou interferir no trabalho da guerra.

O Serviço de Saúde Pública e a Cruz Vermelha ainda tinham uma única chance de conquistar algo importante. No início de outubro, os pri-

---

* Para saber mais sobre a SARS, ver página 507.

meiros surtos no outono e a memória daqueles ocorridos na primavera já tinham sugerido que o vírus atacava em ciclos; levava cerca de seis semanas desde o surgimento dos primeiros casos até o pico da epidemia e então o declínio nas áreas civis, e de três a quatro semanas em bases militares com alta concentração de pessoas. Após o declínio da epidemia, os casos ocorriam de forma intermitente, mas não em quantidade tão grande a ponto de sobrecarregar todos os serviços. Então os responsáveis pelos planos da Cruz Vermelha e do Serviço de Saúde Pública esperavam que o ataque fosse escalonado assim como a chegada do vírus era, chegando ao pico em diferentes partes do país em momentos distintos. Durante o auge da epidemia, as comunidades individuais não seriam capazes de cooperar; não importava o grau de organização, elas seriam extremamente afetadas. Mas, se a Cruz Vermelha e o Serviço de Saúde Pública conseguissem concentrar médicos, enfermeiras e suprimentos em uma comunidade mais necessitada, talvez fosse possível retirar a ajuda à medida que a doença declinasse e se direcionar para a próxima cidade em apuros, e depois para outra.

Para fazer isso, Blue e Frank Persons, diretor da assistência aos civis e chefe do comitê da nova gripe da Cruz Vermelha, dividiram o trabalho. O Serviço de Saúde Pública buscaria, pagaria e alocaria todos os médicos. Decidiria quando e para onde enviar enfermeiras e suprimentos, a quem os enfermeiros deveriam se dirigir e lidaria com as autoridades de saúde pública locais e do estado.

A Cruz Vermelha buscaria e pagaria as enfermeiras, abasteceria os hospitais com suprimentos médicos sempre que as autoridades locais não conseguissem fazê-lo e assumiria a responsabilidade por praticamente todas as etapas seguintes, incluindo a distribuição de informações. A Cruz Vermelha estipulou um limite quanto à própria responsabilidade: não atender aos pedidos das bases militares. Essa estipulação foi esquecida por completo; até a Cruz Vermelha logo deu prioridade aos militares em vez dos civis. Enquanto isso, o Conselho de Guerra ordenou que cada uma de suas 3.864 unidades estabelecessem um comitê da gripe até mesmo — na verdade, em especial — onde a doença ainda não tinha chegado. O conselho deu instruções sobre a organização daqueles comitês e declarou que "cada comunidade deve depender totalmente dos próprios recursos".[1]

Persons tinha um modelo: Massachusetts. Lá James Jackson, o diretor da unidade da Cruz Vermelha na Nova Inglaterra, havia feito um trabalho incrível, principalmente levando em consideração que a região foi atingida sem aviso pelo que, a princípio, era uma doença desconhecida. Enquanto as unidades faziam máscaras com gazes — as máscaras que logo estariam em todos os lugares e se tornariam um símbolo da epidemia —, Jackson tentou primeiro, ele mesmo, oferecer enfermeiras e médicos. Quando não conseguiu, formou uma organização guarda-chuva *ad hoc* incluindo o Conselho de Defesa Nacional do estado, o Serviço de Saúde Pública dos Estados Unidos, autoridades de saúde pública locais e estaduais e a Cruz Vermelha. Esses grupos uniram seus recursos e os alocaram para as cidades conforme a necessidade.

Jackson trouxera enfermeiras de Providence, New Haven, Nova York e até de Halifax e Toronto. Ao menos, conseguiu aliviar um pouco a falta de pessoal. Mas Massachusetts tivera sorte. Quando a epidemia surgiu lá, nenhuma outra localidade precisava de ajuda. Na quarta semana da epidemia, Jackson relatou: "Ainda não podemos transferir enfermeiras ou suprimentos para as comunidades. Em Camp Devens (...) há quarenta enfermeiros doentes lá com muitos casos de pneumonia."[2]

Ele também aconselhou a sede da Cruz Vermelha em Washington: "O mais importante nessa crise é que mais funcionários se dirijam até as casas rapidamente e ajudem as famílias. Consequentemente, enviei um telegrama duas vezes para todas as unidades com relação à mobilização de mulheres que têm treinamento em primeiros socorros e em saúde domiciliar ou quaisquer outras que quiserem prestar serviço voluntário."[3]

E confidenciou: "O serviço federal de saúde pública (...) não tem conseguido lidar adequadamente com toda a situação (...) [Eles] não estão inseridos no trabalho."[4]

Ele enviou o telegrama em outubro. Na época, todos já precisavam de enfermeiras ou estavam prestes a precisar, e sabiam disso. Na época, todos já precisavam de médicos ou estavam prestes a precisar, e sabiam disso. E precisavam de recursos. A principal tarefa continuou sendo buscar médicos, enfermeiras e recursos. Todos precisavam dos três.

Mesmo diante da pandemia, os médicos podiam ajudar. Eles podiam salvar vidas. Se fossem bons o suficiente, se tivessem os recursos certos, se tivessem a ajuda correta, se tivessem tempo.

É verdade que nenhum medicamento ou terapia poderia aliviar a infeção viral. Todos os que morreram em decorrência de uma infecção violenta ao vírus influenza em si, da pneumonia viral à progressão para a síndrome do desconforto respiratório agudo (SDRA), teria morrido de qualquer maneira. Em 1918, a SDRA tinha uma taxa de mortalidade de praticamente 100%.

Mas havia outras causas de morte. De longe, a mais comum era decorrente da pneumonia causada por infecções bacterianas secundárias.

Dez dias, duas semanas, às vezes até mais do que duas semanas após o ataque inicial do vírus, após se sentirem melhor, começava a recuperação, de repente as vítimas ficavam gravemente doentes de novo. E estavam morrendo. O vírus acabava com o pulmão e o sistema imunológico delas; pesquisas mais recentes sugerem que ele facilitava o alojamento de alguns tipos de bactéria no tecido pulmonar também. A bactéria levava vantagem, invadindo os pulmões e matando. As pessoas descobriram — e médicos aconselhavam e jornais alertavam — que, mesmo quando um paciente parecia recuperado, sentindo-se normal, bem o suficiente para voltar a trabalhar, ele ainda precisava descansar, continuar em repouso absoluto. Caso contrário, estaria arriscando a própria vida.

Se isso ocorresse uns seis anos antes, a medicina teria sido inútil nesse caso, tão inútil que Osler, em sua edição mais recente do texto clássico sobre a prática médica, ainda optaria pela hemorragia de pacientes com pneumonia. Mas, naquele momento, para os que desenvolviam uma infecção bacteriana secundária, algo poderia ser feito. A mais avançada medicina prática e os melhores médicos podiam ajudar — se tivessem os recursos e o tempo necessários.

Avery, Cole e outros no Rockefeller Institute haviam desenvolvido uma vacina que mostrara um resultado muito promissor em testes realizados em Camp Upton, na primavera, e a Faculdade de Medicina do Exército estava produzindo essa vacina em larga escala. Avery e Cole também desenvolveram o soro que reduziu a mortalidade decorrente das pneumonias causadas pelos pneumococos dos tipos I e II, que eram responsáveis por dois terços das pneumonias lobares em circunstâncias normais. No entanto, não se tratava de condições normais; a bactéria que quase nunca causava pneumonia agora chegava ao pulmão sem oposição, desenvolvendo-se e prosperando lá. Mas os pneumococos dos tipos I e II ainda causavam muitos casos da pneumonia, e nesses, o soro podia ajudar.

Outros pesquisadores tinham desenvolvido outras vacinas e o soro também. Alguns, como os desenvolvidos por E. C. Rosenow na Mayo Clinic e usados em Chicago, não prestaram. Mas outras soluções surtiram algum efeito.

Os médicos também tinham outros recursos para os quais apelar. Os cirurgiões desenvolveram novas técnicas durante a epidemia que são usadas até hoje para drenar empiemas, bolsas de pus e infecção que se formam no pulmão e envenenam o corpo. E havia medicamentos que aliviavam alguns sintomas ou estimulavam o funcionamento do coração; os principais hospitais tinham aparelhos de raios X que poderiam ajudar no diagnóstico e na triagem; e alguns hospitais tinham começado a administrar oxigênio para auxiliar na ventilação das vítimas — uma prática que não era amplamente difundida ou administrada de forma tão eficaz quanto deveria, mas que tinha seu valor.

No entanto, para um médico usar esses recursos, qualquer um deles, ele precisava tê-los à sua disposição — e também ter tempo. A falta de recursos físicos era difícil de contornar, mas a falta de tempo era mais. Não havia mais tempo. O soro do Rockefeller precisava ser administrado com precisão e em um grande número de doses. Não havia mais tempo. Não com pacientes lotando enfermarias, ocupando macas nos corredores e nas entradas, não com médicos que ficavam doentes e também ocupavam essas macas. Mesmo se tivessem os recursos necessários, não tinham mais tempo.

E os médicos encontrados pelo Serviço de Saúde Pública não tinham recursos nem tempo. Nem era simples encontrar médicos. As forças armadas já tinham se apossado de pelo menos um quarto — em algumas áreas, um terço — de todos os médicos e das enfermeiras. E o exército, por sua vez, sob ataque violento do vírus, não enviaria nenhum de seus médicos para as comunidades civis, independentemente do grau de desespero das circunstâncias.

Restava então contar com uma mão de obra de cerca de cem mil médicos para a convocação — mas uma mão de obra com qualidade limitada. O Conselho de Defesa Nacional obrigara os comitês médicos locais a avaliar os colegas em sigilo. Esses comitês julgaram que cerca de setenta mil eram inaptos ao serviço militar, a maioria considerada incompetente para a função.

O governo tinha um plano para identificar os melhores entre os que restaram. Como parte da mobilização da nação inteira, em janeiro de 1918, o Conselho Nacional de Defesa criou o "Serviço Médico Voluntário". Era uma tentativa de listar todos os médicos dos Estados Unidos, mas, em particular, queria acompanhar médicas jovens ou médicos que tinham algum tipo de deficiência física — em outras palavras, aqueles que provavelmente seriam bons médicos, mas que não se alistaram ou foram rejeitados na seleção.

O direcionamento em massa surtiu efeito. Em oito meses, 72.219 médicos juntaram-se ao serviço.[5] Eles aderiram, no entanto, apenas como prova de patriotismo, não como um compromisso de fazer algo de fato — uma vez que a afiliação não exigia nada de concreto deles, e eles recebiam um pedaço de papel bonito, ideal para ser emoldurado e exibido no consultório.

Mas o plano para identificar e ter acesso a bons médicos nesse grupo fracassou. O vírus penetrava em todos os lugares, médicos eram necessários em todos os lugares, e nenhum médico responsável (ou em poucas ocasiões, médica) abandonaria seu paciente necessitado, desesperadamente necessitado. Além disso, o governo federal estava pagando apenas 50 dólares por semana — valor nada magnífico mesmo em 1918. De cerca de cem mil médicos civis, 72 mil se juntaram ao Serviço Médico Voluntário, mas destes, apenas 1.045 médicos atenderam aos apelos do Serviço de Saúde Pública. Embora alguns fossem bons jovens médicos que ainda não tinham prática suficiente e esperavam por convocação, muitos desse grupo eram os menos competentes ou tinham o treinamento mais precário no país. De fato, o número de médicos que trabalhavam para o PHS era tão ínfimo que Blue depois retornaria ao Tesouro 115 mil dólares do montante de 1 milhão que ele antes considerara insuficiente.

O Serviço de Saúde Pública enviou esses 1.045 médicos a lugares em que não havia médico algum, a locais tão devastados pela doença que qualquer ajuda — qualquer uma — era bem-vinda. Mas os profissionais foram enviados quase sem recursos, certamente sem as vacinas e o soro do Rockefeller e sem o treinamento necessário para produzi-los ou usá-los, certamente sem aparelhos de raios X, sem oxigênio e meios para administrá-lo. O enorme número de casos sobrecarregou os médicos, pesou sobre eles e os fez continuar agindo.

Eles faziam o diagnóstico. Tratavam com todas as formas da matéria médica. Ainda assim, a única coisa que de fato podiam fazer era aconselhar. O melhor conselho era este: fique em repouso absoluto. E depois os médicos seguiam para o próximo leito ou para a próxima cidade.

Quem podia ajudar, mais do que médicos, eram as enfermeiras. Elas podiam reduzir o esforço do paciente, mantê-lo hidratado, em repouso e calmo, além de fornecer uma alimentação adequada, baixar a febre alta. Elas podiam dar às vítimas da doença a melhor chance de sobreviver. As enfermeiras podiam salvar vidas.

Mas era mais difícil encontrar enfermeiras do que médicos. Para começar, havia um quarto a menos de enfermeiras. A recusa anterior das mulheres que controlavam a profissão de enfermagem em permitir o treinamento de um grande número de pessoas para se tornarem auxiliares de enfermagem ou o equivalente a técnico em enfermagem impediu a criação do que deveria ser uma grande força de reserva. O plano era formar milhares de auxiliares e técnicas; em vez disso, a Escola de Enfermagem do Exército foi aberta. Até então, contava com 221 alunos de enfermagem e nenhum de pós-graduação.

Então, logo antes de a epidemia se alastrar, o combate se intensificara na França, aumentando, portanto, a necessidade de enfermeiras por parte do exército. A necessidade passou a ser tão premente que, em 1º de agosto, Gorgas, apenas para atender às exigências da época, transferiu mil enfermeiras dos acantonamentos nos Estados Unidos para hospitais na França e, ao mesmo tempo, convocou "mil enfermeiras por semana" durante oito semanas.

A Cruz Vermelha era a rota de suprimento de enfermeiras para as forças armadas, em especial o exército. A organização já estava recrutando com vigor enfermeiras para as forças armadas. Após o pedido de Gorgas, a Cruz Vermelha lançou uma campanha de recrutamento ainda mais incisiva. Cada divisão, cada unidade da divisão, recebia uma cota. Os profissionais da Cruz Vermelha sabiam que sua carreira estaria em risco se não atendessem a essa cota. Os recrutadores já tinham uma lista de todas as enfermeiras do país, suas funções e locais. Esses recrutadores as pressionaram a sair de seu emprego e se juntar às forças armadas; pressionaram os médicos a abrir mão dessas profissionais; fizeram os pacientes ricos que contavam com o serviço particular de enfermagem se sentirem não patrióticos e forçaram hospitais privados a liberar enfermeiras.

O estímulo funcionou: removeu da vida civil um grande número de enfermeiras que poderiam se deslocar — não tinham família ou outras responsabilidades — e deixar o emprego. O incentivo estava funcionando tão bem que acabou com a mão de obra dos hospitais.[6] Muitos hospitais particulares do país ficaram com um número de funcionários tão ínfimo que até foram fechados, permanecendo assim até o fim da guerra. Um recrutador da Cruz Vermelha escreveu: "O trabalho na sede nacional nunca foi tão difícil e agora está nos sobrecarregando (...) De uma ponta a outra dos Estados Unidos, [estamos em busca] de qualquer possível enfermeira que esteja escondida (...) Não haverá mais enfermeiras na vida civil se o ritmo permanecer assim."[7]

O recrutador escreveu isso em 5 de setembro, três dias antes de o vírus explodir em Camp Devens.

CAPÍTULO VINTE E OITO

A Filadélfia fora assolada pelo ataque da gripe, isolada e sozinha. Lá, não havia sinal de qualquer esforço da Cruz Vermelha nacional ou do Serviço de Saúde Pública para ajudar. Nenhum médico recrutado pelo Serviço de Saúde Pública foi enviado. Nenhuma enfermeira recrutada pela Cruz Vermelha foi para lá. Essas instituições não deram ajuda à Filadélfia.

Todo dia as pessoas ficavam sabendo de amigos e vizinhos que estavam perfeitamente saudáveis uma semana — ou um dia — antes e agora estavam mortos. *O que devo fazer?* Todos estavam em pânico, desesperados. *Quanto tempo isso vai durar?*

O prefeito, detido nos primeiros dias da epidemia e depois também doente, não fizera absolutamente nada. A análise de cinco jornais diários — *Press*, *Inquirer*, *Bulletin*, *Public Ledger* e *North American* — não encontrou uma declaração sequer sobre a crise vinda do prefeito. A administração inteira da prefeitura não fez nada. Wilmer Krusen, chefe do departamento de saúde da cidade, não tinha mais a confiança de ninguém. Alguém tinha de fazer *algo*.

Paul Lewis sentiu a pressão, sentiu a morte sobre ele. Ele percebia ao menos alguma pressão desde que os marinheiros do *City of Exeter* começaram a morrer, o que parecia ter ocorrido muito tempo antes. No início de setembro, com o vírus matando 5% de todo o corpo da marinha da Filadélfia que apresentava qualquer sintoma da gripe, a pressão se intensificou. Desde então, ele e todos abaixo dele praticamente só saíam do laboratório para casa. Descobrir o *B. influenzae* foi o ponto de partida de seu verdadeiro trabalho, não a conclusão.

Ele nunca ficara tão sobrecarregado no laboratório. Paul iniciou seus experimentos com o pneumococo. Começou a explorar a possibilidade de que um vírus filtrável causava a gripe. Continuou a examinar o bacilo da gripe. Ele e outros desenvolveram uma vacina. Estava tentando produzir um soro. Isso tudo ocorreu simultaneamente. O que ele não tinha era tempo. Ninguém mais tinha tempo.

Se Lewis tinha alguma fraqueza científica, era a de receber de bom grado orientações daqueles que ele respeitava. Uma vez, quando pediu mais conselhos de Flexner, este o esnobou dizendo: "Eu prefiro que você organize os planos (...) Eu não planejei nada especificamente para o seu período, mas prefiro deixar para você mesmo a decisão quanto ao que fazer." Lewis tinha respeito por Flexner. Assim como também por Richard Pfeiffer.[1]

Na grande maioria dos casos, ele agora encontrava o *B. influenzae* de Pfeiffer em cotonetes com amostras de pacientes vivos e em pulmões que passaram por autópsia. Ele não encontrava o bacilo necessariamente sozinho, ou nem sempre o achava. Não era uma prova cabal, mas ele acreditava cada vez mais que essa bactéria de fato causava a doença. E, por causa da pressão do tempo, ele abandonou sua pesquisa e passou a investigar a possibilidade de que um vírus filtrável causava a gripe.

Mas ele amava a pesquisa. Embora odiasse a doença, amava isso. Ele acreditava que tinha nascido para a pesquisa. Amava trabalhar madrugada adentro em meio a fileiras de vidros, monitorando o crescimento das bactérias em uma centena de frascos e placas de Petri, administrando uma dúzia de experimentos de maneira escalonada, coordenando-os como o condutor de uma sinfonia. Até amava o resultado inesperado que poderia jogar tudo por água abaixo.

A única coisa que Lewis não gostava no cargo de diretor de um instituto era atrair as famílias abastadas da Filadélfia para fazer doações filantrópicas, comparecendo às festas e agindo como o cientista de estimação dos ricos. O laboratório era onde ele se sentia à vontade. Agora passava muitas horas do dia lá. Acreditava que passara muito tempo envolvido com as famílias abastadas da Filadélfia.

Na verdade, essas famílias ricas da cidade mereciam mais respeito. Elas estavam prestes a assumir o controle.

▪ ▪ ▪

O escritor Christopher Morley uma vez disse que a Filadélfia se "baseia na confluência das famílias Biddle e Drexel". Em 1918, essa descrição não estava muito longe da realidade.

De todas as grandes cidades dos Estados Unidos, a Filadélfia reivindicava ser a mais "americana". Sem dúvida, tinha a maior porcentagem de americanos nascidos no país entre as grandes cidades e, em comparação a Nova York, Chicago, Boston, Detroit, Buffalo e outras cidades, tinha a menor porcentagem de imigrantes. A Filadélfia não era diferente das outras quanto ao fato de as famílias mais antigas e ricas da cidade controlarem as caridades, as organizações de serviço social — incluindo a Cruz Vermelha local — e o Pennsylvania Council of National Defense [Conselho da Pensilvânia de Defesa Nacional]. Mas, com a inexistência do governo da prefeitura, o que se mostrava incomum é que essas famílias achavam que tinham a obrigação de usar o Conselho de Defesa Nacional para assumir o controle.

No nível nacional, essa organização tinha sido o veículo pelo qual, antes da guerra, Wilson fizera planos com o intuito de controlar a economia, usando-a para coletar dados do país sobre fábricas, transporte, emprego e recursos naturais. Mas cada estado tinha o próprio conselho, que muitas vezes eram dominados por seus inimigos políticos. Quando a guerra começou, Wilson criou novas instituições federais, deixou essa organização de lado, e esta, por sua vez, perdeu poder. O conselho da Pensilvânia, no entanto, tinha uma influência extraordinária, embora praticamente não oficial, sobre tudo, desde os cronogramas das vias férreas até lucros e salários de cada empresa de grande porte do estado, embora também fosse controlado pelos inimigos de Wilson. O conselho tinha esse poder principalmente porque era comandado por George Wharton Pepper.

Ninguém tinha um pedigree melhor. Seu trisavô liderou a milícia do estado na Guerra Revolucionária, a esposa era descendente de Benjamin Franklin, e a estátua de seu tio William — que trabalhara junto a Welch para reformar a educação em medicina e levara Flexner para a Universidade da Pensilvânia — hoje fica acima da longa escada da Free Library no centro de Filadélfia. George Wharton Pepper era hábil. Advogado que trabalhou em meia dúzia das maiores empresas do país, ele não era implacável, mas sabia comandar. Uma demonstração de sua envergadura aparecera alguns meses antes, quando recebeu um dos três títulos honorários concedidos pelo Trinity College em Hartford, Connecticut; os outros agraciados foram J. P. Morgan e o ex-presidente dos Estados Unidos e futuro presidente da Suprema Corte William Howard Taft.

O gabinete da Filadélfia do Conselho de Defesa Nacional do estado era controlado pelo juiz J. Willis Martin. Sua esposa, Elizabeth, organizara o primeiro clube de jardinagem do país e foi amplamente responsável por fazer da praça Rittenhouse um espaço verde na cidade. Ela também chefiava a Divisão das Mulheres do conselho e a Emergency Aid (Assistência de Emergência), a agência social privada mais importante da cidade.

Quase todas as agências sociais eram comandadas por mulheres, fortes, inteligentes, enérgicas e nascidas em famílias com certa posição social, mas excluídas de todas as ocupações, a não ser a caridade. O prefeito criara um comitê para que as mulheres da sociedade respondessem às emergências. O comitê incluía a esposa de Pepper junto à sra. John Wanamaker; a sra. Edward Stotesbury, cujo marido era o principal banqueiro da cidade e presidente da Drexel & Co.; e a sra. Edward Biddle, presidente do clube cívico e cujo marido era descendente de Nicholas Biddle, criador do primeiro Bank of the United States, que, para seu inimigo Andrew Jackson, era a personificação da sinistra potência rica da nação. Essas mulheres desprezaram a máquina política de Vare e cooperaram apenas para mostrar união durante a guerra. No entanto, como os representantes da cidade não tomavam nenhuma atitude em relação à epidemia, as mulheres renunciaram aos cargos, o que acabou dissolvendo o comitê. Como escreveu Elizabeth Martin ao prefeito: "Seu comitê não tem um propósito de fato (...) Portanto, eu rompo relações com ele."[2]

Agora, no lugar do governo municipal, Pepper, os Martins e seus colegas convocaram os chefes de uma dúzia de organizações privadas em 7 de outubro até a sede da Emergency Aid no número 1.428, na Walnut Street. Lá as mulheres assumiram o controle, e Pepper se uniu a elas. Para vender títulos de guerra, elas já tinham organizado praticamente a cidade inteira, chegando aos quarteirões, fazendo com que cada um desses quarteirões residenciais fosse responsável por "uma provável líder não importasse a nacionalidade" — ou seja, uma irlandesa é uma vizinha irlandesa, uma afro-americana é uma vizinha afro-americana e assim por diante.

A intenção era usar a mesma organização para distribuir tudo, desde recursos médicos a alimentos.[3] A ideia era introduzir organização e liderança no caos e no pânico. Junto à Cruz Vermelha — que aqui, diferentemente de qualquer lugar no país, se esforçou para ser incorporada à Emergency Aid —, elas também apelavam por enfermeiras, declarando: "A taxa de mortalidade de um dia apenas na Filadélfia era maior do que o número de mortos do exército americano inteiro na França no mesmo período."[4]

O Conselho de Defesa Nacional do estado já tinha compilado uma lista com todos os médicos na Pensilvânia, incluindo aqueles que não estavam atuando. O comitê *ad hoc* de Martin buscou cada um da lista para ajudar. O comitê tinha dinheiro e acesso a mais dinheiro para pagar pela ajuda. Foi instalada uma bancada telefônica que funcionaria 24 horas na loja Strawbridge & Clothier, que cedeu o uso de suas linhas telefônicas; os jornais e cartazes pediam que as pessoas discassem "Filbert 100", um serviço disponível 24 horas por dia, para obter informações e indicações. O comitê transformou as cozinhas de escolas públicas — que estavam fechadas — em cozinhas públicas onde eram preparadas refeições para dezenas de milhares de pessoas que estavam doentes demais para cozinhar. O comitê dividiu a cidade em sete distritos e, para economizar o tempo dos médicos, organizou os profissionais de acordo com a geografia, ou seja, os médicos não atendiam os respectivos pacientes.

O comitê passou a ser um lugar para onde os voluntários podiam ir. Cerca de quinhentas pessoas ofereceram seus carros para que fossem usados como ambulância ou para serem motoristas dos médicos — eles receberam bandeiras verdes que lhes concedia passagem preferencial em relação aos outros veículos. Os organizadores do desfile dos títulos de guerra, Liberty Loan, destinaram quatrocentos carros para ajudar. Milhares de indivíduos ligaram para a sede e se ofereceram para fazer o que fosse necessário.

Krusen não compareceu à reunião dos grupos privados no dia 7 de outubro e tinha demonstrado uma ação lenta antes. Mas ele mudou. Talvez as mortes tenham enfim alterado seu jeito. Talvez o fato de que outra pessoa estivesse assumindo o controle o tenha forçado a agir. De repente, ele não parecia mais se preocupar com a máquina política de Vare, com a venda de títulos de guerra, com a burocracia ou o próprio poder. Ele apenas queria parar a doença.

Ele cedeu ao grupo o controle de todas as enfermeiras, centenas delas, que trabalhavam na cidade.[5] Krusen confiscou — em violação ao estatuto da cidade — o fundo de emergência de 100 mil dólares e outros 25 mil de um fundo de emergência de guerra e usou o dinheiro para abastecer os hospitais de emergência e contratar médicos, pagando a eles o dobro do que era oferecido pelo Serviço de Saúde Pública. Ele enviou esses médicos para cada posto policial no sul da Filadélfia, a região mais afetada. Krusen enviou telegramas para o exército e a marinha pedindo que nenhum médico da Filadélfia fosse convocado até que a epidemia tivesse diminuído, e que aqueles que já tivessem sido convocados, mas não tivessem se apresentado ainda, ficassem na cidade porque "a taxa de mortalidade na semana passada [tinha sido] a maior de acordo com os registros do município".[6]

O Serviço de Saúde Pública dos Estados Unidos ainda não tinha uma presença na Filadélfia e não fizera nada para se inserir na cidade. Agora Rupert Blue fazia a única coisa que faria pela cidade diante desse sofrimento: ligou para general médico da marinha para "reforçar de todo o coração" o pedido de Krusen.[7] As mortes falaram com muito mais ênfase do que Blue. As forças armadas permitiram que a Filadélfia mantivesse seus médicos.

Krusen também limpou as ruas. No sul da Filadélfia, elas literalmente fediam a excremento e podridão. Os vitorianos consideravam axiomático que as ruas sujas em si tivessem relação com a doença. Os especialistas mais modernos em saúde pública — Charles Chapin em Providence, Biggs em Nova York e outros — rejeitaram categoricamente essa ideia. No entanto, o dr. Howard Anders, que antes havia sido ignorado pela imprensa quando advertiu que o desfile dos títulos de guerra espalharia a gripe, recebeu destaque na primeira página do *Ledger*, em 10 de outubro, declarando: "As ruas sujas, a sujeira que se acumula, repleta de germes e capaz de procriar doenças, é carregada pelo primeiro golpe de vento. Aí está uma das principais causas de epidemias terríveis."[8] Outros médicos da Filadélfia concordaram: "A condição das ruas dissemina a epidemia."[9]

Então Krusen enviou caminhões e homens para as ruas com sprays de água e aspiradores quase diariamente, fazendo o trabalho que Vare havia sido pago várias vezes para realizar, mas não fez. Krusen, a Emergency Aid e a Igreja Católica se uniram para mais uma coisa — a mais importante delas. Começaram a recolher os corpos.

Os corpos foram postos em funerárias, ocupando cada área dessas instalações e se acumulando em alojamentos; em necrotérios de hospitais, já invadindo os corredores; nos necrotérios da cidade, já invadindo as ruas. E havia corpos nas casas também. Estavam na varanda, no armário, nos cantos do chão, nas camas. As crianças fugiam da vista dos adultos para observá-los, tocá-los; as mulheres deitavam ao lado do marido morto, sem querer mexer no corpo ou deixá-lo. Os corpos, lembretes da morte e responsáveis por trazer terror e dor, repousavam sobre o gelo a temperaturas semelhantes às do verão na Índia. A presença deles era constante, um terror desmoralizante para a cidade; um horror do qual não era possível escapar. A cidade enfim tentou resgatá-los.

Krusen enviou a polícia para retirar das casas os corpos que já estavam lá por mais de um dia, empilhando-os nas carrocerias das patrulhas, mas os policiais não conseguiram acompanhar o número de mortes e ficaram bem para trás. A polícia usava uma máscara cirúrgica fantasmagórica, espantando a população, mas a máscara não tinha efeito algum contra o vírus, e até meados de outubro 33 policiais haviam morrido, com mais mortes por vir. Krusen abriu um "necrotério complementar" em um frigorífico na esquina das ruas Twentieth e Cambridge; abriria mais cinco necrotérios suplementares. Krusen implorou pelos embalsamadores do exército. Pepper e Martin convenceram a Brill Company, que fabricava bondes, a construir milhares de caixas simples que serviriam como caixões, e reuniram alunos de escolas de embalsamamento e coveiros que foram buscar a uma distância de 240 quilômetros. Mais caixões chegaram de trem, vigiados por homens armados.

E túmulos foram cavados. Em primeiro lugar, as famílias dos mortos pegavam a enxada e escavavam a terra, os rostos marcados por suor, lágrimas e areia, uma vez que não havia coveiros trabalhando. O relatório anual oficial da cidade observou que "as funerárias acharam impossível contratar pessoas dispostas a manusear corpos, devido ao estado de decomposição deles".[10] Quando a tia de Anna Lavin morreu, "eles a levaram ao cemitério. Meu pai levou meu irmão, que também teve a gripe, e eu. Meu irmão foi embrulhado — meu pai o carregava — em um cobertor até o cemitério para fazer uma oração para os mortos (...) As famílias tinham que cavar a própria cova. Era horrível".[11]

Pepper e Martin ofereceram dez dólares por dia para qualquer um que tocasse em um corpo, mas isso não se mostrou eficaz, e os corpos iam se empilhando. Seminaristas se voluntariaram para ser coveiros, mas ainda não conseguiam alcançar o ritmo. A cidade e a arquidiocese recorreram a equipamentos de construção usando pás a vapor para escavar valas comuns destinadas a enterros em massa. Michael Donohue, um agente funerário, disse: "Trouxeram uma pá a vapor para o Holy Cross Cemitery e, na verdade, escavaram (...) Eles traziam os caixões, faziam as orações nas valas e os enfileiravam, um atrás do outro, esta era a resposta para ajudar as famílias a passarem pelo processo."[12]

Os corpos que apodreciam nas casas e empilhavam-se nos necrotérios estavam prontos para enfim ir para debaixo da terra.

Para recolhê-los, o arcebispo Denis Doughterty, que acabara de assumir o posto algumas semanas antes — depois passou a cardeal da arquidiocese —, enviou padres para as ruas a fim de remover os corpos das casas. Eles se juntaram à polícia e a alguns pouco ousados, que faziam o mesmo.

Às vezes, recolhiam os corpos em caminhões. "Tantas pessoas morreram que a instrução foi pedir caixões de madeira e pôr os corpos na varanda da frente", relembrou Harriet Ferrell.[13] "Um caminhão aberto passava pelo bairro e pegava os corpos. Não havia lugar para colocá-los, não havia espaço."

E às vezes recolhiam os corpos em carroças. Daniel, irmão de Selma Epp, morreu: "[A]s pessoas eram colocadas nessas carroças guiadas por cavalo, e minha tia viu as carroças passando. Ele foi colocado em uma delas; todos estavam fracos demais para protestar. Não havia caixões na carroça, mas os corpos foram embrulhados em uma espécie de aniagem e postos ali, um em cima do outro, pois eram muitos. As carroças eram conduzidas por cavalos e levavam os corpos embora."[14]

Era impossível olhar para o caminhão e as carroças carregando corpos — enrolados em tecido, empilhados de qualquer jeito sobre outros corpos também enrolados em tecido, braços e pernas em protrusão, corpos rumo a cemitérios para o enterro em valas comuns — ou ouvir o choro dos enlutados e a súplica pelos mortos, e não pensar em outra peste: a peste da Idade Média.

Sob o efeito inicial da explosão de energia, a cidade parecia reagir, responder com vigor e coragem agora que a liderança e a organização pareciam em ordem.

Mas a epidemia não amenizou. A limpeza das ruas não surtiu efeito, pelo menos não em relação à gripe, e o médico-legista — o homem de Vare — culpou a proibição da venda de bebidas alcoólicas — decretada pelo representante estadual da saúde pública —pelo crescente número de mortes, alegando que o álcool era o melhor tratamento para a gripe.

Praticamente em todas as casas tinha alguém doente. As pessoas já estavam se evitando, virando de lado se precisassem falar, isolando-se. A empresa de telefonia aumentou o isolamento: com 1.800 empregados das empresas de telefonia fora do trabalho, apenas chamadas de emergência eram permitidas; os operadores ouviam as ligações de maneira aleatória e cortavam a chamada dos que faziam ligações rotineiras. E o isolamento aumentou o medo. Clifford Adams relembrou: "As pessoas foram impedidas de se comunicar, de ir a igrejas, as escolas foram fechadas (...) todos os bares foram fechados (...) Tudo estava quieto".[15]

Muito provavelmente, meio milhão — possivelmente um número maior — de cidadãos da Filadélfia ficaram doentes. É impossível ser mais preciso: apesar da nova exigência legal de relatar os casos, os médicos estavam muito ocupados para isso e, de forma alguma, conseguiram atender todas as vítimas. Nem as enfermeiras conseguiram.

As pessoas precisavam de ajuda e, não obstante os esforços da Emergency Aid, do Conselho de Defesa Nacional e da Cruz Vermelha, era impossível conseguir ajuda.

O *Inquirer* clamou nas manchetes: "Enfermagem científica interrompe a epidemia."[16]

Mas não havia enfermeiras.

O registro de uma única organização que enviou enfermeiras relatou, sem comentar: "O número de chamados recebidos é de 2.955 e o número de chamados não atendidos é de 2.758."[17] *Chamados recebidos: 2.955; chamados não atendidos: 2.758.* O relatório ainda apontava que até esses números — 93% de chamados não atendidos, 7% atendidos — eram parcialmente verdadeiros, uma vez que "os chamados atendidos" (...) não representam o número de enfermeiras necessário, já que muitos chamados solicitavam que várias delas fossem para um lugar; dois chamados foram para cinquenta enfermeiras cada".

As enfermeiras eram necessárias, extremamente necessárias. Um estudo com 55 vítimas da gripe que não estavam hospitalizadas descobriu que nem uma delas sequer foi atendida por uma enfermeira ou um médico. Dez dos 55 pacientes morreram.[18]

A sensação era de que não existia vida antes da epidemia. A doença permeava a ação de cada pessoa na cidade.

O arcebispo liberou freiras para trabalharem nos hospitais, incluindo os hospitais judeus, e permitiram que elas violassem as regras das ordens religiosas para passar a noite fora do convento e quebrar votos de silêncio. Elas não aliviaram em nada a necessidade.

A essa altura, muitos dos que correram para se voluntariar já tinham se retirado. Ou o trabalho era repugnante, ou muito árduo, ou eles ficaram doentes. Ou estavam assustados demais. Todos os dias os jornais publicavam apelos cada vez maiores e mais desesperados por voluntários.

Apenas em um *dia*, em 10 de outubro, a epidemia matou 759 pessoas na Filadélfia. Antes do surto, as mortes decorrentes de todas as causas — todas as doenças, todos os acidentes, todos os suicídios, todos os assassinatos — eram em média de 485 por *semana*.

O medo começou a fragmentar a cidade. Laços de confiança se romperam. Começaram a surgir sinais não só de nervosismo, mas de raiva, não só de dedos apontados ou proteção dos próprios interesses, mas sinais de egoísmo em face da calamidade geral. As centenas de milhares de doentes na cidade passaram a ser um fardo pesado demais para carregar. E a cidade começou a explodir em caos e medo.

Os apelos por voluntários ficaram cada vez mais melancólicos e estridentes. Sob a manchete "Emergency Aid convoca enfermeiras amadoras",[19] os jornais publicaram o pedido da sra. Martin: "Nesta crise desesperadora, a Emergency Aid convoca (...) todas aquelas que não estiverem cuidando de doentes em casa e que estejam em boas condições físicas (...) para comparecerem ao número 1.428, na Walnut Street o mais cedo possível no domingo de manhã. O escritório estará aberto o dia todo, e as candidatas serão cadastradas e imediatamente enviadas para trabalhar na emergência."

Krusen declarou: "É o dever de toda mulher de bem da cidade que pode se afastar de suas atividades servir como voluntária para essa emergência."

Mas quem ainda dava ouvidos a ele?

A sra. Martin pediu a ajuda de "todas as pessoas com duas mãos e dispostas a trabalhar".[20]

Poucas compareceram.

Em 13 de outubro, o Bureau of Child Hygiene implorou abertamente para que vizinhos aceitassem ficar, pelo menos temporariamente, com crianças cujos pais estavam morrendo ou tinham morrido. A resposta foi quase nula.

Elizabeth Martin apelou: "Simplesmente, precisamos de mais ajudantes voluntários (...) Já não estamos mais cuidando dos casos ordinários da doença (...) Essas pessoas estão quase todas à beira da morte. Você não poderia pedir a qualquer mulher de boa saúde na Filadélfia, com experiência ou não em enfermagem, para nos ajudar?"[21]

Poucas responderam.

A necessidade não era apenas de cuidado médico, mas de cuidado geral. Famílias inteiras estavam doentes e não tinham quem as alimentasse. Krusen implorou publicamente: "Toda mulher saudável na cidade que possa sair de casa pode servir para combater a epidemia."

Todavia, àquela altura, a cidade já tinha ouvido apelos o suficiente e se fechou em si mesma. Não havia confiança, confiança alguma, e sem ela, todas as relações humanas se fragmentam.

Os profissionais continuaram a cumprir seu dever. Uma médica do Philadelphia Hospital disse que tinha certeza de que morreria se continuasse e fugiu. Mas era raro isso acontecer. Médicos morreram e outros continuaram trabalhando. Enfermeiras morreram, e outras continuaram trabalhando. O Philadelphia Hospital tinha vinte alunas enfermeiras do Vassar College. Duas já tinham morrido, mas as outras "se comportavam esplendidamente (...) Elas dizem que vão trabalhar muito duro".[22]

Outros profissionais fizeram sua parte também. A polícia realizava seu trabalho com heroísmo. Antes da epidemia, os policiais agiam com frequência como um exército privado submisso à máquina política de Vare. A polícia ficou praticamente sozinha no país quando se posicionou contra a ação da marinha para coibir a prostituição perto das instalações militares. No entanto, quando quatro voluntários foram solicitados ao departamento de polícia para "remover os corpos das camas, colocá-los nos caixões e depois nos veículos", quando souberam que muitos desses corpos já estavam em decomposição, 118 policiais se ofereceram.[23]

Todavia, em geral, os cidadãos pararam de responder. Muitas mulheres foram a um hospital de emergência e deram apenas um plantão. Nunca mais retornaram. Algumas desapareciam no meio do turno. Em 16 de outubro, a enfermeira-chefe do maior hospital da cidade disse a um conselho consultivo: "[A]s voluntárias nas enfermarias são inúteis (...) [E]las têm medo. Muitas pessoas se voluntariaram, mas depois se negavam a ter contato com os pacientes."[24]

A taxa de perda de voluntários mesmo quando não havia contato com o doente — nas cozinhas, por exemplo — era um pouco melhor. A sra. Martin por fim tornou-se amarga e insolente: "Centenas de mulheres que estão se contentando em ficar de braços cruzados (...) tiveram sonhos incríveis no papel de anjo misericordioso, tiveram vaidade inconcebível para imaginar que fossem capazes de um grande espírito de sacrifício. Nada parece despertá-las agora. Elas foram avisadas de que há famílias com todos os membros doentes, em que as crianças estão de fato morrendo de fome porque não há ninguém para alimentá-las. A taxa de mortalidade é muito alta, e elas ainda estão hesitantes."[25]

Susanna Turner, que se voluntariou em um hospital de emergência e permaneceu ajudando, indo para lá todos os dias, recordou: "O medo no coração das pessoas apenas as definhava (...) Elas tinham medo de sair, medo de fazer qualquer coisa (...) Vivia-se um dia de cada vez, fazia-se o que tinha que ser feito e não se pensava sobre o futuro (...) Se você pedisse ajuda a um vizinho, não haveria ajuda porque ninguém estava se arriscando. Se não tinham a doença em casa, não levá-la para dentro (...) Não havia o mesmo espírito de caridade que se tem na normalidade — quando alguém estava doente, você ia ajudar —, mas naquela época as pessoas ajudavam a si mesmas. Foi uma época de horror."[26]

Os profissionais eram heróis. Os médicos, as enfermeiras e os alunos de medicina e de enfermagem, que morriam aos montes, não cruzaram os braços de forma alguma. E havia outras pessoas. Ira Thomas era o receptor do time de beisebol do Philadelphia Athetics. A temporada de beisebol fora encurtada por Crowder com sua ordem de "trabalhar ou combater", uma vez que o esporte foi considerado trabalho não essencial. A esposa dele tinha 1,83 metro de altura, ossatura larga e era forte. Eles não tinham filhos. Todos os dias ele levava os doentes em seu carro até o hospital e ela trabalhava em um hospital de emergência. É claro que havia outras pessoas, mas eram poucas.[27]

"Ajudar?", disse Susanna Turner. "Ninguém ia arriscar, todos se recusavam por estar com tanto pânico, de fato estavam, tinham receio de que os parentes morressem, porque muitos morreram — simplesmente caíam mortos." Ninguém podia comprar as coisas. Os distribuidores de mercadoria, carvão e donos de mercearias fecharam "porque os compradores estavam doentes ou com medo, e eles não tinham razão para ter medo".

Só na semana de 16 de outubro, 4.597 cidadãos da Filadélfia morreram de gripe ou de pneumonia, e a gripe matava mais indiretamente. Seria a pior semana da epidemia. Mas ninguém sabia disso naquela época. Krusen disse muitas vezes que o ápice já havia passado. A imprensa já divulgara muitas vezes o triunfo sobre a doença.

Até mesmo as indústrias de guerra, apesar de as campanhas de propaganda em massa dizerem aos operários que a vitória dependia da produção deles, sofreram com ausências maciças. Anna Lavin disse: "Não trabalhávamos. Não podíamos ir ao trabalho. Ninguém vinha trabalhar." Até os que não estavam doentes "ficavam em casa. Todos estavam com medo".

Entre 20 e 40% dos operários da Balwin Locomotive, da Midvale Steel, da Sun Shipbuilding, cada fábrica empregando milhares, faltaram ao trabalho. Em praticamente toda empresa empregadora de grande porte, enormes porcentagens de funcionários estavam ausentes. Três mil e oitocentos funcionários da Pennsylvania Railroad não compareciam ao trabalho. As ferrovias de Baltimore e Ohio construíram os próprios hospitais de emergência ao lado dos trilhos. Todo o sistema de transporte para a região do Médio Atlântico cambaleou e estremeceu, pondo em risco a maior parte da produção industrial do país.

A cidade estava se esfacelando. Os órfãos tornavam-se um problema. As agências de serviço social que tentaram, mas não foram bem-sucedidas, em alimentar e levar as pessoas até os hospitais, começaram a fazer um planejamento para os órfãos também.

CAPÍTULO VINTE E NOVE

O QUE ESTAVA ACONTECENDO na Filadélfia era o mesmo que em toda parte. Naquela cidade densamente povoada, Isaac Starr não havia encontrado nem um único carro nas ruas durante os dezoito quilômetros do caminho do centro da cidade até sua casa. E do outro lado do mundo, as mesmas experiências — as mortes, o terror, a relutância em ajudar, o silêncio — eram replicadas. Alfred Hollows se encontrava em Wellington, na Nova Zelândia. "Fui designado para um hospital de emergência na rua Abel Smith. Era um salão (...) com uma equipe de voluntárias." Tinha sessenta camas. "Nossa taxa de mortalidade era estarrecedora — algo em torno de uma dúzia de mortes por dia — e as voluntárias sumiram e não eram mais vistas. Encontrei-me em Wellington City às duas da tarde de um dia de semana, e não havia uma viva alma — nenhum bonde passando, nenhuma loja aberta — e a única coisa que trafegava era uma caminhonete com um lençol branco preso na lateral com uma grande cruz vermelha pintada nele, funcionando como ambulância ou carro fúnebre. Tinha se tornado realmente uma Cidade dos Mortos."[1]

No Presbyterian Hospital, na cidade de Nova York, depois de fazer sua ronda rotineira das manhãs, o dr. Dana Atchley ficara aturdido e amedrontado ao perceber que, pelo tempo que lhe pareceu uma eternidade, todos os pacientes na seção de cuidados intensivo — sem exceção — morreram durante a noite, de um dia para o outro.[2]

O governo federal não fornecia nenhuma orientação considerada crível por qualquer pessoa razoável. Foram poucos os governos locais que fizeram mais do que isso. Com esse posicionamento, um vácuo surgiu. Um vácuo que foi preenchido pelo medo.

O contrário foi visto: os esforços do governo alimentavam esse medo, pois desde o início da guerra o "moral" — definido do modo mais estreito e míope possível — tomava a precedência em todo pronunciamento público. Como disse o senador Hiram Johnson em 1917: "A primeira vítima de uma guerra é a verdade."[3]

Era um tempo em que a expressão "luta aguerrida" significava que mais de 50% de uma unidade havia sido morta ou ferida. Era um tempo em que as memórias de uma enfermeira na linha de frente, publicadas em 1916, foram retiradas de circulação pelo editor depois que os Estados Unidos entraram na guerra por contar a verdade sobre as terríveis condições. Um tempo em que os jornais insistiam que "há bastante gasolina e óleo para os automóveis", mesmo quando os postos de gasolina recebiam ordens para fechar "voluntariamente" à noite e aos domingos, além da existência de uma campanha nacional para que não se dirigisse nos "domingos sem gasolina" — e a polícia parava os motoristas que "voluntariamente" não aceitavam aquilo.[4]

Os jornais informavam sobre a doença como sempre faziam: misturando verdades e meias verdades, verdades e distorções, verdades e mentiras. E nenhuma autoridade nacional reconheceu de forma pública o perigo da gripe.

Mas, na comunidade médica, havia uma profunda preocupação. No início, Welch, claro, temera se tratar de uma nova doença — que em breve reconheceria como a gripe. Muitos patologistas sérios na Alemanha e na Suíça consideraram a possibilidade de ser a peste.[5] O diretor do laboratório do Bellevue Hospital indagava no *Journal of the American Medical Association* se "o mundo está enfrentando" não uma pandemia de uma gripe extraordinariamente letal, mas sim uma versão mais branda da peste, destacando: "A similaridade entre as duas doenças é reforçada pelas características clínicas, extremamente parecidas em muitos aspectos, e pela patologia de certos tecidos afora os dos pulmões."[6]

O que os patologistas diziam nos periódicos médicos, os clínicos balbuciavam entre si, e os leigos observavam um marido ou uma esposa se tornando quase enegrecidos. Um grande arrepio tomava conta, um arrepio de medo.

Enquanto isso, William Park permanecia em seu laboratório, rodeado de placas de Petri, camundongos dissecados e culturas de patógenos, e citava *Um diário do ano da peste*, de Daniel Defoe: "Em seu todo, segundo já disse, tudo mudou muito. A tristeza e a melancolia ocupavam todos os rostos; embora alguns não estejam ainda sobrecarregados, todos parecem muito preocupados. E como vimos aquilo se aproximando de nós, cada um se considerava e a sua família diante de um imenso perigo."[7]

Por mais aterradora que fosse a doença, a imprensa ajudou a torná-la ainda pior. Aterrorizaram ao dar pouca importância, pois autoridades e imprensa declaravam não haver relação com o que se via, o que se tocava, o que se cheirava e o que se suportava. As pessoas não podiam confiar no que liam. Da desconfiança surge a incerteza; da incerteza, vem o medo; e do medo, sob tais condições, o terror.

Quando a gripe atacou Massachusetts, o jornal local *Providence Journal* reportou: "Todos os leitos hospitalares nos fortes do porto de Boston foram ocupados por pacientes com gripe (...) Há 3.500 casos em Camp Devens."[8] No entanto, também afirmava: "Tais relatos podem ser considerados reconfortantes em vez de alarmantes. O soldado ou o marinheiro vai para a cama ao receber ordens, do mesmo modo que cumpre tarefas de sentinela. Talvez não se considere doente, e pode ter razão, mas o médico militar não admite discussão e nesse momento o autocrata permite que os rapazes sob seus cuidados corram quaisquer riscos."[9]

À medida que o vírus infestava o Great Lakes Naval Training Station [Posto de Treinamento Naval dos Grandes Lagos], a Associated Press informou: "Para desfazer o alarme causado em todo país por histórias exageradas (...), o capitão W. A. Moffat, comandante, declarou que, embora haja cerca de 4.500 casos da doença entre 45 mil jaquetas azuis no posto, a situação geral melhorou bastante. A taxa de mortalidade tem estado entre 1% e 1,5%, um coeficiente abaixo da mortalidade no leste."[10]

Tal declaração tinha a intenção de reconfortar. É improvável que tenha conseguido isso, além de omitir que quarentenas eram impostas no campo de treinamento, no vizinho Great Lakes Aviation Camp [Campo de Aviação dos Grandes Lagos] e em Fort Sheridan, acantonamento do exército, que combinados formavam a maior concentração militar do país. E as autoridades militares, naturalmente, garantiam tanto para os civis nas imediações bem como para o país inteiro que "a epidemia está decaindo".

Dia após dia, sem parar, centenas de jornais repetiam de uma forma ou de outra as palavras reconfortantes de Rupert Blue: "Não há motivo para alarme, se forem observadas as devidas precauções."

Liam as palavras do coronel Philip Doane, o oficial encarregado da saúde nos estaleiros do país, divulgadas pela Associated Press: "A chamada gripe espanhola não é nada mais nada menos que a velha gripe."[11]

Aquelas palavras também apareceram em centenas de jornais. Mas as pessoas perceberam que a frase cheirava à morte. Depois, ficariam cara a cara com ela.

Bem na saída de Little Rock fica Camp Pike, onde 8 mil casos deram entrada no hospital em quatro dias e o comandante da base parou de divulgar os nomes dos mortos. "Você precisa ver esse hospital hoje à noite", escreveu Francis Blake, um dos quatro integrantes da comissão de pneumonia do exército sobre Pike. "Todos os corredores, e são corredores longos, com quilômetros, estão com fileira dupla de leitos e toda a enfermaria tem mais uma fileira no meio, com pacientes de gripe, e muitos dos alojamentos pela base se transformaram em enfermarias de emergência. O quartel fechou (...). Há apenas morte e destruição."[12]

Camp Pike pediu que Little Rock enviasse enfermeiras, médicos, roupas de cama e caixões, enquanto na cidade a *Arkansas Gazette* declarava nas manchetes: "A gripe espanhola é uma gripe simples — com a febre e os calafrios de sempre".[13]

Em Camp Dodge, nos arredores de Des Moines, em Iowa, a gripe também estava matando centenas de jovens soldados. Dentro da cidade, um grupo chamado Comitê da Grande Des Moines, formado por empresários e profissionais que decidiram assumir o comando durante a emergência, incluía o procurador municipal que avisava aos editores (e seu alerta trazia a ameaça de um processo em potencial): "Recomendaria que se for necessário imprimir algo em relação a essa doença, que se limite a simples medidas de prevenção — algo construtivo e não destrutivo." Um médico, outro integrante do comitê, declarou: "Com a atitude mental correta essas pessoas evitariam a doença. Não tenho dúvida que muitos contraíram a doença pelo medo (...) O medo é a primeira coisa a ser superada, o primeiro passo para vencer esta epidemia."[14]

O *Bronxville Review Press and Reporter*, no estado de Nova York, não escreveu uma palavra a respeito da gripe, absolutamente nada, até 4 de outubro, quando informou que o "flagelo" havia feito sua primeira vítima local.[15] Como se o flagelo tivesse vindo do nada. No entanto, até o jornal reconhecia que, mesmo sem imprimir uma palavra, todos sabiam o que era. E ao mesmo tempo que a epidemia se consolidava em Bronxville, o jornal condenava o "alarmismo" e alertava: "O medo mata mais do que essa doença e os fracos e os tímidos costumam ser os primeiros a sucumbir."[16]

O diretor de saúde pública de Los Angeles dizia: "Se precauções comuns forem tomadas, não há motivo para alarme." Quarenta e oito horas depois, ele fechou todos os locais públicos, incluindo escolas, igrejas e teatros.

O superintendente de saúde pública de Illinois tinha sugerido — de modo particular, em uma reunião confidencial com outras autoridades de saúde pública do estado e com políticos de Chicago — o fechamento de todos os negócios para salvar vidas.[17] O comissário de saúde pública de Chicago, John Dill Robertson, rejeitou com violência a sugestão, qualificando-a de indesejável e muito prejudicial ao moral. Em seu relatório oficial sobre a epidemia, escreveu: "Nada foi feito para interferir na moral da comunidade."[18] Explicou-se mais tarde para outros profissionais de saúde pública. "É nosso dever evitar que as pessoas tenham medo. A preocupação mata mais gente do que a epidemia."[19]

A taxa de mortalidade no Cook County Hospital para todos os casos de gripe — e não apenas para aqueles que desenvolveram pneumonia — era de 39,8%.[20]

Um dos periódicos de maior circulação do país, o *Literary Digest* aconselhava. "O medo é nosso primeiro inimigo."[21]

"Não se apavore!" era o conselho impresso em praticamente todos os jornais do país, e com destaque em grandes seções devotadas a "Conselhos para evitar a gripe".

O *Albuquerque Morning Journal* deu instruções sobre "Como driblar a gripe". O conselho que recebeu maior destaque foi o habitual "Não se apavore".[22] Quase todos os dias, repetia-se: "Não deixe que a gripe o mate de medo", "Não entre em pânico".

Em Phoenix, o *Arizona Republican* monitorava a gripe a distância. Em 22 de setembro, declarava: "O dr. W. C. Woodward, do Departamento de Saúde de Boston, teve uma atitude otimista hoje à noite (...) O dr. Woodward disse que o aumento no número de casos de hoje não foi alarmante."[23] Em Camp Dix, "as autoridades médicas afirmaram que têm a epidemia sob controle". E o jornal registrou as primeiras vítimas da gripe em Nova Orleans dois dias antes do *Item*, diário da própria cidade, mencionar qualquer morte local.[24]

Depois do primeiro caso em Phoenix, o *Republican* se calou, ficou em absoluto silêncio, sem informar nada sobre a gripe em nenhum lugar do país até que as notícias eram tantas que não podiam mais ser silenciadas.[25] Seu concorrente, a *Gazette*, competia em palavras reconfortantes, citando o médico local Herman Randall que dizia: "Dez pessoas expostas à mesma corrente de ar estão expostas aos mesmos micróbios. Algumas sofrerão, talvez morram, enquanto outras não terão nada. (...) Durante uma epidemia, as pessoas mais assustadas costumam ser, segundo o testemunho dos médicos, as primeiras a sucumbir à doença."[26] E em Phoenix, mesmo depois do fim da guerra, o "Comitê dos Cidadãos" que assumira a cidade durante a emergência continuou a impor o silêncio, ordenando que "os comerciantes locais não mencionem a epidemia de gripe direta ou indiretamente em seus anúncios publicitários".[27]

Enquanto isso, os anúncios de Vick VapoRub em centenas de jornais transmitiam uma linha delicada de tranquilização ao mesmo tempo que prometiam alívio, chamando a epidemia de "velha gripe com um novo nome".[28]

Alguns jornais tentavam controlar o medo sem divulgar quase nada. Em Goldsboro, na Carolina do Norte, segundo um sobrevivente: "Os jornais nem queriam publicar as listas com os nomes [dos mortos] (...) A informação sobre quem estava morrendo vinha pelo boca a boca, verbalmente, de uma pessoa para a outra."[29]

Um historiador que estudava o condado de Buffalo, Nebraska, exprimiu estarrecimento porque "os jornais do condado manifestaram uma curiosa reticência em relação aos efeitos da gripe, o que talvez seja mais evidente no *Kearney Hub*. Presume-se talvez que os editores minimizaram a severidade do problema para desencorajar o pânico geral diante de uma situação completamente assustadora".[30] Mesmo mais tarde, em 14 de dezembro, o mesmo jornal dizia para as pessoas não "entrarem em pânico", afirmando que as autoridades municipais "não estavam propensas a ficar tão apavoradas quanto muitos cidadãos".[31]

Como seria possível evitar o pânico? Antes mesmo que os vizinhos próximos começassem a morrer, antes que os corpos começassem a ser empilhados em cada comunidade, todas as informações apontavam a verdade, menos os jornais. Mesmo quando Blue recitava seu mantra — *Não há motivo para alarme se forem tomadas as devidas precauções* —, o fazia recorrendo às autoridades locais para "fechar todos os locais de reunião pública, se a comunidade está sendo ameaçada pela epidemia. Isso evitará muito a disseminação da doença".[32] Apesar do coronel Doane ter dito que *a gripe espanhola não é nada mais nada menos do que a velha gripe*, os jornais também citavam outras palavras dele: "Toda a pessoa que cospe está ajudando o kaiser."[33]

E, enquanto Blue e Doane, governadores e prefeitos, e quase todos os jornais insistiam que aquilo era só mais uma gripe, o Serviço de Saúde Pública fazia um esforço massivo para distribuir conselhos — quase todos inúteis. Preparou chapas prontas para a impressão e as enviou para 10 mil jornais — a maioria publicou. Preparou — a Cruz Vermelha pagou pela impressão e distribuição — cartazes e panfletos, incluindo 6 milhões de cópias de uma única circular. Os professores distribuíram o material nas escolas; os patrões o empilharam em lojas, agências postais e fábricas. Os escoteiros enfiaram dezenas de milhares de exemplares pelas frestas das portas. Os pastores mencionaram o assunto nos domingos. Carteiros os levaram para caixas de postagem gratuita nas zonas rurais. Os trabalhadores urbanos colaram cartazes nas paredes.

Mas um alerta do Serviço de Saúde Pública para evitar aglomerações veio tarde demais para fazer algum benefício e o único conselho verdadeiramente útil permanecia o mesmo: aqueles que adoeciam deviam se deitar imediatamente e por vários dias, até que todos os sintomas desaparecessem. Tudo o mais nas circulares de Blue era tão genérico a ponto de ser inútil. No entanto, por todo o país, os jornais imprimiam sem parar: "Lembre-se dos 3 Ls: boca limpa, pele limpa, roupa limpa (...) Mantenha o intestino em funcionamento (...) A comida ganhará a guerra (...) Com escolha bem feita e boa mastigação."

O *Journal of the American Medical Association* sabia que não era bem assim. Ele descartava as afirmações reconfortantes para o público e avisava: "O risco de vida representado pela gripe nessa epidemia é tão grave que é imperativo que se obtenha do paciente individual o mais completo isolamento possível." E atacava "os conselhos e as instruções correntes dados ao público por fontes oficiais, entre outras" — o conselho de Blue, o conselho de autoridades locais de saúde pública que minimizavam tudo —, considerando-os inúteis e perigosos.[34]

"Não se apavorem!", diziam os jornais.

Enquanto isso, as pessoas liam — quem morava no Oeste viu antes que o vírus chegasse — os apelos da Cruz Vermelha publicados pelos jornais, em geral em anúncios de meia página, que diziam: "A segurança desse país exige que todas as enfermeiras patrióticas disponíveis, auxiliares de enfermagem ou qualquer um com experiência própria de enfermagem se apresente imediatamente ao Governo (...) Pede-se com urgência aos médicos que dispensem do acompanhamento de casos crônicos e outros que não se encontram em estado crítico todos os profissionais de enfermagem sob sua supervisão que podem ser direcionados para essa missão. Enfermeiros diplomados, em formação, auxiliares e voluntários devem telegrafar a cobrar imediatamente (...) para a representação local da Cruz Vermelha ou para o quartel-general da Cruz Vermelha, em Washington, D.C."

"Não se apavorem!", diziam os jornais.[35]

Não se amedrontem.

Mas nem todos estavam prontos para confiar em Deus.

Em 2001, um atentado terrorista com antraz matou cinco pessoas e deixou os Estados Unidos em pânico. Em 2002, um surto do vírus do Oeste do Nilo matou 284 no país em seis meses e foi manchete durante semanas, além de produzir medo suficiente para alterar o comportamento das pessoas. Em 2003, a SARS matou mais de 800 pessoas pelo mundo, paralisou a economia asiática e apavorou milhões de pessoas em Hong Kong, Cingapura e em outras regiões, que passaram a usar máscaras nas ruas.

Em 1918, o medo se adiantou ao vírus como uma onda de proa antecede à passagem de um barco. O medo conduzia as pessoas — o governo e a imprensa não conseguiam controlá-lo. E isso porque cada relato verdadeiro fora diluído em mentiras. E quanto mais as autoridades e os jornais tentavam tranquilizar, quanto mais diziam *não haver motivo para alarme se as devidas precauções forem tomadas*, ou *Essa gripe não é nada mais nada menos do que a velha gripe*, mais pessoas acreditavam estar à deriva, sem ter em quem confiar, à deriva em um oceano de morte.

Assim, elas assistiam à aproximação do vírus e temiam, sentindo impotência à medida que ele avançava, como se fosse uma inexorável nuvem de gás venenoso. Encontrava-se a mais de mil quilômetros de distância, a 500 quilômetros, 50 quilômetros, 20 quilômetros.

No fim de setembro, viram registros publicados, enterrados em páginas no meio dos jornais, em parágrafos minúsculos, mas ainda assim registros: 800 casos entre aspirantes em Annapolis (...) No estado de Nova York, tossir ou espirrar sem cobrir o rosto passou a ser punido com um ano de cadeia e multa de 500 dólares (...) trinta casos de gripe entre estudantes da Universidade do Colorado — mas, claro, a Associated Press garantia: "Nenhum dos casos, segundo foi dito, era sério."

Mas *era* sério: 400 mortos num dia na Filadélfia (...) 20 mortos no Colorado e no Novo México (...) agora 400 mortos em Chicago (...) todas as atividades sociais e entretenimentos suspensos em El Paso, onde houve sete funerais para soldados em um único dia (iria piorar) (...) um surto terrível em Winslow, Arizona.

Era como se tornar um alvo da artilharia, com o bombardeio se aproximando cada vez mais.

Em Lincoln, Illinois, uma cidade a uns 45 quilômetros de Springfield, William Maxwell previu: "Minhas primeiras conclusões sobre a epidemia eram que se tratava de algum problema entre os soldados. Não parecia haver motivos para achar que poderia ter qualquer relação conosco. No entanto, de forma gradual e implacável, ela continuou a avançar, ficando cada vez mais próxima. Rumores de uma situação alarmante alcançaram até mesmo uma cidadezinha no Meio Oeste (...) Era como, era quase como se uma entidade estivesse se aproximando."[36]

Em Meadow, no Utah, a 150 quilômetros de Provo, Lee Reay recordou: "Ficamos muito preocupados em nossa cidade porque a morte avançava para o Sul, pela rodovia, e nós éramos os próximos."[37] Eles viram as mortes em Payson, em Santaguin, depois em Nephi, Levan e Mills. Viram a morte se aproximar cada vez mais. Puseram uma grande placa na estrada mandando que as pessoas continuassem suas rotinas, para que não parassem em Meadow. Mas o carteiro parou.

Não importava onde se estivesse no país, ela se aproximava — estava no vilarejo ao lado, no bairro ao lado, no quarteirão ao lado, no cômodo ao lado. Em Tucson, o *Arizona Daily Star* alertava os leitores para que não pegassem a "histeria espanhola". "Não se preocupem!", era o último conselho, o conselho oficial, sobre como evitar a doença, dado pelo comitê de saúde do Arizona.

Não se apavorem!, diziam os jornais em todo o país. *Não se apavorem!*, diziam em Denver, em Seattle, em Detroit; na cidade de Burlington em Vermont, na cidade de Burlington no Iowa, na cidade de Burlington na Carolina do Norte. E na cidade de Greenville em Rhode Island, na cidade de Greenville, na Carolina do Sul, e na cidade de Greenville no Mississippi.[38] E cada vez que os jornais diziam *Não se apavorem!*, as pessoas ficavam amedrontadas.

O vírus havia avançado para o Oeste e para o Sul a partir da Costa Leste pela água e pelos trilhos. Ergueu-se em grandes picos e inundou as metrópoles em grandes ondas, que as fustigaram. Penetrou em rios selvagens e consumiu os vilarejos. Derramou-se por riachos até chegar em assentamentos. Fluiu por arroios até chegar em lares isolados. E, como acontece em uma grande enchente, cobriu tudo, com profundidades variadas, mas deixando tudo submerso, acomodando-se de forma arrasadora.[39]

Albert Camus escreveu: "O que é verdadeiro sobre todos os males do mundo também é verdadeiro em relação à peste. Ajuda os homens a se superar."

Um homem que se superou foi o dr. Ralph Marshall Ward, que abandonara a medicina para tomar conta de um rancho onde criava gado. Deixar a medicina não foi uma decisão de negócios.

Intelectual particularmente interessado em farmacologia, ele foi um clínico de destaque em Kansas City, com um consultório e farmácia no edifício Stockyard Exchange. Mas Kansas City era um grande centro ferroviário com armazéns muito próximos do consultório. Boa parte dos casos que ele atendia se relacionava com trabalhadores ferroviários feridos em acidentes. Executava um número enorme de amputações e parecia sempre atender homens deformados, homens destroçados pelo aço. Prestar atendimento a tanta agonia humana o destroçou também.

Ele estava cansado da prática da medicina e, por também tratar vaqueiros feridos enquanto faziam o transporte do gado para o Norte até o Kansas City, aprendera o suficiente sobre a criação de bois, a ponto de comprar um pequeno rancho antes da guerra, a mais de 1.600 quilômetros de distância, perto de San Benito, no Texas, junto à fronteira mexicana. Na longa viagem para o Sul, ele e a esposa fizeram um pacto: nunca mencionar que ele era médico. Mas, em outubro de 1918, a gripe o alcançou. Alguns trabalhadores ficaram doentes. Ele começou a tratá-los. A notícia se espalhou.

Poucos dias depois, sua esposa despertou com um som perturbador, irreconhecível. Abriu a porta e, no lusco-fusco da madrugada, viu pessoas, centenas de pessoas, no horizonte. Pareciam cobri-lo e, à medida que se aproximavam, ela percebeu que eram mexicanos, alguns montados em mulas, mas a maioria a pé, mulheres com bebês, homens carregando mulheres, todos esfarrapados, derrotados, uma massa de humanidade, de terror e de sofrimento. Ela berrou, chamando o marido. Ele veio e ficou parado no alpendre. "Meu Deus!", exclamou.

As pessoas vieram sem nada. Mas sabiam que ele era médico e vieram. O casal Ward contaria mais tarde para a neta que parecia a cena do hospital em *E o vento levou...*, com fileiras e mais fileiras de pessoas feridas, moribundas, deitadas no chão, agonizando. Aquelas pessoas vieram sem nada, não tinham nada e estavam morrendo. Os Ward pegaram imensas panelas para ferver água do lado de fora, usaram todos os seus recursos para alimentá-las, tratá-las. Na vastidão árida e isolada perto da fronteira mexicana, os dois não tinham ajuda da Cruz Vermelha, nem do Conselho de Defesa Nacional. Fizeram o que foi possível e, quando tudo acabou, voltaram para Kansas City. Ward voltara a atender.[40]

Houve outros como o casal Ward. Médicos, enfermeiras, cientistas cumpriram suas tarefas e o vírus os matou, ele os matou em tais números que cada edição semanal do *JAMA* estava literalmente repleta com páginas e mais páginas e mais páginas e mais páginas de nada além de breve obituários em letras miúdas.[41] Centenas de médicos morreram. Centenas. Outros também ajudaram.

Mas, como sabia Camus, o mal e as crises não fazem com que todos os homens se superem. A crise faz apenas com que se descubram. E alguns descobrem uma humanidade menos do que inspiradora.

Quando o pico da onda que devastou a Filadélfia começou a arrasar o resto do país, foi acompanhado pelo mesmo terror que silenciara as ruas por lá. A maioria dos homens e das mulheres sacrificavam e arriscavam suas vidas apenas em nome daqueles que amavam mais profundamente: um filho, uma esposa, um marido. Outros, que amavam principalmente a si mesmos, fugiam aterrorizados até mesmo dos familiares.

Entretanto, alguns fomentavam o terror, acreditando que culpar o inimigo — a Alemanha — poderia ajudar o esforço de guerra, ou talvez acreditando que a Alemanha era a responsável. O próprio Doane acusou "os agentes alemães (...) dos submarinos" de terem levado a gripe para os Estados Unidos. "Os alemães começaram epidemias na Europa e não há motivos para que seja diferente com os Estados Unidos."[42]

Outros, por todo o país, repetiam essas mesmas palavras. Starkville, no Mississippi, cidade de 3 mil habitantes em uma região montanhosa, foi construída em torno de uma serraria, de fazendas de algodão — não aquelas ricas e exuberantes plantações do Delta, mas em terra árida — e do Mississippi A&M Colegge (que agora é a Universidade do Estado do Mississippi). Servia de quartel-general para o dr. M. G. Parsons, representante do Serviço de Saúde Pública dos Estados Unidos para o nordeste do estado, que orgulhosamente informou Blue que fora bem-sucedido em fazer com que os jornais locais publicassem histórias que ele criava para ajudar o público "a formar um modo de pensar adequado".[43] Esse modo de pensar era o medo. Parsons queria criar o medo, acreditando que ele "preparava a mente pública para receber e cumprir nossas sugestões".[44]

Parsons conseguiu que a imprensa local dissesse: "O huno recorre ao assassinato indesejável de não combatentes inocentes (...) Foi tentado a disseminar a doença e a morte pelos germes e fez isso em casos verificados (...) Doenças transmissíveis são mais uma arma para ser usada atrás das linhas, em terra francesa, britânica ou americana."[45] Blue não repreendeu Parsons por fomentar o medo nem sugeriu que recorresse a outro artifício. Outra matéria nos jornais dizia: "Os germes estão chegando. Uma epidemia de gripe está se espalhando ou sendo espalhada (nos perguntamos qual a opção certa)."[46]

Tais acusações criaram comoção pública o suficiente para obrigar os laboratórios do Serviço de Saúde Pública a desperdiçarem tempo e energia valiosos investigando possíveis agentes de guerrilha biológica nas aspirinas Bayer. O território de Parsons fazia fronteira com o Alabama, e por lá um caixeiro-viajante da Filadélfia, chamado H.M. Thomas, foi preso sob suspeita de ser um agente alemão e disseminar a gripe — a morte. Thomas foi solto, mas em 17 de outubro, um dia após a gripe ter matado 759 pessoas na Filadélfia, seu corpo foi encontrado em um quarto de hotel com os pulsos cortados — e a garganta rasgada. A polícia qualificou sua morte como suicídio.[47]

Em toda a parte, como ocorria na Filadélfia, dois problemas se apresentavam: o cuidado com os doentes e a manutenção de algum tipo de ordem.

Em Cumberland, Maryland, uma cidade industrial no coração da região da mineração de carvão, à beira da ferrovia — onde era *possível* lançar uma pedra sobre o rio Potomac que aterrissaria na Virgínia Ocidental —, para prevenir a disseminação da doença, as escolas e as igrejas já haviam fechado, assim como todos os locais de reunião, e as lojas receberam ordens de fechar mais cedo. Mesmo assim, a epidemia explodiu no dia 5 de outubro. Ao meio-dia, o presidente da Cruz Vermelha local se encontrou com o tesoureiro do fundo de guerra da Cruz Vermelha e o chefe do Conselho de Defesa Nacional do lugar. A conclusão: "A questão parece estar muito fora de controle (...) Os relatos se espalhavam depressa de que 'Fulano ou 'Ciclano' tinham morrido sem um médico ou enfermeira por perto e era de fato uma situação de pânico."

Eles decidiram converter duas grandes construções na rua Washington em hospitais de emergência. A partir dali, um punhado de mulheres assumiu o comando, encontrando-se menos de uma hora depois dos homens. Cada uma tinha uma tarefa: juntar roupa de cama, suprimentos para higiene, utensílios de cozinha ou farinha. Trabalharam com rapidez. Na manhã seguinte, os hospitais se encheram de pacientes.

Cerca de 41% da população de Cumberland adoeceu. Mas os hospitais de emergência tinham apenas três enfermeiras. Os organizadores imploraram por mais enfermeiras. "Notificamos o Comitê de Saúde de que precisamos de mais enfermeiras, se desejamos prosseguir (...). No entanto, essa ajuda nunca se materializou, e até a data (...) 93 atendimentos, 18 mortes. A questão dos auxiliares é difícil. Simplesmente não há mais disponíveis."[48]

De volta a Starkville, Parsons se encontrou com o presidente da universidade, o comandante do exército dos alunos — todos os alunos tinham sido convocados para o exército — e médicos. "Tivemos uma discussão aberta sobre os perigos e as melhores ações a serem tomadas. Eles me garantiram que fariam todo o possível", comunicou a Blue em um telegrama.[49] Pediu e recebeu 15 mil panfletos, cartazes e circulares, mais do que a população somada de Starkville, Columbus e West Point. Mas ele e os demais conquistaram pouca coisa. Dos 1.800 alunos, mais da metade teria a gripe. Em 9 de outubro, Parsons "encontrou condições inacreditáveis, com todos no poder atordoados". Naquele momento, 800 alunos estavam doentes e 2% do total do corpo estudantil já tinha morrido — e muitas mortes ainda estavam por vir. Parsons constatou que "a gripe está em toda a região, na cidade, na aldeia, nos lares. As pessoas estão apavoradas, com motivos". Em West Point, cidade com 5 mil habitantes, 1.500 ficaram doentes ao mesmo tempo. Parsons confessou: "Pânico incipiente."[50]

Em El Paso, um representante do Serviço de Saúde Pública dos Estados Unidos informou a Blue: "Tenho a honra de informá-lo de que desde o dia 9 de outubro até está data houve 275 mortes de civis devido à gripe em El Paso. Não estão incluídos nesse número os civis empregados pelo governo e que morreram no hospital de Fort Bliss, nem os soldados (...). A cidade inteira está em pânico."[51]

No Colorado, as cidades nas montanhas San Juan não entraram em pânico. Encararam tudo com sombria seriedade. Elas tiveram tempo para se preparar. Guardas mantinham a cidade de Lake City livre da doença impedindo a entrada de qualquer pessoa. Silverton, com 2 mil habitantes, autorizou o fechamento dos negócios antes que um único caso emergisse. Mas o vírus se esgueirou, com fúria. Em uma única semana em Silverton, 125 pessoas morreram. A cidade de Ouray estabeleceu "uma quarentena com carabina", contratando guardas para impedir a entrada de mineiros de Silverton e Telluride. Mas o vírus também alcançou Ouray.[52]

Mas não Gunnison. Não era uma cidade minúscula ou isolada. Era cortada pela ferrovia, um centro de suprimentos para a região centro-oeste do estado, sede do Western State Teachers College. No início de outubro — muito antes de qualquer caso de gripe —, Gunnison e a maioria das cidades vizinhas emitiram ordens de fechamento e de proibição de aglomerações públicas. Depois, Gunnison decidiu se isolar por completo. Policiais bloqueavam todas as estradas. Os condutores de trem avisavam a todos os passageiros que se alguém pusesse o pé na plataforma em Gunnison para esticar as pernas seria preso e ficaria em quarentena por cinco dias. Dois homens de Nebraska que queriam atravessar a cidade de carro para ir ao condado vizinho desafiaram o bloqueio e foram parar na cadeia. Nesse ínterim, a cidade de Sargents, nos arredores, teve seis mortes em um único dia — em uma população total de 130 habitantes.[53]

No início da epidemia, ainda no dia 27 de setembro — parecia ter sido anos antes —, o jornal de Wisconsin, *Jefferson County Union*, relatara a verdade sobre a doença e o general encarregado do Departamento de Moral do exército decretava que a reportagem era "prejudicial aos ânimos" e a remeteu para autoridades de policiamento para que "tomassem qualquer iniciativa que julgarem apropriada", inclusive processo criminal.[54] Naquele momento, depois de semanas de mortes e com o fim da guerra, o *Gunnison News-Chronicle*, ao contrário de praticamente todos os outros jornais do país, não brincava e avisava: "Essa doença não é uma piada, um motivo de troça, mas sim uma terrível calamidade."[55]

Gunnison escapou sem uma morte.

Nos Estados Unidos, a guerra estava *lá longe*. A epidemia estava *aqui*.

"Mesmo que houvesse guerra...", recordava-se Susanna Turner, da Filadélfia. "A guerra se encontrava distante de nós, sabe (...) do outro lado (...). Essa malignidade, ela estava bem nas nossas portas."[56]

As pessoas a temiam e odiavam, aquele elemento estrangeiro em seu meio. Estavam dispostas a eliminá-lo a qualquer custo. Em Goldsboro, na Carolina do Norte, Dan Tonkel recordou: "Nós tínhamos medo de respirar, os teatros estavam fechados, então não havia aglomerações. (...) Você tinha a sensação de estar caminhando sobre ovos, tinha medo até de sair. Não podia brincar com os amigos, os colegas, os vizinhos, tinha que ficar em casa e ser cuidadoso. O medo era tão grande que as pessoas não saíam de casa. Tinham medo de conversar. Era quase como se dissessem 'não respirem na minha cara, não olhem para mim'. (...) Nunca se sabia, de um dia para o outro, quem seria o próximo na lista dos mortos. (...) Era a parte mais terrível, as pessoas morriam bem depressa."[57]

O pai dele era dono de uma loja. Quatro das oito vendedoras morreram. "Os fazendeiros pararam de cuidar da terra, os lojistas pararam de vender mercadorias e tudo acabou mais ou menos fechado, enquanto prendíamos a respiração. Todo mundo prendia a respiração." Seu tio Benny tinha 19 anos e morava com a família até ser convocado e partir para Fort Bragg, que o mandou para casa quando ele se apresentou. A base estava recusando todos os novos convocados. Tonkel lembra-se de que os pais não queriam permitir que Benny voltasse para casa. "Benny, não sabemos o que fazer com você", disseram. "Pois bem, o que posso fazer. Aqui estou", respondeu o tio. Deixaram que ele entrasse. "Estávamos amedrontados, sem dúvidas, estávamos amedrontados."[58]

Em Washington D. C., William Sardo dizia: "As pessoas ficavam afastadas. (...) Não havia vida social, você não tinha vida social, não tinha vida escolar, não tinha vida na igreja, não tinha nada. (...) Destruiu toda a vida familiar e comunitária. As pessoas tinham medo de se beijar, medo de fazer refeições juntas, estavam com medo de fazer qualquer coisa que envolvesse contato pois era assim que se pegava a gripe. (...) Destruía todos aqueles contatos e destruía a intimidade que existia entre as pessoas.

(...) Você vivia com medo porque havia morte à sua volta, vivia cercado pela morte. (...) Quando não sabia se veria o dia seguinte quando o sol se pusesse. Aniquilava famílias inteiras desde o início do dia, pela manhã, até a hora de dormir, de noite — famílias inteiras desapareceram por completo, sem que sobrasse uma alma, e isso não acontecia apenas de forma intermitente, acontecia com todo mundo na vizinhança, era uma experiência apavorante. Devia ser chamada, com toda justiça, de uma peste porque era isso mesmo. (...) Você ficava de quarentena, era o que acontecia, por causa do medo, era tudo tão rápido, tão súbito. (...) Havia uma aura de medo constante e se vivia nela desde que se acordava, pela manhã, até a hora de se deitar, à noite."[59]

Em New Haven, Connecticut, John Delano relembrou o mesmo medo isolador: "Normalmente, quando alguém adoecia naqueles tempos, os pais, as mães levavam comida para as outras famílias, mas daquela vez foi diferente. (...) Ninguém entrava, ninguém aparecia com comida, ninguém vinha visitar."[60]

Prescott, no Arizona, tornou ilegal os apertos de mão.[61] No condado de Perry, no Kentucky, nas montanhas onde os homens cavavam a terra em busca de carvão ou arranhavam a superfície tentando plantar alguma coisa, apesar do solo fértil ter apenas alguns centímetros de profundidade, um condado de pessoas duras, onde os laços familiares eram firmes, onde homens e mulheres eram leais e matariam em nome do orgulho e da honra, o presidente da Cruz Vermelha local implorou por ajuda, relatando "centenas de casos no alto das montanhas, que se encontravam inacessíveis".[62] Estavam inacessíveis não apenas porque o condado quase não tinha estradas. Os leitos dos rios na época da seca serviam de estrada e, quando enchiam, o transporte era inviável. Era mais do que isso: "Pessoas morrendo de fome, não por falta de comida, mas porque aqueles que estavam bem entraram em pânico e não se aproximavam dos doentes. Nas famílias atingidas os mortos ficavam abandonados."[63] Ofereceram 100 dólares para que médicos viessem e atendessem durante uma hora. Nenhum apareceu. Até um funcionário da Cruz Vermelha, Morgan Brawner, chegou ao condado num sábado e partiu no domingo, aterrorizado. Tinha motivos para sentir medo: em algumas áreas, a mortalidade entre civis chegara a 30%.[64]

Em Norwood, Massachusetts, um historiador entrevistou os sobreviventes anos depois. Um homem, um menino que entregava jornais em

1918, recordou que o gerente "dizia para mim que deixasse o dinheiro sobre a mesa e aplicava um spray nele antes de tocá-lo". Outro sobrevivente disse: "Não havia muitas visitas. (...) Ficávamos sozinhos." E outro: "Sabe, ele trazia qualquer coisa que meu pai tivesse necessidade e deixava na porta. Ninguém entrava na casa do outro." E mais: "Tudo parou. (...) Não tínhamos permissão de passar pela porta. Tínhamos que nos afastar das pessoas." "Um tira, um sujeito robusto (...) aproximou-se da casa e pregou uma grande placa branca, e nela se lia GRIPE em letras vermelhas. E pregaram na porta." Uma placa deixava a família ainda mais isolada. E segundo outro sobrevivente: "Eu ia pela rua, caminhava pela rua com a mão cobrindo os olhos, pois havia tantas casas com tecido preto preso diante da porta." "Era aterrorizante. Não era apenas o medo de sucumbir à doença, mas aquela sensação sinistra das pessoas indo embora à sua volta."[65]

No condado de Luce, no Michigan, uma mulher cuidava do marido e de três meninos, "quando adoeceu", relatou um integrante da Cruz Vermelha. "Nenhum de seus vizinhos iria ajudar. Fiquei a noite inteira e, pela manhã, telefonei para a irmã da mulher. Ela veio, bateu no vidro da janela mas se recusou a falar comigo até se encontrar em uma distância segura. (...) Não pude fazer nada pela mulher (...) exceto chamar o sacerdote."[66]

Monument e Ignacio, no Colorado, fizeram mais do que proibir todas as aglomerações públicas. Proibiram que os consumidores entrassem nas lojas. As lojas ficaram abertas, mas os compradores gritavam os pedidos do lado de fora, depois esperavam pelos pacotes serem jogados.

Colorado Springs colocou placas nas casas com letreiros que diziam "Doença".[67]

Em nenhum setor industrial os trabalhadores ouviam mais sobre patriotismo, sobre a importância de seu trabalho para o esforço de guerra como os soldados na linha de frente e na construção naval. Nem havia outro setor em que os trabalhadores recebessem tantos cuidados. Em todos os estaleiros, os copos de água comuns foram destruídos e substituídos por dezenas de milhares de copos de papel. Hospital e instalações foram providenciados de antemão, forneceu-se vacina contra a gripe e talvez fosse o único ramo em que enfermeiras e médicos sobravam. Como resultado, segundo um representante do Serviço de Saúde Pública, "não há motivo para acreditar que muitos homens se ausentariam do trabalho pelo pânico ou pelo medo da doença, pois nosso programa educacional se preocupou em evitar que se amedrontassem. Eles aprenderam que estavam mais seguros no trabalho do que em qualquer outro lugar".[68]

Naturalmente, não eram pagos a não ser que fossem trabalhar. Mas em dezenas de estaleiros da Nova Inglaterra, os registros de absenteísmo eram notáveis. No L.H. Shattuck Company, 45,9% dos trabalhadores ficaram em casa. No George A. Gilchrist, foi 54,3%. Em Freeport Shipbuilding, 57%. Em Groton Iron Works, 58,3%.[69]

A quase 4.200 quilômetros de distância, situava-se Phoenix, no Arizona. No início da epidemia, seus jornais se comportaram como os outros jornais, dizendo pouco, reconfortando, insistindo que o medo era mais perigoso do que a doença. Mas o vírus permaneceu ali mais tempo do que em outros lugares, até que, enfim, a imprensa exprimiu medo. Em 8 de novembro, o *Arizona Republican* alertava: "O povo de Phoenix está enfrentando uma crise. A [epidemia] alcançou proporções tão sérias que é o nosso primeiro problema. (...) Quase todos os lares da cidade foram atingidos pela peste. (...) Homens e mulheres sem medo [precisam] servir à causa da humanidade."[70]

Faltavam três dias para o fim da guerra e vários alarmes falsos de paz foram anunciados. No entanto, era extraordinário que o jornal chamasse a gripe de "primeiro problema" enquanto a guerra prosseguia. E por fim a cidade formou um "comitê de cidadãos" para cuidar do problema.

No Arizona, os comitês de cidadãos eram levados a sério. Um ano antes 1.500 membros armados de uma "Liga de Proteção dos Cidadãos" colocaram 1.221 mineiros grevistas em vagões e carros usados para transportar gado, abandonando-os sem comida nem água num ramal da ferrovia no meio do deserto, depois da fronteira com o Novo México. Em Phoenix, outro "comitê de cidadãos" perseguia aqueles que relutavam em comprar bônus de guerra, dando o exemplo com enforcamentos simbólicos nas ruas principais. Um homem se recusou a comprar bônus por questões religiosas e teve seu enforcamento simbólico com um cartaz que dizia "H. G. Saylor, renegado amarelo. (...) Tem condições mas não vai comprar títulos de guerra!" Saylor teve sorte. O comitê também prendeu o carpinteiro Charles Reas, amarrou suas mãos nas costas, pintou o rosto dele de amarelo e o arrastou pelas ruas do centro de Phoenix com um cartaz dizendo "com essa exceção, somos 100%".[71]

O comitê de cidadãos para a gripe tomou iniciativas parecidas. Deu poderes a uma força policial especial e também convocou todos os "cidadãos patrióticos" para cumprir os regulamentos contra a gripe, exigindo inclusive que todas as pessoas usassem máscaras em público, prendendo qualquer um que cuspisse ou tossisse sem cobrir a boca, ditando que os negócios (aqueles que ainda estavam abertos) deixassem cerca de 35 metros cúbicos de ar para cada cliente e interrompendo todo o tráfego para a cidade. A entrada era permitida apenas para aqueles "com negócios autênticos por lá". Logo o *Republican* descreveu "uma cidade de mascarados, uma cidade tão grotesca quanto um baile de carnaval".[72]

No entanto — por ironia —, a gripe tocou Phoenix com leveza, em comparação com outras regiões. O pânico veio de qualquer modo. Os cães contavam a história de terror, mas não com seus latidos. Houve boatos dizendo que eles transmitiam a gripe. A polícia começou a matá-los nas ruas. E as pessoas começaram a matar os próprios cães, os animais que amavam, e se não tinham coragem os entregavam à polícia para serem sacrificados. "Com essa taxa de mortalidade de causas não naturais, Phoenix ficará sem cães", informou a *Gazette*.[73] De volta a Filadélfia, Mary Volz morava perto de uma igreja. Sempre amara "ouvir o repicar dos sinos, ressoando com tanto júbilo". Mas naquele momento, com intervalo de poucos minutos, as pessoas entravam na igreja carregando um caixão, partiam, "e então voltavam com outro caixão". Cada vez que isso acontecia, os sinos tocavam. "Os sinos eram minha alegria e então vinha aquele 'BONG! BONG! BONG!'. Eu ficava apavorada, doente na minha cama ouvindo aquele 'BONG! BONG! BONG!'. Será que o sino vai tocar por mim?"[74]

A guerra estava lá longe. A epidemia estava aqui. A guerra acabou. A epidemia prosseguiu. O medo cobriu todo o país como se fosse um cobertor gelado. "Alguns dizem que o mundo acabará em fogo, gelo/também é ótimo/ e bastaria", escreveu Robert Frost em 1920.[75]

Um relatório interno da Cruz Vermelha americana concluiu: "Um medo e um pânico da gripe, semelhante ao terror durante a Idade Média em relação à peste bubônica, têm prevalecido em muitas partes do país."[76]

CAPÍTULO TRINTA

TELEGRAMAS NÃO PARAVAM de chegar na Cruz Vermelha e no Serviço de Saúde Pública, exigindo, implorando, suplicando por ajuda. De Portsmouth, Virgínia, "Precisamos com urgência de dois médicos de cor, envie candidatos nessas condições."[1] De Carey, Kentucky: "As minas de carvão federais exigem ajuda imediata contra a gripe. (...) Respondam imediatamente." De Spokane, Washington: "Necessidade urgente de quatro enfermeiras para trabalhar com outras fornecidas pela Cruz Vermelha local."[2]

As demandas não puderam ser atendidas. As respostas voltavam. "Não há médicos de cor disponíveis."[3] "É quase impossível o envio de enfermeiras. Todas necessárias localmente."[4] "Chamem voluntários locais com inteligência e experiência prática."

A impossibilidade de atender as demandas não advinha da falta de esforço. Os trabalhadores da Cruz Vermelha iam de casa em casa,[5] em busca de qualquer um com experiência em enfermagem. E quando encontravam alguém, iam atrás dessa pessoa. Josey Brown, enfermeira, assistia a um filme em um cinema em St. Louis quando as luzes se acenderam, a tela ficou em branco, e um homem apareceu no palco anunciando que a Josey Brown deveria se dirigir à bilheteria. Lá, ela encontrou um telegrama mandando que se apresentasse no Great Lakes Naval Training Station.[6]

O *JAMA* repetidas vezes — às vezes duas vezes na mesma edição — publicou "uma convocação urgente de médicos para ajudar nas localidades onde a epidemia está com uma severidade incomum. (...) Este serviço é um privilégio patriótico tão claro quanto servir no Corpo Médico do exército ou da marinha. (...) Como a convocação é imediata e urgente, sugere-se que qualquer médico que se sinta capaz de fazer parte desse trabalho envie um telegrama para o administrador-geral da saúde, no Serviço de Saúde Pública dos Estados Unidos, Washington, D.C."[7]

Por mais que surgissem voluntários, nunca era o suficiente.

Enquanto isso, os médicos tentavam de tudo — *tudo mesmo* — para salvar vidas. Conseguiam aliviar alguns sintomas. Tinham condições de lidar com a dor usando de aspirina a morfina. Eram capazes de controlar a tosse, pelo menos até um grau, com codeína e, dizem, heroína. Davam atropina, digitalina, estricnina e epinefrina como estimulantes. Davam oxigênio.

Algumas tentativas de tratamento que iam além do alívio dos sintomas tinham base em sólidos fundamentos científicos, apesar de ninguém tê-las aplicado naqueles casos de gripe. Houve a abordagem de Redden, em Boston, baseada nos experimentos de Lewis com a poliomielite. Tal abordagem, com variações, foi aplicada por todo o mundo.

E havia tratamentos menos fundamentados pela ciência. Pareciam lógicos. Eram lógicos. Mas o raciocínio também era desesperado, o raciocínio de um médico disposto a experimentar qualquer coisa, o raciocínio que misturava desvarios ou milhares de anos de prática e poucas décadas de método científico. Periódicos médicos de primeira linha rejeitaram artigos sobre supostas terapias que pareciam mais estranhas e ridículas, mas publicavam qualquer coisa que parecesse fazer o mínimo sentido. Não havia tempo para que os estudos fosse revisados, não havia tempo para uma análise cuidadosa.

O *JAMA* publicou o trabalho de um clínico que alegou: "A infecção foi prevenida em praticamente 100% dos casos quando [meu] tratamento foi usado de modo adequado."[8] A abordagem tinha lógica. Ao estimular a produção de muco, esse médico esperava ajudar uma das primeiras linhas de defesa do corpo humano, impedindo que qualquer patógeno se ligasse à membrana mucosa. Então, ele misturava produtos químicos em pó que provocavam irritação e os soprava no aparelho respiratório superior para aumentar o fluxo de muco. A teoria parecia boa. Talvez até funcionasse enquanto o muco fluía.

Um médico da Filadélfia teve outra ideia, lógica e mais ampla, e escreveu no *JAMA* que "quando o sistema está saturado de alcalinos, o material não favorece o crescimento bacteriano".[9] Assim, ele tentava alcalinizar todo o corpo. "Empreguei de maneira uniforme, e sempre com bons resultados, a saturação de citrato de potássio e bicarbonato de sódio pela boca, vísceras e pele. (...) Os pacientes devem deixar de lado [*sic*] o alívio sedutor do ácido acetilsalicílico [aspirina]. (...) Minha experiência muito bem-sucedida com esta epidemia não pode ser descartada como acidental ou singular. (...) Insisto para que haja testes empíricos imediatos. Pesquisas laboratoriais ou clínicas adicionais podem acontecer mais tarde."

Os médicos injetavam a vacina contra tifo nos pacientes,[10] pensando — ou esperando — que ela poderia, de algum modo, reforçar o sistema imunológico de modo geral, embora a especificidade da resposta imune fosse bem compreendida. Alguns afirmavam que funcionava. Outros aplicavam todas as vacinas conhecidas, seguindo a mesma teoria. O quinino funcionava em uma doença: a malária. Muitos trataram seus pacientes de gripe com quinino apenas por desespero.

Outros se convenciam de que encontraram a cura, independentemente dos resultados. Um clínico de Montana relatou seu tratamento experimental para o *New York Medical Journal*: "Os resultados têm sido favoráveis." Ele experimentou o tratamento em seis pessoas. Duas morreram. Mesmo assim, ele insistia: "Nos quatro casos de recuperação, os resultados foram imediatos e certeiros."[11]

Dois pesquisadores da Universidade de Pittsburgh não apresentavam um raciocínio melhor. Eles acreditavam ter aprimorado a técnica que Resden adotara de Flexner e Lewis. Trataram de 47 pacientes, vinte morreram.[12] Subtraíram sete mortes, defendendo que as vítimas receberam a terapia tarde demais. Ainda sobravam treze mortos entre os 47 tratados. No entanto, consideravam um sucesso.

Um médico aplicou água oxigenada por via intravenosa em 25 pacientes com severa crise pulmonar, acreditando que levaria oxigênio ao sangue.[13] Treze se recuperaram, os outros doze morreram. Ele também considerou ter tido sucesso: "A anoxemia teve benefícios notáveis e a toxemia pareceu ser superada em muitos casos."

Ao mesmo tempo, muitos de seus colegas tentaram outros tratamentos estranhos e também alegaram sucesso. Muitos realmente acreditavam nisso.

Os homeopatas acreditavam que a epidemia demonstrava sua superioridade diante dos "alopatas". O *Journal of The American Institute for*

Homeopathy afirmava que as vítimas tratadas por médicos comuns tinham uma mortalidade de 28,2% — um absurdo: se fosse assim, só nos Estados Unidos teriam ocorrido milhões de mortes —, e que alegavam 26 mil pacientes tratados por homeopatia, recebendo principalmente a droga à base de uma erva chamada gelsemium, tinham taxa de mortalidade de 1,05%, com muitos homeopatas garantindo não haver nenhuma morte entre seus milhares de pacientes. Mas os resultados eram informados pelos próprios médicos, facilitando demais uma racionalização que eliminava quem havia morrido sob seus cuidados — retirando da amostra, por exemplo, qualquer paciente que, contrariando seus conselhos, tomara aspirinas, considerada um veneno pelos homeopatas.[14]

Não era nada diferente em outras partes do mundo. Na Grécia, um médico usou emplastros de mostarda para criar bolhas na pele dos pacientes, para depois drená-las, misturando o fluído com morfina, estricnina e cafeína e injetando de volta. "O efeito era aparente de imediato e de 36 a 48 horas, ou mesmo em 12 horas, a temperatura cedia e estado geral melhorava."[15] Mas a taxa de mortalidade de seus 234 pacientes era de 6%.

Na Itália, um médico aplicava injeções intravenosas de cloreto de mercúrio. Outro esfregava creosote, um desinfetante, nas axilas — onde se encontram os linfonodos, postos avançados dos glóbulos brancos do sangue espalhados pelo corpo, sob a pele. Um terceiro insistia que enemas de leite morno com uma gota de creosote, a cada doze horas para cada ano de idade, preveniam a pneumonia.

O Gabinete de Guerra, na Grã-Bretanha, publicou recomendações para terapia em *The Lancet*.[16] Eram bem mais específicas do que qualquer orientação nos Estados Unidos e, provavelmente, aliviavam alguns sintomas. Para o sono, vinte grãos de brometo, opiáceos para a tosse e oxigênio para a cianose. As recomendações alertavam que a venessecção raramente trazia benefícios, que o álcool era valioso, mas que um pouco era ganho ao ministrar alimentos. Para dor de cabeça: antipirina e ácido salicílico — aspirina. Para estimular o coração: estricnina e digitalina.

Na França, o ministério da Guerra só procurou pela ajuda da Académie des Sciences em meados de outubro. Para evitar a doença, alguns médicos e cientistas aconselhavam o uso de máscaras. Outros insistiam que o arsênico ajudaria na prevenção. Para o tratamento, o Pasteur Institute desenvolveu um soro antipneumocócico a partir de cavalos, bem como um soro derivado de sangue de pacientes que se recuperaram. (As comparações demonstraram que o soro de Cole e Avery era bem superior). Insistia-se em qualquer coisa que pudesse diminuir a febre. Recomendavam-se estimulantes para o coração. Assim como "revulsões" que purgavam o corpo. O azul de metileno, uma tintura usada para marcar as bactérias e torná-las mais visíveis sob o microscópio, foi experimentado apesar da sua conhecida toxicidade, na esperança de liquidar bactérias. Outros médicos injetavam soluções metálicas no músculo, para serem absorvidas gradualmente pelo corpo, ou de modo intravenoso. (Um médico que fazia as injeções intravenosas admitia que o tratamento era "um pouco brutal".) A terapia com ventosas era recomendada — empregando uma chama para absorver o oxigênio e criar um vácuo num recipiente de vidro e depois colocando-o no corpo, teoricamente para retirar os venenos. Um médico de destaque encorajava a "sangria imediata"[17] de mais de 470 mililitros de sangue, diante dos primeiros sinais de edema pulmonar e cianose, junto com o ácido acetilsalicílico. E não estava sozinho na prescrição das sangrias. Um clínico recomendou a volta à "medicina heroica", que defendia que, quanto mais o médico fizesse, mais o corpo era estimulado a reagir. Na doença como na guerra, dizia ele, o combatente deve tomar a iniciativa.[18]

Pelo mundo afora, centenas de milhões — provavelmente dezenas de milhões só nos Estados Unidos — não se consultaram com médicos ou enfermeiras, e experimentavam todo tipo de medicina popular ou remédio fraudulento disponível ou imaginável. Bolas de cânfora com alho foram penduradas no pescoço das pessoas. Outros gargarejavam com desinfetantes, deixavam o ar gelado varrer suas casas ou fechavam bem as janelas e superaqueciam os cômodos.

Anúncios enchiam os jornais, às vezes compostos na mesma letra das notícias — dificultando a distinção — ou em letras enormes que tomavam a página. A única coisa que compartilhavam: todos declaravam com confiança que *havia* um modo de deter a gripe, que *havia* um modo de sobreviver. Algumas afirmações eram simples como um anúncio de sapataria. "Um modo de evitar a gripe é manter os pés secos."[19] Algumas eram complexas como "Fazer uma máscara de gás kolynos para combater a gripe espanhola ao ser exposto à infecção".

Todos usavam o medo. "Como prevenir infecção da gripe espanhola (...). O responsável pela saúde do exército americano insiste para manter sua boca limpa (...) [use] algumas gotas de SOZODONT líquido." "Ajude o Comitê de Saúde a vencer a gripe espanhola desinfetando sua casa (...) Desinfetante Lysol." "Para a GRIPE (...) você está seguro quando toma Father's John Medicine." "Influ-BALM evita a gripe espanhola." "Alerta especial ao público, consultas telefônicas de médicos de Minneapolis e de leigos, além de cartas de muitas partes da América estão chegando em nosso escritório sobre o uso de Benetol, (...) um poderoso baluarte para a prevenção e o tratamento da gripe espanhola (...)."[20] "A gripe espanhola — o que é e como deve ser tratada: (...) sempre chame um médico/Não entre em pânico (...) Não se deve entrar em pânico — a gripe em si tem um percentual baixíssimo de vítimas fatais. (...) Use Vicks VapoRub."[21]

Até meado de outubro, vacinas preparadas pelos melhores cientistas surgiram em toda parte. Em 17 de outubro, o comissário de saúde da cidade de Nova York, Royal Copeland, anunciou que "a vacina contra a gripe descoberta pelo dr. William H. Park, diretor do City Laboratories, foi suficientemente testada para garantir sua recomendação como agente preventivo". Copeland garantiu ao público que "praticamente todas as pessoas vacinadas [eram] imunes à doença".[22]

Na Filadélfia, em 19 de outubro, o dr. C.Y. White, bacteriologista do laboratório municipal, entregou 10 mil doses de uma vacina baseada no trabalho de Paul Lewis, com outras 10 mil doses por vir.[23] Era "multivalente", feita com vários tipos de bactérias mortas, inclusive o bacilo da gripe, dois tipos de pneumococo e várias cepas de estreptococos.

Naquele mesmo dia, entrou em circulação uma nova edição do *JAMA*. Estava recheada de informações sobre a gripe, inclusive com uma avaliação preliminar da experiência com vacinas em Boston. George Whipple, outro apadrinhado de Welch, que receberia mais tarde o prêmio Nobel, concluiu: "O peso das evidências estatísticas que fomos capazes de acumular indicam que o uso da vacina contra a gripe que investigamos não traz benefícios financeiros."[24] Ao escrever "benefícios", Whipple queria dizer que as vacinas testadas não promoviam uma cura. Mas prosseguiu: "A evidência estatística, até onde vai, indica uma probabilidade de que o uso dessa vacina tenha algum valor profilático."

Não se podia dizer que ele apoiava a declaração de Copeland, mas pelo menos fornecia alguma esperança.

O Serviço de Saúde Pública não fez qualquer esforço para produzir ou distribuir qualquer vacina ou tratamento para civis. Apesar dos muitíssimos pedidos recebidos, não tinha nada a oferecer.

A Army Medical School [Escola Médica do Exército], que agora é o Armed Forces Institute of Pathology [Instituto de Patologia das Forças Armadas], em Washington, fez um esforço colossal para produzir uma vacina. Era necessário. No Walter Reed Hospital, do próprio exército, também em Washington, a mortalidade para aqueles que evoluíam para a pneumonia alcançava 52%.[25] Em 25 de outubro, a vacina ficou pronta.[26] A administração de saúde informou a todos os médicos da base: "O valor da vacinação contra alguns dos organismos mais importantes que dão origem à pneumonia pode ser considerado como estabelecido (...). Agora o exército disponibilizou para todos os oficiais, alistados e empregados civis uma lipovacina contendo pneumococos tipo I, II e III."

O exército distribuiu dois milhões de doses dessa vacina nas semanas seguintes. Isso mostrou um enorme triunfo de produção. Anteriormente, um cientista britânico de destaque tinha declarado ser impossível para o governo a produção de até mesmo 40 mil doses em curto prazo. Mas a vacina ainda protegia apenas contra as pneumonias causadas por pneumococos tipo I e II, e chegava tarde demais. Àquela altura, a doença já havia acometido quase todos os acantonamentos. Quando médicos civis, de Nova York até a Califórnia, imploraram ao exército pela vacina, a resposta era que o exército, de fato, produzira "uma vacina para prevenir a pneumonia, que não estava disponível para distribuição".[27] O exército temia um recrudescimento entre os soldados, e tinha bons motivos para isso.

A Army Medical School também produzira uma vacina contra *B. influenzae*, mas sobre ela o gabinete de Gorgas falava com mais cautela: "Diante da possível importância etiológica do bacilo *influenzae* na atual epidemia, uma vacina salina foi preparada pelo exército e está disponível para todos os oficiais, alistados e civis empregados pelo exército. A eficácia da vacina para o bacilo *influenzae* (...) ainda se encontra em estágio experimental."[28]

Essa declaração não foi feita em público. O mesmo acontecia com um cauteloso editorial do *JAMA*: "Infelizmente, ainda não temos um soro específico ou outro meio específico para a cura da gripe, nem vacinas específicas para a prevenção. Essa é a verdade, apesar de todas as alegações e propagandas nos jornais e em todas as partes declarando o contrário (...).

Os médicos não devem perder a cabeça e fazer mais promessas do que os fatos garantem. Esse alerta se aplica em especial às autoridades de saúde em seu trato com o público." Quase todas as edições continham um aviso semelhante: "Nada deve ser feito na profissão médica que possa promover uma esperança vã no público, a ser seguida por decepção e desconfiança na ciência e na profissão médicas."[29]

O *JAMA* representava a American Medical Association (AMA) [Associação Médica Americana]. Os líderes da AMA trabalharam por décadas para trazer os padrões científicos e o profissionalismo para a medicina. Os sucessos que tiveram nesse quesito eram recentes. Não queriam destruir a confiança que acabavam de estabelecer. Não queriam que a medicina se tornasse a zombaria que havia sido pouco tempo antes.[30]

Nesse intervalo, os clínicos continuavam a experimentar as medidas mais desesperadas. Vacinas continuavam a ser produzidas em grandes números — dezoito tipos diferentes somente em Illinois.[31] Ninguém tinha uma ideia concreta sobre sua eficiência. Tinham apenas esperança.

Mas a realidade da doença foi expressa pela recitação dos eventos durante a epidemia em Camp Sherman, Ohio, o campo com a maior taxa de mortalidade. Seus médicos seguiam o tratamento padrão para a gripe recomendado por Osler nas mais recentes edições de seu livro-texto — aspirina, repouso, gargarejo e "pós de Dover", que eram uma combinação de ipeca para induzir o vômito e de ópio para aliviar a dor e a tosse. Para complicações com pneumonias padrão, seguiam "as recomendações habituais de dieta, ar fresco, repouso, purgação branda e eliminação (...). Todos os casos foram *digitalinizados*" — digitalina prescrita em doses máximas para estimular o coração — "e confiamos que sal de cafeína solúvel ajude na estimulação rápida. Estricnina em grandes doses hipodérmicas tinha um valor particular na astenia existente".[32]

Em seguida, porém, relataram sua impotência diante do muito frequente "edema pulmonar inflamatório agudo", que nos dias de hoje seria chamado de SDRA (síndrome de desconforto respiratório agudo). "Isso apresentava um novo problema no tratamento. Os princípios de tratamentos empregados no edema pulmonar incidente à dilatação do coração, embora aparentemente não indicados para a condição em questão, foram empregados. Digitalina, um sal duplo de cafeína, morfina e venissecção — sangria, de novo — "não dispunham de valor significativo (...). O oxigênio ajudava de forma temporária. Drenagem postural realizada não influenciava o resultado final. Solução pituitária, de modo hipodérmico, foi sugerida pela similaridade dessa condição aos resultados do envenenamento por gás. Não houve benefícios com seu uso."[33]

Tentaram de tudo, tudo que conseguiam conceber, até que tiveram piedade e pararam, abandonando alguns dos tratamentos mais brutais — e inúteis — que haviam experimentado "em respeito ao caráter heroico [deles]". A essa altura, já haviam visto heroísmo suficiente dos soldados moribundos. Finalmente estavam dispostos a permitir que partissem em paz. Para combater aquele estado, só podiam concluir que "nenhuma medida especial estava disponível".

Nenhum remédio ou vacina desenvolvidos na época conseguiam prevenir a gripe. As máscaras usadas por milhões de pessoas eram inúteis e não preveniam a gripe. A única coisa que funcionava era evitar a exposição ao vírus. Nos dias de hoje, nada cura a gripe, embora as vacinas possam fornecer uma proteção significativa — e estejam longe de serem completas —, e diversas drogas antivirais sejam capazes de mitigar sua severidade.

Lugares que se isolaram — como Gunnison, no Colorado, e algumas instalações militares nas ilhas — escaparam. Mas as ordens de fechamento emitidas pela maioria das cidades não impediam a exposição. Não foram radicais o suficiente. Fechar bares, teatros e igrejas não tinha qualquer efeito quando um número significativo de pessoas continuava a pegar bondes, a ir para o trabalho, a fazer compras na mercearia. Mesmo nos lugares em que o medo fechou as portas dos negócios, onde os donos das lojas e os clientes se recusavam a ficar cara a cara e deixavam os pedidos na calçada, ainda havia interação demais, não interrompia a cadeia da infecção. O vírus era eficiente demais, explosivo demais, bom demais no que fazia. No final das contas, ele fez o que quis por todo o mundo.

Era como se o vírus fosse um caçador. Perseguia a humanidade. Encontrou com facilidade o homem nas metrópoles, mas não se satisfez. Seguiu-o nas cidades menores, depois nos vilarejos, em cada lar. Procurou o homem nos mais distantes cantos do planeta. Perseguiu-o nas florestas, encontrou seus rastros na selva, foi atrás dele no gelo. E naqueles confins mais recônditos, naqueles lugares tão inóspitos que mal permitiam a presença humana, naqueles lugares em que quase não havia civilização, o homem não estava a salvo do vírus. Ele estava era mais vulnerável.

No Alasca, os brancos de Fairbanks se protegeram. Sentinelas guardavam todas as trilhas e cada pessoa que entrava na cidade precisava passar por uma quarentena de cinco dias.[34] Os esquimós não tiveram tanta sorte. Um veterano representante da Cruz Vermelha avisou que sem "imediata assistência médica a raça" poderia ser "extinta".[35]

A Cruz Vermelha não tinha recursos disponíveis, nem os fundos territoriais do governo. O governador do Alasca foi para Washington para implorar por 200 mil dólares ao congresso — em comparação ao 1 milhão de dólares dado ao Serviço de Saúde Pública para cuidar de todo o país. Um senador perguntou por que o território não poderia gastar nada dos 600 mil dólares de seu tesouro. O governador respondeu: "O povo do Alasca considera que o dinheiro arrecadado com impostos, pagos pelas pessoas brancas do Alasca, deve ser gasto com melhorias para o território. Precisam muito que o dinheiro vá para estradas (...). Querem que os índios do Alaska sejam colocados em paridade com os índios de outras partes dos Estados Unidos, que são cuidados pelo governo dos Estados Unidos."[36]

Ele obteve 100 mil dólares. A marinha forneceu o barco carvoeiro USS *Brutus* para uma expedição de assistência. Em Juneau, a comitiva se dividiu e passou para barcos menores, para visitar os vilarejos.

Coisas terríveis foram descobertas. Terríveis mesmo. Em Nome, 176 dos 300 esquimós morreram.[37] Mas ficaria pior. Um médico visitou dez aldeias minúsculas e descobriu que "três foram eliminadas; as demais têm uma média de 85% de mortes (...). Os sobreviventes em geral são crianças (...) provavelmente 25% desse número morreram congeladas antes da chegada de auxílio".[38]

Uma expedição posterior se seguiu, financiada pela Cruz Vermelha, dividindo-se pelas ilhas Aleutas em seis grupos, com dois médicos e duas enfermeiras cada um, depois embarcando em outros navios e dispersando.

O primeiro grupo desembarcou numa aldeia pesqueira chamada Micknick. Ele chegou tarde demais. Somente seis adultos sobreviveram. Haviam morrido 38 adultos e 12 crianças. Uma casinha fora convertida em orfanato para 15 crianças. O grupo atravessou o rio Naknek até um vilarejo com uma fábrica de conservas de frutos do mar. Antes da epidemia, 24 esquimós adultos moravam lá — 22 tinham morrido e a vigésima terceira morte ocorreu um dia após a chegada da expedição. Sobreviveram 16 crianças que ficaram órfãs. Na baía de Nushagak, a Peterson Packing Company estabelecera uma sede administrativa e armazéns. As enfermeiras entravam em casebre após casebre. "A epidemia de gripe foi muito severa nesse local, com a sobrevivência de poucos adultos. Ao fazer uma busca, os drs. Healy e Reiley encontraram alguns nativos ainda de cama (...). Os médicos trabalharam com a maior dedicação possível, mas a ajuda chegou tarde demais e cinco morreram."[39]

Havia coisa pior. Outra equipe de resgate reportou: "Numerosas aldeias foram encontradas sem sinal de vida, a não ser pela alcateia de cães quase mortos de fome, semisselvagens." Os esquimós viviam na região no que se chamava de "barabara". Barabaras eram estruturas circulares que ficavam com dois terços abaixo do solo. Eram construídas para resistir aos ventos uivantes que costumavam soprar com a força de um furacão, ventos que destroçavam estruturas convencionais. Um integrante da equipe de resgate descreveu um barabara como um estrutura "com paredes ásperas cobertas por pedaços de turfa (...) que se entra por meio de um túnel com altura de 1,2 metro, 1,5 metro. Esse túnel é a única entrada de luz e de ventilação, na maioria dos casos. Nas laterais desses aposentos, cavam-se prateleiras, e nessas prateleiras, sobre colchões de folhas secas e peles, é onde as pessoas dormem."

Grupos familiares inteiros, doze pessoas ou mais, habitavam aquele aposento único. "Ao entrar nesses barabaras, a comitiva do dr. McGillicuddy encontrou pilhas de cadáveres nas prateleiras, no chão, homens, mulheres e crianças, a maioria em decomposição avançada demais para ser manejada."[40]

É provável que o vírus não tenha matado todos eles diretamente. Mas atacou de um modo tão repentino, e contaminou tantos de uma vez, que não havia quem cuidasse dos doentes, ninguém capaz de arranjar alimento ou providenciar água. E aqueles que talvez tivessem sobrevivido, cercado de corpos, corpos das pessoas amadas, talvez tenham preferido ir para onde as famílias estavam, poderiam ter preferido não ficar mais sozinhos.

E havia os cães.

"Era praticamente impossível estimar o número de mortos pois os cães famintos entraram em muitos casebres e devoraram os mortos, deixando apenas alguns ossos e as roupas para contar a história."[41]

Tudo que o grupo de salvamento pôde fazer foi atar os restos com cordas, arrastá-los e enterrá-los.

■ ■ ■

Na outra extremidade do continente, a história era bem parecida. Em Labrador, o homem se agarrava à existência com a tenacidade — mas sem permanência superior — da alga que seca no rochedo, vulnerável ao bater das ondas na maré alta. O reverendo Henry Gordon partiu do vilarejo de Cartwright em outubro e voltou dia 30 do mesmo mês. Não encontrou "uma alma à vista em nenhuma parte, e um silêncio estranho, incomum". Ao se dirigir para casa, encontrou um homem da Hudson's Bay Company que contou a ele que "a doença (...) havia varrido o local como um ciclone, dois dias depois da partida do barco com a correspondência". Gordon foi de casa em casa. "Famílias inteiras jaziam inanimadas no chão da cozinha, incapazes de se alimentar ou cuidar do fogo."[42]

Haviam morrido 26 de 100 almas. Mais para cima na costa, ficava pior. Dos 220 habitantes de Hebron, 150 morreram. Já fazia um frio intenso. Os mortos se encontravam nas camas, com o suor congelando e grudando os lençóis a seus corpos. Gordon e alguns outros de Cartwright nem se esforçaram para cavar sepulturas, lançando os corpos ao mar. Ele escreveu: "Um sentimento de profundo ressentimento à indiferença das autoridades, que nos enviaram a doença pelo barco postal e depois nos deixaram sozinhos, para afundar ou nadar, enchia os corações, excluindo quase todo o resto."[43]

Houve o caso de Okak. Viviam 266 pessoas em Okak e muitos cães — cães quase selvagens. Quando o vírus veio, ele atacou com tanta força e tão depressa que as pessoas não conseguiam cuidar de si mesmas nem alimentar os cães. Os cães ficaram com fome, enlouquecidos, e começaram a devorar uns aos outros, depois atacaram portas e janelas, desvairados, e se alimentaram. O reverendo Andrew Asboe sobreviveu com o rifle a seu lado. Ele matou, sozinho, mais de cem cães.[44]

Quando o reverendo Walter Perret chegou, havia apenas 59 sobreviventes entre os 266 habitantes. Ele e os sobreviventes fizeram o único trabalho que havia. "O chão estava congelado, duro como o ferro, e o trabalho de cavar foi duríssimo. Foram duas semanas e, quando terminou, tinha dez metros de comprimento, três metros de largura e 2,5 metros de profundidade." Então, começou a tarefa de arrastar os cadáveres para a cova. Colocaram 114 corpos ali dentro, cada um deles envolvido em panos de algodão, salpicaram desinfetantes sobre eles e cobriram a cova coletiva, colocando pedras na parte de cima para evitar que os cães a destruíssem.[45]

Em toda a região de Labrador, pelo menos um terço da população morreu.[46]

O vírus perfurou o gelo do Ártico e escalou as montanhas inacessíveis do Kentucky. Penetrou também na floresta.

Entre os ocidentais, os golpes mais fortes recaíram sobre jovens adultos em densa convivência, civis ou militares. A companhia de seguros Metropolitan Life Insurance descobriu que 6,21% de *todos* os mineradores de carvão — não apenas aqueles com a gripe — segurados, entre 25 e 45 anos, morreram.[47] Naquele mesmo grupo etário, 3,26% de *todos* os operários segurados morreram — percentual comparável aos piores números em bases militares.

Em Frankfurt, a taxa de mortalidade de todos os que foram hospitalizados com gripe — nem todos com pneumonia — foi de 27,3%.[48] O prefeito de Colônia, Konrad Adenauer, que se tornaria um dos maiores estadistas da Europa, disse que a doença deixou milhares de pessoas "exaustas demais para odiar".[49]

Em Paris, o governo fechou apenas as escolas, temendo que medidas adicionais prejudicassem o moral. A taxa de mortalidade foi de 10% para as vítimas de gripe e de 50% para aqueles que apresentaram qualquer complicação. "Nesses casos", notou um médico francês, "era notável a severidade dos sintomas e a rapidez com que certas formas progrediam até a morte."[50] Embora os sintomas da doença na França fossem idênticos aos que havia em outras partes, os médicos, em plena epidemia, pareciam diagnosticá-la de forma errada de propósito, como cólera ou disenteria, e raramente reportavam isso.

E as populações cujos sistemas imunológicos eram mais intocados, que tinham visto pouquíssimos ou nenhum tipo de vírus da gripe, não foram apenas dizimadas, mas às vezes aniquiladas. É o caso não apenas dos esquimós, mas de todos os nativos americanos, dos ilhéus do Pacífico, dos africanos.

Em Gâmbia, 8% dos europeus morreram, mas no interior, como relatou um visitante britânico: "Encontrei aldeias inteiras com 300 a 400 famílias que foram liquidadas, cujas casas haviam despencado sobre os mortos insepultos e a floresta se esgueirou em dois meses, apagando a memória de assentamentos inteiros."[51]

Mesmo com as mutações que tornaram o vírus mais brando, ele ainda matava com eficiência aqueles cujos sistemas imunológicos raramente ou nunca tinham sido expostos à gripe. O USS *Logan* chegou a Guam em 26 de outubro. Quase 95% dos marinheiros americanos pegaram a doença, mas apenas um deles morreu.[52] O mesmo vírus matou quase 5% da população inteira nativa em poucas semanas.

Na Cidade do Cabo e em diversas outras cidades da África do Sul, a gripe mataria 4% de toda a população nas quatro semanas após o registro dos primeiros casos. Entre os sul-africanos, 32% dos brancos e 46% dos negros ficariam doentes,[53] sendo que 0,82% dos europeus brancos morreria, e 2,72% — provavelmente era um percentual bem mais alto — de africanos negros.

No México, o vírus passou pelos densos centros populacionais e pelas florestas, sobrepujando igualmente os garimpeiros, moradores de favelas e seus locatários, e também os camponeses. No estado de Chiapas, 10% da população morreria — não estamos nos referindo a 10% daqueles que contraíram a gripe.[54]

O vírus fustigou Senegal, Serra Leoa, Espanha e Suíça, deixando cada país em lamentos, devastado pela mortalidade que em algumas áreas ultrapassava a 10% da população total.

No Brasil — onde o vírus foi relativamente brando em comparação com o México ou mesmo com o Chile —, o Rio de Janeiro sofreu uma taxa de contaminação de 33%.[55]

Em Buenos Aires, na Argentina, o vírus acometeu quase 55% da população.[56]

No Japão, atingiu a mais de um terço da população.[57]

O vírus mataria 7% de toda a população em boa parte da Rússia e do Irã.

Em Guam, 10% da população morreria.

Em outros lugares, a mortalidade chegou a superar esses números. Nas ilhas Fiji, 14% da população morreria *em dezesseis dias entre 25 de novembro e 10 de dezembro.*[58] Era impossível enterrar os mortos. Um observador escreveu: “Dia e noite, os caminhões roncam pelas ruas, cheios de corpos para piras que não param de arder.”[59]

Alguns poucos — pouquíssimos — lugares isolados pelo mundo afora, onde tinha sido possível impor uma quarentena rigorosa e as autoridades foram implacáveis, conseguiram escapar da doença. A Samoa Americana era um desses lugares. Nenhuma pessoa morreu de gripe espanhola.

A poucos quilômetros do oceano encontrava-se a Samoa Ocidental, tomada dos alemães pela Nova Zelândia no início da guerra. Em 30 de setembro de 1918, sua população era de 38.302 habitantes, antes que o vapor *Talune* levasse a doença para lá.[60] Poucos meses depois, sobravam 29.802. *Morreu 22% da população.*

Números imensos, mas desconhecidos, tombaram na China. Em Chungking, metade da população da cidade adoeceu.[61]

No entanto, os números mais aterradores viriam da Índia. Como em outras partes do mundo, a Índia sofrera na primavera. Como em outras partes do mundo, a doença na primavera era relativamente benigna. Em setembro, a gripe voltou para Bombaim. Como em outras partes do mundo, já não era benigna.

Porém, a Índia não foi como os outros lugares. Lá a gripe espanhola assumiria dimensões verdadeiramente assassinas. Uma grave epidemia de peste bubônica ocorrera em 1900 e atingira Bombaim com força. Em 1918, o auge da mortalidade diária da gripe espanhola quase dobrou em relação à peste bubônica de 1900,[62] e a taxa de mortalidade chegou a 10,3%.[63]

Por todo o subcontinente indiano, havia apenas a morte. Os trens partiam de uma estação com os vivos. Chegavam com os mortos e os moribundos,[64] os cadáveres sendo removidos na estação. A taxa de mortalidade de soldados britânicos, caucasianos, na Índia era de 9,61%. Entre os soldados indianos, 21,69% daqueles que pegavam a gripe morriam.[65] Um hospital em Delhi tratou de 13.190 pacientes de gripe, sendo que 7.044 desses pacientes morreram.[66]

A região mais devastada foi Punjab. Um médico relatou que os hospitais estavam "tão abarrotados que era impossível retirar os mortos para dar espaço para os moribundos. As ruas e os becos da cidade estavam entulhadas de mortos e moribundos (...). Quase todos os lares lamentavam uma morte e em toda parte reinava o terror".[67]

Normalmente, os cadáveres eram cremados em *ghats* ardentes, áreas planas no alto da íngreme margem do rio, e as cinzas eram jogadas ao rio. O suprimento de linha exauriu-se depressa,[68] tornando impossível a cremação, e os rios ficaram lotados de corpos.

Apenas no subcontinente indiano, é provável que tenham morrido cerca de 20 milhões,[69] e é bem possível que a taxa de mortalidade tenha sido superior a esse número.

Victor Vaughn, velho aliado de Welch, sentado no gabinete do responsável pela saúde do exército e chefe da Divisão de Doenças Notificáveis do exército, observou o avanço da doença pelo planeta. “Se a epidemia prosseguir nessa taxa matemática de aceleração, a civilização”, escreveu ele à mão, “poderia facilmente desaparecer (...) da face da Terra numa questão de poucas semanas.”[70]

■ PARTE IX
PERMANÊNCIA

CAPÍTULO TRINTA E UM

VAUGHAN ACREDITAVA QUE o vírus influenza chegou perto de ameaçar a existência da civilização. Na verdade, algumas doenças dependem da civilização para existir. O sarampo é um exemplo. Como uma única exposição ao sarampo costuma conferir imunidade vitalícia, o vírus não consegue encontrar um número suficiente de indivíduos suscetíveis em cidades pequenas para sobreviver. Sem uma nova geração humana para infectar, o vírus morre. Epidemiologistas calcularam que o sarampo requer uma população não vacinada de pelo menos meio milhão de pessoas vivendo em contato bastante próximo para continuar existindo.[1]

O vírus influenza é diferente. Como os pássaros fornecem um lar natural para ele, a gripe não depende da civilização. Para a própria sobrevivência, ao vírus não importa se os seres humanos existem ou não.

Vinte anos antes da grande pandemia de gripe, H. G. Wells publicou *Guerra dos mundos*, um romance em que os marcianos invadiam a terra. Eles lançavam sobre o mundo suas naves da morte, e eram indomáveis. Alimentavam-se dos humanos, sugando sua força vital até a medula óssea. O homem, apesar de todos os triunfos do século XIX, um século em que suas realizações haviam reordenado o mundo, tornou-se subitamente impotente. Nenhuma força conhecida pela humanidade, nenhum esforço, tecnologia, estratégia ou heroísmo desenvolvido por qualquer nação ou pessoa na Terra era capaz de resistir aos invasores.

Wells escreveu: "Senti a primeira ideia de algo que acabou ficando bastante claro em minha mente e me oprimiu por muitos dias, uma sensação de destronamento, uma persuasão de que eu não era mais um mestre, mas um animal entre os animais... O medo e o império do homem haviam sucumbido."[2]

Mas, justamente quando a destruição da espécie humana parecia inevitável, a natureza interveio. Os próprios invasores foram invadidos. Os patógenos infecciosos da Terra os mataram. Os processos naturais haviam feito o que a ciência não conseguira fazer.

Com o vírus influenza, os processos naturais começaram a funcionar também.

Inicialmente, tornaram o vírus mais letal. Se ele pulou de um hospedeiro animal para um homem no Kansas ou em algum outro lugar, conforme passava de pessoa para pessoa, adaptava-se ao novo hospedeiro, tornava-se cada vez mais eficiente em sua capacidade de infectar e passou de um vírus que em geral causava uma infecção a princípio leve no primeiro semestre de 1918 a um assassino letal e explosivo na segunda onda, na segunda metade do mesmo ano.

Mas, uma vez que isso aconteceu, depois que o vírus alcançou eficiência quase máxima, dois outros processos naturais entraram em cena.

Um deles envolvia a imunidade. Depois que o vírus passava por uma população, ela desenvolvia pelo menos alguma imunidade a ele. As vítimas provavelmente não seriam infectadas pelo mesmo vírus até que ele sofresse um *drift* antigênico. Em uma cidade, o ciclo do primeiro caso até o final de uma epidemia local em 1918 geralmente durava de seis a oito semanas. Nas bases militares do exército, com os homens lotados em grande densidade, o ciclo costumava levar de três a quatro semanas.

Casos individuais continuaram a ocorrer depois disso, mas a explosão da doença havia chegado ao fim e de maneira abrupta. Um gráfico de casos parecia uma curva em forma de sino, mas havia um corte profundo como um penhasco logo após o pico, com novos casos caindo repentinamente para quase nada. Na Filadélfia, por exemplo, na semana que terminou em 16 de outubro, a doença matou 4.597 pessoas. Estava destruindo a cidade, esvaziando as ruas, provocando boatos sobre a peste bubônica. Mas os novos casos caíram tão rapidamente que apenas dez dias depois, em 26 de outubro, a ordem de fechamento de locais públicos foi suspensa. No armistício, em 11 de novembro, a gripe havia desaparecido quase que totalmente daquela cidade. O vírus queimava com o combustível disponível. Assim, desapareceu rapidamente.

O segundo processo ocorreu dentro do vírus. Era apenas gripe. Por natureza, o vírus influenza é perigoso, consideravelmente mais perigoso do que as dores e febre comuns levam as pessoas a acreditar, mas ele não mata rotineiramente, como fazia em 1918. A pandemia de 1918 atingiu um extremo de virulência desconhecido em qualquer outro surto generalizado de gripe na história.

Mas o vírus de 1918, como todos os vírus influenza, como todos os vírus que formam enxames mutantes, sofria mutação rápida. Existe um conceito matemático chamado reversão para a média. Ele simplesmente afirma que um evento extremo provavelmente será seguido por um evento menos extremo. Não é uma lei, apenas probabilidade. O vírus de 1918 chegou a um extremo. Quaisquer mutações tinham mais probabilidade de torná-lo menos letal do que mais. De maneira geral, foi isso o que aconteceu. Dessa forma, quando parecia que o vírus subjugaria a civilização, fazendo o que as pestes da Idade Média haviam feito, refazendo a ordem do mundo, ele se modificou na direção da média, rumo ao comportamento da maioria dos vírus influenza. Com o passar do tempo, tornou-se menos letal.

Isso ficou evidente primeiro em bases do exército nos Estados Unidos. Dos vinte maiores agrupamentos militares, os cinco primeiros atacados viram cerca de 20% de todos os soldados que pegaram a gripe desenvolverem pneumonia. E 37,3% dos soldados que desenvolveram pneumonia morreram. Os piores números vieram de Camp Sherman, em Ohio, que teve o maior percentual de soldados mortos e foi um dos primeiros campos atingidos: 35,7% dos casos de influenza em Sherman desenvolveram pneumonia.[3] E 61,3% das vítimas de pneumonia morreram. Os médicos de Sherman ficaram estigmatizados por isso, foram investigados pelo exército, mas por fim foram considerados tão competentes quanto os de outros lugares, constatando que fizeram tudo o que estava sendo feito em outros lugares. A única diferença é que tinham sido atingidos por uma cepa particularmente letal do vírus.

Nas últimas cinco bases militares atacadas, atingidas em média três semanas depois, apenas 7,1% das vítimas de gripe desenvolveram pneumonia. E apenas 17,8% dos soldados que desenvolveram pneumonia morreram.[4]

Uma explicação alternativa para essa melhoria é que os médicos do exército simplesmente aprimoraram a prevenção e o tratamento da pneumonia. Mas, quando pessoas com realizações científicas e epidemiológicas buscaram alguma evidência disso, não encontraram nada. O investigador-chefe do exército era George Soper, escolhido mais tarde por Welch para supervisionar o primeiro esforço nacional de coordenar um programa abrangente de pesquisa sobre o câncer. Soper revisou todos os relatórios escritos e entrevistou muitos médicos. Ele concluiu que a única medida eficaz usada contra a gripe em todos os campos era isolar as vítimas individuais da gripe e, se necessário, batalhões inteiros que estivessem infectados. Esses esforços "falharam quando e onde foram aplicados de maneira descuidada", mas "fizeram muito bem quando e onde foram executados rigidamente".[5] Ele não encontrou evidências de que qualquer outra coisa funcionasse, de que qualquer outra coisa afetasse o curso da doença, de que qualquer outra coisa se transformasse, exceto o próprio vírus. Mas quanto mais tarde a doença atacava, menos cruel era o golpe.

Dentro de cada base militar, via-se o mesmo. Os soldados abatidos nos primeiros dez ou quinze dias morriam em taxas muito mais altas do que aqueles da mesma base atingidos no final ou após o término da epidemia.

Da mesma forma, as primeiras cidades invadidas pelo vírus — Boston, Baltimore, Pittsburgh, Filadélfia, Louisville, Nova York, Nova Orleans e cidades menores impactadas simultaneamente — sofreram gravemente. E, também nesses lugares, as pessoas infectadas em momentos mais tardios da epidemia não ficavam tão gravemente doentes, nem morriam na mesma proporção que as infectadas nas primeiras duas a três semanas.

As cidades atingidas mais tarde na epidemia também costumavam ter taxas de mortalidade mais baixas. Em um dos estudos epidemiológicos mais cuidadosos da epidemia em nível estadual, o investigador observou que, em Connecticut, "um fator que parecia afetar a taxa de mortalidade era a proximidade cronológica do surto original em New London, ponto em que a doença surgiu pela primeira vez em Connecticut… O vírus estava mais virulento ou mais facilmente transmissível quando chegou ao estado e, posteriormente, tornou-se atenuado de modo geral".[6]

O mesmo padrão se manteve em todo o país e, nesse caso, no mundo. O preditor não era rígido porque o vírus nunca era completamente constante, mas os locais atingidos mais tarde tendiam a ser atingidos com mais facilidade. San Antonio sofreu uma das mais altas taxas de contaminação, mas teve uma das taxas de mortalidade mais baixas do país; o vírus infectou 53,5% da população, e 98% de todas as casas da cidade tiveram pelo menos uma pessoa doente com influenza. Mas, lá, o vírus havia ficado mais brando. Apenas 0,8% dos que contraíram a gripe morreram (uma taxa de mortalidade que ainda era o dobro da gripe normal.) O próprio vírus, mais do que qualquer tratamento disponível então, determinava quem vivia e quem morria.

Uma década após a pandemia, uma análise científica cuidadosa e abrangente das descobertas e estatísticas, não apenas nos Estados Unidos, mas em todo o mundo, confirmou: "Nos estágios posteriores da epidemia, as lesões supostamente características da gripe eram observadas com menos frequência, a parcela de pacientes secundários era mais claramente reconhecível, e as diferenças de localidade eram muito marcadas... [E]m 1919, os pulmões 'encharcados de água' — aqueles nos quais a morte vinha rapidamente de SDRA — "eram encontrados com relativa raridade."[7]

Apesar das aberrações, então, de modo geral, o vírus era violento e letal na juventude e mais brando na maturidade. Quanto mais tarde a epidemia atingia uma localidade, e quanto mais tarde alguém ficava doente nessa epidemia local, menos letal era a gripe. As correlações não são perfeitas. Louisville sofreu ataques violentos na primavera e no outono. O vírus era instável, sempre diferente. Mas existe uma correlação entre o momento do surto em determinada região e a letalidade. Mesmo quando abrandava, o vírus ainda tirava vidas. Ainda matava com frequência suficiente que, à exceção de sua própria versão mais jovem, na maturidade era o vírus influenza mais letal já conhecido. Mas o tempo importava.

O Leste e o Sul dos Estados Unidos, atingidos mais cedo, foram as regiões atingidas com mais força. A costa oeste foi a menos impactada e o centro do país a região que menos sofreu. Em Seattle, Portland, Los Angeles e San Diego, os mortos não se acumularam como no leste. Em St. Louis, Chicago e Indianápolis, os mortos não se acumularam como no oeste. Mas, se as pilhas de cadáveres lá não eram tão altas como na Filadélfia e em Nova Orleans, elas ainda assim existiam.

No final de novembro, com poucas exceções, o vírus já havia se espalhado pelo mundo. A segunda onda havia acabado e o mundo estava exausto. Estávamos, no entanto, prestes a nos tornarmos caçadores.

Mas, mesmo perdendo parte da virulência, o vírus ainda não havia terminado seu trabalho. Apenas algumas semanas após a doença parecer ter se dissipado, quando as cidades se parabenizavam por ter sobrevivido — e em alguns lugares as pessoas tinham a arrogância de acreditar que a haviam derrotado —, depois que os conselhos de saúde e de atendimento emergencial cancelaram as ordens de fechamento dos cinemas, escolas e igrejas e de usar máscaras, uma terceira onda varreu o planeta.

O vírus havia mudado outra vez, mesmo que não tenha se tornado radicalmente diferente. Pessoas que ficaram doentes na segunda onda tinham imunidade razoável a outro ataque, assim como quem foi infectado na primeira onda se saiu melhor do que os demais na segunda onda. Contudo, a mutação ocorrida era observável, com os antígenos sendo modificados o suficiente para reacender a epidemia.

Alguns lugares não foram tocados pela terceira onda de maneira alguma. Mas muitos — a maioria, na verdade — foram. Em 11 de dezembro, Blue e o Serviço de Saúde Pública emitiram um boletim alertando que "a gripe não passou e existem condições epidêmicas graves em várias partes do país... Na Califórnia, houve aumento; em Iowa, um aumento acentuado; no Kentucky, um intenso reaparecimento em Louisville e em cidades maiores. Em contraste com o estágio inicial da doença epidêmica, ela agora afeta muitas crianças em idade escolar; em Louisiana, a doença voltou a aumentar em Nova Orleans e Shreveport, [em] Lake Charles, o nível foi o mesmo da última onda; ... St. Louis teve 1.700 casos em três dias; em Nebraska, a situação ficou muito séria; reaparecimento em Ohio em Cincinnati, Cleveland, Columbus, Akron, Ashtabula, Salem, Medina.... Na Pensilvânia, as condições são piores do que no surto original em Johnstown, Erie, Newcastle. O estado de Washington exibe um aumento acentuado... West Virginia relata ressurgimento da doença em Charleston".[8]

Por qualquer padrão, exceto o da segunda onda, a terceira foi uma epidemia letal. E em algumas áreas isoladas — como em Michigan —, dezembro e janeiro foram na realidade piores que outubro. Em Phoenix, por três dias seguidos, em meados de janeiro, os novos casos estabeleceram um recorde superior a qualquer outro momento durante a estação anterior. Quitman, na Georgia, emitiu 27 decretos epidêmicos que entraram em vigor em 13 de dezembro de 1918, depois de a doença aparentemente ter passado.[9] Em 15 de janeiro, Savannah ordenou que teatros e locais de reunião pública fossem fechados — pela terceira vez — com restrições ainda mais rígidas do que antes.[10] San Francisco havia se saído bem na onda do outono, assim como o resto da costa oeste, mas a terceira atingiu a cidade com força.

De fato, de todas as principais cidades do país, San Francisco foi quem enfrentou a onda do outono da maneira mais honesta e eficiente. Isso pode ter alguma relação com a capacidade de reconstrução e sobrevivência da cidade após o terremoto ocorrido apenas alguns anos antes. Agora, em 21 de setembro, o diretor de saúde pública, William Hassler, colocava em quarentena todas as instalações navais, mesmo antes de qualquer caso surgir nelas ou na cidade. Ele mobilizou a cidade inteira com antecedência, recrutando centenas de motoristas e voluntários, além de dividir a cidade em distritos, cada um com sua própria equipe médica, telefones, transporte, suprimentos e hospitais de emergência em escolas e igrejas. Os locais públicos fecharam as portas. E, afastando-se das garantias usuais de que a doença era *lagrippe* comum, em 22 de outubro, o prefeito Hassler, a Cruz Vermelha, a Câmara de Comércio e o Conselho do Trabalho declararam em conjunto em um anúncio de página inteira: "Use máscara e salve sua vida!", alegando que essa medida era "99% à prova de gripe".[11] Em 26 de outubro, a Cruz Vermelha havia distribuído 100 mil máscaras. Ao mesmo tempo, enquanto as instalações locais se preparavam para produzir a vacina, milhares de doses de uma vacina feita por um cientista da Tufts corriam pelo continente no trem mais rápido do país.

Em San Francisco, as pessoas tinham uma sensação de controle. No lugar do medo paralisante encontrado em muitas outras comunidades, a cidade parecia inspirada. O historiador Alfred Crosby forneceu uma imagem da cidade sitiada, e ela mostra cidadãos agindo com heroísmo, ansiosos e com medo, mas aceitando seu dever. Quando as escolas foram fechadas, professoras se ofereceram para trabalhar voluntariamente como enfermeiras, assistentes e telefonistas.[12] Em 21 de novembro, todas as sirenes da cidade sinalizaram que as máscaras poderiam ser deixadas de lado. San Francisco — até aquele momento — havia sobrevivido com muito menos mortes do que se temia, e os cidadãos acreditavam que as máscaras mereciam crédito por isso. Mas, se alguma coisa ajudou, essa coisa foi a organização que Hassler havia estabelecido antecipadamente.

No dia seguinte, o *Chronicle* afirmou que, na história da cidade, "um dos episódios mais emocionantes será o relato de como San Francisco se comportou com entusiasmo quando as asas negras da pestilência pairaram sobre a cidade".[13]

Os cidadãos achavam que *eles* haviam controlado a doença, que *eles* a haviam parado, mas estavam enganados. As máscaras eram inúteis. A vacina era inútil. A cidade simplesmente tivera sorte. Duas semanas depois, a terceira onda atacou. Ainda que no auge tenha matado apenas metade do que a segunda onda, as taxas de mortalidade finais da cidade tornaram-se as piores da costa oeste.[14]

Com exceção de alguns pequenos postos avançados que se autoisolaram, no início de 1919 havia apenas um lugar em que o vírus não havia chegado: na Austrália.

Isso ocorreu por conta de uma quarentena rigorosa de navios que chegavam ao país.[15] Alguns tinham se apresentado com taxas de contaminação de até 43% e taxas de mortalidade entre todos os passageiros de até 7%. Mas a quarentena manteve o vírus do lado de fora e o continente ficou seguro até o final de dezembro de 1918, quando, com a gripe tendo recuado no mundo todo, um navio militar com 90 soldados doentes aportou. Embora esses homens também estivessem em quarentena, a doença conseguiu entrar — aparentemente através da equipe médica que cuidava dos casos.

Até então, a cepa havia perdido grande parte de sua letalidade. Na Austrália, as taxas de mortalidade pela gripe foram muito menores do que em qualquer outra nação ocidentalizada do mundo, quase um terço das dos Estados Unidos, nem um quarto das da Itália.[16] Mas, ainda assim, foi bastante letal.

Quando atingiu o país, em janeiro e fevereiro, a guerra havia terminado fazia mais de dois meses. A censura terminara junto com ela, de modo que os jornais australianos estavam livres para escrever o que quisessem. E, mais do que em qualquer outro jornal em língua inglesa, o que eles descreviam era o terror.

"Alguns dizem que a gripe é um retorno da antiga 'peste bubônica'", relatou um jornal de Sydney. Outro citou o clássico de Daniel Defoe *Um diário do ano da peste* — uma obra de ficção — para fornecer conselhos sobre as precauções a serem tomadas para evitar "a peste da gripe".[17] E manchetes aterrorizantes eram publicadas dia após dia, sem parar: "Como as pestes eram combatidas nos velhos tempos", "A peste pneumônica", "Luta contra a peste", "Pestes no passado", "Os pagãos e a peste", "A peste começou em New South Wales?", "Capelães católicos em bases militares atingidas pela peste", "Católicos como combatentes da peste".

A pandemia em si — mesmo nessa encarnação mais branda no mundo desenvolvido — era suficientemente assustadora para que aqueles que a vivenciaram quando criança se lembrassem dela não como uma gripe, mas como uma peste. Nos anos 1990, uma historiadora australiana estava empenhada em coletar registros orais e ficou impressionada quando pessoas mencionaram a "peste bubônica". Decidiu então ir mais a fundo na questão.

Um entrevistado disse: "Eu me lembro da peste bubônica, pessoas que tinham voltado da Primeira Guerra Mundial morrendo às centenas ao nosso redor."[18]

Outro: "Nós tivemos de ser vacinados... até hoje carrego a cicatriz da injeção contra a peste bubônica."[19]

Outro: "Eu me lembro da peste. Os médicos andavam de um lado para outro em táxis com véus e máscaras sobre o rosto."[20]

Outro: "Todos usavam máscaras [...] depois da guerra e lembro de como todos se preocupavam aqui com a peste em Sydney."

Outro: "Ficamos em quarentena, nossa comida era entregue na porta de casa... Nós não lemos sobre a peste bubônica. Nós vivenciamos."

Outro: "Eles chamavam a doença de peste bubônica, mas, na França, era chamada de pneumonia brônquica. Disseram que foi disso que meu irmão morreu..."

Outro: "A peste. A peste bubônica. Sim, eu me lembro... eu sempre entendi que era o mesmo tipo de gripe que havia varrido a Europa, a peste bubônica da Idade Média. Acho que era o mesmo tipo de coisa, que vinha trazida pelas pulgas nos ratos."

Outro: "Peste bubônica... acho que talvez tenha sido classificada como uma forma de gripe no final... foi algo que ficou na minha cabeça."

No entanto, aquilo era apenas uma gripe, e a gripe que atingiu a Austrália em 1919 foi mais fraca do que havia sido em qualquer outro lugar do mundo. Talvez a medida do poder extraordinário do vírus de 1918 tenha sido exatamente essa: na Austrália, sem meios de comunicação sob censura, a lembrança impressa na memória das pessoas não foi a de uma gripe, mas a da peste bubônica.

O vírus ainda não havia terminado. Durante toda a primavera de 1919, uma espécie de trovão intermitente rolou sobre a terra, provocando às vezes uma tempestade repentina localizada, às vezes até um raio, e às vezes passando com apenas um estrondo ameaçando violência em um céu distante e escuro.

E esse trovão permaneceu violento o suficiente para fazer mais uma coisa.

CAPÍTULO TRINTA E DOIS

A MAIORIA ESMAGADORA DAS vítimas, especialmente no mundo ocidental, se recuperou rápida e totalmente. A doença era, afinal, apenas uma gripe.

Mas o vírus influenza às vezes causava uma complicação final, uma sequela derradeira: afetava o cérebro e o sistema nervoso. É claro que todas as febres altas causam delírio, mas aquilo era diferente. Um médico do exército no Hospital Walter Reed, investigando distúrbios mentais graves e até psicoses que pareciam seguir um quadro de gripe, observou especificamente: "O delírio que ocorre no auge da doença e desaparece com a cessação da febre não é considerado neste relatório."[1]

A conexão entre o influenza e várias instabilidades mentais parecia clara. A evidência era quase inteiramente anedótica — o pior e mais fraco tipo de evidência —, mas convenceu a maioria dos observadores contemporâneos de que a gripe poderia alterar os processos mentais. O que os convenceu foram observações como as seguintes:

Da Grã-Bretanha: "... profunda inércia mental com intensa prostração física. Delírio tem sido muito comum... variando de mera confusão de ideias de todos os graus de intensidade até excitação maníaca."[2]

Da Itália: "... as psicoses gripais do período agudo... geralmente desaparecem em duas ou três semanas. A psicose, no entanto, pode passar a um estado de colapso mental, com estupor que pode persistir e se tornar demência real. Em outros casos... depressão e inquietação... a [que] pode ser atribuído o grande número de suicídios durante a pandemia de gripe."[3]

Da França: "... distúrbios mentais frequentes e graves durante a convalescença de e como resultado da gripe... Os distúrbios mentais às vezes assumiam a forma de delírio agudo com agitação, violência, medo e excitação erótica e, outras vezes, eram de natureza depressiva... mania de perseguição."[4]

De diferentes bases militares do exército dos EUA:

"... A condição mental era ou de apatia ou com delírio ativo. A cerebração era lenta... As declarações e garantias do paciente não eram confiáveis, uma pessoa moribunda afirmando que se sentia muito bem... Em outros casos, a apreensão era mais visível."[5]

"... A depressão mental do paciente geralmente é desproporcional em relação aos outros sintomas."[6]

"... Os sintomas nervosos apareceram cedo, com inquietação e delírio."[7]

"... melancolia, histeria e loucura com impulso suicida."[8]

"... O envolvimento tóxico do sistema nervoso ficava evidente em todos os casos mais graves."[9]

"... Muitos pacientes entravam em delírio murmurante que persistia depois da temperatura voltar ao normal."[10]

"... Os sintomas relacionados ao sistema nervoso central eram observados esporadicamente, como espasmos dos músculos dos dedos, antebraços e rosto... delírio ativo, até maníaco, ocasional, ou mais geralmente do tipo de baixo murmúrio."[11]

"... Psicose infecciosa foi observada em dezoito casos, desde simples alucinações transitórias até frenesi maníaco com necessidade de restrição mecânica do paciente."[12]

Observadores contemporâneos também associaram a gripe a um aumento na doença de Parkinson uma década depois.[13] (Existe uma teoria de que os pacientes de *Tempo de despertar*, livro de Oliver Sacks, foram vítimas da pandemia da gripe de 1918.) Muitos acreditavam que o vírus poderia causar esquizofrenia e, em 1926, Karl Menninger estudou as ligações entre influenza e esse quadro. O estudo foi considerado significativo o suficiente para que o *American Journal of Psychiatry* o identificasse como um artigo "clássico" e o republicasse em 1994. Menninger falou da "neurotoxicidade quase inigualável da gripe" e observou que dois terços das pessoas diagnosticadas com esquizofrenia após um ataque de gripe haviam se recuperado completamente cinco anos depois. A recuperação da esquizofrenia é extremamente rara, sugerindo que algum processo reparável tenha causado os sintomas iniciais.

Em 1927, a análise de centenas de artigos de revistas médicas de todo o mundo feita pela Associação Médica Americana concluiu: "Parece haver um consenso geral de que a gripe atua no cérebro... Do delírio que acompanha muitos ataques agudos às psicoses que se desenvolvem como manifestações 'pós-gripais', não há dúvida de que os efeitos neuropsiquiátricos do influenza são profundos e variados... Seu efeito no sistema nervoso dificilmente é menos importante do que sobre o trato respiratório."[14]

Em 1934, uma revisão abrangente de mesmo calibre realizada por cientistas britânicos concordou: "Parece não restar dúvida de que a gripe exerce profunda influência sobre o sistema nervoso."[15]

Em 1992, um pesquisador que estudava a conexão entre suicídio e a guerra concluiu: "A Primeira Guerra Mundial não influenciou o suicídio: "quem aumentou a taxa de suicídios foi a grande epidemia de gripe."[16]

Um livro de virologia de 1996 diz: "Um amplo espectro de envolvimento do sistema nervoso central foi observado durante as infecções pelo vírus influenza A em seres humanos, variando de irritabilidade, sonolência, barulho e confusão às manifestações mais graves da psicose, o delírio e a letargia."[17]

O vírus de Hong Kong de 1997, que matou seis das 18 pessoas infectadas, forneceu algumas evidências físicas. As autópsias de duas vítimas mostraram "cérebros edematosos". Edema significa inchaço. "O mais notável é que a medula óssea, o tecido linfoide, o fígado e o baço de ambos os pacientes estavam fortemente infiltrados com [macrófagos]... Um paciente chegou a apresentar essas células nas meninges — as membranas que circundam o cérebro e a medula espinhal[18] — e na substância branca cerebral. A razão mais provável para esses macrófagos terem se infiltrado no cérebro foi porque seguiram o vírus até lá para matá-lo. E esse relatório de patologia de 1997 ecoa alguns de 1918: "Nos casos acompanhados de delírio, as meninges do cérebro são ricamente infiltradas por líquido seroso e os capilares são injetados... [19] A necropsia nos casos fatais demonstrou lesões congestivas com pequenas hemorragias meníngeas e, especialmente, em ilhas de edema na substância cortical que circunda os pequenos vasos muito dilatados... hemorragias na substância cinzenta das células do tecido medular [cerebral] foram alteradas nessas zonas de edema."[20]

Em 2002, Robert Webster, um dos principais especialistas mundiais em vírus no Hospital Infantil St. Jude, em Memphis, observou: "Esses vírus, de tempos em tempos, atravessam o sistema nervoso central e causam o inferno."[21] Ele lembrou uma criança em Memphis que era uma excelente aluna, teve gripe e se tornou "um vegetal. Já vi exemplos suficientes na minha vida para acreditar... que a gripe pode entrar no cérebro. É tênue, mas real. Inocule o vírus em uma galinha; se ele subir o nervo olfativo, a galinha está morta".

O vírus de 1918 parecia de fato atingir o cérebro. A guerra travada naquele campo de batalha poderia destruir as células cerebrais e dificultar a concentração, alterar o comportamento, interferir no raciocínio ou até causar psicose temporária. Mesmo que isso tenha ocorrido em apenas uma minoria de casos, o impacto do vírus no cérebro era real.

Mas, por uma terrível coincidência, esse impacto teria um efeito realmente profundo.

Em janeiro de 1919, na França, o deputado William Borland, do Kansas, morreu. Era o terceiro congressista que perdia a vida por causa do vírus. Nesse mesmo mês, também em Paris, o "coronel" Edward House, o confidente mais próximo de Wilson, entrou em colapso com a gripe — mais uma vez.

House teve gripe durante a primeira onda, em março de 1918, ficou em casa confinado por duas semanas, foi para Washington, teve uma recaída e depois passou três semanas de cama na Casa Branca. Embora um ataque na primavera em geral conferisse imunidade, depois do armistício House caiu doente pela segunda vez. Ele estava na Europa na época e, em 30 de novembro, conseguiu sair da cama pela primeira vez em dez dias e se reuniu com o premiê francês Georges Clemenceau durante 15 minutos. Depois, observou: "Hoje é o primeiro dia em que trabalho pessoalmente em mais de uma semana. Estou gripado há 10 dias e tenho me sentido péssimo... Muitas pessoas morreram desde que essa epidemia começou a açoitar o mundo. Muitos funcionários meus, o pobre Willard Straight entre eles."[22]

Agora, em janeiro de 1919, ele era atacado pela terceira vez. House ficou tão doente que alguns jornais o deram como morto. O próprio chamava os obituários, ironicamente, de "generosos demais".[23] Mas o golpe foi duro: mais de um mês após sua suposta recuperação, ele escreveu em seu diário: "Quando adoeci em janeiro, perdi o rumo das coisas e não tenho certeza de ter voltado totalmente."[24]

Havia assuntos de certa magnitude para tratar em Paris no início de 1919.

■ ■ ■

Representantes de nações vitoriosas, de nações fracas, de nações que esperavam nascer dos cacos de nações derrotadas, todos se reuniram em Paris para estabelecer os termos do tratado de paz. Milhares de homens de dezenas de países estavam envolvidos de alguma forma na tomada de decisões. A Alemanha, contudo, não teria papel algum e simplesmente cumpriria o que a mandassem fazer. E entre essa hoste de nações, essa Torre de Babel, um conselho das dez nações mais poderosas supostamente definiu a agenda. Mesmo dentro desse círculo fechado havia um ainda mais fechado, os "Quatro Grandes": Estados Unidos, França, Grã-Bretanha e Itália. E, na realidade, apenas três dessas quatro nações eram importantes. De fato, apenas três homens importavam.

O primeiro-ministro francês, Georges Clemenceau, conhecido como "o Tigre", compareceu para negociar com uma bala no ombro, alojada ali em virtude de uma tentativa de assassinato durante a conferência de paz de 19 de fevereiro. O primeiro-ministro Lloyd George, da Grã-Bretanha, enfrentara esses problemas políticos em casa. George era descrito como "um mármore lubrificado girando sobre uma mesa de vidro".[25] E havia Wilson, que chegara à Europa como a figura política mais popular do mundo.

As reuniões se arrastaram por semanas, depois meses, e dezenas de milhares de páginas de rascunhos, memorandos e entendimentos iam e vinham entre ministros e funcionários. Mas Wilson, Clemenceau e George não precisavam muito desse volume todo de papel. Eles não estavam simplesmente ratificando o que os ministros e funcionários estrangeiros haviam elaborado, nem estavam simplesmente tomando decisões sobre as opções que lhes eram apresentadas: estavam fazendo grande parte da negociação real pessoalmente. Estavam barganhando e lamentando, exigindo e insistindo, e rejeitando.

Muitas vezes, havia apenas cinco ou seis homens em uma sala, incluindo tradutores. Muitas vezes, mesmo quando Clemenceau e George contavam com a presença de outras pessoas, Wilson representava os Estados Unidos sozinho, sem funcionários, sem secretário de Estado, sem o coronel House; todos haviam sido praticamente descartados como não confiáveis por Wilson. Interrompidas apenas pelo retorno relativamente breve de Wilson aos Estados Unidos, as discussões pareciam intermináveis. Mas o que estava em pauta ali era o futuro do mundo.

▪ ▪ ▪

Em outubro, no auge da epidemia em Paris, 4.574 pessoas morreram de gripe ou pneumonia na cidade. A doença nunca havia deixado a capital francesa completamente. Em fevereiro de 1919, as mortes por gripe e pneumonia subiram para 2.676, mais da metade do número máximo de mortes. A filha de Wilson, Margaret, teve gripe em fevereiro. Ela ficou de cama, em Bruxelas, na missão diplomática americana. Em março, outros 1.517 parisienses morreram,[26] e o *Journal of the American Medical Association* relatou que, em Paris, "era inquietante o recomeço de uma epidemia de gripe que havia declinado… Ela assumira proporções graves, não apenas em Paris, mas em vários departamentos."[27]

Naquele mês, a esposa de Wilson, a secretária de sua esposa e dois funcionários da Casa Branca, o mordomo-chefe Irwin Hoover e o médico Cary Grayson — este último talvez o homem em quem Wilson mais confiava —, ficaram doentes. Clemenceau e Lloyd George pareceram ter casos leves de gripe.

Enquanto isso, as sessões com George e Clemenceau eram muitas vezes brutais. No final de março, Wilson disse à esposa: "Graças a Deus, eu ainda posso lutar, e vou vencer."

Em 29 de março, Wilson disse: "M. Clemenceau me chamou de pró-germânico e saiu da sala."

Wilson continuou brigando, insistindo: "O único princípio que reconheço é o do consentimento dos governados." Em 2 de abril, após o término das negociações do dia, ele chamou os franceses de "execráveis" — para ele, um homem profundamente religioso, era um epíteto extremo. E também disse ao porta-voz da imprensa, Ray Stannard Baker: "Precisamos que a paz seja baseada nos princípios estabelecidos e aceitos, ou então não iremos fazê-la de modo algum."[28]

No dia seguinte, 3 de abril, uma quinta-feira, às 15h, Wilson parecia bem, de acordo com Cary Grayson. Então, de repente, às 18h, Grayson o viu "atacado por violentos acessos de tosse, tão fortes e frequentes que atrapalhavam sua respiração".

O ataque ocorreu tão repentinamente que Grayson suspeitou que Wilson havia sido envenenado, que se tratava de uma tentativa de assassinato. Logo ficou evidente, no entanto, que o diagnóstico era mais simples, ainda que pouco mais tranquilizador.

Joseph Tumulty, chefe de gabinete de Wilson, havia ficado em Washington para monitorar a evolução política em casa. Grayson e ele trocavam telegramas diariamente, ocasionalmente várias vezes ao dia. Mas a informação da doença do presidente era sensível demais para um telegrama. Grayson mandou uma mensagem de telégrafo para ele: "Presidente teve resfriado muito forte ontem à noite; confinado à cama."[29] Simultaneamente, também escreveu uma carta confidencial para ser entregue em mãos: "O presidente ficou gravemente doente na última quinta-feira. Teve febre de mais de 39 graus e diarreia abundante... [Foi] o começo de um ataque de gripe. Aquela noite foi uma das piores da minha vida. Consegui controlar os espasmos da tosse, mas a condição dele parecia muito séria."[30]

Donald Frary, assessor da delegação de paz americana, teve gripe no mesmo dia que Wilson. Morreu quatro dias depois, aos 25 anos.

Por vários dias, Wilson ficou prostrado, sem conseguir se levantar. No quarto dia, sentou-se. Grayson enviou uma mensagem para Tumulty: "Tomando todas as precauções com ele... Sua ajuda e presença nunca foram mais necessárias."[31]

Pela primeira vez, Wilson estava bem o suficiente para receber visitas. Quando alguns comissários americanos chegaram ao seu quarto, ele disse: "Senhores, esta não é uma reunião da Comissão de Paz. Está mais para Conselho de Guerra."

Pouco antes de adoecer, Wilson ameaçou deixar a conferência e disse que preferia retornar aos Estados Unidos sem assinar tratado do que ceder a seus princípios. Ele voltou a repetir a ameaça, dizendo a Grayson para ordenar que George Washington estivesse pronto para navegar assim que ele estivesse bem o suficiente para viajar. No dia seguinte, Gilbert Close, seu secretário, escreveu à esposa: "Nunca vi o presidente em um estado de espírito tão ruim como agora. Mesmo deitado na cama, ele manifestava peculiaridades."[32]

Enquanto isso, as negociações continuavam. Sem conseguir participar, Wilson foi obrigado a confiar em House como substituto. (Wilson confiava ainda menos no secretário de Estado, Robert Lansing — a quem ignorava amplamente — do que em House.) Por vários dias, continuou falando sobre deixar a França, dizendo à esposa: "Se eu perdi a luta, o que não teria acontecido se eu estivesse de pé, vou me retirar e aí nós iremos para casa."[33]

Em 8 de abril, Wilson insistiu em voltar pessoalmente às negociações, mas ele não podia sair. Clemenceau e George então foram ao seu quarto, mas as conversas não transcorreram bem. Sua ameaça pública de se retirar havia enfurecido Clemenceau, que em particular o chamou de "cozinheira que mantém a mala pronta no corredor".[34]

Grayson escreveu que, apesar "daquele infeliz ataque de gripe, cujos efeitos insidiosos ele não estava em condições para resistir... [o presidente] insistiu em realizar conferências enquanto ainda estava confinado ao leito de convalescença. Quando conseguiu se levantar, começou a se esforçar tanto quanto antes, com reuniões pela manhã, à tarde e, frequentemente, à noite".[35] Herbert Hoover, que não fazia parte da delegação de paz americana, mas era uma grande figura em Paris porque tinha a tarefa de alimentar uma Europa desolada e árida, disse: "Antes desse período, em todos os assuntos com que tive de lidar, Wilson foi incisivo, rápido para entender o essencial, sem hesitar em conclusões e mais disposto a aceitar conselhos de homens em quem confiava... [Agora], outros, assim como eu, descobrimos que teríamos de pressionar uma mente relutante. Às vezes, quando precisava tomar decisões, eu sofria tanto por ter de fazer pressão quanto ele sofria para chegar a conclusões."[36] Hoover acreditava que a mente de Wilson havia perdido "resiliência".

O coronel Starling, do Serviço Secreto, percebeu que Wilson "carecia de sua antiga compreensão ágil e se cansava facilmente".[37] Tornou-se obcecado com detalhes, como, por exemplo, quem estava usando os automóveis oficiais.[38] Quando Ray Stannard Baker recebeu autorização para ver Wilson novamente, estremeceu diante dos olhos fundos do presidente, do cansaço, da aparência pálida e abatida, como a de um homem cuja carne tivesse definhado do rosto, exibindo o crânio.

O mordomo-chefe Irwin Hoover lembrava de várias ideias novas e muito estranhas em que Wilson subitamente passou a acreditar, entre elas uma que supunha que sua casa estava cheia de espiões franceses: "Nada do que dizíamos era capaz de convencê-lo do contrário. Mais ou menos nessa época, ele também começou a achar que era pessoalmente responsável por todas as propriedades no imóvel mobiliado que ocupava... Vindo do presidente, a quem todos conhecíamos tão bem, eram coisas muito engraçadas, e nos restava apenas supor que algo estranho estava acontecendo dentro da cabeça dele. Mas uma coisa era certa: Wilson nunca mais foi o mesmo depois desse pequeno período de doença."[39]

Grayson confidenciou a Tumulty: "Este é um assunto que me preocupa." "Nunca vi o presidente tão abatido e cansado,"[40] disse Ray Baker. À tarde, "ele não conseguia se lembrar do que o conselho havia feito na manhã anterior sem fazer esforço".[41]

Então, abruptamente, ainda convalescendo e apenas alguns dias depois de ameaçar deixar a conferência a menos que Clemenceau cedesse às suas exigências, sem aviso ou discussão com seus compatriotas, Wilson subitamente abandonou os princípios em que insistira anteriormente. Cedeu a Clemenceau tudo o que o outro queria, praticamente tudo a que havia se oposto anteriormente.

Na cama, aprovou uma fórmula que Clemenceau havia escrito exigindo reparações alemãs e que a Alemanha assumisse responsabilidade total pelo início da guerra. A Renânia seria desmilitarizada; a Alemanha não poderia ter tropas a menos de 48 quilômetros da margem leste do Reno. Os ricos campos de carvão da região de Saar seriam minados pela França, e a região seria administrada pela nova Liga das Nações durante 15 anos, quando então um plebiscito determinaria se a região pertenceria à França ou à Alemanha. As províncias de Alsácia e Lorena, que a Alemanha havia tomado após a Guerra Franco-Prussiana, foram devolvidas da Alemanha de volta para a França. A Prússia Ocidental e Posen foram entregues à Polônia — criando o "corredor polonês", que separava duas partes da Alemanha. A força aérea alemã foi eliminada, seu exército limitado a 100 mil homens, suas colônias arrancadas — mas não libertadas e sim redistribuídas a outras potências.

Até mesmo Lloyd George comentou sobre o "colapso nervoso e espiritual de Wilson no meio da conferência".[42]

Grayson escreveu: "Tem sido dias terríveis para o presidente, no âmbito físico e nos demais."[43]

Enquanto Grayson fazia essa observação, Wilson concedia à Itália grande parte de suas demandas e concordava com a insistência do Japão de assumir as concessões alemãs na China. Em troca, os japoneses ofereceram bom comportamento via promessa oral — nada por escrito —, uma promessa feita não a Wilson pessoalmente ou a qualquer chefe de Estado, mas ao secretário de Relações Exteriores britânico, Alfred Balfour.

Em 7 de maio, os alemães receberam o tratado. Reclamaram que ele violava os próprios princípios que Wilson declarara invioláveis. O presidente saiu da reunião dizendo: "Que modos abomináveis... Foi o discurso mais sem diplomacia que já ouvi."[44]

No entanto, eles não haviam lembrado a Wilson e ao mundo que, certa vez, o presidente mesmo dissera que uma paz duradoura só poderia ser alcançada por "uma paz sem vitória", uma que ele mesmo pedira.

Wilson também disse a Baker: "Se eu fosse alemão, acho que nunca assinaria o tratado."[45]

Quatro meses depois, Wilson sofreu um acidente vascular cerebral grave e debilitante. Por meses, sua esposa e Grayson controlariam todo o acesso a ele e se tornariam de fato os formuladores de políticas mais importantes no país, indiscutivelmente.

Em 1929, o autor de um livro de memórias disse naquelas páginas que dois médicos acreditavam que Wilson sofria de arteriosclerose quando foi para Paris.[46] Em 1946, um médico expressou a mesma opinião publicamente na imprensa. Em 1958, uma grande biografia de Wilson declarou que especialistas em arteriosclerose questionavam o diagnóstico de gripe de Grayson e acreditavam que Wilson havia sofrido uma oclusão vascular, um pequeno derrame. Em 1960, um historiador que escreveu sobre a saúde dos presidentes norte-americanos disse: "As opiniões atuais são de que [a desorientação de Wilson] tinha base em danos cerebrais, provavelmente causados pela oclusão arteriosclerótica dos vasos sanguíneos."[47] Em 1964, outro historiador chamou o ataque de Wilson de "trombose".[48] Em um artigo de 1970 no *Journal of American History*, intitulado "Woodrow Wilson's Neurological Illness" [Doença neurológica de Woodrow Wilson], outro historiador chamou o quadro de "pequeno derrame".[49]

Apenas um historiador, Alfred Crosby, parece ter prestado atenção aos sintomas reais de Wilson — entre eles febre alta, tosse severa e prostração total, todos perfeitamente compatíveis com a gripe e sem qualquer associação com acidente vascular cerebral — e o diagnóstico local de Grayson, um excelente médico altamente respeitado por homens como Welch, Gorgas, Flexner e Vaughan.

Mas apesar de Crosby, o mito que diz que Wilson sofrera um pequeno derrame persiste. Mesmo um premiado relato da conferência de paz publicado em 2002 observa: "Wilson, por outro lado, envelheceu visivelmente, e seu tique na bochecha ficou mais pronunciado… Pode ter sido um pequeno derrame, um precursor do acidente vascular cerebral de grande porte que ele teria quatro meses depois."[50]

Não houve derrame. Houve apenas gripe. De fato, o vírus pode ter contribuído para o acidente vascular cerebral. Danos na vascularidade cerebral foram observados com frequência nos relatórios de autópsia em 1918, assim como em 1997. O próprio Grayson acreditava que o "ataque de gripe de Wilson em Paris provou ser uma das causas que contribuíram para seu colapso final".[51]

É claro que é impossível dizer o que Wilson teria feito se não tivesse ficado doente. Talvez tivesse feito as concessões de qualquer maneira, renunciando aos princípios para salvar sua Liga das Nações. Ou talvez tivesse embarcado no navio de volta para casa como ameaçara fazer justamente quando começou a sucumbir à doença. E então, ou não teria acontecido tratado de paz ou sua saída teria forçado Clemenceau a se comprometer.

É impossível saber o que teria acontecido. Sabemos apenas o que aconteceu.

A gripe visitou a conferência de paz. A gripe atingiu Wilson. A gripe o enfraqueceu fisicamente e — justamente no ponto mais crucial das negociações — no mínimo tirou dele a resistência e a capacidade de concentração. Isso é certo. E é quase certo que a gripe afetou sua mente de outras maneiras, ainda mais profundas.

Historiadores são praticamente unânimes ao afirmar que a dureza em relação à Alemanha no tratado de paz de Paris ajudou a criar as dificuldades econômicas, a reação nacionalista e o caos político que promoveram a ascensão de Adolf Hitler.

Não era preciso ver a situação em retrospecto para enxergar os perigos. Eles eram óbvios mesmo na época. John Maynard Keynes deixou Paris chamando Wilson de "a maior fraude do mundo". Mais tarde, escreveu: "Estamos na estação morta de nossas sortes... Nunca na existência do homem vivo o elemento universal na alma humana ardeu tão pouco"[52]. Herbert Hoover acreditava que o tratado derrubaria toda a Europa, e deixou isso claro.

Logo depois que Wilson fez suas concessões, um grupo de jovens assessores e consultores diplomáticos americanos se reuniu, com desgosto, para decidir se deveriam pedir desligamento como forma de protesto. O grupo incluía Samuel Eliot Morison, William Bullitt, Adolf Berle Jr., Christian Herter, John Foster Dulles, Lincoln Steffens e Walter

Lippmann. Todos já estavam ou viriam a estar entre os homens mais influentes do país. Iriam se tornar secretários de Estado. Bullitt, Berle e Morison renunciaram aos cargos. Em setembro, durante a luta pela ratificação do tratado, Bullitt revelou ao Senado os comentários privados do secretário de Estado Robert Lansing de que a Liga das Nações seria inútil, que as grandes potências simplesmente haviam organizado o mundo segundo seus próprios interesses.

Berle, que mais tarde viria a ser secretário de Estado assistente, aceitou escrever a Wilson uma carta de demissão: "Lamento que não tenha combatido nossa luta até o fim e que tenha tido tão pouca fé nos milhões de homens, como eu, em todas as nações, que tinham fé no senhor. Nosso governo consentiu agora em entregar os povos sofridos do mundo a novas opressões, sujeições e desmembramentos — a um novo século de guerra"[53].

Wilson ficou gripado, apenas isso.

CAPÍTULO TRINTA E TRÊS

EM 29 DE SETEMBRO de 1919, sir William Osler começou a tossir. Um dos "Quatro Médicos" originais em um famoso retrato da faculdade fundadora da Johns Hopkins Medical School, um que simbolizava a nova primazia da ciência médica americana, Osler era e ainda é considerado um dos maiores médicos da história. Um homem de grandes interesses, amigo de Walt Whitman e autor do livro que acabou por levar à fundação do Rockefeller Institute for Medical Research, Osler estava então em Oxford.

Já havia sofrido uma grande perda com a morte de seu único filho na guerra. Agora também lutava contra uma infecção respiratória que diagnosticou como gripe. Em Oxford, naquele outono, houve prevalência suficiente da doença para que o adiamento do período escolar fosse considerado. Osler escreveu para a cunhada: "Por dois dias, fiquei muito doente e exausto por conta dos acessos de tosse."[1] Ele pareceu se recuperar, mas, em 13 de outubro, sua temperatura subiu para 39,1. Osler escreveu a um amigo que tinha "uma daquelas broncopneumonias muito comuns após a gripe".[2] Tentou trabalhar no texto de uma palestra sobre Whitman e também escreveu a Welch e John D. Rockefeller Jr. a respeito de uma doação à sua *alma mater*, a McGill University. Em 7 de novembro, no entanto, sentiu "uma facada e depois fogos de artifício" no lado direito do corpo. Doze horas depois, recomeçou a tossir: "Tive um acesso que rasgou todos os meus acessórios pleurais em pedacinhos e, com isso, veio a dor."[3]

Depois de três semanas, os médicos o tiraram da morfina, ministraram atropina e disseram que estavam animados com essas medidas. Em 5 de dezembro, Osler recebeu um anestésico local e uma agulha foi inserida em seus pulmões para drenar 400 gramas de pus. Desistiu de trabalhar na palestra de Whitman e, certo do fim, brincava: "Estou observando este caso há dois meses e fico triste de saber que não verei o *post mortem*."[4]

A esposa não gostou da piada. O pessimismo de Osler a deixava arrasada: "O que ele diz sempre vira realidade. Como esperar por algo além de um final infeliz?"[5] Ela tentou permanecer otimista enquanto a doença se arrastava, mas, um dia, encontrou o marido recitando um poema de Tennyson: "De homens felizes que têm o poder de morrer,/ E leitos gramados dos mortos mais felizes./ Solte-me e devolva-me ao chão..."

Ele completara setenta anos em julho. Em tributo por seu aniversário, um *Festschrift* — uma coleção de artigos científicos em sua homenagem — chegou em 27 de dezembro, intitulado *Contribuições à pesquisa médica e biológica, dedicadas a sir William Osler*. A publicação havia sido adiada porque Welch a estava editando e Welch não fazia nada a tempo.

Seu mais recente biógrafo acredita que, se ele estivesse no Hospital Johns Hopkins, teria recebido tratamento mais apropriado. Os médicos teriam usado raios X, eletrocardiogramas, intervenção cirúrgica anterior para drenar um empiema, uma bolsa de pus do pulmão. Ele poderia ter sido salvo.[6]

Osler morreu em 29 de dezembro de 1919, sendo suas últimas palavras: "Levante minha cabeça."[7]

Ele sempre mantinha a cabeça erguida.

Se finalmente parecia ter passado, ainda não havia passado. Em setembro de 1919, quando Osler estava morrendo, Blue previu que a gripe retornaria: "Coletivamente, as pessoas devem planejar agora como lidar com quaisquer recorrências. A maneira mais promissora de lidar com uma possível recorrência é, resumindo em uma só palavra, 'preparação'. Agora é a hora de se preparar."[8]

Em 20 de setembro de 1919, muitos dos melhores cientistas do país se reuniram para tentar chegar a um consenso sobre a causa da doença ou o curso da terapia. Não tiveram sucesso, mas o *New York Times* afirmou que a conferência marcou o início de um esforço conjunto das esferas federal, estadual e municipal para impedir a reincidência. Dois dias depois, a Cruz Vermelha distribuiu internamente seu próprio plano de batalha confidencial: "Proposta de organização da equipe para possível emergência de gripe/ Confidencial/ Observação: este boletim não deve ser alvo de qualquer publicidade até... a primeira indicação de uma recorrência epidêmica de gripe; até esse momento, não deve haver qualquer declaração pública dos escritórios do Comitê ou da Divisão da Cruz Vermelha."[9]

Em 7 de fevereiro de 1920, a gripe havia retornado com ferocidade suficiente para a Cruz Vermelha declarar: "Devido à rápida disseminação da gripe, a segurança do país exige, como dever patriótico, que todas as enfermeiras disponíveis ou qualquer pessoa com experiência em enfermagem entre em contato com os comitês mais próximos da Cruz Vermelha ou com comitês locais especiais de epidemias, oferecendo seus serviços."[10]

Em oito semanas no começo de 1920, 11 mil mortes relacionadas à influenza foram registradas apenas em Nova York — cidade onde mais casos seriam relatados em um único dia do que em qualquer outro de 1918 — e Chicago.[11] Nesta última, o comissário de saúde John Dill Robertson, que se mostrara tão preocupado com a motivação em 1918, organizou 3 mil das enfermeiras mais profissionais em esquadrões regionais que podiam se estender por toda a cidade. Sempre que um caso de gripe surgia, a casa da vítima era identificada.[12]

O ano de 1920 veria o segundo ou terceiro (as fontes diferem) maior número de mortes por gripe e pneumonia no século XX. E a doença continuou a atacar cidades esporadicamente. Em janeiro de 1922, por exemplo, o diretor de saúde do estado de Washington, dr. Paul Turner, ainda que se recusasse a admitir o retorno da gripe, declarou: "A infecção respiratória grave que neste momento está epidêmica em todo o estado deve ser tratada da mesma forma que a gripe... Devemos impor quarentena absoluta."[13]

Somente nos anos seguintes a gripe enfim esmoreceria nos Estados Unidos e no mundo. Mas não desapareceria. Ela continuou atacando, embora com muito menos virulência, em parte porque o vírus se modificou ainda mais na direção da média, aproximando-se do comportamento da maioria dos vírus influenza, em parte porque o sistema imunológico das pessoas se adaptou. O legado, no entanto, permaneceria.

Mesmo antes do fim da epidemia, o comissário de saúde da cidade de Nova York, Royal Copeland, estimou que 21 mil crianças na cidade haviam se tornado órfãs por esse motivo[14] (ele não dispunha da estimativa de filhos que haviam perdido apenas um dos pais). Segundo um funcionário da Cruz Vermelha, Berlim, em New Hampshire, uma cidade pequena, tinha 24 crianças órfãs, sem contar as 16, em uma única rua, que haviam perdido a mãe.[15] O município de Vinton, em Ohio, com 13 mil habitantes, relatou cem crianças órfãs.[16] Minersville, na Pensilvânia, na região das minas de carvão, tinha 6 mil habitantes; lá, o vírus deixara duzentos órfãos.[17]

Em março de 1919, um alto funcionário da Cruz Vermelha aconselhou os oficiais do distrito a, sempre que possível, ajudar em caráter emergencial porque "a epidemia de gripe não apenas causou a morte de 600 mil pessoas, como também deixou um rastro de pessoas com a vitalidade reduzida... colapsos nervosos e outras sequelas que agora ameaçam milhares. Deixou viúvas, órfãos e idosos dependentes. Reduziu muitas dessas famílias à pobreza e ao sofrimento agudo. O caos é vasto, atingindo todas as partes dos Estados Unidos e todas as classes de pessoas".[18]

Meses depois de "se recuperar" da doença, o poeta Robert Frost se perguntou: "Que ossos são esses que em extremo definhamento se tocam de maneira tão desagradável aqui dentro...? Ainda não sei se estou forte o bastante para escrever uma carta."[19]

O comissário de saúde de Cincinnati, dr. William H. Peters, disse na reunião da Associação Americana de Saúde Pública, quase um ano após a epidemia, que "frases como 'não estou me sentindo bem', 'não tenho o entusiasmo habitual', 'não saio de casa desde que tive a gripe' tornaram-se comuns". As agências de saúde pública de Cincinnati examinaram 7.058 vítimas da gripe desde o fim da epidemia e descobriram que 5.264 precisavam de assistência médica; 643 delas tiveram problemas cardíacos, e um número extraordinário de cidadãos proeminentes que tiveram gripe morreu repentinamente no início de 1919. Embora dificilmente se tratasse de uma amostra científica, Peters acreditava que poucas vítimas haviam escapado da gripe sem mudanças patológicas.

Em todo o mundo, foram observados fenômenos semelhantes. Nos anos seguintes, uma doença conhecida como encefalite letárgica espalhou-se por grande parte do Ocidente. Embora nenhum patógeno tenha sido identificado e a doença em si tenha desaparecido — na verdade, não existem evidências incontestáveis de que a doença, no âmbito científico claramente definível, tenha existido —, os médicos na época acreditavam na doença, e um consenso a considerava resultado da gripe.

Havia outros efeitos secundários impossíveis de quantificar. Havia o vazio e a raiva de um pai, um marido ou uma esposa. Newton Baker, o secretário de guerra que havia sido criticado por ser um pacifista quando Wilson o nomeou, levou particularmente a sério as acusações de que as políticas do Departamento de Guerra haviam efetivamente assassinado jovens. Em vários casos, soldados de Devens foram transferidos para um posto cujo comandante protestou: era contra recebê-los por causa da epidemia. Os protestos se mostraram fúteis, os soldados chegaram e com eles a gripe. O pai de um garoto que morreu em uma dessas bases militares escreveu a Baker: "Eu acredito que os chefes do Departamento de Guerra são responsáveis." Baker respondeu em uma carta de sete páginas em espaçamento simples —, relatando sua própria agonia.

O mundo ainda estava doente, doente até o âmago. A guerra em si... Acima de tudo as mortes sem sentido dentro do próprio país... Wilson traindo os ideais americanos em Versalhes, uma traição que penetrava na alma... O fracasso total da ciência, a maior conquista do homem moderno, diante da doença...

Em janeiro de 1923, John Dewey escreveu na *New Republic*: "Pode-se duvidar que a consciência da doença tenha sido tão difundida como é hoje. O interesse em curas e salvações é uma evidência de como o mundo está doente."[20] Ele estava falando de uma consciência que ia além da doença física, mas a doença física fazia parte dela. Ele estava falando do mundo do qual F. Scott Fitzgerald declarou "todos os deuses mortos, todas as guerras travadas, todas as fés no homem abaladas".[21]

A doença sobreviveu na memória mais do que em qualquer literatura. Quase todas as pessoas que eram adultas durante a pandemia estão mortas agora. As lembranças permanecem apenas na mente de quem ouviu histórias sobre como a mãe perdeu o pai, como um tio ficou órfão, pessoas que ouviram uma tia dizer: "Foi a única vez que vi meu pai chorar." Porque as lembranças morrem com as pessoas.

Os escritores da década de 1920 tinham pouco a dizer sobre isso.

Mary McCarthy pegou um trem em Seattle no dia 30 de outubro de 1918 com três irmãos e irmãs, a tia e o tio e os pais. Chegaram a Minneapolis três dias depois, todos doentes — o pai dela havia sacado uma arma quando o condutor tentou colocá-los para fora do trem —, e seus avós estavam usando máscaras. Como todos os hospitais estavam lotados, foram para casa. A tia e o tio se recuperaram, mas o pai, Roy, de 38 anos, morreu em 6 de novembro, e a mãe, Tess, de 29 anos, morreu em 7 de novembro. Em *Memórias de uma menina católica*, McCarthy fala sobre o quanto ser órfã a afetava profundamente, tornando-a desesperada por se destacar, e lembrou vividamente da viagem de trem por dois terços do país, mas não falou quase nada sobre a epidemia.

John Dos Passos tinha vinte e poucos anos e ficou gravemente doente com a gripe, mas mal mencionou a doença em sua ficção. Hemingway, Faulkner, Fitzgerald não disseram quase nada a respeito. William Maxwell, escritor e romancista nova-iorquino, perdeu a mãe para a doença. A morte dela fez com que o pai, o irmão e ele se tornassem ensimesmados. Maxwell lembrou: "Eu precisava adivinhar o que meu irmão mais velho estava pensando. Não era algo que ele se importasse em compartilhar comigo. Se não soubesse, acharia que ele havia sido magoado por alguém e que era orgulhoso demais para falar a respeito..." Quanto a ele mesmo, "[A]s ideias que continuavam voltando à minha mente, talvez por causa dos passos no assoalho com meu pai, eram de que eu havia passado inadvertidamente por uma porta pela qual não deveria ter entrado e não conseguia voltar para o lugar de onde não queria ter saído". Sobre o pai, disse: "A tristeza dele é do tipo paciente e sem esperança." E mais uma vez sobre si mesmo: "a morte de minha mãe... foi a força motivadora para quatro livros meus."[22]

Katherine Anne Porter ficou doente o bastante para que seu obituário fosse datilografado. Ela se recuperou, mas o noivo, não. Anos depois, sua assustadora novela sobre a doença e o tempo, *Cavalo pálido, cavaleiro pálido*, é uma das melhores — e uma das poucas — fontes sobre como era a vida durante a doença. Porter passou por isso em Denver, uma cidade que, comparada às do leste, foi atingida apenas levemente.

Mas a relativa falta de impacto que a gripe deixou na literatura pode não ser incomum. Talvez nem mesmo muito diferente do que aconteceu séculos antes, porque um estudioso da literatura medieval diz: "Embora existam alguns relatos vívidos e aterradores, é realmente impressionante o quanto se escreveu pouco a respeito da peste bubônica. Fora desses poucos relatos muito conhecidos, não há quase nada na literatura depois disso."[23]

As pessoas escrevem sobre a guerra. Escrevem sobre o holocausto. Escrevem sobre horrores que as pessoas infligem umas às outras. Aparentemente, no entanto, se esquecem dos horrores que a natureza inflige às pessoas, um tipo de horror que torna os seres humanos menos importantes. E, no entanto, a pandemia ressoou. Quando os nazistas assumiram o controle da Alemanha em 1933, Christopher Isherwood escreveu sobre Berlim: "A cidade inteira estava sob uma epidemia de medo discreta e contagiosa. Dava para senti-lo nos ossos, como a gripe."[24]

Os historiadores que examinaram epidemias e analisaram como as sociedades reagiram a elas em geral argumentam que, quem detinha o poder culpava os pobres por seu próprio sofrimento, e às vezes tentava estigmatizá-los e isolá-los. (O caso de "Mary Tifoide" Mallon, uma imigrante irlandesa presa por 25 anos, é um exemplo clássico dessa atitude. Se fosse de outra classe, o tratamento que Mallon recebeu poderia muito bem ter sido diferente.) Quem estava no poder, observam os historiadores, muitas vezes buscava segurança impondo a ordem, o que lhes dava uma sensação de controle, uma sensação de que o mundo ainda fazia sentido.

Em 1918, o que poderia ser considerada uma "elite do poder" às vezes se comportava de acordo com esse padrão. O comissário de saúde de Denver, William Sharpley, por exemplo, culpou "assentamentos estrangeiros da cidade",[25] principalmente de italianos, pelas dificuldades do combate à gripe. O *Durango Evening Herald* imputou o alto número de mortos entre Utes em uma reserva por sua "negligência e desobediência aos conselhos de seu superintendente, enfermeiras e médicos".[26] Um funcionário da Cruz Vermelha nas regiões de mineração de Kentucky se ofendeu com a sujeira: "Quando chegamos à cabana miserável, parecia deserta... Quando entrei, a mulher estava deitada com as pernas para fora da cama e a cabeça jogada sobre um travesseiro imundo, morta, os olhos fixos, a boca aberta, uma visão horrível... Então entrou a sogra dessa mulher, uma idosa que também morava em um barraco indescritível, a cerca de noventa metros de distância... Ainda sinto aquele cheiro horrível e nunca esquecerei a náusea que a visão me causou. A punição pela imundície é a morte."[27]

No entanto, apesar de uma dureza ocasional, a pandemia de gripe de 1918 em geral não demonstrou um padrão de antagonismo de raça ou classe. Em termos epidemiológicos, houve uma correlação entre a densidade populacional e, consequentemente, a classe e as mortes, mas a doença abalou a todos. E as mortes de soldados com uma juventude tão promissora atingiu a todos. A doença era universal demais, obviamente nem um pouco relacionada a raça ou classe. Na Filadélfia, brancos e negros certamente receberam tratamento equânime. Em áreas de mineração em todo o país, por interesse próprio ou não, os proprietários de minas tentaram encontrar médicos para seus trabalhadores. No Alasca, apesar do racismo, as autoridades lançaram um grande esforço de resgate, ainda que tarde demais, para salvar os esquimós. Até o próprio funcionário da Cruz Vermelha, tão enojado pela imundície, continuou arriscando a própria vida, dia após dia, em uma das áreas mais atingidas do país.

Durante a segunda onda, muitos governos locais entraram em colapso, e aqueles que detinham o poder real nas comunidades — dos sangue azuis da Filadélfia ao comitê de cidadãos de Phoenix — assumiram o controle. Mas, de modo geral, exerceram o poder para proteger a comunidade como um todo em vez de dividi-la, para distribuir recursos amplamente em vez de garantir recursos para si mesmos.

Apesar desse esforço, quem quer que estivesse no poder, fosse um governo municipal ou algum comitê privado de moradores locais, normalmente não conseguia manter a comunidade unida. Falhavam porque perdiam a confiança da população. Perdiam a confiança da população porque mentiam. (San Francisco foi uma rara exceção: seus líderes sempre diziam a verdade e a cidade respondeu heroicamente.) E mentiam pelo esforço de guerra, pela máquina de propaganda que Wilson havia criado.

É impossível quantificar quantas mortes essas mentiras causaram. Impossível quantificar quantos jovens morreram porque o exército se recusou a seguir os conselhos de seu próprio general médico. Mas enquanto aqueles que detinham autoridade tranquilizavam as pessoas de que aquilo era uma gripe, apenas gripe, nada diferente de *lagrippe* comum, ao menos algumas pessoas devem ter acreditado nelas, ao menos algumas devem ter se exposto ao vírus de formas que não teriam feito de outra maneira, e ao menos algumas que poderiam ter sobrevivido, devem ter morrido. O medo realmente provocou mortes. As pessoas que sentiam medo não se importavam com as necessidades dos outros, com quem precisava de cuidados dos quais não dispunham, com quem precisava apenas de hidratação, comida e descanso para sobreviver.

Também é impossível declarar com precisão o número de mortos. As estatísticas são apenas estimativas, e só resta dizer que os totais são estarrecedores. Os poucos lugares do mundo que mantinham estatísticas confiáveis em circunstâncias normais não conseguiam acompanhar o ritmo da doença. Nos Estados Unidos, apenas grandes cidades e 24 estados mantiveram estatísticas suficientemente precisas para que o Serviço de Saúde Pública dos EUA as incluísse em seu banco de dados, a chamada área de registro. Mesmo nesses locais, todos, de médicos a funcionários públicos, tentavam sobreviver ou ajudar os demais a sobreviver. A manutenção dos registros tinha baixa prioridade e, mesmo depois, pouco se fez para compilar números precisos. Muitas das pessoas que morreram nunca viram um médico ou uma enfermeira. Fora do mundo desenvolvido, a situação era muito pior, e nas regiões rurais da Índia, na União Soviética — envolvida em uma guerra civil brutal — na China, África e América do Sul, onde a doença costumava ser mais virulenta, registros confiáveis praticamente não existiam.

A primeira tentativa significativa de quantificar o número de mortos ocorreu em 1927. Um estudo patrocinado pela Associação Médica Americana estimou em 21 milhões de óbitos. Hoje, quando a mídia se refere a um número de mortos de "mais de 20 milhões" em reportagens sobre a pandemia de 1918, a fonte é esse estudo.

Mas todas as revisões das mortes realizadas desde 1927 aumentaram a soma. O número de mortos nos EUA havia sido estimado originalmente em 550 mil. Agora, os epidemiologistas fecharam o cálculo em 675 mil, em uma população de 105 milhões. No ano de 2004, a população dos EUA ultrapassava os 291 milhões.

Em todo o mundo, o número estimado de mortos e a população aumentaram em um percentual muito maior.

Na década de 1940, Macfarlane Burnet, o vencedor do prêmio Nobel que passou a maior parte de sua vida científica estudando a gripe, estimou o número de óbitos entre 50 e 100 milhões.

Desde então, vários estudos com melhores dados e metodologias de estatística aproximaram gradualmente as estimativas das de Burnet. Primeiramente, vários estudos concluíram que o número de mortos apenas no subcontinente indiano pode ter chegado a 20 milhões.[28] Em 1998, outras novas estimativas foram apresentadas em uma conferência internacional sobre a pandemia. E em 2002, um estudo epidemiológico revisou os dados e concluiu que o número de mortos era "da ordem de 50 milhões, ... [mas] mesmo esse número imenso pode ser substancialmente menor do que o real".[29] De fato, como Burnet, o estudo sugeriu que o número de mortos girava em torno de 100 milhões.[30]

Dada a população mundial de aproximadamente 1,8 bilhão em 1918, a estimativa superior significaria que, em dois anos — e com a maioria das mortes ocorrendo em 12 semanas horrendas no outono de 1918 no hemisfério norte — mais de 5% das pessoas no mundo morreram.

A população mundial hoje é de 6,3 bilhões. Para termos uma ideia do impacto da pandemia de 1918 no mundo atual, é preciso ajustar os números à população. A estimativa mais baixa de mortes — 21 milhões —, representaria hoje algo em torno de 73 milhões de mortos. As estimativas mais altas se traduzem entre 175 e 350 milhões de mortos. O objetivo desses números não é apavorar, embora o façam. A medicina avançou desde 1918 e isso teria um impacto considerável na taxa de mortalidade. Esses números destinam-se simplesmente a comunicar como foi atravessar a pandemia.

No entanto, mesmo eles subestimam o horror da doença. A distribuição etária das mortes traz esse horror para casa.

Em uma epidemia normal de gripe, 10% ou menos das mortes ocorrem entre a faixa dos 16 e 40 anos. Em 1918, nessa faixa etária, os homens e mulheres com mais vitalidade, mais tempo para viver, mais futuro pela frente, representaram mais da metade do número de mortes, e, nesse grupo, os piores índices de mortalidade estavam na faixa etária entre 21 e 30 anos.[31]

O mundo ocidental sofreu menos, não porque os medicamentos dos quais dispunham fossem muito avançados, mas porque a urbanização havia exposto a população ao vírus influenza e o sistema imunológico coletivo não estava totalmente despreparado para ele. Nos Estados Unidos, aproximadamente 0,65% da população total morreu, com aproximadamente o dobro do percentual sendo jovens adultos mortos. Nos países desenvolvidos, a Itália foi a que mais sofreu, perdendo aproximadamente 1% da sua população total. A União Soviética pode ter sofrido mais, mas há poucos números disponíveis.

O vírus simplesmente devastou o mundo subdesenvolvido. No México, a estimativa mais conservadora do número de mortos foi de 2,3% de toda a população, e outras estimativas razoáveis colocam esse número acima de 4%. Isso significa que entre 5% e 9% de todos os jovens adultos mexicanos teriam morrido.[32]

E, em todo o mundo, embora ninguém nunca jamais vá saber com certeza, parece mais do que possível que 5% — e nos países subdesenvolvidos algo em torno dos 10% — dos jovens adultos tenham sido mortos pelo vírus.

Além dos mortos, além de quaisquer sequelas observáveis nos sobreviventes, além de qualquer contribuição que o vírus tenha dado ao sentimento de perplexidade, traição, perda e niilismo da década de 1920, a pandemia de 1918 ainda deixou outros legados.

Alguns foram bons. Por todo o mundo, autoridades faziam planos para a cooperação internacional em saúde, e a experiência levou à reestruturação dos esforços de saúde pública nos Estados Unidos. O Departamento de Saúde Pública do Novo México foi criado; a cidade da Filadélfia reescreveu seu estatuto para reorganizar seu departamento de saúde pública; de Manchester, no Connecticut, a Memphis, no Tennessee, e além, hospitais emergenciais foram transformados em permanentes. A pandemia motivou o senador da Louisiana Joe Ransdell a começar a pressionar o governo federal em prol da criação dos Institutos Nacionais de Saúde, embora não tenha saído vitorioso dessa luta até uma epidemia de gripe muito mais suave em 1928 relembrar o Congresso dos eventos de uma década antes.

Tudo isso é parte do legado social deixado pelo vírus. O principal, no entanto, foi deixado no laboratório.

■ PARTE X

FIM DE JOGO

CAPÍTULO TRINTA E QUATRO

NA PRIMEIRA GUERRA MUNDIAL, a revolução na medicina americana liderada por William Welch havia triunfado. Essa revolução transformou radicalmente o cenário, fazendo ensino, pesquisa, arte e prática médica passarem pelo filtro da ciência.

No entanto, continuava pequeno, quase minúsculo, o grupo de profissionais capazes de realizar pesquisas científicas de qualidade nos Estados Unidos. Era possível contá-lo em dezenas e, considerando os pesquisadores mais jovens, em meados da década de 1920, o número chegou a centenas, mas não mais do que isso.

Todos se conheciam, todos compartilhavam experiências e quase todos tinham pelo menos alguma conexão com a Hopkins, o Rockefeller Institute, Harvard ou, em menor grau, a Universidade da Pensilvânia, a Universidade de Michigan ou Columbia. O grupo era tão pequeno que ainda incluía a primeira geração de revolucionários, com Welch, Vaughan e Theobald Smith e alguns outros ainda ativos. Então vieram seus primeiros alunos, homens apenas alguns anos mais jovens: Gorgas, que havia chegado à idade da aposentadoria compulsória do exército dias antes do fim da guerra — o exército poderia ter permitido que permanecesse, mas Gorgas não tinha amigos entre os superiores — e que depois deixou as questões de saúde pública internacional por uma fundação financiada por Rockefeller; Flexner, Park e Cole, em Nova York; Milton Rosenau, em Boston; Frederick Novy, em Michigan; e Ludwig Hektoen, em Chicago. E então a meia geração de protegidos seguinte: Lewis, na Filadélfia; Avery, Dochez, Thomas Rivers e outros, no Rockefeller; George Whipple, em Rochester, Nova York; Eugene Opie, na Universidade de Washington em St. Louis; e mais algumas dezenas. Foi apenas na geração seguinte, e na subsequente, que o número de pesquisadores de verdade começou a se multiplicar e a se espalhar por todo o país.

Os laços que mantinham esses homens unidos não eram de amizade. Alguns deles — Park e Flexner, por exemplo — não gostavam nem um pouco uns dos outros. Muitos sentiam satisfação em constranger um rival ao encontrar falhas em seu trabalho e não tinham ilusões sobre as virtudes alheias. A profissão havia crescido o suficiente para se manobrar dentro dela mesma. Se alguém escutasse atentamente, ouviria: "A nomeação do dr. Opie como o principal responsável pelo plano seria um erro fatal."[1] Ou: "A princípio, Jordan parece uma possibilidade bastante deslumbrante, mas tenho um pouco de receio... de que ele não seja um homem que com certeza absoluta defenderia suas convicções em um ambiente restrito."[2] Ou: "Dos nomes que você sugere, eu preferiria claramente Emerson, mas temo que ele seja particularmente inaceitável para Russell e Cole, e talvez para o grupo da Rockefeller [Foundation] de modo geral, pois tenho a impressão de que ele tem algumas discordâncias com eles."[3]

No entanto, esses homens também reconheciam que, quaisquer que fossem as falhas uns dos outros, todos também tinham pontos fortes notáveis. O trabalho deles era bom o bastante para que, mesmo estando errado, fosse possível encontrar nesse erro algo novo, algo importante, algo sobre o que construir. Era um grupo exclusivo e, apesar das rivalidades e aversões, quase uma irmandade, uma que incluía pouquíssimas mulheres, um punhado delas, literalmente. E, em bacteriologia, essas poucas representantes não iam muito além de Anna Williams e Martha Wollstein.*

Todos esses cientistas haviam trabalhado freneticamente em seus laboratórios desde os primeiros dias da doença, e nenhum havia parado. Nas circunstâncias mais desesperadoras, as mais desesperadoras em

* Florence Sabin foi a principal cientista médica do sexo feminino nos Estados Unidos, a primeira mulher a se formar na Hopkins Medical School, a primeira mulher professora catedrática em qualquer escola de medicina do país (Hopkins) e a primeira mulher eleita para a Academia Nacional de Ciências. Sabin não era bacteriologista nem esteve envolvida em pesquisas sobre gripe e, por esse motivo, não aparece nesta história.

que eles — e possivelmente qualquer cientista — já haviam trabalhado, a maioria havia, voluntariamente, cheios de esperança, aceitado menos evidências do que o normal para chegar a uma conclusão. Nas palavras de Miguel de Unamuno, quanto maior o desespero, maior a esperança. Mas, apesar de todo o frenesi, esses cientistas sempre evitaram o caos, sempre procederam a partir de hipóteses bem fundamentadas. Ao contrário do que Avery dissera com desprezo, eles não tinham simplesmente ficado passando material de um tubo de ensaio a outro. Não haviam feito coisas aleatórias sem base na compreensão do funcionamento do corpo. Não haviam dado quinino ou vacina contra febre tifoide a vítimas da gripe apenas pela esperança de que, por funcionarem contra a febre tifoide e a malária, poderiam ser também eficientes contra a gripe. Outros haviam feito tudo isso e muito mais, mas eles, não.

Eram profissionais que também reconheciam seus fracassos, que haviam perdido suas ilusões. Tinham entrado nas primeiras décadas do século XX confiantes de que a ciência, mesmo com vitórias limitadas, triunfaria. Victor Vaughan disse a um colega: "Nunca mais me permita dizer que a ciência médica está à beira de vencer as doenças." Com o desprezo que alguém dedica às próprias falhas, também declarou: "Os médicos não sabem mais sobre esta gripe do que os médicos na Florença do século XIV sabiam sobre a peste bubônica."[4]

Mas eles não haviam desistido. Agora, aquela irmandade científica começava sua caçada, e isso levaria mais tempo do que eles imaginavam.

Até então, cada laboratório vinha trabalhando de maneira independente, comunicando-se pouquíssimo com os demais. Os pesquisadores precisaram reunir, trocar ideias, trocar técnicas de laboratório, discutir descobertas ainda não publicadas ou mesmo aquelas que, embora parecessem desimportantes para um, poderiam ser significativas para outro. Precisaram tentar reunir alguma maneira de fazer progressos concretos contra aquela peste. E para isso foi preciso vasculhar os detritos de seus fracassos em busca de pistas para o sucesso.

Em 30 de outubro de 1918, com a epidemia na costa leste diminuindo para proporções gerenciáveis, Hermann Biggs organizou uma comissão de gripe ao lado dos principais cientistas. A trajetória de Biggs era motivo de orgulho, tendo transformado o departamento de saúde municipal da cidade de Nova York no melhor do mundo; no entanto, farto da política de Tammany, Biggs deixara o cargo para se tornar comissário estadual de saúde pública. Sua comissão incluía Cole, Park, Lewis, Rosenau, além de epidemiologistas e patologistas. Welch, ainda se recuperando em Atlantic City, estava fraco demais para comparecer. Biggs então abriu a primeira reunião ecoando Vaughan: "[N]unca houve nada comparado a isso em matéria de importância... em que estivéssemos tão desamparados."[5]

Mas, ao contrário de Vaughan, ele estava irritado, chamava os fracassos de "uma séria oportunidade de reflexão sobre a administração de saúde pública, sobre o trabalho e as ciências médicas que nos trouxeram à situação em que estamos agora". Eles haviam previsto a epidemia por meses. No entanto, autoridades de saúde pública e os pesquisadores não haviam feito nada para se preparar. "Deveríamos ter sido capazes de recolher o máximo possível de informações científicas disponíveis ou que pudessem ter sido obtidas daqui a seis meses antes disso ter chegado até nós."

Ele tinha certeza de que agora seriam capazes de lidar com o problema e resolvê-lo.

Não seria tão fácil e já naquela primeira reunião os problemas se apresentaram. Aquele grupo não sabia praticamente nada sobre a doença. Sequer conseguiam concordar quanto à sua natureza. A patologia era confusa demais. Os sintomas eram confusos demais.

Mesmo naquele momento, Cole ainda se perguntava se realmente se tratava de uma gripe: "Todos os que viram casos no estágio inicial acham que estamos lidando com uma doença nova... Uma grande dificuldade é descobrir o que a gripe é e como fazer o diagnóstico... Temos repassado todos os casos durante esta epidemia e é muito difícil ver qual deles é gripe. O quadro é muito complexo."

Um cientista da marinha observou: "Em vários lugares, os sintomas eram semelhantes ao da peste bubônica."

Um pesquisador de Harvard refutou as observações deles: "É a mesma doença de sempre, e não muda em nada seu caráter."

Mas ela mudava, sim, constantemente, de casos leves nos quais as vítimas se recuperavam rapidamente a casos com sintomas estranhos nunca associados à gripe, de pneumonias virais violentas e repentinas ou SDRA a invasores secundários que causavam pneumonias bacterianas. Todas essas condições estavam sendo vistas. Lewellys Barker, mentor de Cole na Hopkins, observou: "As amostras de pneumonia que vieram de diferentes regiões são muito diferentes. As de Devens são inteiramente diferentes das de Baltimore, e diferem das de várias outras bases militares. As lesões são bem diferentes em diferentes localidades."

Não chegaram a um consenso sobre a doença e passaram a discutir o provável patógeno; o resultado, no entanto, foi não terem sequer conseguido chegar a uma conclusão provisória. Os investigadores encontraram o bacilo da gripe de Pfeiffer, sim, mas Cole relatou que Avery também havia descoberto o B. *influenzae* em 30% das pessoas saudáveis no Rockefeller Institute. Isso não provava nada. Podia ser algo comumente encontrado naquele momento por causa da epidemia, mas ser um achado incomum em tempos não epidêmicos. Além disso, como todos sabiam, muitas pessoas carregavam pneumococos na mucosa oral e não tinham pneumonia. Pneumococos, estreptococos, estafilococos e outros patógenos também foram encontrados nos pulmões das vítimas da epidemia. Park se perguntava sobre as chances de um vírus filtrável ter causado a doença. Rosenau conduzia experimentos norteado por essa questão.

Eles sabiam muito, muito pouco. Sabiam apenas que o isolamento funcionava. A Escola de Treinamento para Meninas do Estado de Nova York havia se colocado em quarentena, chegando a exigir que as pessoas que entregavam os suprimentos deixassem tudo do lado de fora. Não registraram nenhum caso. O Sanatório Trudeau, no norte de Nova York, adotou regras semelhantes. Nenhum caso. Uma instalação naval em uma ilha de San Francisco aplicava quarentena rígida. Nenhum caso. Isso tudo provava que a teoria do miasma, na qual nenhum deles acreditava, não era capaz de explicar a doença.

No entanto, findaram chegando a um acordo quanto às linhas de abordagem e ao trabalho que precisava ser feito. O consenso era só esse: sabiam pouco.

Os pesquisadores pretendiam seguir dois caminhos: um explorando a epidemiologia da doença, o outro buscando pistas em laboratório. A primeira tarefa em ambas as linhas de ataque era penetrar o nevoeiro de dados que chegava.

Planejaram investigações epidemiológicas precisas:[6] correlacionar medidas de saúde pública e mortes; realizar estudos extremamente detalhados em áreas selecionadas (por exemplo, isolar pequenas comunidades e investigar as 72 horas anteriores ao surgimento dos primeiros sintomas de gripe); anotar detalhadamente os históricos pessoais tanto das vítimas quanto dos não infectados; procurar relações com outras doenças, com ataques anteriores de gripe, com dieta. Esses estudos epidemiológicos trariam o benefício extra de estimular e transformar outro campo emergente da medicina. Em novembro de 1918, a Associação Americana de Saúde Pública criou um Comitê de Estudo Estatístico da Epidemia de Gripe, financiado em grande parte pela Metropolitan Life Insurance Company. Um membro do comitê chamou aquilo de "uma oportunidade de mostrar o que as estatísticas, especialmente as vitais e sua metodologia, podem fazer pela medicina preventiva,"[7] enquanto um colega considerou o trabalho como uma "possível defesa da teoria das probabilidades e do método de amostragem aleatória". Em janeiro de 1919, os generais médicos do exército, da marinha e os administradores do Serviço de Saúde Pública também se uniram ao Departamento do Censo para formar um comitê de gripe que se transformaria em um escritório de estatística permanente. No entanto, ao mesmo tempo um epidemiologista presente na primeira reunião do grupo Biggs declarava: "Entendo que o problema precisa ser resolvido em última análise em laboratório."[8]

Gorgas tivera um objetivo: tornar aquela guerra a primeira da história americana em que os soldados morressem mais em batalha do que doentes. Mesmo com um em cada 67 soldados do exército morrendo de gripe e com superiores ignorando amplamente seus conselhos, Gorgas havia conseguido por pouco — apesar de, quando as baixas da marinha e suas mortes por gripe foram adicionadas ao total, as mortes por doenças terem excedido as de combate.

Gorgas havia triunfado amplamente sobre todas as outras doenças. Os soldados norte-americanos escaparam quase totalmente da malária, por exemplo, mesmo que ela tenha abatido dezenas de milhares de franceses, britânicos e italianos.

Agora, dois milhões de homens estavam voltando da Europa. Depois de outras guerras, mesmo no final do século XIX, esses soldados traziam doenças para casa. Britânicos, franceses e russos haviam espalhado a cólera após a Guerra da Crimeia; prussianos levaram a varíola da Guerra Franco-Prussiana para casa; americanos haviam retornado da guerra hispano-americana com a febre tifoide e espalharam a mesma, além de disenteria e varíola, após a Guerra Civil.

Um dos últimos atos de Gorgas foi colocar em ação planos para impedir que coisas desse tipo se repetissem. Os soldados eram vermifugados e isolados por sete dias antes de embarcarem nos navios para casa. Esses homens não entrariam em casa trazendo doenças.[9]

Enquanto isso, a maior investigação científica já realizada estava tomando forma. A comissão de Biggs se reuniu mais três vezes. No último encontro, todos os membros também estariam servindo em outras comissões. A Associação Médica Americana, a Associação Americana de Saúde Pública, o exército, a marinha, o Serviço de Saúde Pública, a Cruz Vermelha e a Metropolitan Life Insurance Company lançaram importantes estudos além dos já em andamento, todos em âmbito complementar. Em todas as reuniões de todas as especialidades médicas de todas as organizações de saúde pública, em todas as edições de todas as revistas médicas, a gripe dominava a pauta. Na Europa a mesma coisa.

Todos os principais laboratórios dos Estados Unidos continuavam focados na doença. Lewis, na Filadélfia, seguiu em frente, assim como outros na Universidade da Pensilvânia. Rosenau, em Boston, liderou uma equipe de pesquisadores de Harvard. Ludwig Hektoen e Preston Kyes, da Universidade de Chicago, continuaram pesquisando o tema. Rosenow, na Clínica Mayo, em Minnesota, continuou trabalhando. Todos os membros da comissão de pneumonia do exército retornaram à pesquisa civil e seguiram trabalhando. A Metropolitan Life Insurance Company forneceu subsídios a cientistas universitários e chegou a subsidiar a cidade de Nova York e o governo federal, custeando pesquisas de Park e Williams em seus laboratórios de Nova York e de George McCoy no Laboratório de Higiene do Serviço de Saúde Pública. O exército também fez "todos os esforços para coletar... amostras representando lesões pulmonares em virtude da atual epidemia de gripe",[10] não apenas extraídas dos campos militares, como também de fontes civis. Essas amostras seriam de extrema importância mais de três quartos de século depois, quando Jeffrey Taubenberger isolaria o vírus influenza de 1918 e sequenciaria seu genoma.

No Rockefeller Institute, Cole colocou "todos os homens disponíveis" para atuar nesse esforço. Também designou Martha Wollstein para a pesquisa. Quando o capitão Francis Blake, que fazia parte da comissão de pneumonia do exército, visitou seus antigos colegas no Natal, encontrou todos "trabalhando com afinco na pesquisa da gripe, usando macacos e tudo mais". Uma semana depois, fora do exército e de volta ao Rockefeller, disse: "Ficarei muito feliz quando terminarmos a pesquisa e pudermos nos livrar de tudo isso. Vou poder fazer outra coisa, para variar, já que parece que não tenho feito nada além de trabalhar, comer, sonhar e viver pneumonia e gripe pelos últimos seis meses."[11]

Mas Blake não estaria livre disso tão cedo.

Ao poucos, um corpo de conhecimento começou a se formar ao longo dos meses. Os pesquisadores começaram a aprender sobre a tempestade de fogo que havia percorrido o mundo e que continuava a arder.

Primeiro, confirmaram as próprias suspeitas: a doença letal do outono americano era uma segunda onda da mesma doença que havia atingido o país na primavera. Basearam essa conclusão no fato de que as pessoas expostas à onda da primavera tinham imunidade substancial à posterior. Os melhores registros estavam no exército, mas como envolviam principalmente jovens, não foram úteis para responder algumas perguntas. No entanto, diziam coisas a respeito da imunidade, e faziam isso muito claramente. O Camp Shelby, por exemplo, abrigou a única divisão nos Estados Unidos que permaneceu no país de março até o final do outono no hemisfério norte. Em abril de 1918, a gripe adoeceu 2 mil dos 26 mil soldados o suficiente para procurarem tratamento. É provável que muitos mais tenham tido infecções menores ou subclínicas, e todos os 26 mil homens foram expostos à doença. Durante o verão, 11.645 novos recrutas chegaram. Em outubro, a gripe "mal tocou" os solados antigos, mas dizimou os recrutas. Na Europa, na primavera, a gripe atacou os engenheiros do 11º Regimento, atingindo 613 homens de um total de 1.200 e matando dois, mas protegendo-os da onda letal. No outono, o regimento sofreu apenas 150 "resfriados" e registrou uma única morte. Camp Dodge tinha duas unidades de soldados experientes.[12] A gripe havia atingido um grupo na primavera, e apenas 6,6% deles pegaram a doença no outono. O outro grupo escapou da onda da primavera, mas 48,5% deles tiveram gripe no outono. E havia muitos outros exemplos.

As estatísticas também confirmaram o que todo médico — na verdade toda pessoa — já sabia: também na população civil, os jovens adultos haviam morrido a taxas extraordinárias e assustadoras. Os idosos, normalmente o grupo mais suscetível à gripe, não apenas sobreviveram aos ataques, como eram atacados com muito menos frequência. Essa resistência em pessoas mais velhas era um fenômeno mundial. A explicação mais provável é que uma pandemia anterior (análises posteriores de anticorpos provaram que não foi a de 1889–1890), tão leve que não chegou a chamar a atenção, havia sido suficientemente semelhante ao vírus de 1918 para criar imunidade.

Por fim, uma pesquisa de porta em porta feita em várias cidades também confirmou o óbvio: pessoas que viviam em ambientes mais exíguos e habitados sofreram mais do que quem tinha mais espaço. Também parecia — embora isso não tenha sido estabelecido por uma base científica — que os as pessoas que dormiram mais cedo, ficaram em repouso por mais tempo e receberam os melhores cuidados também sobreviveram em taxas mais altas. Essas descobertas significavam, é claro, que morreram muito mais pobres do que os ricos. (Análises relacionando raça e epidemia produziram informações contraditórias.)

Mas quase tudo o mais a respeito da doença permanecia incerto. Até a interação entre a teoria germinativa da doença e outros fatores estavam em questão. Em 1926, um epidemiologista respeitado ainda defendia uma versão da teoria do miasma, alegando "uma correlação entre... a gripe e a variação cíclica da pressão do ar".[13]

No laboratório, no entanto, o nevoeiro permanecia denso. O patógeno continuava desconhecido. Uma quantidade enorme de recursos estava sendo despejada nessa pesquisa em toda parte. Na Austrália, Macfarlane Burnet viveu a epidemia na adolescência, um episódio que ficaria gravado em sua memória. Nas palavras do próprio ao receber o prêmio Nobel: "Para mim e para muitos outros interessados em bacteriologia e doenças infecciosas, o objetivo marcante da medicina durante anos foi... a gripe."[14]

No entanto, todo aquele trabalho não havia penetrado no nevoeiro.

O problema não estava na falta de pistas, estava em distinguir as poucas pistas que levavam na direção certa das que levavam na direção erra da. Não se tratava de uma peste bubônica, cujo patógeno foi um dos mais fáceis de descobrir: as bactérias que o causaram enxameavam nos bubões. Tratava-se apenas de gripe.

Quando a segunda onda se espalhou pelo mundo, milhares de cientistas haviam se debruçado no problema. Alemanha, França, Grã-Bretanha, Itália, Austrália, Brasil, Japão, China. Mas, passados 1919, 1920, com a doença se tornando mais branda, um a um esses milhares começaram a se desligar. Consideravam o problema difícil demais de conceituar —

descobrir uma maneira de resolvê-lo —, ou pensavam que as técnicas disponíveis eram inadequadas demais para resolvê-lo, ou estavam muito longe de seus antigos interesses ou base de conhecimento. Após dois anos de esforços extraordinários — e contínuos — por parte de muitos dos melhores pesquisadores do mundo, em 1920, Welch fez uma previsão frustrante: "Acho que essa epidemia provavelmente passará, e não estamos mais familiarizados com o controle da doença do que estávamos na epidemia de 1889. É humilhante, mas é verdade."[15]

Centenas de pesquisadores continuaram investigando a questão, mas concordavam em poucos aspectos. Tudo estava em disputa. E no centro dessas disputas estavam a antiga equipe de William Park e Anna Williams, de um lado, Paul Lewis e muitos dos pesquisadores do Rockefeller Institute, do outro.

A pesquisa de Lewis terminaria em ironia e tragédia. O Rockefeller descobriria que maioria de seus próprios pesquisadores estava errada.

Mas Oswald Avery não. Avery faria a descoberta mais profunda de todas.

CAPÍTULO TRINTA E CINCO

As principais perguntas continuavam sendo as mais simples: O que causava a gripe? Qual era o patógeno? Pfeiffer acertou ao identificar uma causa e chamá-la de *Bacillus influenzae*? E se ele não estivesse certo, então qual seria a causa? O que matava?

A busca gerada por essas perguntas é um clássico caso de como se faz ciência, de como se encontra uma resposta, da complexidade da natureza, de como se constrói uma estrutura científica sólida.

Durante todo o período de epidemia, os bacteriologistas que se envolveram em tal busca obtiveram resultados contraditórios em relação ao *B. influenzae*. Pessoas tão competentes como Park e Williams em Nova York, Lewis na Filadélfia e Avery foram incapazes de isolá-lo nas primeiras amostras que estudaram. Então ajustaram suas técnicas, modificaram o meio onde o bacilo crescia, acrescentaram sangue aquecido a uma determinada temperatura ao meio, mudaram as tintas que usavam para tingir e o encontraram. Park e Williams passaram a identificá-lo com tanta frequência que Park assegurou ao National Research Council [Conselho Nacional de Pesquisa] que se tratava do agente etiológico — a causa da doença. O Public Health Service [Serviço de Saúde Pública] acreditava se tratar realmente da causa. Lewis, apesar das dúvidas iniciais, chegou à mesma conclusão.

Em Rockefeller, Martha Wollstein estudava o bacilo de Pfeiffer desde 1906. Após vários anos de trabalho, ela ainda não considerava seus experimentos suficientemente "precisos e estáveis para indicar que o bacilo de

Pfeiffer fosse o agente provocador específico".[1] Mas continuou a estudá-lo e, no meio da pandemia, se convenceu de que o *B. influenzae* efetivamente causava a doença. Tinha tanta certeza disso que preparou uma vacina contendo *somente* o bacilo de Pfeiffer. Sua pesquisa também convenceu seus colegas de Rockefeller — todos tomaram sua vacina, embora estivessem entre os poucos do país com acesso à vacina antipneumocócica de Rockefeller, que se mostrara eficaz.

No meio da pandemia, não encontrar o bacilo parecia uma marca não de boa ciência, mas de incompetência. Quando um bacteriologista do exército não o encontrou em "placas de ágar sangue de 159 dos primeiros pacientes",[2] o exército mandou outro cientista à base militar para levar a cabo "uma investigação dos métodos bacteriológicos empregados no laboratório do hospital da base".[3] Não era uma caça às bruxas, e sim uma investigação genuína — típica da instituição montada por Gorgas — que concluiu que esse laboratório em particular fizera "um trabalho brilhante. Se o bacilo de gripe estivesse presente... seria encontrado". Porém, a conclusão só seria divulgada muito tempo depois de a epidemia passar.

Enquanto isso, a existência de tal investigação sinalizou para outros bacteriologistas do exército que não encontrar o *B. influenzae* significava que eles não faziam seu trabalho direito. Simultaneamente, Avery publicou as novas técnicas que desenvolvera e que tornaram muito mais fácil produzir o organismo. Os bacteriologistas começaram a encontrar o que procuravam. No Camp Zachary Taylor, os bacteriologistas haviam sido incapazes de detectar o bacilo de Pfeiffer, mas depois passaram a relatar o seguinte: "Mais recentemente, o meio de oleato de Avery foi usado com resultados muito gratificantes." Descobriram a bactéria por toda parte em: 48,7% das amostras de sangue tiradas diretamente do coração, 54,8% das retiradas dos pulmões, 48,3% de baços.[4] Em Camp Dix, "em cada amostra estudada, o bacilo da gripe foi encontrado ou nos pulmões ou no trato respiratório superior ou nos seios nasais".[5]

Em base militar após a outra, os bacteriologistas foram aderindo. Em Camp MacArthur, no Texas, não estavam sozinhos na determinação "de obter a maior incidência possível de *B. influenzae*", e o descobriram em 88% dos pulmões analisados. Mas não utilizaram qualquer teste de laboratório irrefutável — simplesmente olharam através de um microscópio e identificaram a bactéria pela aparência. Tais observações são subjetivas e não podem valer como provas, apenas indícios.

Em Camp Sherman, onde a taxa de mortalidade havia sido a mais alta do país e as reputações dos médicos das bases foram postas em dúvida, o relatório final da epidemia exemplificou a tensão. Em uma seção escrita pelo bacteriologista, o relatório dizia: "A ausência persistente dos bacilos da gripe em diversos materiais examinados vão contra a ideia de atribuir a epidemia ao organismo de Pfeiffer."[6] Mas a parte escrita pelo patologista acusava o bacteriologista de incompetência. O patologista disse que havia observado patógenos pelo microscópio que ele acreditava *serem* "organismos de Pfeiffer" e que "todas as bactérias presentes nessa epidemia não foram descobertas nos métodos de cultura empregados".[7]

Pesquisadores civis isolavam o bacilo de Pfeiffer com regularidade similar. Ainda assim, mesmo com todo esse aparecimento do bacilo, o cenário permanecia confuso, porque raramente ele era encontrado sozinho — embora o meio de Avery inibisse o crescimento de estreptococos hemolíticos e pneumococos, sendo que ambos foram encontrados com frequência em casos de gripe.

E, em algumas vezes, o *B. influenzae* não era encontrado de jeito nenhum. Os pesquisadores não conseguiam identificá-lo nos pulmões de vítimas que morreram rapidamente. Em pelo menos três bases — Fremont, na Califórnia, e Gordon e Wheeler, na Geórgia —, a impossibilidade de detectá-lo na esmagadora maioria dos casos levou os bacteriologistas a diagnosticarem vítimas da epidemia como de "outras doenças respiratórias",[8] para não se exporem a uma possível crítica. Em alguns casos, nem mesmo os pesquisadores mais experientes encontravam o bacilo. Em Chicago, D.J. Davis havia estudado o bacilo de Pfeiffer por dez anos, mas o encontrou em apenas 62 casos.[9] Na Alemanha, onde o próprio Pfeiffer continuava sendo uma das figuras mais poderosas na ciência médica, alguns pesquisadores também não conseguiam isolar o bacilo — e ele mesmo insistia que o bacilo causava a doença.

Esses relatos suscitaram dúvidas crescentes sobre o bacilo de Pfeiffer. Os cientistas não duvidavam da palavra de quem o encontrava. Não duvidavam que o bacilo pudesse causar doenças e matar. Mas começaram a duvidar daquela descoberta.

Havia outros problemas. No meio da epidemia, sob forte pressão, muitos bacteriologistas haviam comprometido a qualidade do seu trabalho na esperança de conseguir resultados rápidos. Como comentou um cientista: "São necessárias pelo menos três semanas de trabalho árduo e concentrado para investigar e identificar as variadas espécies de estreptococo de uma única gota de saliva normal esfregada em um placa do nosso meio de cultura. Como é possível então que dois pesquisadores estudem a bacteriologia do aparelho respiratório de, digamos, cem casos de gripe e de cinquenta indivíduos normais em um ano, a não ser de uma maneira totalmente negligente?"[10]

Park e Williams eram qualquer coisa menos negligentes. Eles estavam entre os primeiros a anunciar o *B. influenzae* como a causa provável da epidemia. Em meados de outubro, Park ainda sustentava essa posição, declarando: "O bacilo foi encontrado em praticamente todos os casos de infecção evidente de gripe. Pneumonias com complicações foram associadas ou a estreptococo hemolítico ou a pneumococo. Em um caso, a broncopneumonia se deveu inteiramente a ele. Os resultados do Departamento de Saúde da Cidade de Nova York se ajustam estreitamente aos relatados pelo Hospital Naval de Chelsea."[11]

Park e Williams tinham preparado e distribuído uma vacina baseada em grande parte nas suas convicções.

Mas até mesmo eles fizeram concessões. Agora, com a epidemia em declínio, continuavam suas pesquisas com extrema prudência. O que faziam de melhor era testar hipóteses, procurar falhas, melhorar e expandir trabalhos originais de outras pessoas. Naquela altura, queriam aprender mais sobre o organismo na esperança de aperfeiçoar uma vacina ou soro — e também testar a própria hipótese de que o *B. influenzae* causava a gripe —, e iniciaram uma série extensiva de experimentos. Isolaram o bacilo de cem amostras e foram bem-sucedidos na produção de vinte culturas puras a partir dele. Depois, injetaram essas culturas em coelhos, esperaram tempo suficiente para que os animais desenvolvessem uma resposta imunológica, coletaram o sangue deles, centrifugaram para remover os sólidos e seguiram os outros passos para preparar o soro. Quando o soro de cada coelho foi acrescentado aos tubos de teste com a bactéria usada para infectar os coelhos, os anticorpos no soro se aglutinaram à bactéria — os anticorpos enlaçaram a bactéria e formaram tufos visíveis.

Eles esperavam aquele resultado, mas não os que vieram a seguir. Quando testaram esses diferentes soros contra outras culturas do bacilo de Pfeiffer, a aglutinação ocorreu apenas em quatro das vinte vezes. O soro não se ligou ao bacilo nas outras dezesseis culturas. Nada aconteceu.

Repetiram os experimentos e tiveram os mesmos resultados. Todas as culturas bacterianas eram do mesmo bacilo de Pffeifer, do *B. influenzae*. Não havia dúvidas quanto a isso. Todos os vinte soros se uniam e se aglutinavam às bactérias da mesma cultura usada para infectar aquele coelho em particular. Mas apenas quatro dos vinte diferentes soros se uniam a qualquer bactéria de outra cultura do bacilo de Pfeiffer.

Por uma década, cientistas se empenharam em criar uma vacina e um antissoro para o bacilo de Pfeiffer. O próprio Flexner havia tentado logo após Lewis deixar o instituto. Ninguém conseguiu.

Park e Williams acreditavam entender o porquê. Eles achavam que o bacilo de Pfeiffer se assemelhava ao pneumococo. Havia dúzias de cepas de pneumococo. Os tipos I, II e III eram bastante comuns, e foram produzidos vacina e soro que, de certa forma, protegiam contra todos os três tipos, embora seu efeito fosse realmente eficaz apenas contra os tipos I ou II. O chamado tipo IV não era um tipo: era uma designação aleatória para "outro" pneumococo.

À medida que exploravam mais o bacilo de Pfeiffer, ficavam cada vez mais convencidos de que o *B. influenzae* incluía dezenas de cepas, cada uma tão diversa da outra que um soro de imunização para uma não funcionaria contra as outras. Na verdade, Williams descobriu "dez diferentes cepas em dez diferentes amostras".[12]

No início de 1919, Park e Williams mudaram de opinião e declararam: "As evidências de múltiplas cepas parecem apontar para o fato de que o bacilo da gripe não é a causa da pandemia. Parece-nos impossível não encontrarmos a cepa da epidemia em tantos casos, ao mesmo tempo obtendo alguma outra cepa com tanta abundância. Os bacilos da gripe, assim como o estreptococo ou o pneumococo, são, com toda a probabilidade, meros invasores secundários muito importantes."[13]

O bacilo da gripe, diziam eles agora, não causava a gripe. Anna Williams escreveu em seu diário: "Cada vez mais, as evidências apontam para um vírus filtrável como a causa provável."[14]

Muitos outros cientistas também começavam a pensar que um vírus filtrável causava a doença. William MacCallum, da Hopkins, escreveu: "Em Camp Lee, praticamente não encontramos bacilos da gripe (...). No Hospital Hopkins foram raros os casos (...). Como se sabe que uma enorme variedade de bactérias provoca a pneumonia, muitas vezes em composições complexas, seria necessária uma evidência realmente contundente para provar que alguma delas é a causa universal da doença primária. E como esse organismo em particular certamente nem sempre está presente, a evidência é muito fraca. Sem dúvida, parece provável que a epidemia seja causada por alguma outra forma de vírus vivo não reconhecível em microscópio por nossos métodos de tingimento, e não passível de ser isolado ou cultivado pelos métodos atuais."[15]

Mas o assunto continuou alvo de controvérsias. Nenhuma prova apontava em direção a um vírus filtrável, exceto evidências negativas — a ausência de provas de qualquer outro fator. E a teoria de que um vírus causava gripe já tinha sido testada por excelentes cientistas. Durante o primeiro surto da segunda onda nos Estados Unidos, Rosenau suspeitara de um vírus filtrável. Na verdade, sua suspeita vinha pelo menos desde 1916. Seus instintos o levaram a realizar experimentos extensivos e cuidadosos com 62 voluntários da prisão da marinha em Boston. Ele coletou saliva e sangue dos sujeitos vivos e emulsionou tecido do pulmão dos mortos, diluiu as amostras em solução salina, centrifugou-as, drenou o líquido e as passou por um filtro de porcelana. Depois, tentou diversos métodos para transmitir a doenças aos voluntários. Empregou todo método imaginável de injeção, inalação, gotas aplicadas a nariz e garganta, até mesmo aos olhos, usando altas dosagens, com risco de vida. Nenhum dos voluntários adoeceu. Um dos médicos que conduziu os experimentos morreu.

Na Alemanha, um cientista tentou o mesmo, borrifando na garganta dos voluntários secreções nasais filtradas, mas nenhum deles pegou gripe. Em Chicago, uma equipe de pesquisadores não conseguiu infectar voluntários humanos com secreções filtradas de vítimas da gripe.[16] Pesquisadores da marinha em San Francisco também não.

Apenas um pesquisador no mundo estava relatando sucesso em transmitir a doença com o método de filtração: Charles Nicolle, do Pasteur Institute. Mas as séries inteiras de experimentos de Nicolle envolveram menos do que doze pessoas e macacos. Ele tentou quatro métodos separados para transmitir a doença e alegou sucesso em três deles.[17] Primeiro, gotejou o resultado da filtração dentro das cavidades nasais de macacos e relatou que eles pegaram gripe — o que era possível, apesar de macacos quase nunca contraírem gripe humana. Depois, injetou o mesmo material dentro das membranas mucosas em volta dos olhos de macacos e relatou o mesmo resultado — o que era teoricamente possível, mas ainda menos provável. Também alegou ter transmitido gripe para dois voluntários humanos, filtrando o sangue de um macaco doente e injetando o material filtrado nos homens de forma subcutânea — por baixo da pele. Pode ser que os dois homens tenham contraído gripe, mas não pelo método descrito por Nicolle. Nicolle era um cientista brilhante, que, em 1928, ganhou o prêmio Nobel. Mas esses experimentos estavam errados.

Então, na falta de outros candidatos, muitos cientistas, inclusive a maioria dos que trabalhavam no Rockefeller Institute, continuaram convencidos de que o bacilo de Pfeiffer causava a gripe. Era a opinião de Eugene Opie, o primeiro pupilo brilhante de Welch na Hopkins, que fora para a Universidade de Washington, em St. Louis, com o objetivo de montá-la nos moldes da Hopkins, e liderara as pesquisas de laboratório da comissão de pneumonia do exército. Em 1922, ele e diversos outros membros da comissão publicaram suas conclusões em um livro chamado *Epidemic Respiratory Disease* [Doença respiratória epidêmica]. Um dos coautores era Thomas Rivers, que na época já tinha começado a trabalhar com vírus e, em 1926, definiu a diferença entre vírus e bactérias — criando a virologia e se tornando um dos maiores especialistas mundiais da área. Ele passou seus primeiros cinco anos após a guerra pesquisando o bacilo de Pfeiffer, escrevendo muitos artigos sobre o assunto mesmo depois de iniciar suas pesquisas em vírus. Conta ele: "Nós procuramos detectar o bacilo da gripe em todas as pessoas que eram acometidas de gripe... Descobrimos e rapidamente partimos para a conclusão de que o bacilo da gripe tinha sido a causa da pandemia."[18]

O que se verifica é que quase todos os pesquisadores acreditavam no próprio trabalho. Se encontravam o bacilo em abundância, acreditavam que ele causava a gripe. Se não, acreditavam que não causava a gripe.

Poucos eram os que enxergavam além do próprio trabalho e se dispunham a se contradizer. Park e Williams estavam nesse grupo. Com essa atitude, demonstraram uma sede por conhecimento extraordinária, um desejo extraordinário, para observar com outros olhos os próprios resultados.

Park e Williams se convenceram — e a muitos outros — de que o bacilo não causava a gripe. Então, mudaram o foco. Pararam de pesquisar a gripe, em parte por convicção, em parte porque o laboratório municipal da Cidade de Nova York estava perdendo o financiamento para pesquisa genuína. E eles estavam ficando velhos.

Ao longo da década de 1920, os pesquisadores continuaram a trabalhar no problema, que se tornou, conforme afirmou Burnet, a mais importante pergunta da ciência médica durante anos.

Na Inglaterra, Alexander Fleming, assim como Avery, se concentrava em desenvolver um meio onde o bacilo pudesse florescer. Em 1928, ele deixou uma placa de Petri sem tampa com estafilococos crescendo. Dois dias depois, descobriu um mofo que inibia o crescimento.[19] Extraiu do mofo a substância que detinha a bactéria e a chamou de "penicilina". Fleming descobriu que a penicilina matava o estafilococo, o estreptococo hemolítico, o pneumococo, o gonococo, o bacilo da difteria e outras bactérias, mas não causava nenhum dano ao bacilo da gripe. Ele não tentou desenvolver a penicilina como medicamento. Para ele, o bacilo da gripe era tão importante que usou a penicilina para ajudá-lo a crescer, matando qualquer bactéria que contaminasse a cultura. Segundo explicou, ele a utilizou "para isolar o bacilo da gripe". Essa "técnica de cultura seletiva especial" permitiu-lhe encontrar o "*B. influenzae* nas gengivas, nas cavidades nasais e nas amígdalas de praticamente todos os indivíduos" que pesquisou.

(Fleming nunca pensou na penicilina como um antibiótico, o que foi feito uma década mais tarde, por Howard Florey e Ernst Chain, financiados pela Rockefeller Foundation. Os dois transformaram o achado de Fleming na primeira droga milagrosa. A penicilina era tão escassa e tão poderosa que, na Segunda Guerra Mundial, as equipes do exército dos Estados Unidos a recuperavam da urina de homens que recebiam tratamento com ela para poder reutilizá-la. Em 1945, Florey, Chain e Fleming dividiram um prêmio Nobel.)

Em 1929, em uma reunião importante sobre a gripe, Welch fez uma análise pessoal: "Sinto que há muito poucas evidências de que o [*B. influenzae*] possa ser a causa. Mas, quando investigadores do calibre do dr. Opie, por exemplo, acham que as evidências estão a favor do bacilo de Pfeiffer e assumem a posição exaltada de que o fracasso de outros bacteriologistas em encontrá-lo se deveu a um erro de técnica e falta de habilidade, não se pode dizer que não haja espaço para mais pesquisas (...). Sempre me pareceu que a gripe é possivelmente uma infecção causada por um vírus desconhecido (...) com um extraordinário efeito de reduzir a resistência do corpo, ou pelo menos do sistema respiratório, fazendo-o se deteriorar a ponto de ser invadido por quaisquer organismos, que levam a problemas respiratórios graves e pneumonia."[20]

Em 1931, o próprio Pfeiffer ainda argumentou que, de todos os organismos já descritos, o patógeno que ele chamara de *Bacillus influenzae* e que informalmente carregava seu nome constituía "o mais sério candidato a ocupar o papel de agente etiológico primário, e seu único rival seria um vírus filtrável não identificado".[21]

Avery continuou trabalhando no bacilo da gripe por vários anos após a pandemia. Como contou seu discípulo René Dubos, "os problemas científicos pesquisados por Avery eram quase sempre a ele imputados por seu meio social".[22] Por essa frase, Dubos quis dizer que o Rockefeller Institute influenciava na escolha do que deveria ser estudado. Se alguma coisa interessasse a Flexner e Cole, então era nela que Avery depositava seus esforços.

E ele fez um progresso notável, provando que a transmissão em animais tornava o bacilo mais letal. Além disso, e muito mais importante, isolou os fatores no sangue necessários para o *B. influenzae* crescer, inicialmente identificando-os como "X" e "V". Foi um estudo extraordinário, que representou um marco no entendimento do metabolismo e das necessidades nutricionais de todas as bactérias.

Contudo, à medida que começou a enfraquecer a ideia de que o bacilo estivesse causando a gripe, a pressão para que trabalhasse no tema também declinou. Apesar de pensar no início que o bacilo causava a gripe, Avery acabou por se tornar um dos cientistas que acreditavam que o *B. influenzae* fora erroneamente denominado — e esse grupo estava crescendo. Ele não nutria nenhum interesse específico no organismo e nunca abandonara sua pesquisa sobre pneumococos. Longe disso. A epidemia havia enfatizado mais do que nunca a natureza mortal da pneumonia. Foi ela a responsável pelas mortes. Continuava sendo a representante da morte. Ela era o alvo. Ele voltou ao seu trabalho sobre os pneumococos em tempo integral. E continuaria nesse estudo pelo resto da sua vida científica.

Na verdade, conforme os meses e depois os anos se passaram, Avery pareceu se limitar por completo a essa pesquisa. Ele sempre tivera um foco, que ficara mais restrito. O próprio Dubos chegou a comentar: "Por várias vezes me surpreendi e algumas vezes quase fiquei chocado ao perceber que sua gama de informações científicas não fosse tão vasta quanto poderia ser, tendo em vista a sua fama e a variedade e magnitude de seus feitos científicos."[23] Em outra ocasião, Dubos observou: "Ele fazia poucos esforços para seguir as tendências modernas da ciência ou de outros campos intelectuais. Pelo contrário. Dirigia sua atenção para assuntos diretamente ligados ao problema específico que tinha sob estudo. No laboratório, limitava-se a uma gama de técnicas bastante restrita, as quais ele raramente mudava e às quais pouco acrescentava."[24]

Seus interesses se estreitaram cada vez mais a um só, a única coisa que ele tentava compreender: o pneumococo. Era como se sua mente tivesse se tornado não apenas um filtro, mas um funil, que concentrava todo o entendimento e todas as informações do mundo inteiro exclusivamente em um ponto. E no fim desse funil ele não ficava acomodado, filtrando os dados. Avery usava esses limites para cavar mais e mais fundo para dentro da terra, fazendo um túnel tão profundo que a única luz presente era a que carregava consigo. Ele não conseguia ver nada além do que estava à sua frente.

Dali, estreitou seu foco ainda mais, para um único aspecto do pneumococo — para a cápsula polissacarídica, a concha de açúcar parecida com a de um M&M, que o circundava. O sistema imunológico tinha grande dificuldade em atacar o pneumococo envolto em cápsulas. Pneumococos encapsulados proliferavam de forma rápida e desimpedida nos pulmões — eles matavam. Pneumococos sem cápsulas não eram virulentos. O sistema imunológico facilmente os destruía.

Nas mesas de almoço do instituto, sentados em cadeiras confortáveis, partindo baguetes de pão, bebendo uma quantidade interminável de café, os cientistas aprendiam uns com os outros. As mesas acomodavam oito pessoas, mas normalmente uma pessoa mais graduada dominava a discussão. Avery falava pouco, apesar de seu status e senioridade — ainda assim, ele dominava à própria maneira, fazendo perguntas afiadas sobre os problemas que enfrentava, procurando por quaisquer ideias que pudessem ajudar.

Tentava constantemente recrutar pessoas cujos conhecimentos complementassem o seu próprio. Ele queria um bioquímico, e desde 1921 vinha tentando repetidamente atrair Michael Heidelberger, um jovem e brilhante bioquímico que trabalhava no laboratório do vencedor do prêmio Nobel Karl Landsteiner. Eis uma recordação de Heidelberger: "Avery subia a escada vindo do seu laboratório, me mostrava um pequeno frasco com um material cinza escuro de aparência suja e dizia: 'Veja, meu garoto, todo o segredo das características da bactéria está nesse pequeno frasco. Quando é que você vai trabalhar nele?'"[25]

Dentro do frasco havia cápsulas dissolvidas. Avery isolara o material do sangue e da urina de pacientes com pneumonia. Ele acreditava que lá estava contido o segredo de como usar o sistema imunológico contra a pneumonia. Se conseguisse descobrir qual era... Por fim, Heidelberger se juntou a Avery, assim como outros. E Avery estabeleceu uma rotina inalterável. Ele morava na rua Sessenta e Sete Leste, e seu laboratório ficava na esquina da Sessenta e Seis com York. Todas as manhãs, ele entrava no prédio do laboratório na mesma hora, usando o que parecia ser o mesmo casaco cinza, pegava o elevador até o sexto andar e trocava o casaco por um jaleco castanho-claro. O jaleco branco era usado apenas se ele estivesse fazendo alguma coisa incomum, se fosse uma ocasião especial.

Mas não havia nada de rotineiro em seu trabalho. Ele realizava a maioria dos experimentos nas bancadas dos laboratórios — na verdade mesas de madeira originalmente projetadas para escritório. Seu equipamento permanecia simples, quase primitivo. Avery não gostava de aparelhos sofisticados. Quando fazia experiências, recordou um colega, ele ficava "intensamente concentrado (...). Seus movimentos eram limitados, mas de extrema precisão e elegância. Seu ser inteiro parecia se identificar com o aspecto estritamente definido da realidade que estivesse estudando. As confusões pareciam desaparecer (...), talvez porque tudo parecia tão organizado ao redor dele".[26]

Cada experimento criava seu próprio mundo, com possibilidades de alegria e desespero. Avery deixava culturas na incubadora da noite para o dia e, a cada manhã, ele e seus jovens colegas se aproximavam do aparelho sem saber o que iriam encontrar. Por mais tranquilo e reservado que fosse, ele sempre ficava tenso nessa hora, a expressão simultaneamente ansiosa e receosa.

Em 1923, ele e Heidelberger transformaram o mundo científico, provando que as cápsulas efetivamente geravam uma resposta imunológica. Elas eram puro carboidrato. Até então, os pesquisadores acreditavam que somente uma proteína ou alguma coisa contendo proteínas pudesse estimular uma resposta do sistema imunológico.

A descoberta encorajou Avery e seus colegas a prosseguirem. Mais do que nunca, eles se concentraram na cápsula, abandonando praticamente todo o resto. Ele acreditava que a cápsula era a chave para a reação específica do sistema imunológico, a chave para produzir uma vacina ou terapia efetiva, a chave para matar o assassino. E acreditava que muito do que descobrira sobre o pneumococo se aplicaria a qualquer bactéria.

Então, em 1928, Fred Griffith, na Grã-Bretanha, publicou uma descoberta impressionante e surpreendente. Ele havia descoberto anteriormente que todos os tipos conhecidos de pneumococos podiam existir com ou sem cápsulas. Pneumococos virulentos tinham cápsulas, pneumococos sem cápsulas podiam ser facilmente destruídos pelo sistema imunológico. Agora, ele percebera uma coisa muito mais estranha. Ele matou os pneumococos virulentos, aqueles envoltos por cápsulas, e os injetou em ratos. Como a bactéria estava morta, todos os ratos sobreviveram. Também injetou pneumococos vivos sem cápsulas, não virulentos. E os ratos continuaram vivos. Seus sistemas imunológicos devoraram os pneumococos não encapsulados. Então ele injetou pneumococos mortos envoltos em cápsulas e pneumococos vivos sem cápsulas.

Os ratos *morreram*. De alguma forma, os pneumococos vivos haviam adquirido cápsulas. De alguma forma, haviam se modificado. E, quando isolados a partir do material dos ratos, continuaram a crescer com a cápsula — como se as tivessem herdado.

O artigo de Griffith parecia tornar inúteis anos de trabalho — e de vida — de Avery. O sistema imunológico se baseava na especificidade. Avery acreditava que a cápsula era a chave para essa especificidade. Mas, se o pneumococo podia se modificar, isso minaria tudo no que Avery acreditava e que pensara ter provado. Durante meses, ele descartou o trabalho de Griffith taxando-o de frágil. Mas o seu desespero parecia avassalador. Por estar sofrendo da doença de Graves, uma doença provavelmente relacionada ao estresse, largou o laboratório por seis meses. Quando retornou, Michael Dawson, um colega júnior a quem delegara a verificação dos resultados de Griffith, confirmou-os. Avery teve que aceitar.

Seu trabalho então se voltou para uma direção diferente. Ele precisava entender como um tipo de pneumococo se transformara em outro. Já tinha na ocasião quase sessenta anos. Thomas Huxley disse: “Um homem da ciência com mais de sessenta faz mais mal do que bem.” Mas agora, mais do que nunca, Avery se concentrou em sua tarefa.

Em 1931, Avery, um assistente e Dawson, então na Universidade Columbia, tiveram sucesso em transformar — em um tubo de ensaio — um pneumococo sem cápsula em um com cápsula. No ano seguinte, pesquisadores do laboratório de Avery conseguiram usar um extrato livre de células de pneumococos encapsulados mortos para fazer o mesmo, ou seja, induzir bactérias sem cápsulas a se transformar em bactérias com cápsulas.

Um após o outro, os jovens cientistas no seu laboratório seguiram trajetórias próprias. Avery prosseguiu. No final da década de 1930, ele estava trabalhando com Colin MacLeod e Maclyn McCarty, e os três passaram a concentrar todas as suas energias para entender como aquilo tinha acontecido. Se Avery tinha exigido precisão antes, agora exigia praticamente a perfeição, resultados irrefutáveis. Eles fizeram proliferar grandes quantidades de pneumococos virulentos tipo III, e passaram não apenas horas ou dias, mas meses e anos decompondo a bactéria, examinando cada parte integrante, tentando entender. O trabalho era de um tédio absoluto, e provocou fracasso atrás de fracasso atrás de fracasso atrás de fracasso.

O nome de Avery aparecia cada vez menos em artigos científicos. Muito porque ele só acrescentava seu nome em artigos de gente do seu laboratório e se tivesse realizado fisicamente algum experimento incluído na pesquisa detalhada no artigo — e não se tivesse contribuído conceitualmente para o trabalho, ou por maior frequência que tivesse discutido as ideias com o pesquisador. (Era uma característica extremamente generosa de Avery; o normal é um chefe de laboratório colocar seu nome em praticamente todos os artigos que qualquer pessoa no seu laboratório escreve. Dubos se lembrou de que trabalhou catorze anos sob a chefia de Avery, que influenciou praticamente todo o seu trabalho, mas constou apenas quatro vezes em seus artigos. Outro jovem cientista disse: "Eu sempre me senti tão profundamente associado a Avery e (...) com enorme surpresa percebi pela primeira vez que nós nunca publicamos um artigo em conjunto.")[27]

Mas Avery também estava publicando menos porque tinha pouco a relatar. O trabalho estava extraordinariamente difícil, testando os limites do tecnicamente possível. *A decepção é meu pão de cada dia*, dissera ele. *Eu prospero com ela*. Mas não prosperava. Muitas vezes pensou em abandonar o trabalho, abandonar tudo. Mesmo assim, dia após dia, continuou a preencher praticamente todo o seu tempo acordado pensando sobre o assunto. Entre 1934 e 1941, não publicou nada. *Nada*. Para um cientista, passar por um período de seca tão grande é mais do que deprimente.

É a contestação de sua capacidade, de sua vida. Mas, no meio daquela temporada estéril, Avery contou a um jovem pesquisador que havia dois tipos de investigadores: a maioria "fica circulando, apanhando pepitas na superfície, e, sempre que consegue enxergar uma pepita de ouro, a pega e a acrescenta à sua coleção (...) [O outro tipo] não está interessado na pepita da superfície. Está mais interessado em cavar um buraco fundo em um lugar, esperando atingir um veio. E claro que, se consegue atingir um veio de ouro, faz um tremendo avanço."[28]

Em 1940, ele tinha cavado fundo o suficiente para acreditar que encontraria algo — e algo de valor. Entre 1941 e 1944, não publicou nada novamente. Mas agora era diferente. Agora sua pesquisa o animava mais do que qualquer outra antes. Ele estava confiante que conseguiria alcançar seu destino. Heidelberger recordou: "Avery chegava e falava sobre seu trabalho sobre a substância transformante (...) Havia algo que lhe dizia que essa substância era fundamental para a biologia (...) para o entendimento da própria vida."[29]

Avery adorava um provérbio árabe: "Os cães ladram, e a caravana passa." Ele não tinha nada para publicar porque seu trabalho estava sendo feito principalmente por subtração. Mas estava avançando. Ele tinha isolado qualquer elemento que transformasse o pneumococo. Agora, analisava a substância eliminando uma possibilidade após a outra.

Primeiro, eliminou as proteínas. Enzimas que desativavam as proteínas não tinham efeito na substância. Então, eliminou os lipídios — ácidos de gordura. Outras enzimas que destruíram os lipídios não tinham efeito na capacidade de a substância transformar os pneumococos. Eliminou os carboidratos. O que tinha sobrado era uma parte rica em ácidos nucleicos, mas uma enzima isolada por Dubos que destrói ácido ribonucleico também não tinha efeito na substância transformante. Cada um desses passos havia levado meses, ou anos. Mas ele conseguiu ver.

Em 1943, Avery se aposentou oficialmente e se tornou um membro emérito do instituto. Sua aposentadoria não mudou nada. Ele continuava trabalhando exatamente como sempre, experimentando, incitando, lapidando. Naquele ano, escreveu para o irmão mais novo, um médico, sobre suas descobertas extraordinárias, e em abril as revelou ao Conselho de Diretores Científicos do instituto. Suas descobertas revolucionariam toda a biologia, e as evidências pareciam mais do que sólidas. Outros cientistas que tivessem descoberto o que ele descobriu teriam publicado logo.

Ainda assim ele não publicava. Um dos seus colegas menos graduados perguntou: "Mestre, o que mais o senhor quer?"[30]

Mas ele ficara marcado de forma negativa, muito tempo antes, naquele primeiro trabalho no Rockefeller, quando publicara uma teoria abrangente englobando imunidade, virulência e metabolismo bacteriano. Ele estava errado, e nunca esquecera a humilhação. Ele continuou a pesquisar. Então, em novembro de 1943, ele, MacLeod e McCarty enviaram um artigo chamado "Studies on the Chemical Nature of the Substance Inducing Transformation of Pneumococcal Types. Induction of Transformation by a Desoxyribonucleic Acid Fraction Isolated from Pneumococcus Type III ["Estudos da Natureza Química da Substância Que Induz Transformações nos Tipos Pneumocócicos. Indução de Transformação por uma Fração de Ácido Desoxirribonucleico Isolada de Pneumococo Tipo III"] para o *Journal of Experimental Medicine*, o periódico fundado por Welch. Em fevereiro de 1944, o periódico publicou o artigo.

O DNA, o ácido desoxirribonucleico, fora isolado no fim da década de 1860 por um cientista suíço. Ninguém sabia a função daquilo. Os geneticistas o ignoraram. A molécula parecia simples demais para ter alguma coisa a ver com genes ou hereditariedade. Os geneticistas acreditavam que as proteínas, moléculas muito mais complexas, carregavam os códigos genéticos. Avery, MacLeod e McCarty escreveram: "A substância indutora foi comparada a um gene, e o antígeno capsular que foi produzido em resposta foi considerado um produto do gene."[31]

Avery havia descoberto que a substância que transformava um pneumococo sem cápsula em um com cápsula era o DNA. Uma vez que o pneumococo mudava, seu progênie herdava a mudança. Ele havia demonstrado que o DNA carregava informações genéticas, que os genes estavam dentro do DNA.

Seus experimentos eram sofisticados, elegantes e irrefutáveis. Um colega do Rockefeller realizou experimentos de confirmação no *B. influenzae*.

Entre historiadores da ciência, existem algumas controvérsias sobre o alcance do impacto imediato do artigo de Avery, em grande parte porque um geneticista, Gunther Stent, escreveu que o artigo "teve pouca influência na reflexão sobre os mecanismos da hereditariedade pelos oito anos seguintes".[32] E as conclusões de Avery não foram aceitas de imediato pela comunidade médica como um todo.

Mas foram aceitas pelos cientistas que importavam.

■ ■ ■

Antes de descobrir — e provar — que o DNA carregava o código genético, Avery estava sendo seriamente cogitado para ganhar o prêmio Nobel por sua vida de contribuições ao conhecimento da imunoquímica. Porém, veio seu artigo revolucionário. Em vez de isso lhe garantir o prêmio, o Comitê do Nobel o considerou revolucionário demais, surpreendente demais. Um prêmio iria endossar suas descobertas e o comitê não queria correr esse risco, não até que outros as confirmassem. A história oficial da organização que concede o prêmio declara: "Os resultados eram obviamente de importância fundamental, mas o Comitê do Nobel achou desejável esperar até que se soubesse mais..."[33]

Outras pessoas estavam determinadas em fazer com que se soubesse mais.

James Watson, que descobriu, juntamente com Francis Crick, a estrutura do DNA, escreveu em seu clássico *A dupla hélice* que "havia uma aceitação geral de que os genes eram tipos especiais de moléculas de proteínas" até que "Avery mostrou que traços hereditários poderiam ser transmitidos de uma célula bacteriana para outra por moléculas de DNA purificadas (...). Os experimentos de Avery sugeriam fortemente que futuros experimentos mostrariam que todos os genes eram compostos de DNA (...). O experimento de Avery fez [o DNA] parecer como o material genético essencial (...). Claro que havia cientistas que pensavam que as evidências pró-DNA eram inconclusivas, e preferiam acreditar que genes eram moléculas de proteínas. Francis, entretanto, não se preocupou com esses céticos. Muitos eram tolos maldosos que sempre respaldaram os indivíduos errados (...) não apenas limitados e obtusos, mas também apenas estúpidos".[34]

Watson e Crick não foram os únicos pesquisadores em busca do grande prêmio, o maior de todos, a chave para a hereditariedade e possivelmente para a vida, que compreenderam de imediato o significado do trabalho de Avery. Erwin Chargaff, um químico cujas descobertas foram cruciais para que Watson e Crick entendessem a molécula de DNA a ponto de determinar sua estrutura, disse: "Avery nos deu o primeiro texto de uma nova linguagem, ou melhor, nos mostrou onde procurar. Eu resolvi investigar esse texto."[35]

Max Delbruck, que tentava usar os vírus para entender a hereditariedade, disse: "Ele prestava muita atenção ao que fazíamos, e nós prestávamos muita atenção ao que ele fazia (...) [Era] óbvio que ele tinha alguma coisa interessante ali."[36]

Salvador Luria, que trabalhava com Delbruck — Watson foi seu aluno quando estudante de pós-graduação —, também rejeitou a argumentação de Stent de que as descobertas de Avery foram ignoradas. Luria contou se lembrar de almoçar com Avery no Rockefeller Institute e debater as implicações do seu trabalho: "Eu acho que é um absurdo completo dizer que não estávamos conscientes."[37]

Peter Medawar observou: "A idade das trevas do DNA chegou ao fim em 1944 com Avery."[38] Medawar chamou o trabalho de "o experimento biológico mais portentoso e interessante do século XX".

Macfarlane Burnet estava estudando, assim como Avery, doenças infecciosas, não genes, mas em 1943 visitou o laboratório de Avery e saiu perplexo. Segundo Burnet, ele não estava fazendo "nada menos do que isolar um gene puro na forma de ácido desoxirribonucleico".

Na verdade, o que Avery realizou foi um clássico de ciência básica. Ele começou sua busca procurando uma cura para a pneumonia e terminou, como Burnet observou, "inaugurando (...) o campo da biologia molecular".[39]

Watson, Crick, Delbruck, Luria, Medawar e Burnet todos ganharam o prêmio Nobel.

Avery não.

A Universidade de Rockefeller — antigo Instituto de Pesquisa Médica Rockefeller — homenageou-o dando a uma de suas entradas o nome dele, a única honraria do tipo dedicada a uma pessoa. E a Biblioteca Nacional de Medicina produziu uma série de perfis on-line de proeminentes cientistas — Avery foi o primeiro a ser homenageado.

Oswald Avery tinha 67 anos quando publicou seu artigo sobre "o princípio transformante". Ele morreu onze anos depois, em 1955, dois anos depois de Watson e Crick desvendarem a estrutura do DNA. Morreu em Nashville, onde havia ido morar perto do irmão, da família. Dubos comparou sua morte à de Welch, em 1934, e citou Simon Flexner sobre o afastamento deste: "Enquanto seu corpo sofria, sua mente lutava para manter perante o mundo o mesmo plácido exterior que havia sido sua bandeira e seu escudo. Popsy, o médico que foi tão amado, morreu como viveu, mantendo sua opinião e essencialmente sozinho."[40]

CAPÍTULO TRINTA E SEIS

Nos primeiros anos após a pandemia, Paul Lewis continuou a dirigir o Henry Phipps Institute na Universidade da Pensilvânia.

No entanto, Lewis não estava feliz. Ele fazia parte do grupo de pessoas que ainda acreditavam que a doença fosse causada por *B. influenzae* e continuou a trabalhar nessa linha após a epidemia passar. Há uma ironia nesse fato, já que ele inicialmente relutou em admitir o papel etiológico do bacilo, suspeitando, ao contrário, de um vírus filtrável. Talvez a principal razão para a sua teimosia fosse sua própria experiência. Não só ele vinha encontrando o bacilo com regularidade, como também produzira uma vacina que parecia funcionar. Para falar a verdade, a marinha administrara uma vacina preparada conforme seus métodos para milhares e milhares de homens, e ela se mostrara ineficaz, mas não fora ele que produzira. Um lote menor, preparado e testado pessoalmente por ele — durante o auge da epidemia, não nos estágios posteriores quando muitas vacinas pareciam funcionar apenas porque a própria doença se enfraquecia — forneceu provas consistentes de sua eficácia.[1] Apenas três de sessenta pessoas que receberam a vacina desenvolveram pneumonia, e ninguém morreu — um grupo de controle teve dez pneumonias e três mortes.

Aqueles resultados o iludiram. No passado, nem sempre ele fizera o julgamento científico acertado — nenhum pesquisador faz —, mas esse pode ter sido seu primeiro erro científico relevante. E pareceu marcar o início de um caminho ladeira abaixo.

Tal situação não ficou óbvia logo no começo. Ele já tinha construído uma reputação internacional. O periódico científico alemão *Zeitschrift für Tuberkulose* traduziu e republicou sua obra. Em 1917, ele foi convidado a proferir a Harvey Lecture sobre tuberculose, uma importante palestra anual e uma grande honra (Rufus Cole, por exemplo, só receberia um convite semelhante uma década depois). Oitenta e cinco anos mais tarde, o cientista dr. David Lewis Aronson — cujo pai, um cientista detentor de prêmios, trabalhara nos melhores laboratórios europeus e considerava Paul Lewis o homem mais inteligente que conhecera e nomeara o filho em sua homenagem — se relembra de ler o discurso: "Você podia ver a mente de Lewis funcionando, sua profundidade, e visão, avançando bem além do que ocorria na época."[2]

De fato, as opiniões de Lewis tinham se expandido. Seus interesses agora incluíam matemática e biofísica e, sem recursos próprios, ele pediu que Flexner "conseguisse apoio" para um físico que queria atrair para a medicina, a fim de examinar matizes fluorescentes e "o poder desinfetante da luz e o poder de penetração da luz em tecidos animais".[3] Flexner concordou. Ele continuava impressionado com o trabalho de Lewis e lhe mandou uma pronta resposta por carta, classificando como "interessante e importante"[4] um artigo enviado por Lewis com a informação de que iria publicá-lo no *Journal of Experimental Medicine.*

Contudo, a vida de Lewis após a guerra começou a empurrá-lo para longe do laboratório, frustrando-o. Henry Phipps, o magnata da U.S. Steel que dera o nome ao instituto dirigido por Lewis, não fez doações generosas. O próprio salário de Lewis se elevara bastante — de 3.500 dólares por ano, quando ele começou em 1910, para 5 mil dólares logo antes da guerra. Flexner ainda achava que ele era mal remunerado e providenciou para que, imediatamente após a guerra, a Universidade da Califórnia em Berkeley lhe oferecesse um cargo. Lewis recusou, mas a Universidade da Pensilvânia aumentou seu salário para 6 mil dólares, uma quantia considerável na época.

Porém, se seu próprio salário era mais do que adequado, Lewis necessitava financiar um instituto inteiro, mesmo que pequeno. Precisava de dinheiro para centrífugas, vidrarias de laboratório, aquecedores, para não falar de jovens cientistas e "*dieners*" — uma palavra ainda usada para designar os técnicos. Precisava arrecadar dinheiro para tudo, com exceção da própria remuneração. Como consequência, ele se via cada vez mais arrastado para o ambiente social da Filadélfia, conquistando a simpatia das pessoas, angariando dinheiro. Estava se tornando, cada vez mais, um vendedor, vendendo tanto o instituto quanto a si mesmo. Ele detestava aquilo. Detestava o tempo desperdiçado fora do laboratório, o esgotamento de suas energias, as festas. E o país estava no meio de uma recessão profunda, com 4 milhões de soldados repentinamente jogados de volta ao mercado de trabalho, o governo não mais construindo navios e tanques, a Europa devastada e incapaz de comprar qualquer coisa. Levantar dinheiro era mais do que apenas difícil.

Em 1921, a Universidade de Iowa entrou em contato com Lewis, queria se tornar uma instituição de pesquisa de primeira linha e o queria para dirigir o programa, montar a instituição. O estado forneceria os fundos. Flexner era mais do que somente um mentor para Lewis, e Lewis lhe confidenciou que o emprego em Iowa parecia "enfadonho, seguro e de inspiração limitada. Você sabe muito bem que eu não progrido no meio da rotina".[5] E que, no Phipps Institute, "acredito que parte da pesquisa em andamento tem grande potencial (...). Você vai perceber que estou tentando me convencer de que tenho o direito de me arriscar ficando aqui, em oposição a uma perspectiva de segurança monótona em Iowa City. Eu apreciaria muito ouvir sua opinião".

Flexner o aconselhou a aceitar a oferta: "Tudo o que ouvi das condições médicas em Iowa City é favorável (...) um contraste bastante acentuado com a [situação] na Filadélfia. É definitivo e estável (...). Não tenho dúvidas de que, sob a influência de sua vigorosa orientação, o departamento que você presidiria — apesar de bastante grande — se tornaria tão notável que o estado o apoiaria em qualquer expansão."[6]

Flexner não contou a Lewis como achava que o emprego se ajustaria ao colega, como eram extraordinários os dons de Lewis para um trabalho daquele tipo. A um colega mais graduado, porém, Flexner afirmou que Lewis "poderia de fato vir a exercer uma influência genuína no ensino e na pesquisa em medicina". Talvez fosse por causa de algumas características que Welch vira nele, como o fato de Lewis ter "dons bastante incomuns para expor". Possuía um vasto conhecimento, talvez até o transbordasse e, quer ele percebesse ou não, tinha o talento para inspirar as pessoas. Flexner acreditava que Lewis podia "ser um mestre da área".

A Universidade da Pensilvânia contrapropôs uma oferta: concedeu-lhe uma nova posição, elevou seu salário para 8 mil dólares, garantindo-

-o por cinco anos, e prometeu financiamento para o próprio instituto por dois anos. Lewis ficou. Flexner deu os parabéns a "ele e à Universidade, especialmente quanto ao novo título. Será que o novo posto vai aumentar suas obrigações na Universidade?".[7]

A resposta era afirmativa. Em parte por esse motivo, Lewis ficou apreensivo. Ele rejeitara a oferta em Iowa porque, embora o cargo pudesse lhe permitir montar uma instituição importante, o trabalho o manteria longe do laboratório. Agora encontrava-se em uma situação bastante semelhante na Universidade da Pensilvânia. Ele odiava lidar com os decanos e continuava a desempenhar o papel de criatura social. Os cientistas eram a nova moda. Figuras semelhantes a Fausto, capazes de criar mundos, e modernas o suficiente para serem exibidas na Main Line da Filadélfia. Lewis detestava ser exibido. Também em casa havia tensão com sua esposa. É impossível saber o quanto dessa tensão se originava de frustrações com suas pesquisas, ou do fato de sua esposa gostar da sociedade da Filadélfia da qual ele queria distância, ou do fato de a esposa simplesmente querer mais por parte dele.

Um projeto de pesquisa em particular parecia estar caminhando bem e queria entregar-se a ele e abrir mão de todo o resto. Invejava Avery não apenas por ser capaz de se concentrar em uma coisa só, mas também por ter a oportunidade para isso. No caso de Lewis, tudo parecia pressioná-lo. Na realidade, tudo estava prestes a explodir.

Em 1922, Iowa voltou a lhe oferecer o cargo. Dessa vez, ele aceitou. Sentindo ser sua responsabilidade deixar Phipps em boas mãos, recrutou Eugene Opie, da Universidade de Washington, para substituí-lo. Se Opie tinha alguma coisa, era uma reputação ainda maior do que a do próprio Lewis.

Flexner sempre respeitou Lewis, mas sempre houve certa distância entre eles. E estavam se aproximando. Em determinado momento, Flexner lhe escreveu: "Quando precisar, deixe-me ajudá-lo em algo."[8] Lewis confidenciou: "Você assumiu o papel de 'pai' para mim."[9] Agora, quando Opie concordou em ir para Phipps, Flexner pareceu ver Lewis sob uma nova ótica, competente não apenas como cientista, mas como alguém que poderia atuar bem em outras arenas, e lhe disse: "Opie me surpreendeu. Eu o supunha com um cargo permanente em St. Louis. Se você preparou o caminho para um homem tão bom assumir o Phipps Institute, pode se sentir muito gratificado."[10]

Lewis não se sentia gratificado. Permanecia inquieto e insatisfeito. O que realmente queria era se afastar de tudo que não fosse o laboratório.

Talvez sem perceber direito, ele estava caminhando em direção a uma crise. Novamente, contou a Flexner que o que queria mais do que tudo no mundo era trabalhar na bancada de seu laboratório. Ele se afastou da Filadélfia. Agora tinha que se afastar de Iowa.

Em janeiro de 1923, escreveu a Flexner: "Está bem claro para mim hoje que posso me dar ao direito de novamente passar pelo menos um breve período me dedicando a cultivar meus interesses pessoais (...). Escrevi ao reitor Jessup, da Universidade de Iowa, informando-lhe sobre minha mudança de planos, e tudo o que está sendo descartado (...). Vou tentar dar meu máximo para aproveitar a oportunidade de passar um ano estudando, em algum lugar o mais longe possível de quaisquer questões de 'negócios e cargos' (...). Não posso deixar de reiterar que, no próximo ano, vou buscar um cargo no sentido convencional do termo. O que realmente quero é (...) recuperar uma mente mais ou menos ociosa."[11]

Ele estava largando tudo, abandonando cargo, prestígio e dinheiro, entrando em um mundo desconhecido sem nenhuma garantia de nada, desapegando-se de tudo, com 44 anos, uma esposa e dois filhos. Ele estava livre.

O local onde Lewis se sentira mais feliz na vida, onde fizera o melhor tipo de ciência, fora o Rockefeller Institute, que tinha uma Divisão de Patologia Animal em Princeton, perto da Filadélfia. Theobald Smith, o mesmo homem que recusara a oferta de Welch para se tornar o primeiro responsável pelo próprio Rockefeller Institute, largara Harvard e agora chefiava a divisão. Smith também fora o primeiro mentor de Lewis e o recomendara a Flexner muitos anos antes. Lewis aventou com Smith a possibilidade de ir para Princeton. Smith primeiro queria garantias de que Lewis desejava "dedicar-se ao trabalho de novo e (...) que todo aquele negócio de propaganda não [lhe] subira à cabeça".[12] Ansioso, Lewis lhe deu tais garantias.

Flexner o incentivara a aceitar o emprego em Iowa, mas respondeu: "Fico exultante em ver que você vai voltar ao laboratório, que é seu habitat natural, e onde vai realizar seu melhor trabalho, eficiente e duradouro. Parece-me uma completa lástima que homens que passaram anos dedicando-se à necessária preparação para a carreira em um laboratório sejam arrastados de modo inclemente para longe dele e tenham que assumir cargos burocráticos."[13] Também contou a Lewis que Smith estava "muito feliz com a perspectiva de voltar a tê-lo como companheiro de trabalho".

Lewis não pediu absolutamente nenhuma remuneração, apenas acesso livre aos laboratórios durante um ano. Flexner deu-lhe 8 mil dólares, seu salário no Phipps Institute, e um orçamento para equipamentos de laboratório, armário para arquivos, 540 jaulas para criar animais que seriam usados nas experiências, além de três assistentes. E lhe disse que não esperava absolutamente nada dele durante aquele ano, e depois conversariam sobre o futuro.

Lewis ficou em êxtase: "Recomeçar com o dr. Smith, da maneira que for, me remete a 1905 — em um nível que espero ser muito mais elevado (...). Você verá, não me faltará empenho (...) Estou muito agradecido e feliz de me ver nas mãos de dois homens que, sem distinção, e com a única exceção de meus pais, me deram os meios, a educação e o direcionamento. Poucas pessoas têm uma chance como essa de se renovar. Minha única esperança é continuar a merecer sua confiança."[14]

Na época, Princeton ainda era uma região rural, rodeada de fazendas. Era tranquila, quase bucólica. A sede do Rockefeller Institute não ficava longe do campus da Universidade de Princeton, que passava pela transformação de escola para a elite masculina, descrita por F. Scott Fitzgerald, em centro intelectual — o que apenas se concretizaria quase uma década mais tarde, quando o irmão de Flexner, Abraham, iniciou o Instituto para Estudos Avançados, tendo Einstein como seu primeiro membro. Porém, se o cenário era bucólico, se havia lavoura e diversos tipos de animais pastavam a poucos metros dos laboratórios — não apenas porquinhos-da-índia ou coelhos, mas também gado, porcos e cavalos —, o grupo Rockefeller em Princeton fervilhava. Smith continuava a produzir um trabalho de nível internacional. Só a presença dele já energizava Lewis. Pela primeira vez desde que deixara o Rockefeller Institute, sentia-se em casa. No entanto, estava sozinho. Sua esposa e seus filhos ficaram na Filadélfia. Ele estava sozinho para trabalhar, sozinho para ir ao laboratório no meio da noite, sozinho com seus pensamentos.

Durante quase um ano, porém, Lewis não produziu nada. Ele e Flexner conversaram sobre o seu futuro. Ele estava com 45 anos. Sua próxima decisão provavelmente seria a última. Ele ainda podia voltar para a Universidade da Pensilvânia, se desejasse. Mas não era isso que queria. Escreveu a

Flexner: "Só posso repetir que estou livre de qualquer ligação com aquele lugar, até mesmo sentimentalmente."[15] A Universidade de Iowa também estendera sua oferta uma vez mais e aumentara a proposta de remuneração. Todavia, o que Lewis queria mesmo era ficar no Rockefeller. Ele progredira no projeto de tuberculose que trouxera da Filadélfia, só que o mais importante era que, como assegurara tanto a Flexner quanto a si mesmo, rejuvenescera. Informou a Flexner que, apesar do salário mais alto em Iowa, "o único cargo que me interessa é [aqui]".

A presença de Lewis se encaixava perfeitamente nos próprios planos de Flexner, conforme este explicou: "Sempre acreditei que nossos departamentos não deviam ser exclusivos de um homem só." Em Nova York, dezenas de pesquisadores, ou mais, lideravam grupos de jovens cientistas, cada grupo trabalhando em um problema importante. A sede de Princeton não se desenvolvera no mesmo passo — à parte a própria contribuição de Smith, ela não ganhara relevo. Flexner disse a Lewis: "Sua vinda (...) [oferece] a primeira oportunidade de montar um segundo centro lá."[16]

Além do mais, Smith completaria 65 anos naquele ano. Flexner, o próprio Smith e até Welch davam sinais de que Lewis poderia sucedê-lo quando este se aposentasse. Flexner sugeriu que Lewis permanecesse mais um ano com um acordo temporário e depois veriam o que aconteceria.

Lewis respondeu: "Estou seguro, como nunca estive antes."[17] Ele acreditava estar em casa. Seria a sua última casa.

Se ia montar um departamento, Lewis precisava de um cientista jovem — alguém com mais do que habilidades no laboratório, alguém com ideias. Seus contatos em Iowa insistiram que ele tentasse um rapaz que provavelmente se tornaria famoso.

Richard Shope era filho de um médico que também era fazendeiro. Formara-se em medicina na Universidade de Iowa e depois passara um ano lecionando farmacologia na escola de medicina e fazendo experiências em cães. Tendo se destacado no atletismo universitário, alto, confiante em si mesmo — algo que Lewis aparentemente nunca conseguiu ser —, Shope sempre manteve contato com a natureza, com a floresta, com a caçada. Não vivia apenas no laboratório, mas com uma arma nas mãos. Sua mente também era um pouco selvagem, como um menino brincando com um estojo de química querendo provocar uma explosão. Ele tinha mais do que uma mente curiosa, tinha uma mente original.

Anos mais tarde, o virologista Thomas Rivers, que não só sucedeu Cole como diretor do Hospital do Rockefeller Institute, mas serviu como presidente de quatro diferentes associações científicas, afirmou: "Dick Shope é um dos melhores pesquisadores que já conheci (...). Um rapaz teimoso e obstinado (...). Assim que começava a trabalhar em um problema, Dick descobria algo fundamental. Nunca fez a menor diferença o local onde se encontrava."[18] Na Segunda Guerra Mundial, Rivers e Shope aterrissaram em Guam, logo depois de as forças de combate a protegerem (e chegaram a ficar debaixo de fogo em Okinawa), para investigar doenças tropicais que poderiam ameaçar os soldados. Enquanto estava lá, Shope se ocupou isolando um agente de um fungo que mitigava algumas infecções virais. Mais tarde, seria eleito como membro da National Academy of Sciences [Academia Nacional de Ciências].

No entanto, mesmo com o auxílio de Shope, o trabalho de Lewis não ia bem. Não se tratava de falta de inteligência. Shope conhecia bem Welch, Flexner, Smith, Avery e muitos ganhadores do prêmio Nobel, e considerava Lewis um nível acima. Como Aronson, cientista premiado que trabalhara no Pasteur Institute e conhecia Lewis da Universidade da Pensilvânia, Shope também considerava Lewis a pessoa mais inteligente que já conhecera.

Na Filadélfia, Lewis alcançara algumas conclusões provisórias sobre a tuberculose. Ele acreditava que três, possivelmente quatro, fatores herdados afetavam a capacidade natural de porquinhos-da-índia de produzirem anticorpos — isto é, de resistirem à infecção. Planejara desvendar com exatidão qual era a natureza desses fatores. Tratava-se de uma questão importante, que potencialmente extrapolava a tuberculose e chegava a uma profundo entendimento do sistema imunológico.[19]

Entretanto, quando ele e Shope repetiram os experimentos da Filadélfia, obtiveram resultados diferentes. Examinaram cada elemento dos experimentos para verificar o que poderia explicar as diferenças e os repetiram. Depois repetiram mais uma vez o processo e os experimentos. Novamente obtiveram resultados diferentes, resultados a partir dos quais era impossível inferir uma conclusão.

Nada na ciência é tão prejudicial quanto a impossibilidade de um pesquisador externo conseguir reproduzir os resultados de alguém. Nesse caso, Lewis não conseguia reproduzir os resultados que ele mesmo obteve na Filadélfia, resultados dos quais dependia. E muito menos podia usá-los como base e expandi-los. Ele atingira um beco sem saída.

Lewis começou a trabalhar com afinco no tema, assim como Shope. Ambos eram obstinados o suficiente para persistirem. Mas não fizeram nenhum progresso.

Mais aflitivo para Smith e Flexner, que observavam tudo de perto, era o modo como Lewis encarava o problema. Seus erros pareciam confundi-lo. Diferentemente de Avery, que decompunha seus problemas em partes menores que podiam ser resolvidas e aprendia com cada fracasso, Lewis parecia estar aplicando a força bruta, números gigantescos de experimentos. Ele procurou adicionar à equipe outros cientistas com conhecimentos específicos, mas não definiu o papel preciso que cada pessoa nova iria desempenhar. Diferentemente de Avery, que recrutava pessoas com habilidades específicas para atacar questões específicas, Lewis parecia querer jogar recursos humanos no problema, na esperança de que alguém o resolvesse.

Ele estava desesperado. Homens desesperados podem ser perigosos, e até temidos, mas raramente são respeitados. Lewis estava perdendo o respeito dos outros, o que provocaria um colapso de todo o resto.

Perto de Lewis completar seu terceiro ano em Princeton, Smith confessou sua decepção a Flexner: "Talvez ele esteja com objetivos mais altos do que permitem seu treinamento e equipamento, e isso resulta em uma demanda para se cercar de químicos tecnicamente treinados etc. É isso o que Carrel está fazendo [Alexis Carrel, do Rockefeller Institute em Nova York, e já ganhador de um prêmio Nobel], mas com outra cabeça [conseguindo] os resultados a partir de sua organização. Um grupo bem-afinado requer que as ideias venham do líder."[20]

Lewis tampouco parecia reconhecer o mérito de persistir em questões secundárias potencialmente promissoras que suas experiências levantavam. Ele atribuía seus fracassos, por exemplo, às dietas das cobaias,[21] diferentes em Princeton e na Filadélfia. Tratava-se de algo potencialmente significativo, e era possível que estivesse correto. A relação entre dieta e enfermidade já fora observada antes, com as deficiências na alimentação podendo ser causa direta de doenças como escorbuto e pelagra. Lewis estava pensando em conexões bem mais sutis e indiretas entre dieta e enfermidade, incluindo doenças infecciosas. Porém, em vez de se ater a essa linha de investigação, ele continuou a martelar a antiga. Continuou, assim, sem conseguir resultados. Ele relatou ao Board of Scientific Directors [Conselho de Diretores Científicos]: "Decidi não modificar em nada minha linha de trabalho para o próximo ano."[22]

Flexner esperava algo diferente. Lewis estava se tornando um homem marcado, e não de uma forma positiva. Não eram os seus erros que levavam a isso, e sim a maneira como errava — de forma obtusa, sem imaginação e sem aprendizagem em alguma outra coisa. Lewis já tinha mostrado o suficiente sobre seu comportamento, ou deixado de mostrar, o que levou Flexner a tomar uma decisão. Quando Smith se aposentasse, Lewis não o substituiria.

Flexner escreveu uma dura carta para Lewis. Ele escreveu palavras cruéis. "Não há nenhuma obrigação expressa ou implícita na relação do Instituto com você, ou vice-versa, além do contratado para este ano (...). Como o cargo em Iowa ainda está em aberto e você é muito desejado lá, com a Universidade de Iowa fazendo um esforço supremo para contratá-lo, acredito ser justo que você seja informado com detalhes qual é a posição do Conselho de Diretores Científicos em relação à sua pessoa (...). Existe uma dúvida quanto ao seu futuro em geral."[23]

Mas não enviou a carta. Era cruel demais, até mesmo para ele. Em vez disso, informou a Lewis que o Conselho estava "inequivocamente contrário à nomeação de alguém especializado basicamente em patologia humana"[24] — como Lewis — "para a chefia do Departamento de Patologia Animal", e que, por conseguinte, ele não substituiria Smith. Mas também advertiu que o conselho não o promoveria à posição de "membro" do instituto, o que equivaleria a um professor catedrático. Ele permaneceria como associado. Sua nomeação expiraria em seis meses, em meados de 1926, e o conselho lhe concederia uma nomeação de três anos, até 1929. Talvez fosse melhor ele aceitar a oferta de Iowa, afinal de contas.

Em *Fausto*, Goethe escreveu o seguinte: "Velho demais estou para me contentar com jogar,/ Jovem demais para viver não molestado pelo desejo."

Lewis se sentia assim. A carta de Flexner deve ter sido um golpe excruciante. Ele esperava receber a notícia de que sucederia Smith. Tinha certeza que seria promovido a "membro" do instituto. O laboratório lhe fornecera sua identidade e, no entanto, não lhe dava apoio, e sim uma rejeição fria. Os dois homens que ele mais admirava no mundo, dois homens que considerava como seus tutores científicos — sendo que um, ele via quase como um pai — julgaram que lhe faltava algo, faltava-lhe aquilo que o autorizaria a se juntar àquela irmandade, a se tornar um membro.

Naquela altura, a família de Lewis se mudara para Princeton, mas seu casamento não ia bem. Talvez a culpa se devesse inteiramente a ele, àquilo que não era mais apenas falta de ambição, mas falta de amor.

Mais uma vez, recusou o emprego em Iowa. Ele sempre gostara de se arriscar. Agora se arriscava para provar seu próprio valor para Flexner e Smith.

No ano e meio seguinte, ele trabalhou de forma intensa, mas então... Algo dentro dele o fez se recolher. Seu filho Hobart, com 14 anos na época, passava por dificuldades emocionais e na escola, e uma mudança de escola poderia ajudar. E Lewis sofreu um acidente de carro que perturbou sua concentração.

Ele realizou pouco. De novo seus fracassos não eram como aqueles com os quais Avery se confrontaria durante quase uma década. Avery estava se dedicando às questões mais fundamentais da imunologia e, no final das contas, da genética. Ele aprendia com cada experiência fracassada, talvez não muito, mas alguma coisa. E o que estava aprendendo extrapolava a necessidade de refinar uma experiência. O que aprendia a partir de seus erros tinha enormes ramificações, que se aplicavam a campos inteiros do conhecimento. Pode-se argumentar que nenhum experimento de Avery fracassou.

Lewis estava claudicando. Ele passava hora após hora no laboratório. Sempre fora seu local predileto, seu lugar de repouso, de paz. Só que não mais e começou a evitá-lo. Seu casamento não ia nada bem. Ele e a esposa mal se comunicavam. Mas ele achou outros hobbies: jardinagem, marcenaria, coisas que nunca tinham lhe chamado a atenção antes. Talvez esperasse que se afastar clarearia sua mente, permitiria que visse através do nevoeiro de dados. Talvez pensasse assim. Porém, sua mente nunca parecia voltar ao problema.

Em agosto de 1927, confessou a Flexner: "Sinto que não tenho sido muito produtivo — e que recebi um retorno pífio para muito trabalho árduo —, mas, de alguma forma, tudo o que tentei, na esperança de me trazer maior rapidez do que as tarefas tão lentas com as quais trabalhei por tanto tempo, ou foram uma decepção ou se transformaram em um outro grande [problema]."[25]

Depois disse algo ainda mais surpreendente. Ele não ia mais ao laboratório: "Passo a maior parte do tempo em uma casa velha com jardim que adquiri."

Flexner respondeu de maneira amável. Já se passara mais de um ano dos três da extensão de contrato. Ele alertou que o trabalho sobre tuberculose "se configurou como o seu problema principal por quatro anos. O resultado, mesmo que o estudo continue ainda por muitos anos, é incerto, e a produção de questões secundárias, frequentemente o mais proveitoso de tudo, tem sido baixa. Não acredito em insistir em um assunto tão pouco proveitoso. Um dos requisitos de um pesquisador é uma espécie de instinto que lhe diz definitivamente quando desistir, assim como quando persistir em um assunto. Seu tempo pode ser empregado com mais proveito em outra linha de pesquisa".[26]

Lewis não deu ouvidos ao conselho.

Em 30 de setembro de 1918, J.S. Koen, veterinário do órgão federal Bureau of Animal Industry [Agência de Indústria Animal], trabalhava no National Swine Breeders Show [Espetáculo dos Criadores Nacionais de Suínos], em Cedar Rapids. Muitos porcos estavam doentes, alguns à beira da morte. Nas semanas seguintes, ele calculou a expansão da doença, a morte de milhares de porcos, e concluiu que tinham gripe — a mesma doença que matava seres humanos. Os fazendeiros criticaram o seu diagnóstico, pois poderia lhes custar muito dinheiro. Mesmo assim, alguns meses mais tarde, ele publicou suas conclusões no *Journal of Veterinary Medicine* [Revista de Medicina Veterinária]: "No outono e inverno passados, fomos confrontados com uma nova situação, se não uma nova moléstia. Acredito que tenho material para comprovar tal diagnóstico em porcos assim como os médicos têm para comprovar um diagnóstico similar nos seres humanos. A semelhança da epidemia entre pessoas e a epidemia entre os porcos era tão próxima, os relatos tão frequentes, de que um surto na família seria imediatamente seguido por um surto entre porcos, e vice-versa, que revelam uma coincidência deveras espantosa, se não sugerem uma relação estreita entre as duas situações."[27]

A doença continuara a atingir os suínos no Meio Oeste. Entre 1922 e 1923, os veterinários do Bureau of Animal Industry transmitiram a doença de um porco para outro através de muco do trato respiratório. Filtraram o muco e tentaram transmitir a doença com o muco filtrado.[28] Não conseguiram.

Shope observou a gripe suína durante uma viagem para sua casa em Iowa. E começou a pesquisá-la. Lewis o ajudou a isolar um bacilo praticamente idêntico ao *B. influenzae* e o denominou *B. influenzae suis*. Shope também replicou as experiências dos veterinários e prosseguiu a partir delas. Achou que esse trabalho tinha um potencial muito interessante.

O trabalho de Lewis, porém, continuava a desmoronar. Flexner e Smith mantiveram suas avaliações sobre ele confidenciais. Para o resto do mundo — inclusive Shope —, eles o tinham na mais alta conta. Em junho de 1928, a Universidade de Iowa fez, pela quarta vez, uma oferta a Lewis, uma oferta excelente. Flexner o pressionou a aceitar. Lewis respondeu que seu interesse "inequívoco" permanecia em Princeton.

Flexner chamou Smith para discutirem "nosso futuro problema com Lewis".[29] Os dois não conseguiam entendê-lo. Lewis não produzira nada em cinco anos. Realmente o tinham na mais alta conta — mas não mais por suas habilidades no laboratório. Flexner ainda acreditava que Lewis tinha um talento genuíno, uma visão ampla e profunda, uma capacidade extraordinária de se comunicar e inspirar. Ainda acreditava que Lewis poderia se tornar uma figura de destaque na pesquisa e no ensino da medicina. Nesse campo, ele ainda podia ser um mestre.[30]

Lewis demonstrara algumas das características de Welch. Talvez grande parte delas. E talvez, no final, também carecesse do que Welch carecia: criatividade e visão organizacional para efetivamente dirigir uma importante pesquisa em laboratório.

Dois dias depois de Flexner e Smith conversarem, Flexner se encontrou com Lewis. Foi franco com ele. Mas assegurou que a franqueza "era uma conclusão colocada diante [de você] com toda a gentileza".[31] A perspectiva de Lewis se tornar um membro do instituto era um sonho distante. A pesquisa dele fora "estéril" nos últimos cinco anos. A não ser que produzisse algo sólido e importante no ano seguinte, ele não seria renomeado nem mesmo para uma posição temporária. Lewis estava perto de completar cinquenta anos, e Flexner lhe disse: "As chances de [você] mudar em direção a ideias mais férteis [são] remotas." Também acrescentou que Lewis não agira com "energia e determinação". Não *lutara*. Depois, de maneira mais penosa, disse que ele "não tinha essencialmente o perfil de pesquisador".[32]

Flexner o pressionou — na verdade, quase ordenou — que aceitasse o cargo em Iowa. Era uma oferta extraordinária: 10 mil dólares de salário por ano — mais do dobro da renda média para os médicos[33] — e carta branca para organizar um departamento. Flexner lhe assegurou ainda acreditar que ele tinha grande talento. Grandioso. Ainda poderia dar uma contribuição fenomenal, importante e significativa. Em Iowa, poderia se tornar uma figura de peso, inspirar respeito e ser muito mais feliz.

Lewis ouviu com calma e pouco falou. Não protestou ou argumentou. Estava quase passivo, mas firme. Havia um centro frio e inalcançável dentro dele. Com relação a Iowa, estava decidido. Iria recusar a oferta. Não tinha interesse em nada que não fosse o laboratório. Ele esperava que no ano seguinte justificasse uma renomeação.

Depois da conversa, Flexner ficou frustrado e com raiva. "Coloquei toda a pressão que pude sobre ele, mas em vão", escreveu para Smith. "Minha opinião é que nossas obrigações com Lewis já estão cumpridas e que, a não ser que aconteça uma mudança drástica, será nosso dever agir na próxima primavera. Ele se tornou uma verdadeira decepção para mim (...). Não deixei dúvidas quanto ao risco que ele assumiu, e ele não me deixou dúvidas de que o compreende e o aceita."[34]

Alguns meses antes da difícil conversa entre Flexner e Lewis, Hideyo Noguchi fora a Gana para pesquisar a febre amarela. Noguchi era talvez o que se pudesse chamar de "favorito" de Flexner. Eles tinham se conhecido quase trinta anos antes, quando Flexner ainda estava na Universidade da Pensilvânia e deu uma palestra em Tóquio. Sem ser convidado, Noguchi o seguiu até a Filadélfia, bateu à sua porta e anunciou que viera para trabalhar com ele. Flexner encontrou um posto para ele, e depois o levou para o Rockefeller Institute. Lá Noguchi desenvolveu uma reputação internacional, mas controversa.

Ele fizera ciência genuína com Flexner. Por exemplo, identificaram — e nomearam — neurotoxina em veneno de cobras. E alegara avanços significativos por iniciativa própria, inclusive a capacidade de produzir vírus de pólio e raiva. (Ele não poderia tê-los produzido com suas técnicas.) Rivers, também do Rockefeller e a primeira pessoa a demonstrar que os vírus eram parasitas em células vivas, questionou tais alegações. Noguchi rebateu, dizendo que um homem que fizera pesquisa por muito tempo tinha cicatrizes das quais não conseguia se livrar. Mais tarde, Rivers descobriu um erro significativo no próprio trabalho e confessou a Noguchi que planejava se retratar por seu artigo. Noguchi aconselhou que não o fizesse, argumentando que ainda demoraria quinze anos para alguém descobrir que ele estava errado. Rivers ficou boquiaberto e disse posteriormente: "Não acho que Noguchi fosse honesto."[35]

Contudo, a alegação mais importante de Noguchi era de ter isolado o patógeno que causava a febre amarela. Segundo ele, era uma espiroqueta, uma bactéria em forma de espiral. Anos antes, Walter Reed parecia ter provado que um vírus filtrável causava a doença. Reed já tinha morrido, mas outras pessoas criticaram a descoberta de Noguchi. Em resposta a uma dessas críticas, ele escreveu a Flexner: "As objeções dele eram bastante irracionais (...). Não tenho certeza de que esses homens de Havana estão interessados em um debate científico."[36]

Ele não carecia de coragem. E assim partiu para Gana a fim de mostrar que estava correto.

Em maio de 1928, ele morreu lá, de febre amarela.

A morte de Noguchi aconteceu um mês antes de Flexner e Lewis terem sua conversa. Atraiu atenção internacional, chegou às primeiras páginas de jornais em todo o mundo, inspirou tributos elogiosos em todos os jornais em Nova York. Ele teve o funeral de um guerreiro, uma glória fulgurante que apagou todas as questões sobre a qualidade de sua ciência.

Todo o Rockefeller Institute balançou com a perda. Apesar das controvérsias científicas, Noguchi era animado, entusiasmado, sempre prestativo, benquisto por todos. Tanto Flexner quanto Lewis sofreram de modo especial. Noguchi fora, literalmente, como um filho para Flexner. Lewis o conhecia bem, muito bem, remetendo aos seus primeiros dias, felizes, em Nova York.

A morte de Noguchi também deixou aberta a pergunta se de fato ele isolara o patógeno que causava a febre amarela. O instituto queria a resposta para essa questão.

Shope se voluntariou. Ele era jovem e se acreditava invulnerável. E queria ação. Queria pesquisar a febre amarela.

Flexner se recusou. Ele tinha apenas 28 anos, com mulher e filho pequeno. Era perigoso demais.

Então, Lewis se apresentou como voluntário. A dúvida científica permanecia e era importantíssima. Quem seria mais qualificado para investigar isso do que ele, que se mostrara um especialista em cultivar bactérias? E, ainda mais importante, ele provara que a pólio era uma doença viral. Apesar do alegado por Noguchi, parecia que um vírus efetivamente causava a febre amarela. E, como se tratava de uma questão tão importante, também tinha limites embutidos — era o tipo de ciência estreita e focada que Flexner ainda tinha fé que Lewis fosse capaz de resolver.

A esposa de Lewis, Louise, se opôs. O laboratório já o tinha afastado dela e dos dois filhos. Ela ainda estava furiosa com ele por ter recusado o cargo em Iowa. Mas *aquilo*... aquilo era algo completamente diferente.

Lewis nunca lhe dera ouvidos. Eles não tinham um casamento de verdade fazia um bom tempo. Para ele, aquilo resolvia todos os seus problemas. Se tivesse êxito, iria se recuperar aos olhos de Flexner. Cinco anos antes ele se demitira do Phipps Institute e rejeitara a oferta de Iowa sem ter qualquer outra perspectiva. Fizera tudo aquilo com o intuito de realizar a única coisa que amava, voltar a trabalhar dentro de um laboratório. Ele queria se arriscar de novo. Estava se sentindo energizado de novo. E se encontrava mais desesperado do que nunca.

Em vez de Gana, porém, Lewis iria para o Brasil. Uma cepa particularmente virulenta de febre amarela havia surgido ali.

No final de novembro de 1928, Flexner foi a Princeton para se despedir de Lewis. A atitude de Flexner em relação a ele já parecia ter se modificado, pois estava novamente desejoso de conversar sobre o futuro. Também queria, segundo disse, "saber mais sobre a pesquisa de Shope em Iowa".[37] Havia pouco tempo, Shope observara uma epizootia — uma epidemia em animais — de gripe incomumente violenta em porcos. A taxa de mortalidade de toda a população suína local atingira 4%. Em alguns rebanhos, a taxa de mortalidade ultrapassara 10%.[38] Tais números soavam bastante próximos aos da pandemia de gripe em seres humanos uma década antes.

Um mês depois, Lewis embarcou para o Brasil. Em 12 de janeiro de 1929, Frederick Russell, o coronel que organizara grande parte da pesquisa científica do exército para Gorgas e que agora trabalhava para uma organização de saúde internacional patrocinada por Rockefeller, recebeu um telegrama afirmando que Lewis chegara e estava bem. O instituto repassou a notícia para a sua esposa, que ficara tão furiosa com a viagem que não queria ter nenhum contato com o Rockefeller e retornara a Milwaukee, onde tanto ela quanto o marido haviam crescido. Toda semana, Russell recebia notícias de Lewis e as repassava para ela.

Lewis instalou seu laboratório em Belém, uma cidade portuária no rio Pará, a 120 quilômetros do oceano, mas o principal porto de entrada para a bacia amazônica. Os europeus haviam se instalado na região em 1615, e um incremento da indústria da borracha no século XIX levou à cidade mais uma grande leva de europeus, enquanto os índios se deslocavam entre interior e a cidade em canoas feitas de um só tronco. O clima era equatorial, úmido e com tanta precipitação quanto qualquer outro lugar no mundo.

Em 1º de fevereiro, Lewis escreveu para Flexner: "Cheguei aqui na terça-feira e fui trabalhar imediatamente (...). Estou ocupado montando meu laboratório, aguardando materiais, encomendando uma filtragem adicional etc. (...). Devo começar a pesquisa no início da semana que vem, espero."[39]

Parecia o velho Lewis, eficaz e confiante. E toda semana Russell recebia um telegrama com duas palavras: "Lewis bem."[40] Os telegramas chegaram durante os meses de fevereiro, março, abril e maio. Mas, apesar de dizer que estava bem, Lewis não enviava nenhuma palavra sobre sua pesquisa, sem dar um sinal de que a pesquisa estivesse indo bem.

Então, em 29 de junho, Russell mandou para Flexner, por um meio de um mensageiro, um bilhete escrito a mão: "A seguinte mensagem do Rio de Janeiro, com relação ao dr. Paul Lewis, me foi enviada hoje, com o pedido que seja transmitida ao senhor. 'Lewis está doente desde 25 de junho. Médicos afirmam ser febre amarela. Situação em 28 de junho, febre 39,8, pulso 80 (...).' A Fundação está retransmitindo a mensagem ao dr. Theobald Smith e também à sra. Lewis, em Milwaukee."[41]

No mesmo momento em que Russell enviava esse bilhete a Flexner, Lewis estava agonizando. Vomitava violentamente, o vômito quase preto, comum nos casos graves. Significava que o vírus atacou a mucosa de seu estômago, que sangrou, dando ao vômito aquela cor escura, e também a medula óssea, provocando dores violentas. Uma dor de cabeça intensa e lancinante não lhe dava sossego, exceto talvez quando delirava. Tinha convulsões. Seus colegas o cobriam de gelo e tentavam mantê-lo hidratado, mas havia pouco mais que pudessem fazer.

No dia seguinte, chegou outro telegrama: "Situação Lewis crítica. Anurese sobreveio sábado."[42]

Seus rins estavam falhando e ele não produzia mais urina. Todas as toxinas que o corpo normalmente expele agora estavam se amontoando em seu sistema. Mais tarde, naquele mesmo dia, Russell recebeu um segundo telegrama: "Lewis no quarto dia de doença. Marcante comprometimento renal."[43] Ele estava ficando com icterícia, assumindo a clássica cor que deu nome à doença. Sintoma por sintoma, passo a passo, o corpo de Lewis estava definhando.

O dia 30 de junho de 1929 era um domingo. Lewis sofreu o dia todo, contorcendo-se em delírio. Entrou em coma. Foi seu único alívio. Era o quinto dia de sua doença. Não haveria um sexto.

Pouco depois da meia-noite, o dr. Paul A. Lewis encontrou paz.

Um telegrama para Russell não assinado relatou: "Febre amarela típica. Provavelmente infecção em laboratório. Enviem instruções em relação ao corpo."[44]

Shope desceu a rua Maple, na extremidade do campus de Princeton, para informar a esposa de Lewis, que voltara de Milwaukee, e o filho Hobart, que permanecera em Princeton, agora como estudante universitário.[45]

A viúva de Lewis deu instruções simples e explícitas. Ela voltaria imediatamente para Milwaukee e queria que o corpo fosse transladado diretamente para lá, onde estavam aqueles que se importavam com Paul. E declarou especificamente que não queria nenhuma cerimônia de homenagem organizada pelo Rockefeller Institute, nem em Nova York nem em Princeton.

Não houve nenhuma homenagem.

Shope acompanhou o corpo até Wisconsin. O gerente de negócios do Rockefeller lhe pediu: "Eu me pergunto se, quando o senhor chegar, poderia encomendar algumas flores para o velório do dr. Lewis."[46]

As flores chegaram com um cartão assinado pelo "Conselho de Diretores Científicos do Rockefeller Institute".

A filha de Lewis, Janet, escreveu um bilhete de agradecimento, aos cuidados dos "Caros senhores".[47] A mãe não conseguia ter qualquer contato com o instituto, muito menos na forma de um bilhete de agradecimento. O instituto pagou o salário de Lewis para a família até junho de 1930, assim como a anuidade de seu filho Hobart. (Como seu avô e a tia Marian, a primeira mulher a se formar na Rush Medical College [Escola Médica Rush], em Chicago, Hobart se tornou médico — mas clínico, não um cientista.)

No relatório seguinte do Conselho de Diretores Científicos do Rockefeller Institute — um conselho que agora incluía Eugene Opie, que Lewis recrutara como seu sucessor no Phipps —, Flexner observou que o desligamento de um cientista "é lamentável, deixou sem continuação o estudo dos fenômenos da luz".[48]

Lewis originalmente havia sugerido essa pesquisa a Flexner, que mencionou um "ressurgimento da poliomielite".[49] Lewis mostrou que um vírus filtrável causava a doença.

Flexner prosseguiu item por item nos assuntos do instituto. Assinalou que "havia um problema premente em conexão com a pesquisa ainda inacabada do dr. Noguchi".[50] Não fez nenhuma menção a Paul A. Lewis, absolutamente nenhuma menção a ele.

Mais tarde, Flexner recebeu o relatório da autópsia de Lewis e a notícia de que pesquisadores do instituto em Nova York obtiveram sucesso em transmitir o vírus de Lewis — que chamaram de "P.A.L." — em macacos e continuavam a fazer experiências com ele. Flexner escreveu em resposta: "Obrigado por me enviarem o relatório sobre a comparação entre as cepas Rivas e P.A.L. do vírus da febre amarela. Quando quiserem, podemos discuti-lo. O dr. Cole acha conveniente pintar de branco e acrescentar outras melhorias às suas acomodações para animais. Ele já fez algum comentário sobre isso?"[51]

Lewis havia trabalhado com patógenos mortais durante toda a sua vida adulta e nunca se infectara. Desde a morte de Noguchi, todos os que pesquisavam a febre amarela passaram a tomar cuidados especiais.

Nos cinco meses em que esteve no Brasil, Lewis não chegou a relatar qualquer detalhe de sua pesquisa e suas anotações de laboratório não forneceram quase nenhuma informação. Ele morreu por causa de um acidente no laboratório. De algum modo, infectou-se com febre amarela.

Shope depois contou aos filhos de Lewis um boato de que ele, fumante frequente, tivesse contaminado com o vírus um cigarro que viria a fumar. O vírus entrou na corrente sanguínea por meio de um corte nos lábios. David Lewis Anderson recorda que seu pai, amigo de Lewis na Filadélfia, também culpava os cigarros pela morte de Lewis.[52]

Três anos antes, Sinclair Lewis, sem parentesco com Paul apesar do sobrenome, ganhou o prêmio Pulitzer por seu best-seller *Doutor Arrowsmith*, romance sobre um jovem cientista trabalhando em uma versão ficcional do Rockefeller Institute. Todo mundo na área de ciência médica, principalmente no instituto, conhecia o livro. No romance, a esposa do personagem principal morre ao fumar um cigarro contaminado com um patógeno mortal.

Flexner escreveu o obituário de Lewis para a revista *Science*, no qual destacou suas "importantes observações, feitas em conjunto com Sewall

Wright, acerca de fatores hereditários em pesquisa sobre tuberculose".[53] A pesquisa de Lewis com Wright fora realizada na Filadélfia — Flexner não adicionou qualquer menção ao que Lewis fizera nos cinco anos desde que retornara ao instituto.

Enquanto isso, Shope voltou a Iowa para explorar a fundo a gripe suína e observar outra epidemia entre os porcos.

Em 1931, dois anos após a morte de Lewis, Shope publicou três artigos em uma única edição do *Journal of Experimental Medicine*. Seu texto aparecia em boa companhia. Na mesma edição, havia artigos de Avery, da série de escritos sobre a pesquisa em pneumococo que levaria à sua descoberta do princípio transformante; de Thomas Rivers, o brilhante virologista; e de Karl Landsteiner, que acabara de ganhar o prêmio Nobel. Todos esses cientistas trabalhavam no Rockefeller.

Os três artigos de Shope abordavam a gripe. Ele colocou o nome de Lewis como autor principal em um deles. Shope havia descoberto a causa da gripe, pelo menos nos suínos. Era um vírus. Sabemos agora que o vírus encontrado nos suínos descendia diretamente do vírus de 1918, o vírus que transformou o mundo inteiro em uma zona de morte. Ainda não está claro se foram os seres humanos que transmitiram o vírus para os porcos, ou se foram os porcos que passaram para os seres humanos, mas a primeira hipótese parece mais provável.

Naquela altura, o vírus já havia mudado para uma forma branda, ou os sistemas imunológicos dos porcos já haviam se ajustado a ele, ou ambos os casos, uma vez que passava a provocar apenas doenças leves. Shope efetivamente demonstrou que, mesmo como um invasor secundário, o *B. influenzae* ainda poderia ser letal.[54] Mais tarde, ele iria demonstrar que anticorpos de pessoas sobreviventes da pandemia de 1918 protegeram os porcos da gripe suína.

O trabalho de Shope era instigante e de grande importância. Assim que seus artigos foram publicados, ele foi procurado pelo cientista britânico C.H. Andrewes. Andrewes e vários colegas consumiam todos os seus esforços no estudo da gripe e acharam os estudos publicados por Shope convincentes. Andrewes e Shope se tornaram amigos próximos. Shope chegou a levar o colega para caçar e pescar no local onde costumava passar férias desde os seis anos de idade, em Woman Lake, Minnesota.[55]

Em 1933, na Inglaterra, durante um leve surto de gripe humana, Andrewes, Patrick Laidlaw e Wilson Smith, seguindo a metodologia de Shope, filtraram material humano recém-coletado e transmitiram gripe para furões. Eles encontraram o patógeno humano. Era um organismo filtrável, um vírus, como na gripe suína de Shope.

Se estivesse vivo, Lewis teria sido coautor dos artigos, junto com Shope, e teria acrescentando abrangência e experiência aos mesmos. Teria ajudado a produzir outro artigo considerado como referência em virologia. Sua reputação teria permanecido intacta. Shope não era perfeito. Pois todas as suas realizações posteriores em gripe ou em outras áreas, algumas de suas ideias, inclusive aquelas ligadas à gripe, estavam erradas. Lewis, se estimulado, e mostrando uma vez mais seu esmero, poderia ter evitado tais erros. Mas não importa.

Shope logo foi aceito como membro do Rockefeller. Lewis provavelmente também seria. Teria sido convidado para entrar no seleto santuário. Teria pertencido à comunidade daqueles que se dedicam à ciência. O lugar que lhe pertencia. Ele teria tudo que sempre quis.

William Park, Oswald Avery e Paul Lewis abordavam a ciência cada um a seu jeito.

Park, que por pouco não se tornou médico missionário, via a ciência como um meio para atingir um fim maior. Era uma ferramenta para aliviar o sofrimento. Disciplinado e metódico, tinha como interesse primordial obter resultados imediatos úteis para atingir tal propósito. Suas contribuições, em particular as realizadas em dupla com Anna Williams, foram inestimáveis — só o desenvolvimento da antitoxina diftérica salvou centenas de milhares de vidas no século passado. Mas seu propósito também o limitou, e limitou o tipo de descobertas que ele e aqueles sob seu comando fariam.

Avery era dinâmico e obsessivo. Tinha um lado de artista e outro de caçador, era visionário, ambicioso, paciente e persistente. Seu olhar artístico lhe permitiu contemplar o que acontecia a partir de outra perspectiva — e em requintados detalhes. Já o caçador que havia dentro de si alertava quando algo, por mais trivial que parecesse, estava fora de contexto, e se questionava. O questionamento o levava a sacrificar todo o resto. Não lhe restava outra escolha senão perseguir a solução. Era sua natureza. Cortar um nó górdio não lhe proporcionava qualquer satisfação. Seu desejo consistia em descobrir e compreender as coisas, não em destruí-las. Então, puxava um fio e continuava a puxá-lo, destrinchando-o, examinando para ver aonde o fio iria dar, até desmanchar todo o tecido. A partir daí, outros teciam um novo tecido para um mundo diferente. T.S. Eliot disse que qualquer trabalho de arte modifica ligeiramente a ordem existente. Avery conseguiu bem mais do que isso.

Paul Lewis era um romântico e um apaixonado. Desejava. Desejava mais e amava com mais paixão que Park ou Avery. Contudo, como muitos românticos, gostava tanto ou mais da ideia da coisa do que da própria coisa. Amava a ciência, e amava o trabalho em laboratório. Mas este não cedia aos seus desejos. Os mais profundos segredos do laboratório só se mostravam a Lewis quando ele era guiado por outros, quando outros lhe abriam uma brecha. Mas essa brecha se fechou. Não conseguia encontrar a chave, o jeito certo de fazer as perguntas. O laboratório lhe apresentava um rosto impassível, não atendia às suas súplicas. E, quer sua morte tenha sido suicídio ou resultado de um acidente, sua vontade de conquistar o que amava o matou. Podemos considerar Lewis, em um certo sentido, a última vítima da pandemia de 1918.

EPÍLOGO

Algumas coisas aconteceram enquanto eu escrevia este livro. Quando comecei, o ano era 1997 e eu planejava usar os eventos de 1918 como base narrativa, levantando com isso várias questões que não necessariamente envolviam a gripe em si. Meu objetivo era enxergar como a sociedade norte-americana reagiu a um imenso desafio, uma guerra que a natureza havia declarado contra a humanidade, simultânea a uma guerra humana que nos jogava uns contra os outros. Queria entender como indivíduos que detinham algum poder lidaram com tudo isso, fossem políticos ou cientistas, e também os efeitos de suas decisões na sociedade. Queria descobrir quais lições ficaram de todo aquele momento.

A ameaça contínua de uma pandemia nova e possivelmente letal tornou essas questões mais relevantes do que nunca. Entre 1959 e 1997, somente duas pessoas tiveram infecções por vírus aviários documentadas — ambas sobreviveram. Mas, em 1997, um vírus da gripe aviária H5N1, que ficaria conhecido apenas como "gripe aviária", matou seis entre as 18 pessoas contaminadas em Hong Kong. Milhões de galinhas foram sacrificadas em um esforço malsucedido de conter a contaminação, e o vírus voltou para se vingar em 2003. Desde então, o H5N1 e, mais recentemente, o H7N9 infectaram humanos em escalas nunca vistas antes. Entre 2003 e 2017 — os últimos números disponíveis enquanto eu escrevia este livro —, ambos os vírus infectaram 2.342 pessoas, matando 1.053 delas, ou seja, uma taxa de mortalidade de 44,9%.[1] Essa taxa é alta porque ambos os vírus se ligam às células pulmonares, o que faz da pneumonia viral o primeiro sintoma da doença. As mortes ocorreram em lugares afastados entre si, como Azerbaijão, Egito e China.

Quase todas as vítimas foram infectadas depois de contato direto com aves (alguns poucos casos ocorreram entre famílias), mas, toda vez que o vírus infecta uma pessoa, é dada a ele a oportunidade de desenvolver sua capacidade de se ligar a células humanas do sistema respiratório superior, como fazem os vírus influenza sazonais. Isso permitiria que ele fosse transmitido de pessoa para pessoa com extrema facilidade. Diante desse cenário, a taxa de mortalidade cairia — surgiriam mais vítimas de gripes normais em vez de pneumonia viral —, mas outra pandemia teria início.

Em 1918, um vírus desse tipo infectou humanos. Desde a primeira edição deste livro, cientistas encontraram evidências (não é uma questão com conclusão definitiva) de que 7 dos 8 segmentos do vírus de 1918 tinham origem nas aves[2] e que, depois de ter pulado de espécie em espécie e interagido (ver p. 125) com outros vírus, adquiriu o gene humano da hemaglutinina, aquele que permite que o vírus se ligue e depois infecte as células humanas. E descobriu-se que até mesmo o oitavo segmento tinha origens aviárias recentes. Essa interação teria acontecido quando um vírus de ave infectou um mamífero — humano, cavalo, porco, o que seja —, que também estava infectado com outro vírus influenza contendo o gene de hemaglutinina.

Em 1918, a população mundial era de 1,8 bilhão, e a pandemia matou, provavelmente, 50 a 100 milhões de pessoas, com a menor estimativa moderna na casa dos 35 milhões. Hoje, a população mundial é de 7,6 bilhões. Um comparativo atual seria uma estimativa entre 150 e 425 milhões de mortes.

Se um vírus causasse uma pandemia como a de 1918, dispondo dos suprimentos adequados de antibióticos que reduziriam a quantidade de infecções secundárias, a medicina moderna conseguiria impedir de modo significativo mais da metade das mortes causadas pela gripe espanhola — mas isso é uma suposição. Mesmo assim, dezenas de milhões morreriam. E uma grave pandemia de gripe atingiria a humanidade como um tsunami, lotando as unidades de tratamento intensivo (UTI) e adoecendo médicos e enfermeiros, colapsando os sistemas de saúde. Os hospitais, como qualquer indústria, tornaram-se muito eficientes no corte de gastos, o que significa que não pode haver excesso — considerando-se o tamanho da população, os Estados Unidos têm menos leitos hoje do que algumas décadas atrás. De fato, durante a época de gripe, o uso de respiradores aumenta em quase 100% — durante uma pandemia, muitas pessoas que precisarão de um respirador artificial não terão um disponível. (A tensão que a gripe gera na estrutura dos serviços de saúde me acompanhou de um jeito bem pessoal durante a divulgação deste livro. Em Kansas City, um surto sazonal de gripe comum forçou oito hospitais a fechar suas emergências, e isso foi apenas uma pequena fração do que uma pandemia poderia causar.) Problemas desse tipo — por exemplo, a presença de uma bactéria secundária resistente a antibióticos ou a escassez de itens aparentemente triviais, como agulhas hipodérmicas ou bolsas para reter líquidos intravenosos (uma escassez severa desse item se tornou um grande problema enquanto eu escrevia *A grande gripe*) — poderiam facilmente trazer à tona a discussão sobre os avanços médicos que tivemos desde 1918.

A doença também impactaria a economia com um efeito desastroso. Ela atingiria de controladores de tráfego aéreo a motoristas de caminhão, os sistemas de registro entrariam em pane, as redes de fornecimento colapsariam, parte das linhas de produção seriam interrompidas, escolas e creches fechariam por semanas, e a sobrecarga daquilo que chamaremos de último cenário limitaria até mesmo o trabalho em home office.

Com o surgimento do H5N1, apenas a ameaça desse cenário chamou a atenção de grandes empresas e governos, e providências começaram a ser tomadas para manter o abastecimento e criar planos de continuidade; os países em desenvolvimento começaram a investir em planos para enfrentar uma epidemia, incluindo pesquisa científica básica, produção de vacinas e estocagem de remédios. Mas, como a produção e a distribuição de uma vacina levaria, no mínimo, meses, e como não existem remédios antivirais efetivos, os governos também pediram às autoridades de saúde pública para elaborarem políticas que mitigassem o impacto de uma pandemia usando intervenções não farmacológicas, ou seja, o que poderia ser feito sem remédios. Já que muito dessa estratégia se baseou em análises do ocorrido em 1918, fui convidado a participar de uma equipe que reuniria pessoas com conhecimento em história, ciência laboratorial, saúde pública, relações internacionais, modelos matemáticos e política. Minha participação se estendeu por muitos anos, e trabalhei com essa equipe na National Academy of Sciences, em organizações de segurança nacional, agências estaduais e federais, gabinetes estratégicos e oficiais durante os mandatos Bush e Obama.

Os planejadores se preparavam para um furacão de categoria 5. A pandemia de gripe suína, a H1N1, de 2009, estava mais para tempestade tropical do que furacão e desequilibrou tudo. Bem mais suave, essa pandemia nos ensinou algumas coisas — inclusive a repensar algumas das intervenções não farmacológicas já propostas.

A pandemia de 2009 matou "apenas" cerca de 150 mil a 575 mil pessoas no mundo todo — 12 mil só nos Estados Unidos. (Entretanto, se analisarmos esse evento considerando a faixa etária dos mortos, e não só as mortes, podemos ver que ela foi muito mais severa: a idade das vítimas beirava os quarenta anos, e 80% delas tinham menos de 36 anos. Durante gripes sazonais, apenas 10% das mortes envolvem pessoas com menos de 35 anos.) Em comparação, a gripe sazonal comum mata cerca de 650 mil pessoas ao redor do mundo todos os anos — nos Estados Unidos, os números ficam entre 3 mil a 56 mil por ano, dependendo principalmente da letalidade do vírus e, em menor grau, da eficácia da vacina disponível naquele ano.

Essa experiência em 2009 deveria deixar todos alertas. Parece que, ao longo da história, inúmeros surtos ocorreram sem chamar a atenção — somente os padrões modernos de supervisão e a biologia molecular permitiram que reconhecêssemos uma pandemia. Quando o *Washington Post* entrevistou Tom Frieden, na época diretor dos Centers for Disease Control and Prevention (CDCP) [Centros de Controle e Prevenção de Doenças] e perguntou o que mais o assustava, o que tirava seu sono, ele respondeu: "A maior preocupação é sempre uma pandemia de gripe (...). É realmente o pior cenário."

Então, em que pé estamos hoje? Quais foram os aprendizados?

Antes de responder essas perguntas, precisamos entender os pontos em comum entre as poucas pandemias que conhecemos, sendo elas as de: 1889, 1918, 1957, 1968 e 2009.

Primeiro: todas vieram em ondas.[3] (Alguns cientistas argumentam que a diferença na letalidade entre a primeira e a segunda ondas da pandemia de 1918 significa que foram causadas por vírus diferentes, mas há evidências que indicam o contrário. Aliás, a exposição à primeira onda gerou uma taxa de proteção de 94% em comparação com a segunda, ou seja, bem melhor do que a oferecida pelas melhores vacinas modernas

— e isso é apenas uma parte da evidência de que o mesmo vírus causou ambas as ondas.)

Na verdade, alguns pesquisadores especulam que o vírus de 1918 circulou em humanos por vários anos antes que as mutações permitissem que ele se propagasse com tanta facilidade. Se isso for verdade, acabaria com a hipótese de que Haskell foi a origem de tudo. A epidemia do vírus de 1889 foi bem semelhante, resultando em dois anos e meio de surtos esporádicos em grandes cidades como Londres, Berlim e Paris antes de se transformar na pandemia que varreria o mundo entre 1891-92.

Também sabemos que cada onda de cada pandemia tem leves diferenças. Em 1918, claro, essa diferença foi dramática; a de 1968, no entanto, parece ter sido mais intrigante. Nos Estados Unidos, 70% das mortes causadas pela pandemia de gripe ocorreram em 1968-69, e o restante entre 1969-70.[4] Na Europa e na Ásia foi o oposto: com poucas mortes em 1968-69 e a maioria esmagadora entre 1969-70 — apesar de existir uma vacina na época. Aliás, a pandemia de 1968 nos apresentou o vírus H3N2, ainda responsável pela maioria das doenças graves causadas por vírus influenza em circulação desde então.

Especulações acerca do fenômeno se resumem ao fato de o vírus sofrer mutações muito rapidamente, o que explicaria o mantra do Centers for Disease Control (CDC): "Ao passarmos por uma temporada de gripe, passamos por uma temporada de gripe."

No fim, apesar de tudo que sabemos sobre a gripe — e sabemos muito —, ainda não é o suficiente.

Existe uma resposta para isso: uma vacina universal, ou seja, uma vacina que sirva contra todo o tipo de vírus influenza.

As vacinas atuais focam na hemaglutinina, o antígeno mais exposto ao sistema imunológico (ver p. 116-117), que se parece com uma cabeça de brócolis. Infelizmente, as vacinas focam na cabeça, que sofre mutações com rapidez e é a parte do vírus que pode se modificar sem interferir na funcionalidade do todo. Essa parte é a razão das vacinas contra a gripe não serem tão eficientes: entre 2003 e 2017, a eficácia subiu apenas de 10% a 61%.[5] (Mesmo com esse percentual, elas previnem milhões de casos e milhares de mortes, o que significa que a imunização é válida.) Para os idosos, cujo sistema imunológico é menos eficaz, em poucos anos a vacina já não funciona mais.

Contudo, as outras partes do vírus, incluindo o talo do brócolis, ou seja, o talo da hemaglutinina, são "conservados". Essas partes são encontradas em vários, se não todos, os vírus influenza — provavelmente porque, quando sofre mutação, o vírus se torna incapaz de infectar uma célula e se replicar (ver p. 116-117). Pesquisas atuais estão focadas no desenvolvimento de uma vacina que incite o sistema imunológico a caçar justamente esse talo. Se for bem-sucedida, ela irá funcionar contra todos os vírus influenza com histórico de infectar humanos — e seria bem mais eficaz do que as melhores vacinas das quais dispomos no momento, poupando centenas de milhares de vidas todos os anos.

É claro que se fosse fácil desenvolver uma vacina universal, ela já teria sido criada, mas por décadas houve pouco investimento em uma pesquisa tão abrangente. Considere por um momento que antes do surgimento da H5N1, o governo norte-americano gastava mais dinheiro com o vírus do Nilo ocidental do que com o vírus influenza. Enquanto a gripe matava cerca de 56 mil norte-americanos por ano, o vírus do Nilo ocidental matou 284 pessoas em sua fase mais letal e sabe-se que ele nunca será uma grande ameaça — não é uma doença que vai atingir uma população humana de forma explosiva. Ainda assim, recebia mais capital de pesquisa do que o da gripe.

Esse cenário mudou. Hoje já observamos um progresso significativo em direção a uma vacina universal, embora seja necessário destinar mais recursos a essa causa. Desenvolver essa vacina deveria ser a maior prioridade da pesquisa médica.

Mas, colocando essa questão um pouco de lado, em que pé estamos hoje? Como nos preparamos para uma nova pandemia?

Eis o que deu certo:

a Organização Mundial da Saúde e os governos têm desenvolvido um bom sistema de vigilância. O lado negativo é que esse sistema ainda está incompleto, uma vez que muitos países ainda estão de fora e o sucesso total dependeria de um esforço de cooperação internacional. Em 2003, o sistema detectou o SARS, inicialmente visto como um novo vírus influenza, e o conteve. Porém, o SARS foi infinitamente mais fácil de controlar do que seria um influenza. Na época, a China colocou o mundo inteiro em risco, pois a princípio o governo mentiu e escondeu a doença das autoridades mundiais. A transparência do governo chinês melhorou de forma significativa desde então, mas o país ainda não é completamente fiel à essa necessidade. E ele não é o único parceiro relutante.

É óbvio que a vigilância é importante. É ela quem dá, o mais rápido possível, o alerta para um vírus com potencial de se tornar pandêmico, acelerando a produção de vacinas — que, apesar de todas as falhas, são sempre a melhor defesa contra uma pandemia.

Mesmo poucas semanas podem fazer a diferença. A vacina contra a pandemia causada pelo vírus de 2009 foi tão efetiva quanto a melhor das vacinas sazonais, mas chegou tarde, já durante a segunda onda.

Além da vigilância, hoje também se investe em tecnologias de fabricação de vacinas melhores e mais rápidas. Por mais de setenta anos, e até hoje, os vírus influenza foram cultivados em ovos, coletados, mortos (uma vacina contendo o vírus vivo em sua forma mais branda é feita) e purificado. Mas a produção em ovos é lenta, e o vírus se adapta a esse meio — outro motivo de não ser mais efetivo nos humanos. Desde 2009, a produção começou a migrar para duas tecnologias melhores e mais rápidas. Uma produz o vírus em células de mamíferos, a outra usa técnicas biológicas de recombinação gênica para inserir o antígeno hemaglutinina em um vírus qualquer e depois inseri-lo em células de insetos, onde a hemaglutinina é então coletada.

Mesmo no melhor cenário, com as melhores tecnologias, ainda levaria meses para que as vacinas sejam distribuídas em larga escala. Além disso, grande parte do estoque de vacinas dos Estados Unidos é produzida fora do país. Durante uma pandemia letal, o país onde a vacina é produzida permitiria a exportação antes que a própria população estivesse protegida?

Muitos medicamentos antivirais, como oseltamivir e zanamivir, são aliados para diminuir a gravidade de um ataque e, tomados de modo profilático, também podem diminuir o risco de infecção, mas somente enquanto estão sendo administrados. Entretanto, ambos têm eficácia limitada e podem desenvolver resistência.

Os fármacos atuais ficariam muito aquém da solução de um problema da escala de uma pandemia.

Então, o que mais pode ser feito? Nos últimos anos, vários governos têm investido em intervenções não farmacológicas — ou seja, nos meios de mitigar o impacto de uma pandemia utilizando medidas de saúde pública.

Não há uma resposta simples. O vírus é transportado pelo ar, então pode ser inalado — e esse parece ser o principal modo de transmissão.

Mas ele também sobrevive em superfícies — em uma maçaneta ou em uma lata de cerveja, por exemplo — por horas ou, dependendo da temperatura e da umidade, por dias. Pode, portanto ser transmitido por alguém que dá um bocejo e depois abre a porta. O único jeito de evitar a transmissão é o isolamento social completo por seis a dez semanas depois do surgimento de um surto em determinada comunidade — o que significaria nada de entregas em domicílio, nada de ir à rua ou coisa do tipo.

O problema é que isso é inviável. Tão inviável quanto uma comunidade se isolar de forma bem-sucedida e por completo do restante do mundo exceto em uma circunstância extraordinária. (Em 1918, poucas ilhas e comunidades obtiveram sucesso, mas um número reduzidíssimo seria capaz de algo assim nos dias de hoje.)

As intervenções não farmacológicas, sejam elas impostas pelo governo ou tomadas de maneira individual, teriam utilidade limitada. Mas por mais limitada que uma intervenção bem-sucedida possa ser, ela deve ser mantida. Com base em estudos sobre as cidades norte-americanas que foram bem-sucedidas em 1918, os pesquisadores concluíram que "estratificar" várias intervenções — a maioria envolvendo diferentes tipos de "isolamento social" — ao menos estenderia a duração do surto de gripe em uma comunidade local, aliviando a pressão do sistema de saúde. Mas os dados históricos usados em alguns dos modelos eram falhos, e ao avaliar as ações tomadas em 1918, como o fechamento de escolas, nenhum modelo considerou que a população de nenhuma cidade que enfrentou a onda na primavera tinha alguma imunidade — o que afetou o resultado dos modelos.

Ainda assim, essas intervenções são as únicas formas de ação que temos. Uma ação inútil, no entanto, é a quarentena generalizada. Para algumas doenças, essa medida faz sentido, e em algumas circunstâncias, teoricamente, ajuda nos casos de gripe — mas apenas teoricamente. Um estudo não publicado dos campos do exército feito em 1918 comprova isso. O exército tinha dados de 120 campos de treinamento — 99 tinham imposto quarentena e 21, não.[6] Mas não houve diferença na mortalidade ou morbidade entre os dois segmentos nem no tempo que levou para a gripe tomar conta dos campos. Porém, a história não é tão simples: o epidemiologista que analisou não apenas os números, mas a prática real, descobriu que dos 99 campos que impuseram a quarentena, menos de dez a impuseram de modo rígido. Esses foram os que acertaram. Mas se a maioria esmagadora das bases do exército durante a guerra não impôs uma quarentena rígida o suficiente para ser benéfica, uma comunidade civil em tempos de paz é que não o faria.

Impedir a travessia de fronteiras também não funciona. Seria impossível impedir o comércio ou que cidadãos retornem ao país de origem etc., o que afetaria de forma drástica a economia global e aumentaria os problemas de abastecimento — incluindo a importação de qualquer tipo de material de saúde, como medicamentos, seringas, roupas, tudo. Até mesmo para isso, os modelos mostram que 90% da fronteira fechada atrasaria a doença em apenas alguns dias, no máximo uma semana, enquanto o fechamento de 99% da fronteira a atrasaria por um mês, no máximo.

Não sobra muito para uma pessoa comum além de tarefas mundanas, como lavar bem as mãos. Fazer isso de forma disciplinada, a cada hora, a cada dia, por semanas, é difícil. Mas disciplina é importante. O surto de SARS ilustra bem: a maioria dos mortos trabalhava na rede de saúde, e há fortes indícios de que grande parte deles se infectaram por não seguirem os protocolos de segurança que tanto conheciam. No primeiro encontro para discutir as intervenções não farmacológicas, o chefe do controle de infecção de um hospital em Hong Kong, de longe o melhor local com registro de segurança, enfatizou fazer questão de que todos seguissem os protocolos rigorosamente. (O mesmo pode ser dito a respeito de todas as infecções hospitalares — os hospitais com o melhor registro de controle de infecção têm equipes pagas para prestar atenção em detalhes e não pular passos para cortar caminho. O sucesso depende de rigor, ênfase e disciplina.)

Máscaras cirúrgicas são quase inúteis, exceto em situações muito limitadas, principalmente em casa. Fazer uma pessoa doente usar uma máscara é eficaz somente porque esse bloqueio impede que algumas gotículas lançadas se espalhem em um cômodo — um fato comprovado por experimentos em 1918. Mas um pai vai colocar a máscara no filho doente mesmo sabendo que vai deixá-lo mais desconfortável? Talvez, se souber que assim protegerá o resto da família. A máscara cirúrgica quando combinada com a lavagem rigorosa das mãos pode resultar em algum nível de proteção para aqueles em contato direto com uma pessoa doente. As máscaras N95 seriam as mais apropriadas nessas situações — elas realmente protegem —, mas devem ser montadas e utilizadas da maneira correta, o que é mais difícil do que parece. Um estudo de profissionais usando a N95 para se proteger de mofo tóxico mostrou que mais de 60%

deles não estavam usando a máscara direito. Além disso, sentiam-se muito desconfortáveis. Para alguns casos e para poucos indivíduos, o uso da N95 talvez faça sentido, mas não para o público em geral, considerando um período de várias semanas.

Outras recomendações são simples e óbvias: por exemplo, crianças doentes não devem ir para a escola — e este é o comportamento padrão — e adultos doentes não devem ir para o trabalho — e este não é um comportamento padrão. Outra é treinar as pessoas a "tossirem com educação", o que significa conter a tosse ou o espirro com o braço, não com a mãos, já que a pessoa irá tocar, em algum momento, em alguma coisa. O home office é outa ação óbvia, embora o último cenário talvez não comporte o aumento significativo do uso da internet.

Durante uma pandemia realmente letal, autoridades estaduais e locais poderiam tomar medidas muito mais agressivas, como fechar cinemas, bares e até mesmo cancelar eventos esportivos — em 1919, a Stanley Cup foi cancelada — e cultos religiosos.

Possivelmente, a mais controversa das intervenções não farmacológicas é o fechamento das escolas. As medidas supracitadas só aconteceriam diante de uma grande emergência, mas o cancelamento das aulas pode ocorrer em uma situação muito menos séria, tornando a decisão muito difícil.

O argumento para o fechamento das escolas é: como os adultos têm muito mais proteção cruzada de outras exposições a vírus influenza, as crianças seriam contaminadas mais rapidamente. Além disso, elas são menos cuidadosas — crianças dificilmente usam lenço ao espirrar, lavam menos as mãos etc., e, portanto, espalhariam mais rápido gripe ou qualquer outra doença infecciosa — e não apenas entre si, mas também para os adultos. (A inoculação de crianças com uma vacina pneumocócica causou a queda de 38% a 94% dos casos de pneumonia entre idosos — seus avós.) Sem dúvida, as escola tiveram um papel significativo na transmissão das pandemias de 1957, 1968 e 2009, e também da gripe sazonal.

Fechá-las, no entanto, eleva o fardo econômico dos pais que trabalham fora, uma vez que, como as intervenções, é uma medida que deve ser mantida por semanas. Aceitar esse custo econômico pode até fazer sentido diante de uma pandemia letal, mas não em uma pandemia leve. Em 2009, o CDC recomendou, a princípio — a organização não tem autoridade de execução e pode apenas recomendar —, que, se uma escola tiver um único caso, deveria ficar fechada por duas semanas. O dr. D.A.

Henderson, especialista em saúde pública que ganhou imensa notoriedade ao implantar o programa da Organização Mundial da Saúde que eliminou a varíola do globo, fez um escarcéu e o CDC voltou atrás, dizendo que os "fechamentos" não eram eficientes contra o vírus. Eu mesmo apoiei essa decisão. Agora, o CDC vai recomendar que a escola feche somente durante uma pandemia severa. Era a decisão correta.

Também temos informações sobre os agravamentos em 1889, 1918 e 1920 que minam a conclusão de que as crianças são "propagadoras" do vírus. Quatro estudos diferentes de três pesquisadores diferentes da Inglaterra, Boston e Detroit demonstram que, nos primeiros casos, 80% a 85% dos portadores do vírus eram adultos. Em Detroit, o estudo também demonstrou que com a progressão da doença, os adultos se tornam o percentual mais baixo, enquanto o de crianças aumenta — o que pode indicar que os adultos é quem estavam transmitindo o vírus para as crianças, e não o contrário. Infelizmente, quando eu disse isso ao pesquisador do CDC, ele respondeu: "Não acredito nessa informação." E essa resposta não estava certa porque a informação é quase precisa; os estudos podiam ser discrepantes, anomalias estatísticas, mas bons epidemiologistas analisaram e compilaram os resultados. Suas descobertas precisam ser exploradas e entendidas e as implicações políticas são muito significativas. (Uma possível explicação é que os vírus de 1889 e 1918 eram tão diferentes dos anteriores que os adultos não tinham qualquer proteção cruzada, o que igualava seu sistema imunológico ao das crianças. Era como se absolutamente ninguém tivesse sido exposto a eles. Em 1920, por outro lado, todo mundo já havia sido exposto o que, mais uma vez, igualava os sistemas imunológicos.

Por fim, se alguma intervenção não farmacológica tiver qualquer efeito, o público deve seguir as recomendações e sustentá-las. Sei que seria difícil. Em 2009, o governo da Cidade do México recomendou que a população usasse máscaras no transporte público (uma intervenção quase que inútil) e as distribuiu gratuitamente. No auge do pânico, o uso chegou a 65% — e, quatro dias depois, caiu para 27%.[7]

Já o monitoramento contínuo do vírus é absolutamente necessário. Qualquer mudança em seu comportamento — como aconteceu entre a primeira onda de 1918 e a segunda — pode levar a mudanças também em nosso modo de reagir a ele. A vigilância é crítica não apenas antes, mas também durante a pandemia.

Pode-se dizer que os problemas gerados por uma pandemia são imensos, mas o maior deles está na relação entre governos e a verdade.

Parte dessa relação requer líderes políticos que entendam a verdade — e que consigam lidar com ela. Se houve uma lição aprendida com a pandemia de 2009, é que muitos governos foram incapazes de se comportar assim. Todo governo ocidental e muitos não ocidentais tinham planos para uma pandemia, assim como a Organização Mundial da Saúde. Eram planos razoáveis, com boas recomendações. Muitos deles tentaram limitar o papel da personalidade do líder, estabelecendo etapas explícitas a serem tomadas — ou não — baseadas em certos fatores. Mas ter um plano não é o mesmo que estar preparado, e muito políticos ignoraram isso.

No começo, o coordenador de saúde emergencial do México foi excluído de muitas reuniões de alto nível sobre a pandemia. O Brasil demorou a divulgar as informações, e sua região sudeste do país teve as maiores taxas de mortalidade do mundo. O ministro da Saúde chinês Chen Zhu disse que a pandemia era uma doença estrangeira que ele manteria fora da China, declarando: "Estamos confiantes e somos capazes de prevenir e conter a epidemia de gripe H1N1." Os franceses queriam que a União Europeia cancelasse todos os voos partindo ou chegando do México. O Egito sacrificou todo o rebanho suíno do país. A Índia considerou instituir quarentenas nas vilas. Todas essas ações teriam levado a nada. O México gastou 180 milhões de dólares para combater a gripe, e sofreu com a perda econômica de 9 bilhões de dólares por causa da resposta irracional de seus parceiros comerciais (não é exatamente um reforço positivo se o objetivo é incentivar a franqueza em uma futura ocasião).[8]

Não se sabe se as ações evoluíram puramente do cálculo político. No Egito, por exemplo, somente os cristãos coptas, isolados politicamente, comem carne de porco, e o abate desses animais permitiu que o governo aparentasse estar tomando alguma atitude — e que os funcionários públicos reagissem de forma emocional em vez de racional, ou ambas. Emoção não é falta de razão, mas a primeira corrompe a segunda.

Seja como for — um governante vê determinada vantagem e conscientemente toma uma medida no mínimo improdutiva, outro age com incompetência ou guiado pelo medo — o fator humano, aquele que define a liderança política, é a fraqueza de todo e qualquer plano de ação. A experiência de 2014 com o ebola é outro lembrete disso.

▪ ▪ ▪

Em 1918, o pavor — um pavor real — estava em andamento. A aleatoriedade da morte levou esse pânico para dentro das casas. E sua velocidade também. Assim como o fato de que os mais saudáveis e fortes pareciam ser os mais vulneráveis.

Mas, por pior que a doença em si fosse, as autoridades e os meios de comunicação ajudaram a criar aquele pavor; não porque exageravam sobre a doença, mas porque minimizavam o cenário em uma tentativa de tranquilizar a população. Uma área especializada entre os consultores de relações públicas evoluiu nas últimas décadas, a da chamada "comunicação de risco". Não tenho muito apreço pelo termo. Se existe uma lição deixada pelo episódio de 1918 é que os governos precisam falar a verdade durante uma crise e comunicação de risco implica em gerenciá-la. Mas verdade não se gerencia: se conta.

O pavor nasce na escuridão da mente, no monstro desconhecido que nos caça na floresta. O medo do escuro é quase uma manifestação física disso. Os filmes de terror se baseiam no medo do desconhecido, na ameaça indeterminada e invisível que não conhecemos e da qual não podemos nos esconder. Mas, em todo filme de terror, depois que o monstro aparece, o terror se torna real e diminui. O medo continua, mas o pico de pânico criado pelo desconhecido é dissipado. O poder da imaginação cessa.

Em 1918, as mentiras das autoridades e da imprensa nunca permitiram que o terror se tornasse real. O público não podia confiar em nada, então não sabia de nada. Mas a estrutura social é baseada em confiança e, quando ela se rompe, as pessoas alienam-se não apenas das autoridades, mas uma da outra. O pavor se infiltrou na sociedade que impediu uma mulher de cuidar da irmã; que impediu voluntários de doar comida para famílias muito doentes e que por isso morreram de fome; que impediu enfermeiros experientes de atender a maioria das chamadas urgentes. O medo, não a doença, ameaçou a ruptura da sociedade. Como Victor Vaughan — um homem cuidadoso, comedido e que não exagerou em suas argumentações — advertiu, a civilização poderia ter desaparecido dentro de semanas.

A lição derradeira de 1918, uma simples e ao mesmo tempo a mais difícil de executar, é que as autoridades devem diminuir as chances de que o pânico aliene a todos. A sociedade não pode funcionar com cada um cuidando de si. Por definição, nenhuma civilização sobrevive assim.

Quem está no poder deve confiar no povo. Não deve distorcer nada, nem enfeitar ou tentar manipular as pessoas. Lincoln já havia dito isso, e da melhor forma.

Um líder deve tornar real qualquer terror. Só assim as pessoas serão capazes de enfrentá-lo.

AGRADECIMENTOS

A PRINCÍPIO, ESTE LIVRO devia ser a história simples e clara da epidemia mais mortífera da história da humanidade, contada a partir das perspectivas tanto dos cientistas que tentaram vencê-la quanto dos líderes políticos que tentaram enfrentá-la. Achei que levaria dois anos e meio para escrever o livro, três no máximo.

Meu plano não deu certo. Em vez disso, levei sete anos. Ele evoluiu (e, espero, de forma positiva) e acabou virando algo bem diferente do que eu havia originalmente concebido.

Demorei tanto tempo, em parte, porque parecia impossível escrever a respeito dos cientistas sem explorar a natureza da medicina norte-americana naquela época, pois os cientistas neste livro não resumiram seus trabalhos a pesquisas de laboratório. Eles mudaram a própria natureza da medicina nos Estados Unidos.

Além disso, encontrar material a respeito da epidemia revelou-se tarefa extremamente difícil. Foi fácil encontrar histórias de mortes, mas meus interesses sempre se concentraram naqueles que tentaram exercer algum tipo de controle durante os acontecimentos. E essas pessoas estavam ocupadas em excesso, sobrecarregadas em excesso para se preocupar em manter registros.

Ao longo desses sete anos, contei com a ajuda de muitas pessoas. Algumas compartilharam suas pesquisas comigo e me ajudaram a encontrar material; outras me ajudaram a compreender o vírus influenza e a doença por ele provocada; algumas deram sugestões para o manuscrito. Nenhuma, claro, é responsável por qualquer erro ou omissão, quer factuais ou de julgamento neste livro. (Não seria divertido ler, pelo menos uma vez, agradecimentos no qual o autor culpasse quem o ajudou pelos possíveis erros?)

Dois amigos, Steven Rosenberg e Nicholas Restifo, do National Cancer Institute [Instituto Nacional do Câncer], me ajudaram a compreender como um cientista aborda um problema, leram trechos do manuscrito e fizeram comentários. Assim como Peter Palese, do Mount Sinai Medical Center em Nova York, um dos maiores especialistas mundiais no vírus influenza, que me concedeu, de maneira muito generosa, seu tempo e seu conhecimento. Robert Webster, do St. Jude Medical Center, como Palese, um líder mundial na pesquisa do vírus influenza, ofereceu suas opiniões - e também críticas. Ronald French conferiu o manuscrito com o objetivo de verificar a exatidão quanto ao progresso clínico da doença. Vincent Morelli me apresentou a Warren Summers que, em conjunto com todo o departamento de estudos pulmonares da Louisiana State University Health Sciences Center em Nova Orleans, me ajudou a entender muito do que acontece no pulmão durante um ataque do vírus; Warren demonstrou extrema paciência e inúmeras vezes se mostrou prestativo. Mitchell Freidman, da Tulane Medical School, também me explicou os fenômenos ocorridos no pulmão.

Jeffrey Taubenberger, do Armed Forces Institute of Pathology [Instituto de Patologia das Forças Armadas], manteve-me a par de suas últimas descobertas. John Yewdell, do National Institutes of Health, também muito explicou acerca do vírus. Robert Martensen, do Tulane, fez valiosas sugestões quanto à história da medicina. Alan Kraut, da American University, também leu e comentou parte do manuscrito.

Quero agradecer em especial a John MacLachlan, do Tulane-Xavier Center for Bioenvironmental Research [Centro Tulane-Xavier de Pesquisas Bioambientais], que ajudou muitíssimo a tornar este livro possível. William Steinmann, chefe do Center for Clinical Effectiveness and Life Support [Centro de Eficácia Clínica e Suporte à Vida] do Tulane Medical Center, generosamente cedeu seu escritório, seu conhecimento a respeito da doença e sua amizade.

Todos os citados acima são médicos com mestrado em medicina ou doutorado, ou ambos. Sem sua assistência eu ficaria perdido tentando entender minha própria tempestade de citocinas.

Quem escreve livros sempre dedica agradecimentos aos bibliotecários e aos arquivistas. E com toda razão. Sem exceção, todos da Rudolph Matas Medical Library da Tulane University foram de extraordinária ajuda para mim, mas Patsy Copeland merece, com certeza, menção especial. Bem como Kathleen Puglia, Sue Dorsey e Cindy Goldstein.

Também quero agradecer a Mark Samels do *American Experience*, apresentado no canal de televisão WGBH, que viabilizou todo o material recolhido para o seu programa sobre a pandemia; a Janice Goldblum, da National Academy of Sciences [Academia Nacional de Ciência], que não apenas fez o seu trabalho, mas superou todas as expectativas; a Gretchen Worden, do Mutter Museum na Filadélfia; a Jeffrey Anderson, então aluno de pós-graduação em Rutgers, e a Gery Gernhart, então aluno de pós-graduação na American University — ambos me ofereceram as próprias pesquisas; e a Charles Hardy, da West Chester University, que me ofereceu as histórias orais que havia reunido; e a Mitch Yockelson, do National Archives, que me beneficiou com o seu conhecimento. Eliot Kaplan, então editor da *Philadelphia Magazine*, também apoiou o projeto. Também quero agradecer a Pauline Miner e a Catherine Hart do Kansas. Pela ajuda com as fotos, meus especiais agradecimentos vão para Susan Robbins Watson, da American Red Cross [Cruz Vermelha americana], Lisa Pendergraff, da Dudley Township Library no Kansas, Andre Sobocinski e Jan Herman do Bureau of Navy Medicine, Darwin Stapleton dos arquivos da Rockefeller University, e Nancy McCall encarregada dos arquivos na Alan Mason Chesney da Johns Hopkins. Também quero agradecer a Pat Ward Friedman por sua informação a respeito do avô.

Agora chegamos à minha editora, Wendy Wolf. Ainda que este seja apenas o meu quinto livro, se incluir os artigos para revistas, devo ter trabalhado com literalmente dezenas de editores. Wendy Wolf se destaca. Ela edita ao estilo antigo: ela trabalha a edição. Neste manuscrito, ela trabalhou com particular afinco, e trabalhar com ela tem sido um prazer. É a pura verdade dizer que este livro — com suas qualidades e seus defeitos (espero que com mais qualidades) — não existiria sem ela. Também gostaria de agradecer a Hilary Redmon por seu empenho, sua confiabilidade e assessoria em geral.

Meus agradecimentos também a meu agente, Raphael Sagalyn, o melhor profissional do mundo. Tive muitos editores, mas apenas um agente, um fato que fala por si.

Por fim, agradeço a minha brilhante mulher, Margaret Anne Hudgins, que me ajudou de diversas maneiras, que nem cabem ser enumeradas, tanto em termos conceituais quanto particulares — mas, especialmente, por ser quem é. E ainda tem os primos.

NOTAS

Abreviações

APS American Philosophical Society, Filadélfia [Sociedade Americana de Filosofia]
HSP Historical Society of Philadelphia [Sociedade de História da Filadélfia]
JHU Alan Mason Chesney Medical Archives, da Johns Hopkins University [Alan Mason Chesney — Arquivos Médicos da Universidade Johns Hopkins]
LC Library of Congress [Biblioteca do Congresso]
NA National Archives [Arquivos Nacionais]
NAS National Academy of Sciences Archives [Arquivos da Academia Nacional de Ciências]
NLM National Library of Medicine [Biblioteca Nacional de Medicina]
RG Record group at National Archives [Registros dos Arquivos Nacionais]
RUA Rockefeller University Archives [Arquivos da Rockefeller University]
SG Surgeon General William Gorgas [William Gorgas, cirurgião geral]
SLY Sterling Library [Biblioteca Sterling], Yale University
UNC University of North Carolina [Universidade da Carolina do Norte], em Chapel Hill
WP Welch papers at JHU [documentos e publicações de William Henry Welch arquivados na Universidade John Hopkins]

PRÓLOGO

1. Comunicação pessoal com o dr. David Aronson, 31 de janeiro, 2002, e dr. Robert Shope, 9 de setembro de 2002.
2. Niall Johnson e Juergen Mueller, "Updating the Accounts: Global Mortality of the 1918–1920 'Spanish' Influenza Pandemic," *Bulletin of the History of Medicine* (2002), 105–15.

3. Sherwin Nuland, *How We Die* (1993), 202.
4. Kenneth M. Ludmerer, *Learning to Heal: The Development of American Medical Education* (1985), 113.
5. William James, "Great Men, Great Thoughts, and Environment" (1880); citado em Sylvia Nasar, *A Beautiful Mind* (1998), 55.
6. Johann Wolfgang Goethe, *Fausto, Primeira Parte* (1949), 71.

Parte I: Os guerreiros

CAPÍTULO UM

1. *Washington Star,* 12 de setembro de 1876.
2. *New York Times,* 12 de setembro de 1876.
3. H. L. Mencken, "Thomas Henry Huxley 1825–1925," *Baltimore Evening Sun* (1925).
4. Para relatos sobre esse discurso, veja *New York Times, Washington Post, Baltimore Sun,* 13 de setembro de 1876.
5. Simon Flexner e James Thomas Flexner, *William Henry Welch and the Heroic Age of American Medicine* (1941), 237.
6. Roy Porter, *The Greatest Benefit to Mankind* (1997), 56.
7. Citado em Charles-Edward Amory Winslow, *The Conquest of Epidemic Disease: A Chapter in the History of Ideas* (1943), 63.
8. Para uma discussão sobre a teoria, ver Porter, *The Greatest Benefit to Mankind,* 42-66, passim.
9. Ibid., 77.
10. Vivian Nutton, "Humoralism", em *Companion Encyclopedia to the History of Medicine* (1993).
11. Citado em Winslow, *Conquest of Epidemic Disease,* 126.
12. Ibid., 142.
13. Ibid., 59.
14. Citado no discurso presidencial de Milton Rosenau, em 1934 para a Sociedade de Bacteriologistas Americanos, documentos Rosenau, UNC.
15. Para uma excelente resenha a esse respeito, ver Richard Shryock, *The Development of Modern Medicine,* 2ª. ed. (1947), 30–31.
16. Ibid., 4.
17. Charles Rosenberg, "The Therapeutic Revolution", em *Explaining Epidemics and Other Studies in the History of Medicine* (1992), 13–14.
18. Ibid., 9–27, passim.
19. Benjamin Coates, livro de estudo, citado em ibid., 17.

20. Steven Rosenberg em comunicado pessoal ao autor.
21. Citado em Richard Shryock, *American Medical Research* (1947), 7.
22. John Harley Warner, *Against the Spirit of the System: The French Impulse in Nineteenth-Century American Medicine* (1998), 4.
23. Ibid., 183–84.
24. Ver Richard Walter, *S. Weir Mitchell, M.D., Neurologist: A Medical Biography* (1970), 202–22.
25. Winslow, *Conquest of Epidemic Disease,* 296.
26. Citado em Paul Starr, *The Social Transformation of American Medicine* (1982), 55.
27. Charles Rosenberg, *Explaining Epidemics and Other Studies in the History of Medicine* (1992), 14.
28. *Thomsonian Recorder* (1832), 89; citado em Charles Rosenberg, *The Cholera Years: The United States in 1832, 1849, and 1866* (1962), 70–71.
29. John Harley Warner, "The Fall and Rise of Professional Mystery," em *The Laboratory Revolution in Medicine* (1992), 117.
30. Citado em Rosenberg, *Cholera Years,* 70–71.
31. John King, "The Progress of Medical Reform", *Western Medical Reformer* (1846); citado em Warner, "The Fall and Rise of Professional Mystery," 113.
32. Burton J. Bledstein, *The Culture of Professionalism: The Middle Class and the Development of Higher Education in America* (1976), 33.
33. Shryock, *Development of Modern Medicine,* 264.
34. Ludmerer, *Learning to Heal,* 10, 11, 23, 168.
35. Rosenberg, "The Therapeutic Revolution", 9–27, passim.
36. Bledstein, *Culture of Professionalism,* 33.
37. Citado em Donald Fleming, *William Welch and the Rise of American Medicine* (1954), 8.
38. Edwin Layton, *The Revolt of the Engineers: Social Responsibility and the American Engineering Profession* (1971), 3.
39. Ludmerer, *Learning to Heal,* 37 (re: Harvard), 12 (re: Michigan).
40. Citado em ibid., 25.
41. Ibid., 37.
42. Ibid., 48.
43. Bledstein, *Culture of Professionalism,* 275–76.
44. Ludmerer, *Learning to Heal,* 15.
45. Ibid., 25.

46. James Thomas Flexner, *An American Saga: The Story of HelenThomas and Simon Flexner* (1984), 125; ver também ibid., 294.
47. Benjamin Gilman, citado em Flexner, *American Saga*, 125.

CAPÍTULO DOIS

1. Flexner e Flexner, *William Henry Welch,* 3–8, passim.
2. Ezra Brown, org., *This Fabulous Century, The Roaring Twenties 1920–1930* (1985), 105, 244.
3. Citado em Sue Halpern, "Evangelists for Kids", *New York Review of Books* (29 de maio de 2003), 20.
4. Flexner e Flexner, *William Henry Welch,* 33.
5. Ibid.
6. Ibid., 29.
7. Fleming, *William Welch,* 15.
8. Flexner e Flexner, *William Henry Welch,* 50.
9. Citado em ibid., 49.
10. Ibid., 62–63.
11. Shryock, *Development of Modern Medicine,* 206.
12. Flexner e Flexner, *William Henry Welch,* 64, ver também 71.
13. Ibid, 62.
14. Ibid., 76.
15. Thomas Bonner, *American Doctors and German Universities: A Chapter in International Intellectual Relations, 1870–1914* (1963), 23.
16. Welch para o pai, 21 de março de 1876, WP.
17. Welch para a madrasta, 26 de março de 1877, WP.
18. Flexner e Flexner, *William Henry Welch,* 83.
19. Welch para o pai, 18 de outubro de 1876, WP.
20. Welch para o pai, 25 de fevereiro de 1877, WP.
21. Welch para o pai, 18 de outubro de 1876, WP.
22. Welch para o pai, 23 de setembro de 1877, WP.
23. Citado em Flexner e Flexner, *William Henry Welch,* 87.
24. Citado em Shryock, *Development of Modern Medicine,* 181–82.
25. Citado em ibid., 182.
26. Citado em Flexner e Flexner, *William Henry Welch,* 93.
27. Ibid., 106.
28. Ibid., 112.
29. Ibid.

CAPÍTULO TRÊS

1. Ibid., 70.
2. Citado em ibid., 117.
3. John Duffy, *A History of Public Health in New York City 1866–1966* (1974), 113.
4. Para obter mais informações sobre os zimos, ver Phyllis Allen Richmond, "Some Variant Theories in Opposition to the Germ Theory of Disease", *Journal of the History of Medicine and Allied Sciences* (1954), 295.
5. Paul De Kruif, *Microbe Hunters* (1939), 130.
6. Charles Chapin, "The Present State of the Germ Theory of Disease", Fists Fund Prize Essay (1885), sem paginação, artigos de Chapin, Rhode Island Historical Society.
7. Michael Osborne, "French Military Epidemiology and the Limits of the Laboratory: The Case of Louis-Felix-Achille Kelsch", em Andrew Cunningham e Perry Williams (orgs.), *The Laboratory Revolution in Medicine* (1992), 203.
8. Flexner e Flexner, William Henry Welch, ver 128–32.
9. Welch para a madrasta, 3 de abril de 1884, WP.
10. Ibid.
11. Flexner e Flexner, *William Henry Welch*, 136, ver também 153.
12. De acordo com o dr. Allen Freeman, citado em ibid., 170.
13. Welch para o pai, 25 de janeiro de 1885, WP.
14. Florence Sabin, *Franklin Paine Mall: The Story of a Mind* (1934), 70.
15. Sabin, *Franklin Paine Mall*, 24.
16. Flexner e Flexner, *William Henry Welch*, 225.
17. Sabin, *Franklin Paine Mall*, 112.
18. Ibid.
19. Martha Sternberg, *George Sternberg: A Biography* (1925), ver 5, 68, 279, 285.
20. Uma anedota mencionada pelo dr. Steven Rosenberg, julho de 1991.
21. Flexner e Flexner, *William Henry Welch*, 165.
22. Ibid., 151.
23. Ibid., 230.
24. Ibid., 165.
25. John Fulton, *Harvey Cushing* (1946), 118.

CAPÍTULO QUATRO

1. Flexner e Flexner, *William Henry Welch*, 222.
2. Ludmerer, *Learning to Heal*, 53.
3. Fulton, *Harvey Cushing*, 121.

4. Shryock, *Unique Influence of Johns Hopkins*, 8.
5. Citado em Ludmerer, *Learning to Heal*, 75.
6. Shryock, *Unique Influence*, 20.
7. Michael Bliss, *William Osler: A Life in Medicine* (1999), 216.
8. Bonner, *American Doctors and German Universities*, 99.
9. William G. MacCallum, *William Stewart Halsted* (1930), 212.
10. Flexner e Flexner, *William Henry Welch*, 263.
11. Ludmerer, *Learning to Heal*, 128.
12. Shryock, *Unique Influence*, 37.
13. Victor A. Vaughan, *A Doctor's Memories* (1926), 153.
14. Flexner e Flexner, *William Henry Welch*, 207.
15. Wade Oliver, *The Man Who Lived for Tomorrow: A Biography Of William Hallock Park, M.D.* (1941), 238.
16. Frederick T. Gates a Starr Murphy, 31 de dezembro de 1915, WP.
17. Ibid.
18. James Thomas Flexner, *American Saga*, 241–42.
19. Ibid., 278.
20. Benison e Nevins, "Oral History, Abraham Flexner", Columbia University Oral History Research Office; Flexner, *American Saga*, ver 30–40.
21. James Thomas Flexner, *American Saga*, 133.
22. Ibid., 421.
23. Benison e Nevins, "Oral History, Abraham Flexner".
24. James Thomas Flexner, *American Saga*, 239.
25. Comentários de Peyton Rous, Simon Flexner Memorial Pamphlet, Rockefeller Institute of Medical Research, 1946.
26. Corner, *History of the Rockefeller Institute*, 155.
27. Ibid.
28. Flexner a Cole, 21 de janeiro de 1919, artigos de Flexner, APS.
29. Comentários de Peyton Rous, Simon Flexner Memorial Pamphlet.
30. Simon Flexner, "The Present Status of the Serum Therapy of Epidemic Cerebro-spinal Meningitis", *JAMA* (1909), 1443; ver também Abstract of Discussion, 1445.
31. Ibid.
32. Wade Oliver, *Man Who Lived for Tomorrow*, 300.
33. M. L. Durand et al., "Acute Bacterial Meningitis in Adults — A Review of 493 Episodes", *New England Journal of Medicine* (jan. 1993), 21–28.
34. Flexner a Wollstein, 26 de março de 1921, artigos de Flexner.

35. Corner, *History of the Rockefeller Institute*, 159.
36. Ibid.,158.
37. Saul Benison, *Tom Rivers: Reflections on a Life in Medicine and Science, An Oral History Memoir* (1967), 127.
38. Corner, *History of the Rockefeller Institute*, 155.
39. Ibid.,158.
40. Heidelberger, história oral, 1968, NLM, 66.
41. Comentários de Peyton Rous, Simon Flexner Memorial Pamphlet.
42. Para um relato deste encontro, ver Wade Oliver, *Man Who Lived for Tomorrow*, 272–76.

CAPÍTULO CINCO

1. Benison, *Tom Rivers*, 30, 70, 204.
2. Heidelberger, história oral, 83.
3. Benison, *Tom Rivers*, 70.
4. Benison, Tom Rivers, 68.
5. Citado em Flexner e Flexner, *William Henry Welch*, 61.
6. Fleming, *William Welch*, 4.
7. Vaughan, *A Doctor's Memories*, 440.
8. Ludmerer, *Learning to Heal*, 116.
9. Paul Starr, *The Social Transformation of American Medicine* (1982), 109.
10. Ludmerer, *Learning to Heal*, 172.
11. Ibid., ver 169–73.
12. Meirion Harries e Susie Harries, *The Last Days of Innocence: America at War, 1917–1918* (1997), 15.
13. E. Richard Brown, *Rockefeller's Medicine Men* (1979), citado em Starr, *Social Transformation*, 227.
14. Ludmerer, *Learning to Heal*, 238–43.
15. Shryock, *Development of Modern Medicine*, 350; Ludmerer, *Learning to Heal*, 247.
16. Fulton, *Harvey Cushing*, 379.
17. Ludmerer, *Learning to Heal*, 192–93.
18. Charles Eliot para Abraham Flexner, 1 de fevereiro e 16 de fevereiro de 1916, WP.

Parte II: O enxame

CAPÍTULO SEIS

1. *Santa Fe Monitor*, 28 de fevereiro de 1918.

2. Material sobre I. V. Milner veio de uma entrevista com sua nora, a sra. I. V. Milner Jr, realizada em 27 de agosto de 1999, e a neta Catherine Hart em julho de 2003 e de *Kansas and Kansans* (1919).
3. Para uma descrição de um típico consultório do Oeste, em especial do Kansas, ver Arthur E. Hertzler, *The Horse and the Buggy Doctor* (1938) e Thomas Bonner, *The Kansas Doctor* (1959).
4. *Santa Fe Monitor*, 14 de fevereiro de 1918.
5. *Public Health Reports* 33, parte 1 (5 de abril de 1918), 502.
6. *Santa Fe Monitor,* 21 de fevereiro de, 1918.
7. *Santa Fe Monitor,* 28 de fevereiro de 1918.
8. Major John T. Donnelly, 341º Batalhão de Metralhadoras, Camp Funston, RG 393, NA.
9. General-comandante C. G. Ballou, Camp Funston, ao general-ajudante, 12 de março de 1918, Camp Funston, RG 393.
10. Major-general Merritt W. Ireland, ed., *Medical Department of the United States Army in the World War,* v. 9, *Communicable Diseases* (1928), 415.

CAPÍTULO SETE

1. F. M. Burnet e Ellen Clark, *Influenza: A Survey of the Last Fifty Years* (1942), 70.
2. Bernard Fields, *Fields' Virology,* (1996), 265.
3. Ibid., 114.
4. J.J. Holland, "The Origin and Evolution of Viruses", em *Microbiology and Microbial Infections* (1998), 12.
5. Ibid, 17.

CAPÍTULO OITO

1. Citado no caderno de Milton Rosenau, 12 de dezembro de 1907, documentos Rosenau, UNC.
2. Harvey Simon e Martin Swartz, "Pulmonary Infections", e R. J. Douglas, "Prophylaxis and Treatment of Influenza" na seção 7, Doenças Infecciosas, em Edward Rubenstein e Daniel Feldman, *Scientific American Medicine* (1995).
3. Peter Palese, comunicação pessoal com o autor, 2 de agosto de 2001.
4. W. I. B. Beveridge, *Influenza: The Last Great Plague: An Unfinished Story of Discovery* (1977), 26.
5. Ibid.

6. John Duffy, *Epidemics in Colonial America* (1953), 187-88, citado por Dorothy Ann Pettit, "A Cruel Wind: America Experiences the Pandemic Influenza 1918-1920, A Social History (1976), 31.
7. Beveridge, *Influenza*, 26.
8. Citado por Pettit, "Cruel Wind", 32.
9. Beveridge, *Influenza*, 26-31.

Parte III: O barril de pólvora

CAPÍTULO NOVE

1. Major George Crile, "The Leading War Problems and a Plan of Organization to Meet Them", relatório de alistamento, 1916, NAS
2. Randolph Bourne, "The War and the Intellectuals", *The Seven Arts* (junho de 1917), 133-46.
3. Arthur Walworth, *Woodrow Wilson*, v. 2 (1965), 63.
4. Walworth, *Woodrow Wilson*, v 1, 344.
5. Walworth, *Woodrow Wilson, v.* 2, 97.
6. Stephan Vaughn, *Holding Fast the Inner Lines: Democracy, Nationalism and the Committee on Public Information* (1980), 3.
7. David Kennedy, *Over Here: The First World War and American Society* (1980), 24.
8. Walworth, *Woodrow Wilson*,v. 2, 101.
9. Walworth, *Woodrow Wilson*, v. 2, 97.
10. Kennedy, *Over Here*, 47.
11. Vaughn, *Holding Fast the Inner Lines*, 226, Kennedy, *Over Here*, 81.
12. Richard W. Steete, *Free Speech in the Good War* (1999), 153
13. Joan Jensen, *The Price of Vigilance* (1968), 113.
14. Ibid., 96.
15. Kennedy, *Over Here*, 54.
16. Citado em Jensen, *Price of Vigilance*, 79.
17. Ibid., 99.
18. Kennedy, *Over Here*, 74.
19. Vaughn, *Holding Fast the Inner Lines*, 155.
20. Jensen, *Price of Vigilance*, 51.
21. Robert Murray, *Red Scare: A Study in National Hysteria* (1955), 16, 51-53.
22. Discurso de Learned Hand, 27 de janeiro de 1952, citado em www.conservativeforum.org/authquot.asp?ID915
23. Vaughn, *Holding Fast the Inner Lines*, 3.
24. Kennedy, *Over Here*, 91-92.

25. Entrevista com Betty Carter, abril de 1997.
26. Vaughn, *Holding Fast the Inner Lines*, 3
27. Bourne, "War and the Intellectuals", 133.
28. Vaughn, *Holding Fast the Inner Lines,* 141.
29. Ibid., 169.
30. Murray, *Red Scare*, 12.
31. Vaughn, *Holding Fast the Inner Lines*, 126.
32. *Philadelphia Inquirer,* 1o. de setembro de 1918.
33. Walworth, *Woodrow Wilson*, v. 2, 168.
34. Informe de imprensa da Cruz Vermelha, 23 de agosto de 1917, registro 12, RG 52, NA.
35. Memorando de 24 de agosto de 1917, registro 12, RG 52, NA.
36. Ver por exemplo *Arizona Gazette*, 26 de setembro de 1918.
37. William Maxwell, entrevista não transmitida sobre Lincoln, Illinois , em 26 de fevereiro de 1997, para "Influenza 1918", *American Experience.*
38. *Committee on Education and Training: A Review of Its Work*, pelo conselho consultivo, sem especificação de página, apêndice. C.R. Mann, presidente, RG 393, NA.
39. Memorando para as Escolas Superiores dos Estados Unidos do Comitê de Educação e Treinamento, 28 de agosto de 1918; cópia encontrada nos arquivos de Camp Grant, RG 393, NA.

CAPÍTULO DEZ

1. Citado em *Simon Flexner and James Thomas Flexner, William Henry Welch and the Heroic Age of American Medicine* (1941), 366.
2. United States Civil War Center, www.cwc.lsu.edu/cwc/other/stats/warcost.htm.
3. Victor Vaughan, *A Doctor's Memories* (1926), 410.
4. Entrevista com o dr. Peter Palese, 20 de março de 2001.
5. Memorando sobre sarampo, sem data, RG 112, NA; ver também major-general Merritt W. Ireland, ed., Departamento Médico do Exército dos Estados Unidos na Guerra Mundial, v. 9, Communicable Diseases (1928), 409.
6. David McCullough, The Path Between the Seas: The Creation of the Panama Canal, 1870–1914 (1977), 425–26.
7. William Allen Pusey, M.D., "Handling of the Venereal Problem in the U.S. Army in Present Crisis", *JAMA* (28 de setembro de 1918), 1017.
8. Kennedy, Over Here, 186.

9. C. P. Knight, “The Activities of the USPHS in Extra-Cantonment Zones, with Special Reference to the Venereal Disease Problem”, *Military Surgeon* (janeiro de 1919), 41.
10. Flexner e Flexner, William Henry Welch, 371.
11. Coronel Frederick Russell para Flexner, 11 de junho de 1917, documentos de Flexner, APS.
12. George A. Corner, A History of the Rockefeller Institute: 1901–1953, Origins and Growth (1964), 141.
13. Notas sobre a reunião do comitê executivo do Conselho Nacional de Pesquisa, 19 de abril de 1917, NAS.
14. Arthur Lamber, “Medicine: A Determining Factor in War”, *JAMA* (14 de junho de 1919), 1713.
15. Franklin Martin, Fifty Years of Medicine and Surgery (1934), 379.
16. Lavinia Dock, 1909, citada em Soledad Mujica Smith, “Nursing as Social Responsibility: Implications for Democracy from the Life Perspective of Lavinia Lloyd Dock (1858–1956)”, (2002), 78.
17. Lavinia Dock et al., History of American Red Cross Nursing (1922), 958.
18. Ibid., 954.

CAPÍTULO ONZE

1. Editorial, *Military Surgeon* 43 (agosto de 1918), 208.
2. John C. Wise, “The Medical Reserve Corps of the U.S. Navy”, *Military Surgeon* julho de 1918), 68.
3. “Review of Offensive Fighting by Major Donald McRae”, *Military Surgeon* (fevereiro de 1919), 86.
4. Flexner e Flexner, William Henry Welch, 371.
5. H. J. Parish, A History of Immunization (1965), 3.
6. Wade Oliver, The Man Who Lived for Tomorrow: A Biography of William Hallock Park, M.D., (1941), 378.
7. Vaughan para George Hale, 21 de março de 1917, Comitê Executivo de Medicina e Higiene, arquivo geral, NAS.
8. Flexner para Russell, 28 de novembro de 1917, documentos de Flexner.
9. Flexner para Vaughan, 2 de junho de 1917, documentos de Flexner.
10. Rufus Cole et al., “Acute Lobar Pneumonia Prevention and Serum Treatment”, (outubro de 1917), 4.
11. Flexner e Flexner, William Henry Welch, 372.
12. Vaughan, *A Doctor’s Memories*, 428–29.

13. Ibid., 425.
14. Ireland, Communicable Diseases], 415.
15. Vaughan, *A Doctor's Memories*, 57.
16. Dorothy Ann Pettit, "A Cruel Wind: America Experiences the Pandemic Influenza, 1918–1920, A Social History", (1976), 56.
17. Ibid., 3.
18. John M. Gibson, Physician to the World: The Life of General William C. Gorgas, (1989), 242.
19. Diário de Welch, 2 de janeiro de 1918, WP.

CAPÍTULO DOZE

1. A. McCullers e K. C. Bartmess, "Role of Neuraminidase in Lethal Synergism Between Influenza Virus and Streptococcus Pneumoniae", *Journal of Infectious Diseases*, 2003, 1000–1009.
2. William Osler, "Osler's Textbook Revisited", 1967, 00.
3. Ibid.
4. Citado em McLeod, "Oswald Theodore Avery, 1877–1955", *Journal of General Microbiology* (1957), 540.
5. René Dubos, "Oswald Theodore Avery, 1877–1955", Memórias biográficas de bolsistas da Royal Society, 35.
6. Ibid.
7. Donald Van Slyke, história oral, NLM.
8. René Dubos, *The Professor, the Institute, and DNA* (1976), 47.
9. Saul Benison, Tom Rivers: Reflections on Life in Medicine and Science, an Oral History Memoir (1967), 91–93.
10. Citado em Dubos, Professor, 179.
11. Ibid., 95.

CAPÍTULO TREZE

1. Rufus Cole et al., "Acute Lobar Pneumonia", 4.
2. Ibid.
3. Ver, por exemplo, Gorgas ao comandante, Hospital de Base, Camp Greene, 26 de outubro de 1917, entrada 29, arquivo 710, RG 112, NA.
4. Relatórios científicos da corporação e do conselho de diretores científicos do Rockefeller Institute, 20 de abril de 1918.
5. Ireland, Communicable Diseases, 442.
6. Cole para Russell, 14 de dezembro de 1917, entrada 29, RG 112, NA.

7. Memorando de Flexner para Russell, 3 de outubro de 1918, entrada 29, RG 112, NA.
8. Ireland, Communicable Diseases, 125.
9. telegrama de Welch para Flexner, 15 de abril de 1918; Flexner para Cole, 16 de abril de 1918, documentos de Flexner.
10. Michael Heidelberger, história oral, NLM, 83.
11. Ibid.
12. Rufus Cole, "Prevention of Pneumonia", *JAMA* (Agosto de 1918), 634.
13. W. David Parsons, "The Spanish Lady and the Newfoundland Regiment" (1998).
14. Diário de Welch, 28 de dezembro de 1917, WP.

Parte IV: O início

CAPÍTULO QUATORZE

1. Edwin O. Jordan, *Epidemic Influenza* (1927), 69.
2. F. M. Burnet & Ellen Clark, *Influenza: A Survey of the Last Fifty Year* (1942), 70.
3. W. J. MacNeal, "The Influenza Epidemic of 1918 in the AEF in France and England", *Archives of Internal Medicine* (1919), 657
4. Burnet & Clark, *Influenza*, 70.
5. Citado em Jordan, *Epidemic Influenza*, 78.
6. Ibid.
7. Harvey Cushing, *A Surgeon's Journal 1915-18* (1934), 311.
8. Ibid.
9. Ibid.
10. Ray Stannard Baker, *Woodrow Wilson: Life and Letters/ Armistice March 1-November 11, 1918* (1939), 233.
11. Jordan, *Epidemic Influenza*, 85.
12. Ibid, 87.
13. David Thomson & Robert Thomson, *Annals of the Pickett-Thomson Research Library*, v.9, *Influenza* (1934), 178.
14. Jordan, *Epidemic Influenza*, 93.
15. MacNeal, "Influenza Epidemic", *Archives of Internal Medicine* (1919), 657.
16. De *Policlinico* 25, nº 26 (30 de junho de 1918), citado em *JAMA* 71, nº 9, 780.
17. T. R. Little, C. J. Garofalo & P. A. Williams, "B Influenzae and Present Epidemic", *The Lancet* (13 de julho de 1918), citado em *JAMA* 71, nº 8 (24 de agosto de 1918), 689.

18. Major-General Merrit W. Ireland, ed., *Medical Department of the United States Army in the World War*, v.9, *Communicable Diseases* (1928), 132.
19. Jordan, *Epidemic Influenza*, 36.
20. George Soper, Médico. "The Influenza Pandemic in the Camps", rascunho de relatório não datado, RG. 112, NA.
21. Cole para Pearce, 19 de julho de 1918, NAS.
22. Cole para Pearce, 24 de julho de 1918, NAS.
23. "The Influenza Pandemic in American Camps, September 1918", memorando para o Coronel Howard do Gabinete do General-Médico do Exército, 9 de outubro de 1918, documentos da Cruz Vermelha, notas do Conselho de Guerra, RG 200, NA.
24. Carta de Londres de 20 de agosto de 1918, citada em *JAMA* 71, nº 12 (21 de setembro de 1918), 990.
25. Relatório do final do verão citado em *JAMA* 71, nº 14 (5 de outubro de 1918), 1136.
26. Dorothy Ann Pettit, "A Cruel Wind: America Experiences the Pandemic Influenza, 1918-1920, A Social History" (1976), 97, 98.
27. Ibid., 67.

CAPÍTULO QUINZE

1. Entrevista com Robert Webster, 13 de junho de 2002.
2. William Bulloch, *The History of Bacteriology* (1938, reimpresso em 1979), p. 143.
3. Jordan, *Epidemic Influenza*, p. 511.
4. Richard Shryock, *The Development of Modern Medicine*, 2ª ed. (1947), p. 294-95.
5. Bulloch, *History of Bacteriology*, p. 246.
6. Burnet & Clark, *Influenza*, p. 40.
7. Ibid, p. 69,70.
8. Soper, "Influenza Pandemic in the Camps".
9. Ibid.
10. Adolph A. Hoehling, *The Great Epidemic* (1961), p. 21.
11. *Public Health Reports*, 33, parte 2 (26 de julho de 1918), p. 1.259.
12. Entrada 12, ficha catalográfica 126811, RG 52, NA.
13. Ireland, *Communicable Diseases*, p. 83, 135.
14. Ibid, p. 135.
15. Jordan, *Epidemic Influenza*, p. 114.

16. John Duffy, *A History of Public Health in New York City 1866-1966* (1974), p. 286.
17. Ibid., p. 287.
18. Soper, "The Influenza Pandemic in the Camps".
19. Ireland, *Communicable Diseases*, p. 137.
20. Diretor dos Laboratórios, FEA, para GM, 10 de dezembro de 1918, entrada 29, RG 112, NA.
21. Citado em Pettit, *The Cruel Wind*, p. 94.
22. Burnet & Clark, *Influenza*, p. 72.
23. A.W. Crosby, *America's Forgotten Pandemic: The Influenza of 1918* (1989), p. 37.
24. Burnet & Clark, *Influenza*, p. 72.
25. Ibid.
26. Diretor dos Laboratórios, FEA, para GM, 10 de dezembro de 1918, entrada 29, RG 112, NA.
27. Crosby, *America's Forgotten Pandemic*, p. 38.
28. Da Base de Treinamento dos Oficiais Médicos em Camp Greenleaf, Geórgia, 18 de novembro de 1918, Documentos de Rosenau, UNC.

CAPÍTULO DEZESSEIS

1. Major R. C. Hoskins, "Report of Inspection on Sept. 30, 1918", 9 de outubro de 1918, RG 112, NA.
2. Relatório não datado do Major Andrew Sellars, entrada 29, RG 112, NA.
3. "Influenza Pandemic in American Camps, September 1918"; ver também Paul Wooley para o GM, 29 de agosto de 1918, RG 112, NA.
4. *Boston Health Department Monthly Bulletin*, setembro de 1918, 183, citado em Jordan, *Epidemic Influenza*, 115.
5. Major Paul Wooley, "Epidemiological Report on Influenza and Pneumonia, Camp Devens, August 28 to October 1, 1918", entrada 29, RG 112, NA.
6. Ibid.
7. Ibid.
8. "Steps Taken to Check the Spread of the Epidemic", não datado, não assinado, entrada 29, RG 112, NA; ver também Katherine Ross, "Battling the Flu", *American Red Cross Magazine* (janeiro 1919), 11.
9. Dr. Roy N. Grist para "Burt", *British Medical Journal* (22-29 de dezembro de 1979).
10. Ibid.

11. Russell para Flexner, 18 de setembro de 1918, documentos de Flexner, APS.
12. Victor Vaughan, *A Doctor's Memories* (1926), 431.
13. Ibid., 383-84.
14. Vaughan e Welch para Gorgas, 27 de setembro de 1918, entrada 29, RG 112, NA.
15. Victor Vaughan, *A Doctor's Memories*, 383-34.
16. Cole para Flexner, 26 de maio de 1936, arquivo 26, caixa 163, WP.
17. Ibid.
18. "Memorando para Médicos de Divisões e Bases Militares", 24 de setembro de 1918, entrada 710, RG 112, NA.
19. General de Brigada Richard para o oficial responsável pela administração, 25 de setembro de 1918, entrada 710, RG 112, NA; ver também Charles Richard para o chefe do estado maior, 26 de setembro de 1918, entrada 710, RG 112, NA.
20. J. J. Keegan, "The Prevailing Epidemic of Influenza", *JAMA* (28 de setembro de 1918), 1051.
21. I. D. Mills, "The 1918-1919 Influenza Pandemic — The Indian Experience", *The Indian Economic and Social History Review* (1986), 27, 35.

Parte 5: A explosão

CAPÍTULO DEZESSETE

1. "Sanitary Report for Fourth Naval District for the Month of September 1918", entrada 12, arquivo 584, RG 52, NA.
2. "Philadelphia — How the Social Agencies Organized to Serve the Sick and Dying", *The Survey*, 76 (19 de outubro de 1918); história oral de Anna Lavin, 14 de julho de 1982, cortesia de Charles Hardy, West Chester University.
3. Relatos da sra. Wilmer Krusen, 4 fevereiro de 1918, entradas 13B-D2, RG 62.
4. Allen Davis & Mark Haller (eds.), *The Peoples of Philadelphia: A History of Ethnic Groups and Lower-Class Life, 1790-1940* (1973), p. 256.
5. Citado em Russell Weigley (ed.), *Philadelphia: A 300-Year History* (1982), p. 539.
6. Major William Snow e major Wilbur Sawyer, "Venereal Disease Control in the Army", *JAMA* (10 de agosto de 1918), p. 462.
7. *Annual Report of the Surgeon General of the U.S. Navy for Fiscal Year 1918*, Gabinete de Impressão do Governo.

8. Robert St. John, *This Was My World* (1953), p. 49-50, citado em Dorothy Ann Pettit, "A Cruel Wind: America Experiences the Pandemic Influenza, 1918-1920" (1976), p. 103.
9. "Journal of the Medical Department, Great Lakes", entrada 22a, RG 52, NA.
10. Carla Morrisey, transcrição de uma entrevista não irradiada para "Influenza 1918", *American Experience*, 26 de fevereiro de 1997.
11. Ibid.
12. Howard Anders para Willian Braisted, 12 de setembro de 1918, RG 52, NA.
13. Atas do Conselho de Curadores, 9 de setembro e 30 de setembro de 1918, Jefferson Medical College, Filadélfia.
14. *Philadelphia Inquirer*, 19 de setembro de 1918.
15. *The Evening Bulletin*, 18 de setembro de 1918.
16. Atas do Departamento de Saúde Pública e Instituições Beneficentes, 21 de setembro e 3 de outubro de 1918.
17. Citado *in* Victoria de Grazia, "The Selling of America, Bush Style", *New York Times* (25 de agosto de 2002).
18. Citado em Joan Hoff Wilson, *Herbert Hoover: Forgotten Progressive* (1974), p. 59.
19. Citado em ibid., p. 105 fn.
20. Gregg Wolper, "The Origins of Public Democracy: Woodrow Wilson, George Creel, and the Committee on Public Information" (1991), p. 80.
21. Kennedy, *Over Here*, p. 73.
22. Ellis Hawley, *The Great War and the Search for a Modern Order: A History of the American People and Their Institutions, 1917-1933* (1979), p. 24.
23. Ibid.
24. William McAdoo, *Crowded Years* (1931), p. 374-79, citado em David Kennedy, *Over Here* (1980), p. 105.
25. David Kennedy, *Over Here* (1980), p. 106.
26. Howard Anders, carta para o *Public Ledger*, 9 de outubro de 1918, na qual ele cita sua oposição anterior ao evento; citado em Jeffrey Anderson, "Influenza in Philadelphia 1918" (1998).

CAPÍTULO DEZOITO

1. Frederick Russell e Rufus Cole, diário de inspeção em Camp Grant, 15 e 16 de junho de 1918, WP.
2. Welch ao dr. Christian Herter, tesoureiro do Rockefeller Institute for Medical Research, 13 de janeiro de 1902, WP.

3. Ibid.
4. Richard Pearce ao major Joseph Capps, 10 de julho de 1918, Camp Grant, arquivo sobre a gripe, NAS.
5. Rufus Cole a Richard Pearce, 24 de julho de 1918, arquivos sobre a gripe, NAS.
6. Joseph Capps, "Measures for the Prevention and Control of Respiratory Disease", *JAMA* (10 de agosto de 1918), 448.
7. *Chicago Tribune,* 9 de outubro de 1918.
8. George Soper, M.D., "The Influenza Pandemic in the Camps", projeto de relatório sem data, registro 29, RG 112, NA.
9. A. Kovinsky, epidemiologista de Camp Grant, relatório ao SG, 4 de setembro de 1918, registro 31, RG 112, NA.
10. Citado no relatório de Kovinsky ao SG, 5 de novembro de 1918, registro 29, RG 112, NA.
11. Charles Hagadorn, 20 de setembro de 1918, registro 29, caixa 383, RG 112, NA.
12. Kovinsky, relatório ao SG, 5 de novembro de 1918.
13. "Bulletin of the Base Hospital", Camp Grant, 28 de setembro de 1918, RG 112, NA.
14. "Bulletin of the Base Hospital", 3 e 4 de outubro de 1918, RG 112, NA.
15. Ibid.
16. "Bulletin of the Base Hospital", 6 de outubro de 1918, RG 112, NA.
17. Dr. H. M. Bracken, diretor executivo, Minnesota State Board of Health, 1º de outubro de 1918, registro 31, RG 112, NA.
18. Victor Vaughan, *A Doctor's Memories*, 425.
19. Ver telegrama do general adjunto, 3 de outubro de 1918, RG 92.
20. "Analysis of the Course and Intensity of the Epidemic in Army Camps", relatório sem assinatura e sem data, 4, registro 29, RG 112, NA.
21. Camp Hancock, Geórgia, registro 29, RG 112, NA.
22. Soper, "The Influenza-Pneumonia Pandemic in the American Army Camps, September and October 1918", *Science* (8 de novembro de 1918), 451.
23. Stone a Warren Longcope, 30 de julho de 1918, registro 29, RG 112, NA.
24. Alfred Gray, "Anti-pneumonia Serum (Kyes') in the Treatment of Pneumonia", registro 29, RG 112, NA.
25. General de brigada Merritt W. Ireland, org., *Medical Department of the United States Army in the World War,* v. 9, *Communicable Diseases* (1928), 448.
26. "Bulletin of the Base Hospital", 7 e 8 de outubro de 1918, RG 112, NA.

27. "Bulletin of the Base Hospital", 3 e 4 de outubro de 1918, RG 112, NA.
28. *Chicago Tribune,* 7 de outubro de 1918.
29. "Bulletin of the Base Hospital", 5 de outubro de 1918, RG 112, NA.
30. George Soper, "The Influenza-Pneumonia Pandemic in the American Army Camps, September and October 1918", *Science* (8 de novembro de 1918), 451.

CAPÍTULO DEZENOVE

1. Atas das enfermeiras da Nurse Society, outubro e novembro de 1918, Center for the Study of the History of Nursing, Universidade da Pensilvânia.
2. Selma Epp, transcrito de uma entrevista não publicada para "Influenza 1918", *American Experience,* 28 de fevereiro de 1997.
3. *Public Health Reports* 33, parte 2 (26 de julho de 1918), 1252.
4. *Public Ledger,* 8 de outubro de 1918.
5. Anna Milani, transcrição de entrevista não publicada para "Influenza 1918", *American Experience,* 28 de fevereiro de 1997.
6. História oral de Clifford Adams, 3 de junho de 1982, fornecida por Charles Hardy, da West Chester University.
7. História oral de Anna Lavin, 3 de junho de 1982, fitas de gravação de Charles Hardy.
8. Michael Donohue, transcrição de uma entrevista não publicada para "Influenza 1918", entrevista da *American Experience,* 28 de fevereiro de 1997.
9. História oral de Louise Apuchase, 3 de junho de 1982, fitas de gravação de Charles Hardy, 21 de junho de 1982.
10. História oral de Clifford Adams, 3 de junho de 1982, fitas de gravação de Charles Hardy.
11. *North American,* 7 de outubro de 1918.
12. Isaac Starr, "Influenza in 1918: Recollections of the Epidemic in Philadelphia", *Annals of Internal Medicine* (1976), 517.
13. Recorte de jornal não identificado em um álbum de recortes sobre a epidemia, 29 de dezembro de 1918, College of Physicians Library, Filadélfia.
14. *Public Health Reports,* 13 de setembro de 1918, 1554.
15. Ibid., 20 de setembro de 1918, 1599.
16. Charles Scott a William Walling, 1º de outubro de 1918, RG 200, NA.
17. Starr, "Influenza in 1918", 517.
18. Ibid., 518.

Parte VI: A pestilência

CAPÍTULO VINTE

1. Edwin O. Jordan, *Epidemic Influenza* (1927), 260, 263.
2. Tenente-brigadeiro Meritt W. Ireland, org., *Medical Department of the United States Army in the World War*, v. 9, *Communicable Diseases* (1928), 159.
3. História oral de Clifford Adams, 3 de junho de 1982, fitas de gravação de Charles Hardy.
4. Bill Sardo, transcrição de uma entrevista não publicada para o "Influenza 1918", *American Experience*, 27 de fevereiro de 1997.
5. William Maxwell, transcrição de uma entrevista não publicada para o "Influenza 1918", *American Experience*, 26 de fevereiro de 1997.
6. Josey Brown, transcrição de uma entrevista não publicada para "Influenza 1918", *American Experience*, 26 de fevereiro de 1997.
7. John Fulton, *Harvey Cushing* (1946), 435.
8. Dorothy Ann Pettit, "A Cruel Wind: America Experiences the Pandemic Influenza, 1918–1920, A Social History", (1976), 91.
9. Katherine Anne Porter, "Cavalo Pálido, Pálido Cavaleiro", *The Collected Stories of Katherine Anne Porter* (1965), 310–312.
10. Richard Collier, *The Plague of the Spanish Lady: The Influenza Pandemic of 1918–1919* (1974), 35.
11. Ireland, org., *Medical Department of the United States Army in the World War*, v. 12, *Pathology of the Acute Respiratory Diseases, and of Gas Gangrene Following War Wounds* (1929), 13.
12. Diane A.V. Puklin, "Paris", em Fred Van Hartesfeldt, org., *The 1918–1919 Pandemic of Influenza: The Urban Impact in the Western World* (1992), 71.
13. *Public Health Reports* 33, part 2 (27 de setembro de 1918), 1667.
14. W. S. Thayer, "Discussion of Influenza", *Proceedings of the Royal Society of Medicine* (novembro de 1918), 61.
15. Carla Morrisey, transcrição de uma entrevista não publicada para "Influenza 1918", *American Experience*, 26 de fevereiro de 1997.
16. Ireland, org., *Medical Department of the United States Army in the World War*, v. 9, *Communicable Diseases* (1928), 448.
17. Ireland, *Pathology of Acute Respiratory Diseases*, 13.
18. Burt Wolbach para Welch, 22 de outubro de 1918, registro 29, RG 112, NA.
19. David Thomson e Robert Thomson, *Annals of the Pickett-Thomson Research Laboratory*, v. 10, *Influenza* (1934), 751.
20. Ibid., 773.

21. Ireland, *Pathology of Acute Respiratory Diseases,* 13.
22. Ibid., 56, 141–142.
23. Ireland, *Communicable Diseases,* 159.
24. Entrevista com o dr. Alvin Schmaier, da Universidade de Michigan, 2 de outubro de 2002; J. L.Mayer e D. S. Beardsley, "Varicella-associated Thrombocytopenia: Autoantibodies Against Platelet Surface Glycoprotein V", *Pediatric Research* (1996), 615–619.
25. Ireland, *Pathology of Acute Respiratory Diseases,* 13, 35.
26. Jordan, *Epidemic Influenza,* 260.
27. Ireland, *Pathology of Acute Respiratory Diseases,* 13.
28. Thomson e Thomson, *Influenza,* v. 9, 753.
29. Ireland, *Pathology of Acute Respiratory Diseases,* 13.
30. Ibid., 76.
31. Jordan, *Epidemic Influenza,* 265.
32. Thomson e Thomson, *Influenza,* v. 9, 165.
33. Jeffrey K. Taubenberger, "Seeking the 1918 Spanish Influenza Virus", *American Society of Microbiology News* 65, nº. 3 (julho de 1999).
34. J. M. Katzenellenbogen, "The 1918 Influenza Epidemic in Mamre", *South African Medical Journal* (outubro de 1988), 362–364.
35. Fred R. Van Hartesveldt, *The 1918–1919 Pandemic of Influenza: The Urban Impact in the Western World* (1992), 121.
36. E. Bircher, "Influenza Epidemic", *Correspondenz-Blatt fur Schweizer Aerzte, Basel* (1918), 1338, citado em *JAMA* 71, nº. 23 (7 de dezembro de 1918), 1946.
37. Sherwin Nuland, *Como morremos — reflexões sobre o último capítulo da vida* (1993), 202.
38. Jordan, *Epidemic Influenza,* 273.
39. John Harris, "Influenza Occurring in Pregnant Women: A Statistical Study of 130 Cases", *JAMA* (5 de abril de 1919), 978.
40. Wolbach para Welch, 22 de outubro de 1918, registro 29, RG 112, NA.
41. Douglas Symmers, M.D., "Pathologic Similarity Between Pneumonia of Bubonic Plague and of Pandemic Influenza", *JAMA* (2 de novembro de 1918), 1482.
42. Ireland, *Pathology of Acute Respiratory Diseases,* 79.
43. Ireland, *Communicable Diseases,* 160.
44. Ireland, *Pathology of Acute Respiratory Diseases,* 392.
45. Ireland, *Communicable Diseases,* 149.
46. Edwin D. Kilbourne, M.D., *Influenza* (1987), 202.

CAPÍTULO VINTE E UM

1. Transcrição da comissão para a gripe nomeada pelo governador de Nova York, reunião na New York Academy of Medicine, 30 de outubro de 1918, SLY.
2. E. Bircher, "Influenza Epidemic", *JAMA* (7 de dezembro de 1918), 1338.
3. Collier, *Plague of the Spanish Lady,* 38.
4. Jordan, *Epidemic Influenza,* 36.
5. Ireland, *Communicable Diseases,* 160.
6. Ireland, *Pathology of Acute Respiratory Diseases,* 10.
7. F. M. Burnet e Ellen Clark, *Influenza: A Survey of the Last Fifty Years* (1942), 92.
8. Ireland, *Communicable Diseases,* 150.
9. Fields, *Fields' Virology,* 196.
10. Thomson e Thomson, *Influenza,* v. 9, 604.
11. Ibid., 92.
12. P. K. S. Chan et al., "Pathology of Fatal Human Infection Associated with Avian Influenza. A H5N1 Virus", *Journal of Medical Virology* (março de 2001), 242–46.
13. Jordan, *Epidemic Influenza,* 266–68, passim.
14. Lorraine Ware e Michael Matthay, "The Acute Respiratory Distress Syndrome", *New England Journal of Medicine* (4 de maio de 2000), 1338.
15. J. A. McCullers e K. C. Bartmess, "Role of Neuraminidase in Lethal Synergism Between Influenza Virus and Streptococcus Pneumoniae", *Journal of Infectious Diseases* (15 de março de 2003), 1000–1009.
16. Ireland, *Communicable Diseases,* 151.
17. Milton Charles Winternitz, *The Pathology of Influenza,* (1920).
18. Frederick G. Hayden e Peter Palese, "Influenza Virus", em Richman et al., *Clinical Virology* (1997), 926.
19. Murphy e Werbster, "Orthomyxoviruses", em Fields, *Fields' Virology,* 1407.
20. "Pneumococcal Resistance", Atualizações clínicas IV, edição 2, janeiro de 1998, National Foundation for Infectious Diseases, www.nfid.org/publications/clinicalupdates/id/pneumococcal.html.

Part VII: A corrida

CAPÍTULO VINTE E DOIS

1. Dorothy Ann Pettit, "A Cruel Wind: America Experiences the Pandemic Influenza, 1918–1920" (1976), 134.
2. Declarações em uma palestra sobre influenza no USPHS, 10 de janeiro de 1929, arquivo 11, caixa 116, WP.

3. Welch para Walcott, 16 de outubro de 1918, artigos de Frederic Collin Walcott, SLY.
4. Simon Flexner e James Thomas Flexner, *William Henry Welch and the Heroic Age of American Medicine* (1941), 251.
5. Welch para Walcott, 16 de outubro de 1918, artigos de Walcott.
6. Citado em David Thomson e Robert Thomson, *Annals of the Pickett-Thomson Research Laboratory,* v. 9, *Influenza* (1934), 265.
7. William Bulloch, *The History of Bacteriology,* (1938), 407–408.
8. Citado em Wade Oliver, *The Man Who Lived for Tomorrow: A Biography of William Hallock Park, M.D.,* (1941), 218.
9. Saul Benison, *Tom Rivers: Reflections on a Life in Medicine and Science, An Oral History Memoir* (1967), 237–240, 298.
10. A. Montefusco, *Riforma Medica* 34, nº. 28 (13 de julho de 1918), citado em *JAMA* 71, nº. 10, 934.

CAPÍTULO VINTE E TRÊS

1. Pettit, "Cruel Wind", 98.
2. Ibid., 9: 555.
3. Ernest Eaton, "A Tribute to Royal Copeland", *Journal of the Institute of Homeopathy* 9: 554.
4. Charles Krumwiede Jr. e Eugenia Valentine, "Determination of the Type of Pneumococcus in the Sputum of Lobar Pneumonia, A Rapid Simple Method", *JAMA* (23 de fevereiro de 1918), 513–14; Oliver, *Man Who Lived for Tomorrow,* 381.
5. "New York City letter", *JAMA* 71, nº. 12 (21 de setembro de 1918): 986; ver também John Duffy, *A History of Public Health in New York City 1866–1966* (1974), 280–90, passim.
6. "New York City letter", *JAMA* 71, nº. 13 (28 de setembro de 1918), 1076–77.
7. Carta de 5 de janeiro de 1890, citado em Oliver, *Man Who Lived for Tomorrow,* 26.
8. Benison, *Tom Rivers,* 183.
9. Oliver, *Man Who Lived for Tomorrow,* 149.
10. Anna Williams, diário, sem data, cap. 26, pgs. 1, 17, caixa 1, documentos de Anna Wessel Williams, Schlesinger Library, Radcliffe College.
11. "Marriage" pasta, sem data, documentos de Williams.
12. "Religion" pasta, 24 de março de 1907, documentos de Williams.
13. "Religion" pasta, 20 de agosto de 1915, documentos de Williams.

14. "Affections, longing, desires, friends" pasta, 23 de fevereiro de 1908, documentos de Williams.
15. "Marriage" pasta, sem data, documentos de Williams.
16. Diário, 17 de setembro de 1918, documentos de Williams.
17. Diário, sem data, cap. 22, p. 23, documentos de Williams.
18. Oliver, *Man Who Lived for Tomorrow,* 378.
19. Telegrama de Pearce para Park, 18 de setembro de 1918, arquivos da gripe, NAS.
20. Telegrama de Park para Pearce, 19 de setembro de 1918, arquivos da gripe, NAS.
21. William Park et al., "Introduction" (toda a edição dedicada às suas descobertas de laboratório, divididas em diversas matérias), *Journal of Immunology* 6, nº. 2 (janeiro de 1921).
22. *Annual Report of the Department of Health,* Nova York, 1918, 86.
23. As taxas de mortalidade da epidemia não foram mais registradas após 31 de março de 1919. A essa altura, a doença desaparecera em cada grande cidade do país, exceto Nova York.
24. Permillia Doty, "A Retrospect on the Influenza Epidemic", *Public Health Nurse* (1919), 953.
25. William Park e Anna Williams, *Pathogenic Microroganisms* (1939), 281.
26. Park et al., "Introdução", 4.
27. Diário, sem data, cap. 22, p. 23, documentos de Williams.
28. *Annual Report of the Department of Health,* Nova York, 1918, 88.
29. Park para Pearce, 23 de setembro de 1918, NAS.
30. Edwin O. Jordan, *Epidemic Influenza* (1927), 391.
31. Park et al., "Introdução", 4.
32. Park para Pearce, 26 de setembro de 1918, NAS.

CAPÍTULO VINTE E QUATRO

1. Smith para Flexner, 5 de abril de 1908, documentos de Lewis, RUA.
2. Flexner para Eugene Opie, 13 de fevereiro de 1919, documentos de Flexner, APS.
3. Entrevista com o dr. Robert Shope, 31 de janeiro de 2002; entrevista com o dr. David Lewis Aronson, 16 de maio de 2002.
4. Lewis para Flexner, 19 de junho de 1917, documentos de Flexner.
5. Lewis para Flexner, 24 de outubro de 1917, documentos de Flexner.
6. Ver correspondência entre Flexner e Lewis, esp. Lewis para Flexner, 13 de novembro de 1916, documentos de Flexner.

7. W. R. Redden e L.W.McQuire, "The Use of Convalescent Human Serum in Influenza Pneumonia" *JAMA* (19 de outubro de 1918), 1311.
8. Em 9 de dezembro de 1918, Lewis recebeu permissão da marinha para publicar "The Partially Specific Inhibition Action of Certain Aniline Dyes for the Pneumococcus", item 62, RG 125, NA; ver também clipping sobre a pólio em diário da epidemia, College of Physicians Library, Filadélfia, que erroneamente se refere a uma vacina usada pela cidade como sendo produzida de acordo com os métodos usados em Nova York para a pólio. A especificidade desse erro quase certamente vem de um mau entendimento do trabalho de Lewis.
9. Transcrição de uma reunião da comissão sobre a gripe de Nova York, 22 de novembro de 1918, documentos de Winslow, SLY.
10. *Philadelphia Inquirer*, 22 de setembro de 1918.
11. Transcrições da comissão sobre a gripe de Nova York, primeira sessão, 30 de outubro de 1918; segunda sessão 22 de novembro de 1918; e quarta sessão 14 de feveiro de 1919, documentos de Winslow.
12. Thomson e Thomson, *Influenza*, v. 10 (1934), 822.
13. James Thomas Flexner, *An American Saga: The Story of Helen Thomas and Simon Flexner* (1984), 421.
14. Ver Rosenberg e John Barry, *The Transformed Cell: Unlocking the Secrets of Cancer* (1992).

CAPÍTULO VINTE E CINCO

1. Wolbach para Welch, 22 de outubro de 1918, item 29, RG 112, NA.
2. George Soper, M.D., "The Influenza Pneumonia Pandemic in the American Army Camps, September and October 1918", *Science* (8 de novembro de 1918), 455.
3. Vaughan e Welch para Gorgas, 27 de setembro de 1918, item 29, RG 112, NA.
4. Dubos, *The Professor, the Institute, and DNA* (1976), 78.
5. McLeod, "Oswald Theodore Avery, 1877–1955", *Journal of General Microbiology* (1957), 541.
6. Dubos, *Professor,* 177, 179.
7. Citado em McLeod, "Oswald Theodore Avery", 544–46.
8. Dubos, *Professor,* 173.
9. Ibid., 91.
10. Cole para Russell, 23 de outubro de 1918, item 710, RG 112, NA.

11. "Annual Morbidity Rate per 1000 Sept. 29, 1917 to March 29, 1918", item 710, RG 112, NA.
12. Callender para Opie, 16 de outubro de 1918, item 710, RG 112, NA.
13. "Red Cross Report on Influenza, Southwestern Division", sem data, RG 200, NA, 9.
14. Memorando de Russell, 3 de outubro de 1918, item 29, RG 112, NA.
15. Major General Merritt W. Ireland, org., *Medical Department of the United States Army in the World War*, v. 12, *Pathology of the Acute Respiratory Diseases, and of Gas Gangrene Following War Wounds* (1929), 73, 75.
16. Relatório anônimo de Camp Grant, 6–7, item 31d, RG 112, NA.
17. Ibid., 8.
18. Oswald Theodore Avery, "A Selective Medium for B. Influenzae, Oleate--hemoglobin Agar", *JAMA* (21 de dezembro de 1918), 2050.
19. Cole para Russell, 23 de outubro de 1918, item 710, RG 112, NA.
20. Cole, "Scientific Reports of the Corporation and Board of Scientific Directors 1918", 18 de janeiro de1918, NLM.
21. História oral de Heidelberger em Sanitary Corps, 84, NLM.
22. "Scientific Reports of the Corporation and Board of Scientific Directors 1918", 20 de abril de 1918, RUA.

Part VIII: O dobrar do sino

CAPÍTULO VINTE E SEIS

1. David Kennedy, *Over Here: The First World War and American Society* (1980), 166.
2. John Eisenhower e Joanne Eisenhower, *Yanks: The Epic Story of the American Army in World War I* (2001), 221.
3. Richard para March, 19 de setembro de 1918, registro 29, RG 112, NA.
4. Cirurgião, Porto de embarque, Newport News, ao representante de saúde pública, 7 de outubro de 1918, registro 29, RG 112, NA.
5. Ver Richard para o general interino, diversas correspondências e ligações, 25 de setembro a 10 de outubro, 1918, registro 29, RG 112, NA.
6. Eleanor Roosevelt, *This Is My Story* (1937), 268.
7. A. A. Hoehling, *The Great Epidemic* (1961), 63.
8. John Cushing e Arthur Stone, orgs., *Vermont and the World War, 1917–1919* (1928), 6, citado em A. W. Crosby, *America's Forgotten Pandemic: The Influenza of 1918* (1989), 130.
9. Crosby, *America's Forgotten Pandemic 1918*,130.
10. Registro do *Leviathan*, RG 45, NA.

11. Citado em Crosby, *America's Forgotten Pandemic,* 138.
12. Ibid., 163.
13. George Crile, *George Crile, An Autobiography,* v. 2 (1947), 350–51, citado em Crosby, *America's Forgotten Pandemic,* 166.
14. Recorte sem data do *Washington Star* nos documentos de Tumulty, caixa 4, LC; ver também Arthur Walworth, *Woodrow Wilson,* v. 2 (1965), 183–89, 462–63.
15. Walworth, *Woodrow Wilson,* v. 2, 462–63.
16. Ibid.
17. Ibid.
18. Vaughan para George Hale, 23 de agosto de 1917, documentos do Council National Defense, NAS.
19. Haven Anderson para Rosenau, 24 de dezembro de 1917, documentos de Rosenau, UNC.
20. Morris Fishbein, *A History of the American Medical Association, 1847 to 1947* (1947), 736.
21. Blue, discurso como presidente, reimpresso no *JAMA* 66, nº. 25 (17 de junho de 1916), 1901.
22. Gabinete de Blue para McCoy, 28 de julho de 1918, registro 10, arquivo 2119, RG 90, NA.
23. Cole para Pearce, 19 de julho de 1918, NAS.
24. *Public Health Reports,* 13 de setembro de 1918, 1340.
25. Blue, relatório de alistamento sem data, registro 10, arquivo 1622, RG 90, NA.
26. *Washington Post,* 22 de setembro de 1918.
27. *Washington Evening Star,* 22 de setembro de 1918.
28. Blue para Pearce, 9 de setembro de 1919, NAS.
29. John Kemp, org., *Martin Behrman of New Orleans: Memoirs of a City Boss,* (1970), 143.
30. "Minutes of War Council", 1º de outubro de 1918, 1573, RG 200, NA.
31. "Minutes of War Council", 27 de setembro de 1918, RG 200.
32. George Soper, M.D., "The Influenza-Pneumonia Pandemic in the American Army Camps, September and October 1918", *Science* (8 de novembro de 1918), 454, 456.

CAPÍTULO VINTE E SETE

1. Citado em "Summary of Red Cross Activity in Influenza Epidemic" (sem data), 6, caixa 688, RG 200; ver também Evelyn Berry, "Summary of Epidemic 1918–1919", 8 de julho 1942, RG 200, NA.

2. Jackson para W. Frank Persons, 4 de outubro de 1918, caixa 688, RG 200, NA.
3. Ibid.
4. Ibid.
5. Franklin Martin, *Fifty Years of Medicine and Surgery,* (1934), 384.
6. Lavinia Dock et al., *History of American Red Cross Nursing* (1922), 969.
7. Ibid.

CAPÍTULO VINTE E OITO

1. Flexner para Lewis, 8 de julho de 1908, RUA.
2. Sra. J. Willis Martin para o prefeito Thomas Smith, 8 de outubro de 1918, documentos do Conselho Nacional de Defesa, HSP.
3. Memorando sem data, registros 13B–D2, RG 62, NA.
4. Ibid.
5. "Minutes of Visiting Nurse Society for October and November, 1918", Centro de Estudos para a História da Enfermagem, Universidade da Pensilvânia.
6. Krusen para William Braisted, general médico da Marinha, 6 de outubro de 1918, registro 12, RG 52, NA.
7. Blue para Braisted, 7 de outubro de 1918, registro 12, RG 52, NA.
8. *Philadelphia Public Ledger,* 10 de outubro de 1918.
9. Ibid.
10. *Mayor's Annual Report for 1918,* 40, arquivos da cidade da Filadélfia.
11. História oral de Anna Lavin, 3 de junho de 1982, fitas de gravação de Charles Hardy.
12. Michael Donohue, transcrição de uma entrevista não transmitida para "Influenza 1918", *American Experience,* 28 de fevereiro de 1997.
13. Harriet Ferrell, transcrição de uma entrevista não transmitida para "Influenza 1918", *American Experience,* 27 de fevereiro de 1997.
14. Selma Epp, transcrição de uma entrevista não transmitida para "Influenza 1918", *American Experience,* 28 de fevereiro de 1997.
15. História oral de Clifford Adams, 3 de junho de 1982, fitas de gravação de Charles Hardy.
16. *Philadelphia Inquirer,* 16 de outubro de 1918.
17. "Directory of Nurses", documentos do College of Physicians of Philadelphia.
18. Joseph Lehman, "Clinical Notes on the Recent Epidemic of Influenza", *Monthly Bulletin of the Department of Public Health and Charities* (março de 1919), 38.
19. Em pelo menos três jornais da Filadélfia, incluindo o *Philadelphia Inquirer* e dois outros recortes de jornais não identificados em um álbum de recor-

tes sobre a epidemia, 6 de outubro de 1918, College of Physicians Library, Filadélfia.

20. Recorte de jornal não identificado em um álbum de recortes sobre a epidemia, 9 de outubro de 1918, College of Physicians Library, Filadélfia.
21. *Philadelphia Inquirer,* 14 de outubro de 1918.
22. "Minutes of Philadelphia General Hospital Woman's Advisory Council", 16 de outubro de 1918, HSP.
23. *Mayor's Annual Report for 1918,* 40, arquivos da cidade, Filadélfia.
24. "Minutes of Philadelphia General Hospital Woman's Advisory Council", 16 de outubro de 1918, HSP.
25. Recorte de jornal sem data em um álbum de recortes sobre a epidemia, College of Physicians Library.
26. Susanna Turner, transcrição de uma entrevista não transmitida para "Influenza 1918", *American Experience,* 27 de fevereiro de 1997.
27. Ibid.

CAPÍTULO VINTE E NOVE

1. Geoffrey Rice, *Black November: The 1918 Influenza Epidemic in New Zealand* (1988), p. 51-52.
2. Ver "Reminiscences Dana W. Atchley, M.D." (1964), 94–95, história oral de Columbia, citado por Dorothy Ann Pettit, "A Cruel Wind: America Experiences the Pandemic Influenza, 1918–1920", (1976), p. 109.
3. Muitas citações sobre este comentário feitas originalmente em 1917, incluídas em *Newsday*, 15 de junho de 2003.
4. Ver, por exemplo, *Arizona Republican,* 1°. de setembro de 1918
5. E. Bircher, "Influenza Epidemic", *Correspondenz-Blatt fur Schweizer Aertze*, Basel (5 de novembro de 1918), p. 1.338, citado em *JAMA* 71, nº 24 (7 de dezembro de 1918), 1.946.
6. Douglas Symmers, M.D., "Pathologic Similarity Between Pneumonia of Bubonic Plague and of Pandemic Influenza", *JAMA* (2 de novembro de 1918), p. 1.482.
7. Wade Oliver, *The Man Who Lived for Tomorrow: A Biography of William Hallock Park, M.D.* (1941), p. 384.
8. *Providence Journal*, 9 de setembro de 1918.
9. Publicado em muitos jornais, por exemplo no *Arizona Republican*, 23 de setembro de 1918.
10. *JAMA* 71, nº 13 (28 de setembro de 1918), p. 1.075.

11. *Washington Evening Star*, 13 de outubro de 1918.
12. Citado por Pettit, "A Cruel Wind", p. 105.
13. *Arkansas Gazette*, 10 de setembro de 1918.
14. Matéria do *Christian Science Monitor* reimpressa na *Arizona Gazette*, 31 de outubro de 1918.
15. Ver *Bronxville Review Press and Reporter*, fevereiro de 1972, recorte RG 200, sem data.
16. Ibid.
17. Citado por Crosby, *America's Forgotten Pandemic*, p. 92.
18. John Dill Robertson, *Report of an Epidemic of Influenza in Chicago Occurring During the Fall of 1918*, (1919) Cidade de Chicago, p. 45.
19. *The Survey*, 41 (21 de dezembro de 1918), p. 268, citado Fred R. Van Hartesveldt, *The 1918–1919 Pandemic of Influenza: The Urban Impact in the Western World* (1992), p. 144.
20. Riet Keeton e A. Beulah Cusman, "The Influenza Epidemic in Chicago", *JAMA* (14 de dezembro de 1918), p. 2.000–2.001. Reparar que os 39,8% corrigem o relatório anterior publicado no *JAMA* por Nuzum em 9 de novembro de 1918, p. 1.562.
21. *Literary Digest*, 59 (12 de outubro de 1918), p. 13–14, citado *in* Van Hartesveldt, *1918-1919 Pandemic of Influenza*, p. 144.
22. *Morning Journal*, de Albuquerque, 1º. de outubro de 1918, citado por Bradford Luckingham, *Epidemic in the Southwest, 1918–1919* (1984), p. 18.
23. *Arizona Republican*, 23 de setembro de 1918.
24. Compare o *Arizona Republican*, 19 de setembro de 1918, com o *New Orleans Item*, 21 de setembro de 1918.
25. Ver *Arizona Republican* dos dias 25, 26, 27, e 28 de setembro de 1918.
26. *Arizona Gazette*, 9 de janeiro de 1919.
27. *Arizona Gazette*, 26 de novembro de 1918.
28. Ver anúncio de Vick VapoRub veiculado repetidamente por todo país, como no *Seattle Post-Intelligencer*, 7 de janeiro de 1919.
29. Dan Tonkel, transcrição de entrevista não transmitida para "Influenza 1918", *American Experience*, 3 de março de 1997.
30. Gene Hamaker, "Influenza 1918", *Buffalo County, Nebraska, Historical Society*, 7, nº 4.
31. Veja, por exemplo, *Washington Evening Star*, 3 de outubro de 1918.
32. Recorte não identificado, sem data, no álbum de recortes sobre a epidemia, p. 4, College of Physicians Library.

33. Por exemplo, *Rocky Mountain News*, 28 de setembro de 1918, citado por Stephen Leonard, "The 1918 Influenza Epidemic in Denver and Colorado", *Essays and Monographs in Colorado History*, ensaio nº 9 (1989), 3.
34. *JAMA* 71, nº 15 (12 de outubro de 1918), p. 1.220.
35. *Arizona Republican*, 23 de setembro de 1918.
36. William Maxwell, "Influenza 1918", *American Experience.*
37. Lee Reay, "Influenza 1918", *American Experience.*
38. Luckingham, *Epidemic in the Southwest*, p. 29.
39. Citado por Sherwin Nuland, *How We Die* (1993), 201.
40. Entrevista com Pat Ward, 13 de fevereiro de 2003.
41. Ver por exemplo *JAMA* 71, nº 21 (16 de novembro de 1918).
42. Doane deu a declaração em Chicago e foi citado pelo *Chicago Tribune*, em 19 de setembro de 1918. A história apareceu em jornais de todo o país, como no *Arizona Republican*, na mesma data.
43. Parsons para Blue, 26 de setembro de 1918, registro 10, pasta 1622, 17, RG 90, sem data.
44. Ibid.
45. Ibid.
46. Associated Press, 18 de outubro de 1918; ver também *Mobile Daily Register*, 18 de outubro de 1918.
47. Gabinete do Censo Norte-Americano, *Mortality Statistics 1919*, p. 30-31; ver também W.H. Frost, "Statistics of Influenza Morbidity", *Public Health Reports* (março de 1920), p. 584-97.
48. A.M. Lichtenstein, "The Influenza Epidemic in Cumberland, Md", *John Hopkins Nurses Alumni Magazine* (1918), p. 224.
49. Parsons para Blue, 13 de outubro 1918, registro 10, pasta 1622, RG 90, sem data.
50. Ibid.
51. J.W. Tappan para Blue, 22 e 23 de outubro, registro 10, pasta 1622, RG 90.
52. Leonard, "1918 Influenza Epidemic", p. 7.
53. *Durango Evening Herald*, 13 de dezembro de 1918, citado em Leonard, "1918 Influenza Epidemic", p. 8.
54. Memorando de E. L. Munson, 16 de outubro de 1918, registro 710, RG 112.
55. *Gunnison News-Chronicle*, 22 de novembro de 1918, citado por Leonard, "1918 Influenza Epidemic", p. 8.
56. Susanna Turner, transcrição entrevista não transmitida em "Influenza 1918", *American Experience*, 27 de fevereiro de 1997.

57. Dan Tonkel, transcrição de entrevista não transmitida em "Influenza 1918", *American Experience*, 3 de março de 1997.
58. Ibid.
59. William Sardo, transcrição de entrevista não transmitida em "Influenza 1918," *American Experience*, 27 de fevereiro de 1997.
60. Joe Delano, transcrição de entrevista não transmitida para "Influenza 1918", *American Experience*, 3 de março de 1997.
61. Jack Fincher, "America's Rendezvous with the Deadly Lady", *Smithsonian Magazine*, janeiro de 1989, p. 131.
62. "An Account of the Influenza Epidemic in Perry County, Kentucky," sem assinatura, 14 de agosto de 1919, caixa 689, RG 200, sem data.
63. Shelley Watts para Fieser, 11 de novembro de 1918, caixa 689, RG 200, sem data.
64. Nancy Baird, "The 'Spanish Lady' in Kentucky", *Filson Club Quarterly*, p. 293.
65. Patricia J. Fanning, "Disease and the Politics of Community: Norwood and the Great Flu Epidemic of 1918" (1995), p. 139–42.
66. Do panfleto da Cruz Vermelha: "The Mobilization of the American National Red Cross During the Influenza Pandemic 1918–1919" (1920), p. 24.
67. Leonard, "1918 Influenza Epidemic", p. 9.
68. C.E. Turner, "Report Upon Preventive Measures Adopted in New England Shipyards of the Emergency Fleet Corp", sem data, registro 10, pasta 1622, RG 90, sem data.
69. Ibid.
70. *Arizona Republican*, 8 de novembro de 1918.
71. *Arizona Gazette*, 11 de outubro de 1918.
72. *Arizona Republican*, 27 de novembro de1918.
73. *Arizona Gazette*, 6 de dezembro de 1918.
74. Sra. Volz, transcrição de entrevista não transmitida. "Influenza 1918". *American Experience*, 26 de fevereiro de 1997.
75. Robert Frost, "Fire and Ice", publicado originalmente em *Harper's*, 1920.
76. "Mobilization of the American National Red Cross", p. 24.

CAPÍTULO TRINTA

1. Converse para Blue, 8 de outubro de 1918, registro 10, pasta 1622, RG 90, NA.
2. Telegrama de Rush para Bluce, 14 de outubro de 1918, registro 10, pasta 1622. RG 90, NA.

3. Blue para Converse, 10 de outubro de 1918, registro 10, pasta 1622, RG 90, NA.
4. Telegrama de Rush para Blue, 14 de outubro de 1918, registro 10, pasta 1622, RG 90, NA.
5. Relatório, 22 de outubro de 1918, caixa 688, RG 200, NA.
6. Carla Morrisey, transcrição de entrevista não transmitida para "Influenza 1918", *American Experience*, 26 de fevereiro de 1997.
7. Ver por exemplo *JAMA* 71, nº 17 (26 de outubro de 1918): p. 1.412, 1.413.
8. James Back, M.D., *JAMA* 71, nº 23 (7 de dezembro de 1918), p. 1.945.
9. Thomas C. Ely, M.D., carta ao editor, *JAMA* 71, nº 17 (26 de outubro de 1918): p. 1.430.
10. D.M. Cowie e P.W. Beaven, "Nonspecific Protein Therapy in Influenzal Pneumonia", *JAMA* (19 de abril de 1919), p. 1.170.
11. F.B. Bogardus, "Influenza Pneumonia Treated by Blood Transfusion", *New York Medical Journal* (3 de maio de 1919), p. 765.
12. W.W.G. MacLachlan e W.J. Fetter, "Citrated Blood in Treatment of Pneumonia Following Influenza", *JAMA* (21 de dezembro de 1918), p. 2.053.
13. David Thomson e Robert Thomson, *Annals of the Pickett-Thomson Research Laboratory*, v. 10, *Influenza* (1934), p. 1.287.
14. T.A. McCann, "Homeopathy and Influenza", *The Journal of the American Institute for Homeopathy* (maio de 1921).
15. T. Anastassiades, "Autoserotherapy in Influenza", *Grece Medicale*, infomado em *JAMA* (junho de 1919), p. 1.947.
16. *The Lancet*: citado in Thomson e Thomson, *Influenza*, v. 10, p. 1.287.
17. "Paris Letter", 3 de outubro de 1918, em *JAMA* 71, nº 19 (9 de novembro de 1918).
18. Citado in Van Hartesveldt, *1918–1919 Pandemic of Influenza*, p. 82.
19. *Arizona Gazette*, 26 de novembro de 1918.
20. Todos esses e outros reproduzidos sob o título "Propaganda for Reform" em *JAMA* 71, nº 21 (23 de novembro de 1918), p. 1.763.
21. *Seattle Post-Intelligencer*, 3 de janeiro de 1919.
22. Numerosos jornais dentro e fora da cidade de Nova York; ver, por exemplo, *Public Ledger*, 18 de outubro de 1918, da Filadélfia.
23. John Kolmer, M.D., "Paper Given at the Philadelphia County Medical Society Meeting, Oct. 23, 1918", *Pennsylvania Medical Journal* (dezembro de 1918), p. 181.

24. George Whipple, "Current Comment, Vaccines in Influenza", *JAMA* (19 de outubro de 1918), p. 1.317.
25. Egbert Fell, "Postinfluenzal Psychoses", *JAMA* (7 de junho de 1919), p. 1.658.
26. E.A. Fennel,"Prophylactic Inoculation against Pneumonia", *JAMA* (28 de dezembro de 1918), p. 2.119.
27. Major G.R. Callender para o dr. W.B. Holden, 7 de outubro de 1918, registro 29, RG 112, NA.
28. Administrador médico no comando para médicos responsáveis nas bases e nas divisões, 25 de outubro de 1918, registro 29, RG 112, NA.
29. Editorial, *JAMA* 71, nº 17 (26 de outubro de 1918), 1408.
30. Editorial, *JAMA* 71, nº 19 (9 de novembro de 1918), p. 1.583.
31. Fincher, "America's Rendezvous", p. 134.
32. Friedlander et al., "The Epidemic of Influenza at Camp Sherman". *JAMA* (16 de novembro de 1918), p. 1.652.
33. Ibid.
34. *Engineering News-Record* 82 (1919), 787, citado em Jordan, *Epidemic Influenza*, p. 453.
35. Kilpatrick para FC Monroe, 7 de agosto de 1919; ver também sra. Nichols, "Report of Expedition", 21 de julho de 1919, RG 200.
36. Congresso Americano, Comitê do Senado sobre Apropriações, "Influenza in Alaska" (1919).
37. W.I.B. Beveridge, *Influenza: The Last Great Plague: An Unfinished Story of Discovery* (1977), p. 31.
38. Congresso Americano, Comitê do Senado sobre Apropriações, "Influenza in Alaska" (1919).
39. Sra. Nichols, "Report of Expedition".
40. Ibid.
41. Ibid.
42. Eileen Pettigrew, *The Silent Enemy: Canada and the Deadly Flu of 1918* (1983), p. 28.
43. Ibid., p. 31.
44. Richard Collier, *The Plague of the Spanish Lady: The Influenza Pandemic of 1918–1919* (1974), p. 300.
45. Pettigrew, *Silent Enemy*, p. 30.
46. Ibid., p. 33.
47. Jordan, *Epidemic Influenza*, p. 251.

48. Van Hartesveldt, *1918–1919 Pandemic of Influenza*, p. 25.
49. Fincher, "America's Rendezvous", p. 134.
50. Pierre Lereboullet, *La grippe, clinique, prophylaxie, traitment* (1926), p. 33, citado por Diane A. V. Puklin, "Paris" em Van Hartesveldt, *1918-1919 Pandemic of Influenza*, p. 77.
51. Jordan, *Epidemic Influenza*, p. 227.
52. Crosby, *America's Forgotten Pandemic*, p. 234.
53. Jordan, *Epidemic Influenza*, p. 204-5.
54. Thomson e Thomson, *Influenza.*, v. 9, p. 165.
55. "Rio de Janeiro Letter", *JAMA* 72, nº 21, 24 de maio de 1919, p. 155.
56. Thomson e Thomson, *Influenza*, v. 9, p. 124.
57. Ibid., p. 124.
58. Jordan, *Epidemic Influenza*, p. 224.
59. Ibid., p. 225.
60. Rice, *Black November*, p. 140
61. *Public Health Reports*, 20 de setembro de 1918, p. 1.617.
62. Jordan, *Epidemic Influenza*, p. 222.
63. Mills, "The 1918–1919 Influenza Pandemic—The Indian Experience", *The Indian Economic and Social History Review* (1986), p. 27.
64. Richard Gordon, M.D., *Great Medical Disasters* (1983), p. 87; Beveridge, *Influenza: The Last Great Plague*, p. 31.
65. Jordan, *Epidemic Influenza*, p. 246.
66. Memorando para o dr. Warren do dr. Armstrong, 2 de maio de 1919, registro 10, pasta 1622, RG 90, NA.
67. "London Letter", *JAMA* 72, nº 21 (24 de maio de 1919), p. 1.557.
68. Mills, "The 1918–19 Influenza Pandemic", p. 35.
69. Ibid., p. 4; Kingsley Davis, *The Population of India and Paistan* (1951), p. 36.
70. Collier, *Plague of the Spanish Lady*, p. 266.

Part IX: Permanência

CAPÍTULO TRINTA E UM

1. Citado em William McNeill, *Plagues and Peoples* (1976), p. 53.
2. H. G. Wells, *War of the Worlds*, edição on-line, www. fourmilab.ch/etexts/www/warworlds/b2c6.html.
3. George Soper, M.D., "The Influenza Pandemic in the Camps", sem data, sem paginação, RG 112, NA.

4. Ibid.
5. Ibid.
6. Wade Frost citado em David Thomson e Robert Thomson, Annals of the Pickett-Thomson Research Laboratory, v. 9, Influenza (1934), 215.
7. Edwin O. Jordan, Epidemic Influenza (1927), pp. 355–56.
8. "Bulletin of the USPHS", 11 de dezembro de 1918, citado em *JAMA* 71, nº 25 (21 de dezembro de 1918), 2088.
9. Dorothy Ann Pettit, "A Cruel Wind: America Experiences the Pandemic Influenza, 1918–1920, A Social History", (1976), 162.
10. Ibid., 177.
11. June Osborn, ed., Influenza in America, 1918-1976: History, Science, and Politics (1977), 11.
12. Ver Alfred W. Crosby, America's Forgotten Pandemic: The Influenza of 1918 (1989), 91–116, passim.
13. Citado em ibid., 106.
14. Osborn, Influenza in America, 11.
15. W. I. B. Beveridge, Influenza: The Last Great Plague: An Unfinished Story of Discovery (1977), 31.
16. K. D. Patterson e G. F. Pyle, "The Geography and Mortality of the 1918 Influenza Pandemic" Bulletin of the History of Medicine (1991), 14.
17. Citado em Lucy Taksa, "The Masked Disease: Oral History, Memory, and the Influenza Pandemic" em *Memory and History in Twentieth Century Australia* (1994), 86.
18. Ibid., 79.
19. Ibid., 83.
20. Ibid., 79-85, passim.

CAPÍTULO TRINTA E DOIS

1. Egbert Fell, "Postinfluenzal Psychoses" *JAMA* (Junho de 1919), 1658.
2. Thomson e Thomson, Influenza, v. 10, 772.
3. G. Draggoti, "Nervous Manifestations of Influenza", Policlinico (8 de fevereiro de 1919), 161, citado em *JAMA* 72 (12 de abril de 1919), 1105.
4. Henri Claude M.D., "Nervous and Mental Disturbances Following Influenza" , *JAMA* (31 de maio de 1919), 1635.
5. Martin Synnott, "Influenza Epidemic at Camp Dix", *JAMA* (2 de novembro de 1918), 1818.
6. Jordan, Epidemic Influenza, 35.

7. Major-general Merritt W. Ireland, ed., Departamento Médico do Exército dos Estados Unidos na Guerra Mundial, v. 9, Communicable Diseases (1928), 159.
8. Thomson e Thomson, Influenza, v. 10, 263.
9. Ireland, Influenza, 160.
10. Ireland, ed., Medical Department of the United States Army in the World War, v. 12, Pathology of the Acute Respiratory Diseases, and of Gas Gangrene Following War Wounds (1929), 141–42.
11. Ibid., 119.
12. Ibid., 13.
13. Frederick G. Hayden e Peter Palese, "Influenza Virus", em Clinical Virology (1997), 928.
14. Jordan, Epidemic Influenza, 278–80.
15. Thomson e Thomson, Influenza, v. 10, 768.
16. I. M. Wasserman, "The Impact of Epidemic, War, Prohibition and Media on Suicide: United States, 1910-1920", *Suicide and Life Threatening Behavior* (1992), 240.
17. Brian R. Murphy e Robert G. Webster, "Orthomyxoviruses" (1996), 1408.
18. P. K. S. Chan et al., "Pathology of Fatal Human Infection Associated With Avian Influenza A H5N1 Virus", *Journal of Medical Virology* (março de 2001), 242–46.
19. Douglas Symmers, M.D., "Pathologic Similarity Between Pneumonia of Bubonic Plague and of Pandemic Influenza", *JAMA* (2 de novembro de 1918), 1482.
20. Claude, "Nervous and Mental Disturbances", 1635.
21. Entrevista com Robert Webster, 13 de junho de 2002.
22. Diários, House collection, 30 de novembro de 1918, citado em Pettit, "Cruel Wind", 186.
23. New York Telegram, 14 de janeiro de 1919, citado em Ibid.
24. Citado em Arthur Walworth, Woodrow Wilson, v. 2 (1965), 279.
25. Tasker Bliss, citado em Bernard Baruch, Baruch: The Public Years (1960), 119, citado em Crosby, *America's Forgotten Pandemic*, 186.
26. Do Ministério da Saúde da Grã-Bretanha, "Report on the Pandemic of Influenza" (1920), 228, citado em Crosby, America's Forgotten Pandemic, 181.
27. "Paris Letter", 2 de março de 1919, *JAMA* 72, nº 14 (5 de abril de 1919), 1015.

28. Walworth, Woodrow Wilson, v. 2, 294.
29. Mensagem de Grayson a Tumulty, 8h58, 4 de abril de 1919, caixa 44, documentos de Tumulty, LC.
30. Grayson para Tumulty, 10 de abril de 1919, marcado PESSOAL E CONFIDENCIAL, caixa 44, documentos de Tumulty.
31. Mensagem de Grayson a Tumulty, 11h, 8 de abril de 1919, caixa 44, documentos de Tumulty.
32. Walworth, *Woodrow Wilson*, v. 2, 297.
33. Edith Wilson, *My Memoir* (1939), 249, citado em Crosby, America's Forgotten Pandemic, 191.
34. Citado em Walworth, Woodrow Wilson, v. 2, 398.
35. Cary Grayson, Woodrow Wilson: *An Intimate Memoir* (1960), p. 85.
36. Herbert Hoover, *America's First Crusade* (1942), 1, 40–41, 64, citado em Crosby, America's Forgotten Epidemic, 193.
37. Hugh L'Etang, *The Pathology of Leadership* (1970), 49.
38. Elbert Smith, *When the Cheering Stopped: The Last Years of Woodrow Wilson* (1964), 49.
39. Irwin H. Hoover, *Forty-two Years in the White House*, (1934) 98.
40. Grayson a Tumulty, 10 de abril de 1919, caixa 44, documentos de Tumulty.
41. Margaret Macmillan, *Paris 1919: Six Months That Changed the World* (2002), 276.
42. Lloyd George, *Memoirs of the Peace Conference*, (1939) quoted in Crosby, America's Forgotten Epidemic, 193.
43. Grayson a Tumulty, 30 de abril de 1919, caixa 44, documentos de Tumulty.
44. Walworth, Woodrow Wilson, v. 2, 319.
45. Ibid.
46. Archibald Patterson, *Personal Recollections of Woodrow Wilson* (1929), 52.
47. Rudolph Marx, *The Health of the Presidents* (1961), 215–16.
48. Elbert Smith, *When the Cheering Stopped: The Last Years of Woodrow Wilson* (1964), 105–6.
49. Edward Weinstein, "Woodrow Wilson's Neurological Illness" *Journal of American History* (1970–71), 324.
50. Macmillan, Paris 1919, 276.
51. Grayson, Woodrow Wilson, 82.
52. John Maynard Keynes, *Economic Consequences of the Peace* (1920), 297.

53. "Papers Relating to the Foreign Relations of the United States, The Paris Peace Conference" (1942–1947), 570–74, citado em Schlesinger, The Age of Roosevelt, v. 1, Crisis of the Old Order 1919–1933, (1957), 14.

CAPÍTULO TRINTA E TRÊS

1. Citado em Michael Bliss, *William Osler: A Life in Medicine* (1999), 469. Para mais informações sobre a doença de Osler, consulte Bliss 468–76, passim.
2. Ibid., 469.
3. Ibid., 470.
4. Ibid., 472.
5. Ibid., 470.
6. Ibid., 475.
7. Ibid., 476
8. Pettit, "Cruel Wind", 234.
9. Arquivos da Cruz Vermelha, sem data, RG 200, NA.
10. Memorando aos gerentes de divisão do presidente do comitê de influenza, 7 de fevereiro de 1920, RG 200, NA.
11. Pettit, "Cruel Wind", 248.
12. Ibid., 241.
13. R. E. Arne para W. Frank Persons, 30 de janeiro de 1922, RG 200, NA.
14. Associated Press, publicado no Arizona Republican, em 9 de novembro de 1918.
15. Alice Latterall para Marjorie Perry, 17 de outubro de 1918, RG 200, NA.
16. "Report of Lake Division", 12 de agosto de 1919, RG 200, NA.
17. *JAMA* 71, nº 18 (2 de novembro de 1918), 1500.
18. Gerente geral para gerentes de divisão, 1º de março de 1919, RG 200, NA.
19. Citado em Pettit, "A Cruel Wind", 173.
20. John Dewey, New Republic (janeiro de 1923), citado em Dewey, *Characters and Events: Popular Essays in Social and Political Philosophy*, v. 2, (1929), 760–61.
21. F. Scott Fitzgerald, *This Side of Paradise* (1920), 304.
22. William Maxwell, "Um tempo para lamentar", Pen America (2002), 122–23, 130.
23. Comunicação pessoal de Donald Schueler, 5 de julho de 2003.
24. Christopher Isherwood, *Berlin Stories* (Nova York: New Directions, 1951), 181.
25. Rocky Mountain News, 31 de outubro de 1918, citado em Stephen Leonard, "The 1918 Influenza Epidemic in Denver and Colorado", Essays and Monographs in Colorado History (1989), 7-8.

26. Durango Evening Herald, 26 de novembro de 1918, citado em Leonard, "1918 Influenza Epidemic in Denver and Colorado", 7.
27. Shelley Watts para Fieser, 13 de novembro de 1918, RG 200, NA.
28. Kingsley Davis, The Population of India and Pakistan (1951), 36, citado em e ver também I. D. Mills, "The 1918–19Influenza Pandemic — The Indian Experience", 1–40, passim.
29. Niall Johnson and Juergen Mueller, "Updating the Accounts: Global Mortality of the 1918–1920 'Spanish' Influenza Pandemic", Bulletin of the History of Medicine (primavera de 2002), 105–15, passim.
30. Ibid.
31. Praticamente todos os estudos mostraram resultados semelhantes. Ver, por exemplo, Thomson e Thomson, Influenza, v. 9, 21.
32. Ibid., 165.

Part X: Fim de jogo

CAPÍTULO TRINTA E QUATRO

1. Winslow para Wade Frost, 1º de fevereiro de 1930, documentos de Winslow, SLY.
2. Winslow para Frost, 16 de janeiro de 1930, documentos de Winslow.
3. Winslow para Frost, 20 de janeiro de 1930, documentos de Winslow.
4. Citado em Michael Levin, "An Historical Account of the Influence" Maryland State Medical Journal (maio de 1978), 61.
5. Transcrição das atas da comissão da gripe, 30 de outubro de 1918, documentos de Winslow.
6. "Association Committee Notes on Statistical Study of the 1918 Epidemic of Socalled Influenza" apresentadas na reunião da Associação Americana de Saúde Pública, 11 de dezembro de 1918, entrada 10, arquivo 1622, RG 90, NA.
7. Ibid.
8. "Transcrição das atas da comissão da gripe, 4 de fevereiro de 1919, documentos de Winslow.
9. George Soper, M.D., "Epidemic After Wars", *JAMA* (5 de abril de 1919), 988.
10. Russell para Flexner, 25 de novembro de 1918, documentos de Flexner, APS.
11. Citado em Dorothy Ann Pettit, "A Cruel Wind: America Experiences the Pandemic Influenza, 1918–1920, A Social History" (1976), 229.
12. Major-general Merritt W. Ireland, ed., Departamento Médico do Exército dos Estados Unidos na Guerra Mundial, v. 9, Communicable Diseases (1928), 127–29.

13. David Thomson e Robert Thomson, Annals of the Pickett-Thomson Research Laboratory, v. 9, Influenza (1934), 259.
14. F. M. Burnet, "Portraits of Viruses: Influenza Virus A", *Intervirology* (1979), 201.
15. Comentários de Welch em artigo sobre o bacilo da gripe, sem data, arquivo 17, caixa 109, WP.

CAPÍTULO TRINTA E CINCO

1. Thomson & Thomson, *Influenza*, v. 9, p. 499.
2. Capitão Edwin Hirsch para GM, 7 de outubro de 1919, entrada 31D, RG 112.
3. J. Wheeler Smith Jr. para Callender, 20 de fevereiro de 1919, entrada 31D, RG 112, NA.
4. Major-general Merrit W. Ireland (ed.), *Medical Department of the United States Army in the World War*, v. 12, *Pathology of the Acute Respiratory Diseases and of Gas Gangrene Following War Wounds* (1929), p. 180-81.
5. Ibid., p. 58.
6. Ibid., p. 140.
7. Ibid., p. 144.
8. Ireland, *Communicable Diseases*, p. 62.
9. Edwin O. Jordan, *Epidemic Influenza* (1927), p. 393.
10. Thomson & Thomson, *Influenza*, v. 9, p. 512.
11. William H. Park, "Anti-influenza Vaccine as Prophylactic", *New York Medical Journal* (12 de outubro de 1918), p. 621.
12. Comentários de Park, transcritos de atas da Comissão de Gripe, 20 de dezembro de 1918, documentos Winslow.
13. Thomson & Thomson, *Influenza*, v. 9, p. 498.
14. Pasta 1, capítulo 22, p. 24, documentos de Anna Wessel Williams, Biblioteca Schlesinger, Radcliffe College.
15. William MacCallum, "Pathological Anatomy of Pneumonia Following Influenza", *Johns Hopkins Hospital Reports* (1921), p. 149-51.
16. Thomson & Thomson, *Influenza*, v. 9, p. 603-8.
17. Charles Nicolle & Charles LeBailly, "Recherches experimentales sur la gripe", *Annales de l'Institut Pasteur* (1919), p. 395-402, traduzido para o autor por Eric Barry.
18. Saul Benison, *Tom Rivers: Reflections on a Life in Medicine and Science, An Oral History Memoir* (1967), p. 59.
19. Thomson & Thomson, *Influenza*, v. 9, p. 287, 291, 497.

20. Comentários de Welch, Simpósio sobre Gripe do USPHS (SSPEUA), 10 de janeiro de 1929, caixa 116, arquivo 11, WP. O simpósio em si foi relatado nos *Public Health Reports* 44, nº 122.
21. Thomson & Thomson, *Influenza*, v. 9, p. 512.
22. René Dubos, *The Professor, the Institute and DNA* (1976), p. 174.
23. Ibid., p. 74.
24. Dubos, "Oswald Theodore Avery, 1877-1955", *Biographical Memoirs of Fellows of the Royal Society* (1956), p. 40.
25. Michael Heidelberger, narrativa oral, p. 70, NLM.
26. Dubos, *Professor, Institute and DNA*, p. 173.
27. Ibid., p. 82.
28. Ibid., p. 175.
29. Heidelberger, narrativa oral, p. 129.
30. Dubos, *Professor, Institute and DNA*, p. 143.
31. Oswald Avery, Colin McLeod and Maclyn McCarty, "Studies on the Chemical Nature of the Substance Inducing Transformation of Pneumococcal Types", *Journal of Experimental Medicine* (1º de fevereiro de 1944, reimpressão em fevereiro de 1979), p. 297-326.
32. Gunther Stent, Introdução, *The Double Helix: A Norton Critical Edition* por James Watson (1980), p. xiv.
33. Nobelstiftelsen, *Nobel, the Man, and his Prizes* (1962), p. 281.
34. James Watson, *The Double Helix: A Norton Critical Edition*, ver 12, 13, 18.
35. Horace Judson, *Eighth Day of Creation: The Makers of the Revolution in Biology* (1979), p. 94.
36. Ibid., p. 59.
37. Ibid., p. 62-63.
38. Watson, *Double Helix*, p. 219.
39. Dubos, *Professor, Institute and DNA*, p. 156.
40. Ibid., p. 164.

CAPÍTULO TRINTA E SEIS

1. Transcrição das atas da Comissão de Gripe, primeira reunião, 30 de outubro de 1918; segunda reunião, 22 de novembro de 1918; quarta reunião, 14 de fevereiro de 1919, documentos de Winslow.
2. Entrevista com o dr. David Aronson, 31 de janeiro de 2002 e 8 de abril de 2003.
3. Lewis para Flexner, 29 de novembro de 1916, documentos de Flexner, APS.

4. Flexner para Lewis, 29 de janeiro de 1919, documentos de Flexner, APS.
5. Lewis para Flexner, 21 de abril de 1921, documentos de Flexner, APS.
6. Flexner para Lewis, 22 de abril de 1921, documentos de Flexner, APS.
7. Flexner para Lewis, 21 de janeiro de 1921, documentos de Flexner, APS.
8. Flexner para Lewis, 21 de dezembro de 1921, documentos de Flexner, APS.
9. Lewis para Flexner, 8 de setembro de 1924, documentos de Flexner, APS.
10. Flexner para Lewis, 26 de janeiro de 1923, documentos de Flexner, APS.
11. Lewis para Flexner, 20 de janeiro de 1923, documentos de Flexner, APS.
12. Lewis para Flexner, 24 de janeiro de 1923, documentos de Lewis, RUA.
13. Flexner para Lewis, resposta não datada para a carta de Lewis de 20 de janeiro de 1923, documentos de Flexner, APS.
14. Lewis para Flexner, 24 de janeiro de 1923, Lewis para Flexner, 30 de janeiro de 1923, documentos de Lewis, RUA.
15. Lewis para Flexner, 26 de junho de 1924, documentos de Lewis, RUA.
16. Flexner para Lewis, verão de 1924 (provavelmente final de junho ou julho), documentos de Lewis, RUA.
17. Lewis para Flexner, 8 de setembro de 1924, documentos de Lewis, RUA.
18. Benison, *Tom Rivers*, p. 341, 344.
19. "Scientific Reports of the Corporation and Board of Scientific Directors" (1927-28), RUA, p. 345-47; ver também George A. Corner, *A History of the Rockefeller Institute: 1901-1953 Origins and Growth* (1964), p. 296.
20. Smith para Flexner, 2 de novembro de 1925, documentos de Lewis, RUA.
21. Lewis & Shope, "Scientific Reports of the Corporation" (1925-26), p. 265, RUA.
22. Ibid.
23. Flexner para Lewis, rascunho de carta, 1° de dezembro de 1925, documentos de Lewis, RUA.
24. Flexner para Lewis, 1° de dezembro de 1925, documentos de Lewis, RUA.
25. Lewis para Flexner, 4 de agosto de 1927, documentos de Lewis, RUA.
26. Flexner para Lewis, 22 de setembro de 1927, documentos de Lewis, RUA.
27. Richard Collier, *The Plague of the Spanish Lady: The Influenza Epidemic of 1918-1919* (1974), p. 55; W.I B. Beveridge, *Influenza: The Last Great Plague: An Unfinished Story of Discovery* (1977), p. 4; J.S. Koen, "A Practical Method for Field Diagnosis of Swine Diseases", *Journal of Veterinary Medicine* (1919), p. 468-70.
28. M. Dorset, C. McBryde & W.B. Niles, *Journal of the American Veterinary Medical Association* (1922-23), p. 62, 162.

29. Flexner para Smith, mensagem telefônica, 21 de junho de 1928, documentos de Lewis, RUA.
30. Flexner para Smith, 20 de junho de 1928, documentos de Lewis, RUA.
31. Flexner para Smith, 22 de junho de 1928, documentos de Lewis, RUA.
32. Flexner para Smith, 29 de junho de 1928, documentos de Lewis, RUA.
33. Paul Starr, *The Social Transformation of American Medicine* (1982), p. 142.
34. Flexner para Smith, 29 de junho de 1928, documentos de Lewis, RUA.
35. Benison, *Tom Rivers*, p. 95.
36. Corner, *History of Rockefeller Institute*, p. 191.
37. Flexner para Lewis, 21 de novembro de 1928, documentos de Lewis, RUA.
38. Richard E. Swope, "Swine Influenza I. Experimental Transmission and Pathology", *Journal of Infectious Disease* (1931), p. 349.
39. Lewis para Flexner, 1º de fevereiro de 1929, documentos de Lewis, RUA.
40. Russell para Smith, de 28 de janeiro a 23 de maio de 1929, "nosso telegrama semanal chegou contendo as palavras 'Lewis bem'", cada um com a anotação "cópia enviada para a sra. Lewis", documentos de Lewis, RUA.
41. Russell para Flexner, 29 de junho de 1929, documentos de Lewis, RUA.
42. George Soper para Russell, 29 de junho de 1929, documentos de Lewis, RUA.
43. Davis para Russell, 28 de junho de 1929, documentos de Lewis, RUA.
44. Remetente não identificado para Russell, 1º de julho de 1929, documentos de Lewis, RUA.
45. Lewis para David Aronson, 21 de agosto de 1998, fornecido por Robert Shope.
46. Smith para Shope, 16 de julho de 1929, documentos de Lewis, RUA.
47. Janet Lewis para o Conselho de Diretores Científicos, 30 de julho de 1929, documentos de Lewis, RUA.
48. "Scientific Reports of the Corporation" (1929), p. 6, RUA.
49. Ibid., p. 11.
50. Ibid., p. 10.
51. Flexner para Sawyer, 17 de março de 1930, documentos de Lewis, RUA.
52. Entrevista com Robert Shope, janeiro de 2002; entrevista com David Aronson, 8 de abril de 2003.
53. Simon Flexner, "Paul Adin Lewis", *Science* (9 de agosto de 1929), 133-34.
54. Paul A. Lewis e Richard E. Shope, "Swine Influenza II. Hemophilic Bacillus from the Respiratory Tract of Infected Swine". *Journal of Infectious Disease* (1931), p. 361; Shope, "Swine Influenza I", p. 349; Shope, "Swine Influenza III. Filtration Experiments and Etiology", *Journal of Infectious Disease* (1931), p. 373.

55. C.H. Andrewes, *Biographical Memoirs, Richard E. Swope* (1979), p. 363.

EPÍLOGO

1. Ver http://www.who.int/influenza/human_animal_interface/Influenza_Summary_IRA_HA_interface_10_30_2017.pdf?ua=1. Acessado em 19 de janeiro de 2018.
2. Michael Worobey, Guan-Zhu Han e Andrew Rambaut, "Genesis and Pathogenesis of the 1918 Pandemic H1N1 Influenza A Virus" em Proceedings of the National Academy of Sciences of the United States of America 111, nº 22 (3 de Junho de 2014): 8107–12.
3. W. T. Vaughan, Influenza: An Epidemiologic Study, American Journal of Hygiene, Baltimore, 1921, 45–46; Jordan, Epidemic Influenza (1927), passim; F. L. Dunn, "Pandemic Influenza in 1957. Review of International Spread of New Asian Strain," *JAMA* 166, nº 10 (1958): 1140–48.
4. Cécile Viboud et al., "Multinational Impact of the 1968 Hong Kong Influenza Pandemic: Evidence for a Smoldering Pandemic," *Journal of Infectious Diseases* 192, nº 2 (15 de julho de 2005): 233–248.
5. Apresentação de Anthony Fauci, 13 de novembro de 2017, na Smithsonian Conference on Influenza, https://www.smithsonianmag.com/science-nature/watch-livestream-next-pandemic-are-we-prepared-180967069/.
6. George Soper, M.D., "The Influenza Pandemic in the Camps," relatório sem data, caixa 394, RG 112, NA.
7. Bradly J. Condon and Tapen Sinha, "Who Is That Masked Person: The Use of Face Masks on Mexico City Public Transportation During the Influenza A (H1N1) Outbreak (4 de julho de 2009)," Health Policy 95, nº 1 (Abril 2010): 50–56. doi: 10.1016/j.healthpol.2009.11.009. Epub 4 dez. 2009. https://www.ncbi.nlm.nih.gov/pubmed/19962777. Acessado em 19 de janeiro de 2018.
8. Apresentação de Ciro Ugarte, 13 de novembro de 2017, na Smithsonian Conference on Influenza, https://www.smithsonianmag.com/science-nature/watch-livestream-next-pandemic-are-we-prepared-180967069/.

BIBLIOGRAFIA SELECIONADA

Principais fontes

ARQUIVOS E COLEÇÕES

Arquivos da Alan Mason Chesney na Johns Hopkins University
Stanhope Bayne-Jones, publicações e documentos
Wade Hampton Frost, publicações e documentos
William Halsted, publicações e documentos
Christian Herter, publicações e documentos
Franklin Mall, publicações e documentos
Eugene Opie, publicações e documentos
William Welch, publicações e documentos

Arquivo Municipal, Filadélfia
Alms House, Philadelphia General Hospital Daily Census, 1905-1922, Census book [Registro diário do Hospital da Filadélfia, 1905–1922, livro de registro do recenseamento]
Coroner's Office, Interments in Potters Field, 1914–1942 [Escritório do médico-legista, sepultamentos em Potters Field, 1914–1942]
Department of Public Health and Charities Minutes [Departamento de Saúde Pública e atas das instituições beneficentes]
Journal of the Board of Public Education
Journal of the Common Council
Journal of Select Council
Letterbook of Chief of Electrical Bureau, Department of Public Safety [correspondências do chefe da agência de eletricidade, Departamento de Segurança Pública]

College of Physicians [Faculdade de Medicina], Filadélfia
William N. Bradley, publicações e documentos
Arthur Caradoc Morgan, publicações e documentos
Publicações e documentos a respeito do vírus influenza

Columbia University, Butler Library, Oral History Research Office [Columbia University, Biblioteca Butler, Departamento de pesquisa da História oral]
A. R. Dochez, história oral
Abraham Flexner, história oral

Historical Society of Philadelphia [Sociedade Histórica da Filadélfia]
The Advisory Committee on Nursing, Philadelphia Hospital for Contagious Disease [Conselho Consultivo de Enfermagem, Hospital da Filadélfia para doenças contagiosas], relatório de fevereiro de 1919
Council of National Defense [Conselho de Defesa Nacional], publicações e documentos

Benjamin Hoffman, coleção
Dr. William Taylor, coleção
Herbert Welsh, coleção
Woman's Advisory Council, Philadelphia General Hospital, coleção [Hospital auxiliar criado para manter o diretor do Departamento de Saúde quanto às condições do hospital]

Jefferson Medical College [Escola de Medicina Jefferson]
Annual Report, Jefferson Hospital, year ended May 31, 1919 [Relatório anual do ano findo em 31 de maio de 1919]

Library of Congress [Biblioteca do Congresso]
Newton Baker, publicações e documentos
Ray Stannard Baker, publicações e documentos
George Creel, publicações e documentos
Joseph Tumulty, publicações e documentos
Woodrow Wilson, publicações e documentos

National Academy of Sciences [Academia Nacional de Ciências]
Executive Committee of Medicine 1916–1917 [Comitê Executivo de Medicina 1916-1917], arquivos
Medicine and Related Sciences [Medicina e Ciências relacionadas], *1918 Sumários das atividades*
Committee on Medicine and Hygiene [Comitê de Medicina e Higiene], *1918, arquivos*
Committee on Psychology/Propaganda Projects [Comitê de projetos de Psicologia e Propaganda], arquivos
Arquivos a respeito do vírus influenza
Arquivos biográficos de Oswald Avery, Rufus Cole, Alphonse Dochez, Eugene Opie, Thomas Rivers, Hans Zinsser

National Archives [Arquivo Nacional]
Red Cross, registros
U.S. Army Surgeon General [Cirurgião chefe do Exército dos EUA], *registros*
U.S. Navy Surgeon General records [Cirurgião chefe da Marinha dos EUA], *registros*
U.S. Public Health Service [Departamento de Saúde Pública dos EUA], *registros*

National Library of Medicine [Faculdade Nacional de Medicina]
Stanhope Bayne-Jones, publicações e história oral
Michael Heidelberger, história oral
Frederick Russell, publicações e documentos
Donald Van Slyke, história oral
Shields Warren, história oral

New York City Municipal Archives [Arquivo Municipal da cidade de Nova York]
Relatório anual do Departamento de Saúde da cidade de Nova York relativo a 1918
Collected Studies of the Bureau of Laboratories of the Department of Health of the City of New York for the Years 1916–1919 [Estudos reunidos do Departamento de Laboratórios do Departamento de Saúde da cidade de Nova York relativos aos anos de 1916-1919], v. 9
Collected Reprints of dr. William H. Park [Reedições de publicações do dr. William H. Park], v. 3, 1910–1920

Rhode Island Historical Society
Charles Chapin, publicações e documentos

Rockefeller University Archives
Paul Lewis, publicações e documentos
Reports to the Board of Scientific Directors
Sterling Library, Yale University
Gordon Auchincloss, publicações e documentos
Arthur Bliss Lane, publicações e documentos
Vance C.McCormick, publicações e documentos
Frederic Collin Walcott, publicações e documentos
Charles-Edward Winslow, publicações e documentos

Sociedade Filosófica Americana
Harold Amoss, publicações e documentos
Rufus Cole, publicações e documentos
Simon Flexner, publicações e documentos
Victor Heiser, publicações e documentos
Peter Olitsky, publicações e documentos
Eugene Opie, publicações e documentos
Raymond Pearl, publicações e documentos
Peyton Rous, publicações e documentos

Temple University Special Collections [coleções especiais da Universidade Temple]
Thomas Whitehead, publicações e documentos

Temple University Urban Archives [Arquivos urbanos da Universidade Temple]
Carson College for Orphan Girls [Colégio Carson para meninas órfãs]
Children's Hospital, [Hospital para crianças],Bainbridge
Clinton Street Boarding Home [Internato na rua Clinton]
Housing Association of Delaware Valley [Abrigo para moradores de rua em Delaware Valley], documentos
Rabino Joseph Krauskopf, documentos
Pennsylvania Hospital
Pennsylvania Society to Protect Children from Cruelty [Sociedora Protetora contra os maus tratos na infância]
Philadelphia Association of Day Nurseries [Associação de creches da Filadélfia]
Whosoever Gospel Mission of Germantown [Organização cristã não-lucrativa que fornece abrigo, roupa, educação e reabilitação] de Georgetown
Young Women's Boarding Home Association of Philadelphia [Abrigo para mulheres, Filadélfia]
Relatório do Hospital of the Women's Medical College of Pennsylvania [Hospital da Faculdade de Medicina para mulheres], 1919

Tennessee Historical Society
Oswald Avery, publicações e documentos

University of North Carolina, Chapel Hill
Milton Rosenau, publicações e documentos

University of Pennsylvania Archives
George Wharton Pepper, publicações e documentos

Fontes secundárias

JORNAIS

Arizona Gazette
Arizona Republican
Boston Globe
Chicago Tribune
London Times
Los Angeles Times
New Orleans Item
New Orleans Times-Picayune
New York Times

Philadelphia Inquirer
Philadelphia North American
Philadelphia Public Ledger
Providence Journal
San Francisco Chronicle
Santa Fe Monitor (Kansas)
Seattle Post-Intelligencer
Seattle Times
Washington Post
Washington Star

ARTIGOS

"Advertisements in the *Laryngoscope*: Spanish Influenza—1918." [Anúncios no Laryngoscope: Gripe espanhola-1918], *Laryngoscope* 106, nº 9, parte 1 (setembro de 1996): 1058.

Anastassiades, T. "Autoserotherapy in Influenza" [Autosseroterapia na gripe], *Grece Medicale,* publicado no *JAMA* 72, nº 26 (28 de junho de 1919): 1947.

Andrewes, C. H. "The Growth of Virus Research 1928–1978". [O crescimento da pesquisa do vírus] *Postgraduate Medical Journal* 55, nº 64 (fevereiro de 1979): 73–77.

Ashford, Bailey K. "Preparation of Medical Officers of the Combat Division in France at the Theatre of Operations." [Preparação de oficiais medicos na divisão de combate na França no Teatro de Operações], *Military Surgeon* 44 (fevereiro de 1919): 111–114.

Austrian, R. "The Education of a 'Climatologist.'" [A educação de um "climatologista"], *Transactions of the American Clinical Climatolology Association* 96 (1984): 1–13.

Avery, Oswald Theodore. "A Selective Medium for B. Influenzae, Oleate-hemoglobin Agar". [Um meio seletivo para influenza B, oleato hemoglobina Agar *JAMA* 71, nº 25 (21 de dezembro de 1918): 2050–2052.

Avery, Oswald Theodore, Colin MacLeod, e Maclyn McCarty. "Studies on the Chemical Nature of the Substance Inducing Transformation of Pneumococcal Types." [Estudos sobre a natureza química da substância induzindo à transformação de tipos de pneumococos],*Journal of Experimental Medicine* (1979, primeira publicação em 1 de fevereiro de 1944): 297–326.

Baer, E. D. "Letters to Miss Sanborn: St. Vincent's Hospital Nurses' Accounts of World War I." [Cartas para a srta. Sanborn: relatos do Hospital de enfermeiras St. Vincent a respeito da Primeira Guerra Mundial], *Journal of Nursing History* 2, nº 2 (abril de 1987): 17–32.

Baird, Nancy. "The 'Spanish Lady' in Kentucky". [A dama espanhola em Kentucky]. *Filson Club Quarterly* 50, nº 3: 290–302.

Barnes, Frances M. "Psychoses Complicating Influenza." [Psicoses como complicadores da influenza], *Missouri State Medical Association* 16 (1919): 115–120.

Benison, Saul." Poliomyelitis and the Rockefeller Institute: Social Effects and Institutional Response". [A poliomielite e o Rockefeller Institute: efeitos sociais e a resposta institucional], *Journal of the History of Medicine and Allied Sciences* 29 (1974): 74–92.

Bernstein, B. J. "The Swine Flu Immunization Program". [O programa de imunização da gripe suína], *Medical Heritage* 1, nº 4 (julho a agosto de 1985): 236–266.

Bircher, E. "Influenza Epidemic." [Epidemia de gripe], *Correspondenz-Blatt fur Schweizer Aerzte, Basel.* 48, nº 40 (5 de novembro de 1918): 1338, citado no *JAMA* 71, nº 24 (7 de dezembro de 1918): 1946.

Bloomfield, Arthur, and G. A. Harrop Jr. "Clinical Observations on Epidemic Influenza". [Observações Clínicas sobre a epidemia de gripe] *Johns Hopkins Hospital Bulletin* 30 (1919).

Bogardus, F. B. "Influenza Pneumonia Treated by Blood Transfusion" [Pneumonia por influenza tratada com transfusão de sangue], *New York Medical Journal* 109, nº 18 (3 de maio de 1919): 765–768.

Bourne, Randolph. "The War and the Intellectuals." [A guerra e os intelectuais]. *The Seven Arts* 2 (junho de 1917): 133–146.

Brown P., J. A. Morris e D. C. Gajdusek. "Virus of the 1918 Influenza Pandemic Era: New Evidence About Its Antigenic Character." [O vírus da era de pandemia de influenza: nova evidência sobre seu determinante antígeno]. *Science* 166, nº 901 (3 de outubro de 1969): 117–119.

Burch, M. "'I Don't Know Only What We Hear': The Soldiers' View of the 1918 Influenza Epidemic" [Não sei apenas o que ouço: ponto de vista dos soldados quanto à epidemia de gripe de 1918]. *Indiana Medical Quarterly* 9, nº 4 (1983): 23–27.

Burnet, F. M. "The Influence of a Great Pathologist: A Tribute to Ernest Goodpasture" [A influência de um grande patologista: tributo a Ernest Goodpasture]. *Perspectives on Biology and Medicine* 16, nº 3 (primavera de 1973): 333–347.

———. "Portraits of Viruses: Influenza Virus A." [Retratos dos vírus: vírus influenza A]. *Intervirology* 11, nº 4 (1979): 201–214.

Capps, Joe. "Measures for the Prevention and Control of Respiratory Disease." [Medidas para a prevenção e controle da doença respiratória]. *JAMA* 71, nº 6 (10 de agosto de 1918): 571–573.

Centros para Controle de Doenças (CDC). *AIDS Surveillance Report* 13, nº 2 (24 de setembro de 2002).

Chan, P. K. S. et al. "Pathology of Fatal Infection Associated with Avian Influenza A H5N1 Virus" [Patologia de infecção fatal associada ao vírus influenza A H5N1 da gripe aviária - *Journal of Medical Virology* 63, nº 3 (março de 2001), 242–246.

Charles, A. D. "The Influenza Pandemic of 1918–1919: Columbia and South Carolina's Response" [A pandemia de gripe de 1918-1919: reação de Columbia e da Carolina do Norte]. *Journal of the South Carolina Medical Association* 73, nº 8 (agosto de 1977): 367–370.

Chesney, Alan. "Oswald Theodore Avery." *Journal of Pathology and Bacteriology* 76, nº 2 (1956): 451–460.

Christian, Henry. "Incorrectness of Diagnosis of Death from Influenza" [Diagnósticos incorretos a respeito de mortes por influenza]. *JAMA* 71 (1918).

Claude, HenriM.D. "Nervous and Mental Disturbances Following Influenza" [Distúrbios nervosos e mentais após a influenza]. publicado no *JAMA* 72, nº 22 (31 de maio de 1919): 1634.

Clough, Paul. "Phagocytosis and Agglutination in the Serum of Acute Lobar Pneumonia." [Fagocitose e aglutinação no soro da pneumonia lobar aguda]. *Johns Hopkins Hospital Bulletin* 30 (1919): 167–170.

Cole, Rufus. "Pneumonia as a Public Health Problem." [Pneumonia como um problema de saúde pública]. *Kentucky Medical Journal* 16 (1918): 563–565.

———. "Prevention of Pneumonia." [Prevenção da pneumonia]. *JAMA* 71, nº 8 (24 de agosto de 1918): 634–636.

Cole, Rufus, et al. "Acute Lobar Pneumonia Prevention and Serum Treatment." [Prevenção da pneumonia lobar aguda e tratamento com soro]. Monografia do Rockefeller Institute for Medical Research 7 (outubro de 1917).

Cowie, D. M., and P. W. Beaven. "Nonspecific Protein Therapy in Influenzal Pneumonia." [Terapia de proteína não específica na pneumonia causada pelo vírus influenza]. *JAMA* 72, nº 16 (19 de abril de 1919).

Cumberland, W. H. "Epidemic! Iowa Battles the Spanish Influenza." [Epidemia! Iowa luta contra a gripe espanhola]. *Palimpsest* 62, nº 1 (1981): 26–32.

Davenport, F. M. "The Search for the Ideal Influenza Vaccine." [A busca pela vacina ideal contra a gripe]. *Postgraduate Medical Journal* 55, nº 640 (fevereiro de 1979): 78–86.

Davenport, R. M., G. N.Meiklejohn, e E. H. Lennette. "Origins and Development of thc Commission on Influcnza." [Origens e criação da Comissão contra a influenza]. *Archives of Environmental Health* 21, nº 3 (setembro de 1970): 267–272.

De Grazia, Victoria. "The Selling of America, Bush Style." [A venda da América ao estilo Bush]. *New York Times,* 25 de agosto de 2002.

Dingle, J. H., e A.D. Langmuir. "Epidemiology of Acute Respiratory Disease in Military Recruits." [Epidemiologia da doença respiratória aguda nos recrutas militares]. *American Review of Respiratory Diseases* 97, nº 6 (junho de 1968): 1–65.

Doty, Permillia. "A Retrospect on the Influenza Epidemic." [Retrospecto a respeito da epidemia de influenza]. *Public Health Nurse,* 1919.

Douglas, R. J. "Prophylaxis and Treatment of Influenza." [Profilaxia e tratamento da gripe]. *Scientific American's Medicine,* editado por E. Rubinstein e D. Federman. New York: Scientific American Inc., 1994.

Dowdle, W. R. e M. A. Hattwick. "Swine Influenza Virus Infections in Humans." [Infecções da gripe suína em seres humanos]. *Journal of Infectious Disease* 136, supp. S (dezembro de 1977): 386–389.

Draggoti, G. "Nervous Manifestations of Influenza." [Manifestações nervosas em consequência do vírus influenza]. *Policlinico* 26, nº 6 (8 de fevereiro de 1919) 161, publicado no *JAMA* 72, nº 15 (12 de abril de 1919): 1105.

Dubos, René. "Oswald Theodore Avery, 1877–1955." *Biographical Memoirs of Fellows of the Royal Society* 2 (1956) *[Biografia de colegas da Royal Society* 2 (1956]: 35–48.

Durand, M. L. et al. "Acute Bacterial Meningitis in Adults: A Review of 493 Episodes." [Meningite bacteriana aguda em adultos: estudo de 493 casos]. *New England Journal of Medicine* 328, nº 1 (janeiro de 1993) 21–28.

Eaton, Ernest. "A Tribute to Royal Copeland." [Tributo a Royal Copeland]. *Journal of the Institute of Homeopathy* 31, nº 9: 555–558.

Ebert, R. G. "Comments on the Army Venereal Problem." [Considerações sobre o problema de doenças venéreas no Exército]. *Military Surgeon* 42 (de julho a dezembro de 1918), 19–20.

Emerson, G.M. "The 'Spanish Lady' in Alabama." [A dama espanhola no Alabama] .*Alabama Journal of Medical Science* 23, nº 2 (abril de 1986): 217–221.

English, F. "Princeton Plagues: The Epidemics of 1832, 1880 and 1918–19." [Pragas em Princeton: as epidemias de 1832, 1880 e 1918–1919]. *Princeton History* 5 (1986): 18–26.

Ensley, P. C. "Indiana and the Influenza Pandemic of 1918." *Indiana Medical History* 9, nº 4 (1983): 3–15.

"Epidemic Influenza and the United States Public Health Service." [A epidemia de gripe e o Departamento de Saúde Pública dos Estados Unidos da América]. *Public Health Reports* 91, nº 4 (de julho a agosto de 1976): 378–380.

Feery, B. "1919 Influenza in Australia." [A gripe de 1919 na Austrália]. *New England Journal of Medicine* 295, nº 9 (26 de agosto de 1976): 512.

Fell, Egbert. "Postinfluenzal Psychoses." [Psicose pós-influenza]. *JAMA* 72, nº 23 (7 de junho de 1919): 1658–1659.

Fennel, E. A. "Prophylactic Inoculation Against Pneumonia." [Inoculação profilática contra a pneumonia]. *JAMA* 71, nº 26, (28 de dezembro de 1918): 2115–2118.

Fincher, Jack. "America's Rendezvous with the Deadly Lady." [Encontro da América com a Dama Fatal]. *Smithsonian Magazine,* janeiro de 1989: 131.

Finland, M. "Excursions into Epidemiology: Selected Studies During the Past Four Decades at Boston City Hospital." [Excursões pela epidemiologia: estudos selecionados durante as quatro últimas décadas no Hospital de Boston]. *Journal of Infectious Disease* 128, nº 1 (julho de 1973): 76–124.

Flexner, Simon. "Paul Adin Lewis." *Science* 52 (9 de agosto de 1929): 133–134.

———."The Present Status of the Serum Therapy of Epidemic Cerebro-spinal Meningitis." [Atual status da terapia com soro para a meningite cérebro-espinhal]. *JAMA* 53 (1909) 53: 1443–1446.

Flexner, Simon, and Paul Lewis. "Transmission of Poliomyelitis to Monkeys: A Further Note." [Transmissão de Poliomelite para macacos: nota extra]. *JAMA* 53 (1909): 1913.

Friedlander et al. "The Epidemic of Influenza at Camp Sherman." [A epidemia de gripe em Camp Sherman]. *JAMA* 71, nº 20 (1 de novembro de 1918): 1650–1671.

Frost, W. H. "Statistics of Influenza Morbidity." [Estatísticas a respeito da morbidez da influenza]. *Public Health Reports* 7 (12 de março de 1920): 584–597.

Galishoff, S. "Newark and the Great Influenza Pandemic of 1918." [Newark e a pandemia da grande gripe de 1918]. *Bulletin of the History of Medicine* 43, nº 3 (de maio a junho de 1969): 246–258.

Gear, J. H. "The History of Virology in South Africa." [História da virologia na África do Sul]. *South African Medical Journal* (11 de outubro de 1986, supl): 7–10.

Glezen, W. P. "Emerging Infections: Pandemic Influenza." [Infecções emergentes: pandemia de gripe]. *Epidemiology Review* 18, nº 1 (1996): 64–76.

Goodpasture, Ernest W. "Pathology of Pneumonia Following Influenza." [Patologia da pneumonia em consequência da influenza]. *U.S. Naval Bulletin* 13, nº 3 (1919).

Grist, N. R. "Pandemic Influenza 1918." [Pandemia de influenza de 1918]. *British Medical Journal* 2, nº 6205 (de 22 a 29 de outubro de 1979): 1632–1633.

Guerra, F. "The Earliest American Epidemic: The Influenza of 1493." [A primeira epidemia norte-americana: a gripe de 1493]. *Social Science History 12, nº 3 (1988): 305–325.*

Halpern, Sue. "Evangelists for Kids." [Evangelizadores para *crianças]. New York Review of Books,* 29 de maio de 2003.

Hamaker, Gene." Influenza 1918." [A gripe de 1918]. *Buffalo County, Nebraska, Historical Society* 7, nº 4.

Hamilton, D. "Unanswered Questions of the Spanish Flu Pandemic." [Perguntas sem resposta quanto à pandemia de gripe espanhola]. *Bulletin of the American Association of the History of Nursing* 34 (primavera de 1992): 6–7.

Harris, John. "Influenza Occuring in Pregnant Women: A Statistical Study of 130 Cases." [Influenza em mulheres grávidas: estudo estatístico de 130 casos]. *JAMA* 72, nº 14 (5 de abril de 1919): 978–980.

Harrop, George A. "The Behavior of the Blood Toward Oxygen in Influenzal Infections." [Comportamento do sangue em relação ao oxigênio nas infecções causadas pelo vírus influenza]. *Johns Hopkins Hospital Bulletin* 30 (1919): 335.

Hayden, Frederick G. e Peter Palese. "Influenza Virus In Clinical Virology."[Vírus influenza na virologia clínica], editado por Douglas Richman, Richard Whitley e Frederick Hayden, 911–30. New York: Churchill Livingstone, 1997.

Heagerty, J. J. "Influenza and Vaccination." [Gripe e vacinação]. *Canadian Medical Association Journal* 145, nº 5 (setembro de 1991; primeira publicação em 1919): 481–482.

Herda, P. S. "The 1918 Influenza Pandemic in Fiji, Tonga and the Samoas. Em *New Countries and Old Medicine: Proceedings of an International Conference on the History of Medicine and Health* [A pandemia de gripe de 1918 em Fiji, Tonga e Samoa. Em países novos e na medicina antiga: Protocolos de uma Conferência Internacional sobre a história da medicina e da saúde], editado por L. Bryder e D. A. Dow, 46–53. Auckland, New Zealand: Pyramid Press, 1995.

Hewer, C. L. "1918 Influenza Epidemic." [A epidemia de gripe em 1918]. *British Medical Journal 1*, nº 6157 (janeiro de 1979): 199.

Hildreth, M. L. "The Influenza Epidemic of 1918–1919 in France: Contemporary Concepts of Aetiology, Therapy, and Prevention." [Epidemia de gripe de 1918-1919 na França: conceitos contemporâneos de etiologia, terapia e prevenção]. *Social History of Medicine* 4, nº 2 (agosto de 1991): 277–294.

Holladay, A. J. "The Thucydides Syndrome: Another View." [Síndrome de Tucídides: outra visão]. *New England Journal of Medicine* 315, nº 18 (30 de outubro de 1986): 1170–1173.

Holland, J. J. "The Origin and Evolution of Chicago Viruses." [Origem e Evolução dos vírus de Chicago]. Em *Microbiology and Microbial Infections, v. 1, Virology,* editado por Brian W. J. Mahy e Leslie Collier, 10–20. New York: Oxford University Press, 1998.

Hope-Simpson, R. E. "Andrewes Versus Influenza: Discussion Paper." [Andrewes contra a gripe. Documento para discussão]. *Journal of the Royal Society of Medicine* 79, nº 7 (julho de 1986): 407–411.

———. "Recognition of Historic Influenza Epidemics from Parish Burial Records: A Test of Prediction from a New Hypothesis of Influenzal Epidemiology." [Reconhecimento da histórica epidemia de gripe a partir dos registros de sepultamentos da paróquia: um teste de previsão a partir de uma nova hipótese da epidemiologia gripal]. *Journal of Hygiene* 91, nº 2 (outubro de 1983): 293–308.

"How to Fight Spanish Influenza." [Como lutar contra a gripe espanhola]. *Literary Digest* 59 (12 de outubro de 1918).

Hyslop, A. "Old Ways, New Means: Fighting Spanish Influenza in Australia, 1918–1919." [Modos antigos, significados novos. Lutando contra a gripe espanhola na Austrália, 1918-1919]. Em *New Countries and Old Medicine: Proceedings of an International Conference on the History of Medicine and Health,* editado por L. Bryder e D. A. Dow, 54–60. Auckland, New Zealand: Pyramid Press, 1995.

Irwin, R. T. "1918 Influenza in Morris County." [A gripe de 1918 no Condado de Morris]. *New Jersey Historical Community Newsletter* (março de 1981): 3.

Jackson, G. G. "Nonbacterial Pneumonias: Contributions of Maxwell Finland Revisited." [Pneumonias não bacterianas: as contribuições de Maxwell Finland revisitadas]. *Journal of Infectious Disease* 125, supp. (março de 1972): 47–57.

Johnson, Niall, and Juergen Mueller. "Updating the Accounts: Global Mortality of the 1918–1920 'Spanish' Influenza Pandemic." [Acertando as contas: mortalidade mundial na pandemia da gripe "espanhola" de 1918-1919]. *Bulletin of the History of Medicine* 76 (primavera de 2002): 105–115.

Kass, A. M. "Infectious Diseases at the Boston City Hospital: The First 60 Years." [Doenças infecciosas no Hospital de Boston: os sessenta primeiros anos]. *Clinical Infectious Disease* 17, nº 2 (agosto de 1993): 276–282.

Katz, R. S. "Influenza 1918–1919: A Further Study in Mortality." [A gripe de 1918-1919: um estudo mais aprofundado na mortalidade]. *Bulletin of the History of Medicine* 51, nº 4 (inverno de 1977): 617–619.

———."Influenza 1918–1919: A Study in Mortality." [Gripe de 1918-1919: um estudo na mortalidade]. *Bulletin of the History of Medicine* 48, nº 3 (outono de 1974): 416–422.

Katzenellenbogen, J. M. "The 1918 Influenza Epidemic in Mamre." [A epidemia de gripe de 1918 em Mamre]. *South African Medical Journal 74,* nº 7 (1 de outubro de 1988), 362–364.

Keating, Peter. "Vaccine Therapy and the Problem of Opsonins." [Terapia da vacina e o problema das opsoninas]. *Journal of the History of Medicine* 43 (1988), 275–296.

Keegan, J. J. "The Prevailing Epidemic of Influenza." [A predominante epidemia de gripe]. *JAMA* 71 (28 de setembro de 1918), 1051–1052.

Keeton, Riet e A. Beulah Cusman. "The Influenza Epidemic in Chicago." [A epidemia de gripe em Chicago]. *JAMA* 71, nº 24 (14 de dezembro de 1918): 2000–2001.

Kerson, T. S. "Sixty Years Ago: Hospital Social Work in 1918." [Há sessenta anos: trabalho de assistência social nos hospitais em 1918]. *Social Work Health Care 4,* nº 3 (primavera de 1979): 331–343.

Kilbourne, E. D., M.D. "A History of Influenza Virology." [Uma história da virologia da gripe] em *Microbe Hunters —Then and Now* [Caçadores de micróbios – ontem e hoje], editado por H. Koprowski e M. B. Oldstone, 187–204. Bloomington, Ill.: Medi-Ed Press, 1996.

———.“In Pursuit of Influenza: Fort Monmouth to Valhalla (and Back).” [Perseguindo a gripe: de Fort Monmouth a Valhalla (e o caminho de volta]. *Bioessays* 19, nº 7 (julho de 1997): 6416–50.

———. “Pandora’s Box and the History of the Respiratory Viruses: A Case Study of Serendipity in Research.” [A caixa de Pandora e a história dos vírus respiratórios: um estudo de caso de acaso na pesquisa]. *History of the Philosophy of Life Sciences* 14, nº 2 (1992): 299–308.

King, John. “The Progress of Medical Reform.” [O progresso da reforma médica]. *Western Medical Reformer* 6, nº 1846: 79–82.

Kirkpatrick, G. W. “Influenza 1918: A Maine Perspective.” [A gripe de 1918: uma perspectiva de Maine]. *Maine Historical Society Quarterly 25,* nº 3 (1986): 162–177.

Knight, C. P. “The Activities of the USPHS in Extra-Cantonment Zones, With Special Reference to the Venereal Disease Problem.” [As atividades do Serviço de Saúde Pública dos EUA nas áreas fora das bases, com referência especial ao problema de doenças venéreas]. *Military Surgeon* 44 (janeiro de 1919): 41–43.

Knoll, K. “When the Plague Hit Spokane.” [Quando a peste ataca Spokane]. *Pacific Northwest Quarterly* 33, nº 1 (1989): 1–7.

Koen, J. S. “A Practical Method for Field Diagnosis of Swine Diseases.” [Um método prático para a diagnose em campo das doenças suínas] *Journal of Veterinary Medicine* 14 (1919): 468–470.

Kolmer, John, M.D., “Paper Given at the Philadelphia County Medical Society Meeting, Oct. 23, 1918.” [Trabalho apresentada na reunião da Sociedade Médica no condado da Filadélfia em 23 de outubro de 1918]. *Pennsylvania Medical Journal,* dezembro de 1918.

Krumwiede, Charles, Jr. e Eugenia Valentine. “Determination of the Type of Pneumococcus in the Sputum of Lobar Pneumonia, A Rapid Simple Method.” [Determinação do tipo do pneumococo no escarro de doentes com pneumonia lobal. Um método simples e rápido]. *JAMA* 70 (23 de fevereiro de 1918): 513–514.

Kyes, Preston. “The Treatment of Lobar Pneumonia with an Anti-pneumococcus Serum.” [Tratamento da pneumonia lobar com uma vacina contra o pneumococo]. *Journal of Medical Research* 38 (1918): 495–498.

Lachman, E. The German Influenza of 1918–19: Personal Recollections and Review of the German Medical Literature of that Period.” [A gripe alemã de 1918-1919: lembranças pessoais e análise da literatura médica alemã do período]. *Journal of the Oklahoma State Medical Association* 69, nº 12 (dezembro de 1976): 517–520.

Lamber, Arthur. “Medicine: A Determining Factor in War.” [Medicina: um fator determinante na guerra]. *JAMA* 21, nº 24 (14 de junho 1919): 1713.

Langmuir, A. D. “The Territory of Epidemiology: Pentimento.” [O território da epidemiologia: pentimento]. *Journal of Infectious Disease* 155, nº 3 (março de 1987): 349–358.

Langmuir, A.D., et al. “The Thucydides Syndrome: A New Hypothesis for the Cause of the Plague of Athens.” [A síndrome de Tucídides: uma nova hipótese para a causa da Praga de Atenas]. *New England Journal of Medicine* 313, nº 16 (17 de outubro de 1985): 1027–1030.

Lautaret, R. L. "Alaska's Greatest Disaster: The 1918 Spanish Influenza Epidemic." [O maior desastre no Alasca: a epidemia de gripe espanhola em 1918]. *Alaska Journal* 16 (1986): 238–243.

Lehman, Joseph. "Clinical Notes on the Recent Epidemic of Influenza." [Notas clínicas sobre a recente epidemia de gripe]. *Monthly Bulletin of the Department of Public Health and Charities* (Philadelphia), março de 1919.

Leonard, Stephen, "The 1918 Influenza Epidemic in Denver and Colorado." [A epidemia de gripe de 1918 no Denver e no Colorado]. *Essays and Monographs in Colorado History,* ensaios nº 9, 1989.

Levin, M. L. "An Historical Account of 'The Influence.'" [Um relato histórico da "gripe"]. *Maryland State Medical Journal* 27, nº 5 (maio de 1978): 58–62.

Lewis, Paul A. e Richard E. Shope. "Swine Influenza II. Hemophilic Bacillus from the Respiratory Tract of Infected Swine." [Gripe suína II. Bacilo hemofílico do trato respiratório do suíno infectado]. *Journal of Infectious Disease* 54, nº 3 (1931): 361–372.

Lichtenstein, A. M. "The Influenza Epidemic in Cumberland, Md." [A epidemia de gripe em Cumberland, Maryland]. *Johns Hopkins Nurses Alumni Magazine* 17, nº 4 (novembro de 1918): 224–227.

Lyons, D. e G. Murphy. "Influenza Causing Sunspots?" [Gripe causando manchas de sol?] *Nature* 344, nº 6261 (1 de março de 1990): 10.

MacCallum, William G. "Pathological Anatomy of Pneumonia Following Influenza." [Anatomia patológica da pneumonia depois da gripe]. *Johns Hopkins Hospital Reports* 20 fasciculus II (1921): 149–151.

——. "The Pathology of Pneumonia in the U.S. Army Camps During the Winter of 1917–18." [A patologia da pneumologia das bases norte-americanas do Exército no inverno de 1917-1918]; *Monographs of the Rockefeller Institute for Medical Research* (10), 1919.

McCann, T. A. "Homeopathy and Influenza." [Homeopatia e gripe]. *Journal of the American Institute for Homeopathy,* maio de 1921.

McCord, C. P. "The Purple Death: Some Things Remembered About the Influenza Epidemic of 1918 at One Army Camp." [A morte roxa: algumas lembranças sobre a epidemia de gripe de 1918 em uma base do Exército]. *A Journal of Occupational Medicine* 8, nº 11 (novembro de 1966): 593–598.

McCullers, J. A. e K. C. Bartmess. "Role of Neuraminidase in Lethal Synergism Between Influenza Virus and." [Papel da neuraminidase no sinergismo letal entre o vírus influenza e o Streptococcus Pneumoniae]. *Journal of Infectious Diseases* 187, nº 6 (15 de março de 2003): 1000–1009.

McCullum, C. "Diseases and Dirt: Social Dimensions of Influenza, Cholera, and Syphilis." [Doenças e poeira: dimensões sociais da gripe, do cólera e da sífilis]. *Pharos* 55, nº 1 (inverno de 1992): 22–29.

Macdiarmid, D. "Influenza 1918." *New Zealand Medical Journal* 97, nº 747 (janeiro de 1984): 23.

McGinnis, J. D. "Carlill v. Carbolic Smoke Ball Company: Influenza, Quackery, and the Unilateral Contract." [Carlill contra a Carbolic Smoke Ball Company: gripe, charlatanismo e o contrato unilateral]. *Bulletin of Canadian History of Medicine* 5, nº 2 (inverno de 1988): 121–141.

MacLachlan, W.W. G. e W. J. Fetter. "Citrated Blood in Treatment of Pneumonia Following Influenza." [Sangue com citrato no tratamento da pneumonia em consequência de gripe]. *JAMA* 71, nº 25 (21 de dezembro de 1918): 2053-2054.

MacLeod, Colin. "Theodore Avery, 1877-1955." *Journal of General Microbiology* 17 (1957): 539-49.

McMichael, A. J. et al. "Declining T-cell Immunity to Influenza, 1977-82." [Declínio da imunidade da célula T para a gripe]. *Lancet* 2, nº 8353 (1 de outubro de 1983): 762-764.

MacNeal, W. J. "The Influenza Epidemic of 1918 in the AEF in France and England." [A epidemia de gripe de 1918 na AEF na França e na Inglaterra]. *Archives of Internal Medicine* 23 (1919).

McQueen, H. "Spanish 'Flu"—1919: Political, Medical and Social Aspects." ["Gripe Espanhola" - 1919: aspectos políticos, médicos e sociais]. *Medical Journal of Australia* 1, nº 18 (3 de maio de 1975): 565-570.

Maxwell, William. "A Time to Mourn." [Hora de luto]. *Pen America* 2, nº 4 (2002).

Mayer, J. L. e D. S. Beardsley. "Varicella-associated Thrombocytopenia: Autoantibodies Against Platelet Surface Glycoprotein V." [A catapora associada à trombocitopenia: autoanticorpos contra a superfície da plaqueta glicoproteína V]. *Pediatric Research* 40 (1996): 615-619.

Meiklejohn, G. N. "History of the Commission on Influenza." [História da Comissão para combater a gripe]. *Social History of Medicine* 7, nº 1 (abril de 1994): 59-87.

Meltzer, Martin, Nancy Cox e Keiji Fukuda. "Modeling the Economic Impact of Pandemic Influenza in the United States: Implications for Setting Priorities for Intervention." [Contornos do impacto econômico da pandemia de gripe nos Estados Unidos: implicações para determinar prioridades para a intervenção]. Em *Emerging Infectious Diseases,* CDC, 1999, www.cdc.gov/ncidod/eid/vol5no5/melt back.htm.

Mencken, H. L. "Thomas Henry Huxley 1825-1925." *Baltimore Evening Sun,* 4 de maio de 1925.

Mills, I. D. "The 1918-19 Influenza Pandemic—The Indian Experience." [A pandemia de gripe de 1918-1919 - a experiência na Índia]. *Indian Economic and Social History Review* 23 (1986): 1-36.

Morens, D. M. e R. J. Littman. "'Thucydides Syndrome' Reconsidered: New Thoughts on the 'Plague of Athens.'" [A síndrome de Tucídides reconsiderada: novas reflexões a respeito da "Praga de Atenas"]. *American Journal of Epidemiology* 140, nº 7 (1 de outubro de 1994): 621-628, discussão 629-631.

Morton, G. "The Pandemic Influenza of 1918." [A pandemia de gripe de 1918]. *Canadian Nurse* 69, nº 12 (dezembro de 1973): 25-27.

Mullen, P. C. e M. L. Nelson. "Montanans and 'The Most Peculiar Disease': The Influenza Epidemic and Public Health, 1918-1919." [Montana e "a doença mais peculiar": a epidemia de gripe e a Saúde Pública, 1918-1919]. *Montana* 37, nº 2 (1987): 50-61.

Murphy, Brian R. e Robert G. Webster. "Orthomyxoviruses." [Ortomixovírus]. Em *Fields' Virology,* Terceira edição, Bernard Fields, editor-chefe. Philadelphia: Lippincott-Raven, 1996.

Nicolle, Charles e Charles LeBailly. *"Recherches experimentales sur la grippe."* [Pesquisas experimentais sobre a gripe]. *Annales de l'Institut Pasteur* 33 (1919): 395-402.

Nutton, Vivian. "Humoralism." [Humoralismo] na *Companion Encyclopedia to the History of Medicine,* editada por Bynum and Porter. Londres: Routledge, 1993.

Nuzum, J.W. et al. "1918 Pandemic Influenza and Pneumonia in a Large Civil Hospital." [A pandemia da gripe de 1918 e a pneumonia num grande hospital civil]. *Illinois Medical Journal* 150, nº 6 (dezembro de 1976): 612–616.

Osler, William. "The Inner History of Johns Hopkins Hospital." [A história interna do Hospital Johns Hopkins], editado por D. Bates e E. Bensley. *Johns Hopkins Medical Journal* 125 (1969): 184–94.

"Outbreak of Influenza, Madagascar, July–August 2002." [Surgimento da gripe - Madagascar - de julho a agosto de 2002]. *Epidemiological Report* (2002): 381–387.

Oxford, J. S. "The So-Called Great Spanish Influenza Pandemic of 1918 May Have Originated in France in 1916." [A pressuposta pandemia da gripe espanhola de 1918 pode ser sido originada na França em 1916]. Em *The Origin and Control of Pandemic Influenza.* Philosophical Transactions of the Royal Society 356, nº 1416 (dezembro de 2001).

Palmer, E. e G.W. Rice. "A Japanese Physician's Response to Pandemic Influenza: Ijiro Gomibuchi and the 'Spanish Flu' in Yaita-Cho, 1918–1919." [A resposta de um médico japonês à pandemia de gripe: Ijiro Gomibuchi e a gripe espanhola em Yaita-Cho, 1918-1919]. *Bulletin of the History of Medicine* 66, nº 4 (inverno de 1992): 560–577.

Pandit, C. G. "Communicable Diseases in Twentieth-Century India." [Doenças transmissíveis na Índia do século XX]. *American Journal of Tropical Medicine and Hygiene* 19, nº 3 (maio de 1970): 375–382.

Pankhurst, R. "The Great Ethiopian Influenza (Ye Hedar Beshita) Epidemic of 1918." [A grande epidemia de gripe etiópia de 1918 (Ye Hedar Beshita)]. *Ethiopian Medical Journal* 27, nº 4 (outubro de 1989): 235–242.

———. "A Historical Note on Influenza in Ethiopia." [Nota histórica sobre a gripe na Etiópia]. *Medical History* 21, nº 2 (abril de 1977): 195–200.

Park, William H. "Anti-influenza Vaccine as Prophylactic." [Vacina contra a gripe como medida profilática]. *New York Medical Journal* 108, nº 15 (12 de outubro de 1918).

Park, William H. et al. "Introduction." [Introdução]. *Journal of Immunology* 6, janeiro de 1921: 2–8.

Patterson, K. D. e G. F. Pyle. "The Diffusion of Influenza in Sub-Saharan Africa During the 1918–1919 Pandemic." [A disseminação da gripe na África Subsaariana durante a pandemia de 1918-1919]. *Social Science and Medicine* 17, nº 17 (1983): 1299–1307.

———. "The Geography and Mortality of the 1918 Influenza Pandemic." [Geografia e mortalidade da pandemia de gripe de 1918]. *Bulletin of the History of Medicine* 65, nº 1 (primavera de 1991): 4–21.

Pennisi, E. "First Genes Isolated from the Deadly 1918 Flu Virus." [Primeiro gene isolado do vírus da gripe mortal de 1918]. *Science* 275, nº 5307 (21 de março de 1997): 1739.

Persico, Joe. "The Great Spanish Flu Epidemic of 1918." [A grande epidemia de gripe espanhola de 1918]. *American Heritage* 27 (junho de 1976): 28–31, 80–85.

Polson, A. "Purification and Aggregation of Influenza Virus by Precipitation with Polyethylene Glycol." Purificação e agregação do vírus influenza pela precipitação com polietilenoglicol]. *Prep Biochemistry* 23, nos. 1–2 (fevereiro a maio de 1993, primeira publicação em 1974): 207–225.

Porter, Katherine Anne. "Cavalo Pálido, Pálido Cavaleiro", ed. Cultrix, 1964, 304–317.

Pusey, William Allen, M.D. "Handling of the Venereal Problem in the U.S. Army in Present Crisis." "Lidando com o problema da doença venérea no exército dos Estados Unidos na atual crise]. *JAMA* 71, nº 13 (28 de setembro de 1918): 1017–1019.

Raff, M. J., P. A. Barnwell e J. C. Melo. "Swine Influenza: History and Recommendations for Vaccination." [Gripe suína: histórias e recomendações para a vacinação]. *Journal of the Kentucky Medical Association* 74, nº 11 (novembro de 1976): 543–548.

Ranger, T. "The Influenza Pandemic in Southern Rhodesia: a Crisis of Comprehension." [A pandemia de gripe na Rodésia do Sul: uma crise de entendimento]. Em *Imperial Medicine and Indigenous Societies,* editado por D. Arnold, 172–88. Manchester, England, e New York: Manchester University Press, 1988.

Ravenholt, R. T. e W. H. Foege. "1918 Influenza, Encephalitis Lethargica, Parkinsonism." [A gripe de 1918. Encefalite letárgica, Parkinsonismo]. *Lancet* 2, nº 8303 (16 de outubro de 1982): 860–864.

Redden, W. R. e L. W. McQuire. "The Use of Convalescent Human Serum in Influenza Pneumonia." [Uso do soro humano convalescente na pneumonia viral]. *JAMA* 71, nº 16 (19 de outubro de 1918): 1311–12.

"Review of *Offensive Fighting [Avaliação do combate ofensivo] por* Major Donald McRae. "*Military Surgeon* 43 (Feb. 1919).

Rice, G. "Christchurch in the 1918 Influenza Epidemic: A Preliminary Study." [A cidade de Christchurch durante a epidemia de gripe de 1918: um estudo preliminar]. *New Zealand Journal of History* 13 (1979): 109–137.

Richmond, Phyllis Allen. "American Attitudes Toward the Germ Theory of Disease, 1860–1880." [Comportamentos americanos em relação à teoria macrobiana da doença]. *Journal of the History of Medicine and Allied Sciences* 9 (1954): 428–454.

———."Some Variant Theories in Opposition to the Germ Theory of Disease." [Algumas teorias variantes em oposição à teoria macrobiana da doença]. *Journal of the History of Medicine and Allied Sciences* 9 (1954): 290–303.

Rivers, Thomas. "The Biological and the Serological Reactions of Influenza Bacilli Producing Meningitis." [As reações biológicas e sorológicas do bacilo da gripe como causa da meningite]. *Journal of Experimental Medicine* 34, nº 5 (1 de novembro de 1921): 477–494.

———. "Influenzal Meningitis." [Meningite viral]. *American Journal of Diseases of Children* 24 (agosto de 1922): 102–124.

Rivers, Thomas e Stanhope Bayne-Jones. "Influenza-like Bacilli Isolated from Cats." [Bacilo semelhante ao da gripe isolado em gatos]. *Journal of Experimental Medicine* 37, nº 2 (1 de fevereiro de 1923): 131–138.

Roberts, R. S. "A Consideration of the Nature of the English Sweating Sickness." [Uma consideração a respeito da natureza da doença inglesa do suor]. *Medical History* 9, nº 4 (outubro de 1965): 385–389.

Robinson, K. R. "The Role of Nursing in the Influenza Epidemic of 1918–1919." [O papel das enfermeiras na epidemia de gripe de 1918-1919]. *Nursing Forum* 25, nº 2 (1990): 19–26.

Rockafellar, N. "'In Gauze We Trust': Public Health and Spanish Influenza on the Home Front, Seattle, 1918–1919." [Na gaze confiamos: Saúde Pública e gripe espanhola na retaguarda, Seattle, 1918–1919]. *Pacific Northwest Quarterly* 77, nº 3 (1986): 104–113.

Rogers, F. B. "The Influenza Pandemic of 1918–1919 in the Perspective of a Half Century." [A pandemia de gripe de 1918-1919 vista sob uma perspectiva de meio século]. *American Journal of Public Health and Nations Health* 58, nº 12 (dezembro de 1968): 2192–2194.

Rosenberg, Charles. "The Therapeutic Revolution." [A revolução terapêutica] em *Explaining Epidemics and Other Studies in the History of Medicine* [Explicando as epidemias e outros estudos da História da Medicina]. Cambridge, England, and New York: Cambridge University Press, 1992.

———."Toward an Ecology of Knowledge." [Rumo a uma ecologia do conhecimento]. Em *The Organization of Knowledge in Modern America, 1860–1920.* [A organização do conhecimento na América do Norte moderna, 1860-1920] editado por A. Oleson e J. Voss. Baltimore: Johns Hopkins University Press, 1979.

Rosenberg, K. D. "Swine Flu: Play It Again, Uncle Sam." [Gripe suína: toque de novo, tio Sam]. *Health/PAC Bulletin* 73 (de novembro a dezembro de 1976): 1–6, 10–20.

Ross, Katherine. "Battling the Flu." [Lutando contra a gripe].*American Red Cross Magazine* (janeiro de 1919): 11–15.

Sage, M. W. "Pittsburgh Plague—1918: An Oral History." [A peste em Pittsburgh - 1918: uma história oral]. *Home Health Nurse* 13, nº 1 (de janeiro a fevereiro de 1995): 49–54.

Salk, J. "The Restless Spirit of Thomas Francis, Jr., Still Lives: The Unsolved Problems of Recurrent Influenza Epidemics." [O espírito inquieto de Thomas Francis, Jr, vidas mortas: Os problemas insolúveis das epidemias recorrentes de gripe]. *Archives of Environmental Health* 21, nº 3 (setembro de 1970): 273–275.

Sartwell, P. E. "The Contributions of Wade Hampton Frost." [As contribuições de Wade Hampton Front]. *American Journal of Epidemiology* 104, nº 4 (outubro de 1976): 386–91.

Sattenspiel, L. e D. A. Herring. "Structured Epidemic Models and the Spread of Influenza in the Central Canadian Subarctic." [Modelos estruturados da epidemia e a disseminação da gripe no Polo Ártico canadense]. *Human Biology* 70, nº 1 (fevereiro de 1998): 91–115.

Scott, K. A. "Plague on the Homefront: Arkansas and the Great Influenza Epidemic of 1918." [Peste na retaguarda: Arkansas e a epidemia de gripe de 1918]. *Arkansas Historical Quarterly* 47, nº 4 (1988): 311–344.

Shope, Richard E. "Influenza: History, Epidemiology, and Speculation." [Gripe: história, epidemiologia e especulação]. *Public Health Reports* 73, nº 165 (1958).

———. "Swine Influenza I. Experimental Transmission and Pathology." [Gripe suína I. Transmissão experimental e patologia]. *Journal of Infectious Disease* 54, nº 3 (1931): 349–360.

———. "Swine Influenza III. Filtration Experiments and Etiology." [Gripe suina III. Experimentos de filtração e etiologia]. *Journal of Infectious Disease* 54, nº 3 (1931): 373–390.

Shortt, S. E. D. "Physicians, Science, and Status: Issues in the Professionalization of Anglo-American Medicine in the 19th Century." [Médicos, ciência e status: questões da profissionalização da medicina anglo-americana no século XIX]. *Medical History* 27 (1983): 53–68.

Shryock, Richard. "Women in American Medicine." [Mulheres na medicina americana]. *Journal of the American Medical Women's Association* 5 (setembro de 1950): 371.

Simon, Harvey e Martin Swartz. "Pulmonary Infections." [Infecções pulmonares] no *Scientific American's Medicine* [Medicina Científica Americana], editada por Edward Rubinstein e Daniel Feldman, capítulo 20. New York: Scientific American, 1994.

Smith, F. B. "The Russian Influenza in the United Kingdom, 1889–1894." [A gripe russa no Reino Unido, 1889-1894]. *Social History of Medicine* 8, nº 1 (abril de 1995): 55–73.

Snape, W. J. e E. L. Wolfe. "Influenza Epidemic. Popular Reaction in Camden 1918–1919." [Gripe epidêmica. Reação popular em Camden, 1918-1919]. *New Jersey Medicine* 84, nº 3 (março de 1987): 173–176.

Soper, George, M.D. "Epidemic After Wars." [Epidemia depois das guerras]. *JAMA* 72, nº 14 (5 de abril de 1919): 988–990.

———."The Influenza-Pneumonia Pandemic in the American Army Camps, September and October 1918." A gripe pneumonia pandêmica nas bases do exército americano, setembro de outubro de 1918]. *Science,* 8 de novembro de 1918.

Springer, J. K. "1918 Flu Epidemic in Hartford, Connecticut." [Gripe epidêmica de 1918 em Hartford, Connecticut]. *Connecticut Medicine* 55, nº 1 (janeiro de 1991): 43–47.

Starr, Isaac. "Influenza in 1918: Recollections of the Epidemic in Philadelphia." [Gripe de 1918: lembranças da epidemia na Filadélfia]. *Annals of Internal Medicine* 85 (1976): 516–518.

Stephenson, J. "Flu on Ice." [Gripe no Gelo]. *JAMA* 279, nº 9 (4 de março de 1998): 644.

Strauss, Ellen G., James H. Strauss, e Arnold J. Levine. "Viral Evolution." [Evolução viral] em *Fields' Virology* [Virologia de Fields], Bernard Fields, editor-chefe. Philadelphia: Lippincott-Raven, 1996.

Stuart-Harris, C. H. "Pandemic Influenza: An Unresolved Problem in Prevention." [Pandemia de gripe: um problema insolúvel na prevenção]. *Journal of Infectious Disease* 122, nº 1 (de julho a agosto de 1970): 108–115.

Sturdy, Steve. "War as Experiment: Physiology, Innovation and Administration in Britain, 1914–1918: The Case of Chemical Warfare." [A guerra como experimento: fisiologia, inovação e administração na Inglaterra, 1914-1918: o caso da batalha química] em *War, Medicine and Modernity* [Guerra, medicina e modernidade], editado por Roger Cooter, Mark Harrison e Steve Sturdy. Stroud: Sutton, 1998.

"Sure Cures for Influenza." [Curas seguras para a gripe]. *Public Health Reports* 91, nº 4 (de julho a agosto de 1976): 378–380.

Symmers, Douglas, M.D. "Pathologic Similarity Between Pneumonia of Bubonic Plague and of Pandemic Influenza." [Similaridade patológica entre a pneumonia da peste bubônica e a gripe pandêmica]. *JAMA* 71, nº 18 (2 de novembro de 1918): 1482–1483.

Taksa, Lucy. "The Masked Disease: Oral History, Memory, and the Influenza Pandemic." [A doença mascarada: história oral, memórias e a gripe pandêmica]. Em *Memory and History in Twentieth Century Australia* [Memória e história na Austrália do século XX], editado por Kate Darian-Smith e Paula Hamilton. Melbourne, Australia: Oxford Press, 1994.

Taubenberger, J. K. "Seeking the 1918 Spanish Influenza Virus." [Em busca do vírus da gripe espanhola de 1918]. *ASM* News 65, nº 7 (julho de 1999).

Taubenberger, J. K. et al. "Initial Genetic Characterization of the 1918 'Spanish' Influenza Virus." [Caracterização inicial genética do vírus da gripe "espanhola" de 1918]. *Science* 275, nº 5307 (21 de março de 1997): 1793–1796.

Terris, Milton. "Hermann Biggs' Contribution to the Modern Concept of the Health Center." [Contribuição de Hermann Biggs ao conceito modern de centro de saúde]. *Bulletin of the History* of Medicine 20 (outubro de 1946): 387–412.

Thayer, W. S. "Discussion of Influenza" [Discussão sobre a gripe]. *Proceedings of the Royal Society of Medicine* 12, parte 1 (13 de novembro de 1918).

Thomson, J. B. "The 1918 Influenza Epidemic in Nashville." [A epidemia de gripe em Nashville]. *Journal of the Tennessee Medical Association* 71, nº 4 (abril de 1978): 261–270.

Tomes, Nancy. "American Attitudes Toward the Germ Theory of Disease: The Richmond Thesis Revisited." [Atitudes americanas em relação à teoria microbiana da doença: a tese de Richmond revisita]. *Journal of the History of Medicine and Allied Sciences* 52, nº 1 (janeiro de 1997): 17–50.

Tomes, Nancy e Warner John Harley. "Introduction—Rethinking the Reception of the Germ Theory of Disease: Comparative Perspectives." [Introdução. Repensando a teoria microbiana da doença: perspectivas comparativas]. *Journal of the History of Medicine and Allied Sciences* 52, nº 1 (janeiro de 1997): 7–16.

ÍNDICE

CRÉDITOS FOTOGRÁFICOS

Imagens 1, 2, 3: Alan Mason Chesney Arquivos Médicos — The Johns Hopkins Medical Institutions.

Imagens 4, 5: American Review of the Respiratory Disease [Resenha Americana de Doenças Respiratórias]; Reuben Ramphal, Werner Fischlschweiger, Joseph W. Shands Jr. e Parker A. Small Jr.; "Murine Influenzal Tracheitis: A Model for the Study of Influenza and Tracheal Epithelial Repair" [Vírus murino como causa da Traqueíte: um modelo para o estudo da gripe e da recuperação do epitélio da traqueia]; Vol. 120, 1979; official journal of the American Thoracic Society [jornal oficial da Sociedade Americana Torácica]; copyright American Lung Association.

Imagem 6: National Museum of Health and Medicine [Museu Nacional de Saúde e Medicina] (#NCP-1603).

Imagens 7, 8, 15, 17, 22: Cortesia da National Library of Medicine [Biblioteca Nacional de Medicina].

Imagens 9, 23, 24, 25: Cortesia do American Red Cross Museum [Museu da Cruz Vermelha dos EUA]. Todos os direitos reservados em todos os países.

Imagem 10: Library of the College of Physicians of Philadelphia [Biblioteca da Faculdade de Médicos da Filadélfia].

Imagens 11, 12: Temple University Libraries, Urban Archives [Bibliotecas da Universidade Temple, arquivos urbanos], Filadélfia, Pensilvânia.

Imagens 13, 14: National Archives [Arquivos Nacionais].

Imagem 16: Cortesia do Rockefeller Archive Center [Centro de Arquivos do Rockefeller Institute].

Imagem 18: The Schlesinger Library, Radcliffe Institute, Harvard University [Biblioteca Schlesinger, Instituto Radcliffe, Universidade de Harvard].

Imagem 19: Cortesia do Bureau of Naval Medicine [Serviço Nacional de Medicina Naval].

Imagem 20: Cortesia do The Naval Historical Center [Centro Histórico Naval]

Imagem 21: California Historical Society, Photography Collection [Sociedade Histórica da Califórnia, Coleção de Fotos](FN-30852).

Imagem 26: Cortesia da professora Judith Aronson.

Imagem 27: Cortesia do dr. Thomas Shope.

intrinseca.com.br

@intrinseca

editoraintrinseca

@intrinseca

1ª edição	MAIO DE 2020
impressão	CROMOSETE
papel de miolo	PÓLEN SOFT 70G/M²
papel de capa	CARTÃO SUPREMO ALTA ALVURA 250G/M²
tipografia	MINION PRO